NURSINGRAPHICUS

ナーシング・グラフィカ
疾病の成り立ち①
病態生理学
Pathophysiology

「メディカAR」の使い方

「メディカ AR」アプリを起動し，マークのある図にスマートフォンやタブレット端末をかざすと，飛び出す画像や動画，アニメーションを見ることができます．

アプリのインストール方法

お手元のスマートフォンやタブレットで，App Store（iOS）もしくはGoogle Play（Android）から，「メディカ AR」を検索し，インストールしてください（アプリは無料です）．

🔍 メディカAR　で検索

アプリの使い方

① 「メディカAR」アプリを起動する

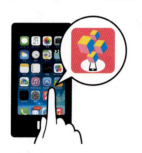

※カメラへのアクセスを求められたら，「許可」または「OK」を選択してください．

② カメラモードになったら，マークがついている図表全体にかざす
↓
コンテンツが表示される

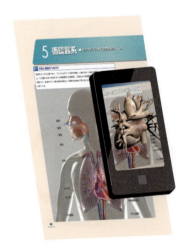

※アプリを使用する際は，WiFi等，通信環境の整った場所でご利用ください．
※認識されない場合は，図（マーカー）に近づけたり遠ざけたりして調整してください．
※iOS8.0〜11.0，Android OS4.4〜7.1.1の機種が対象です．
※ARコンテンツの提供期間は，奥付にある最新の発行年月日から4年間です．

「メディカAR」サイト
関連情報やお問い合わせ先等は，以下のサイトをご覧ください．
https://www.medica.co.jp/n-graphicus/ar/

●ARコンテンツおよび動画の視聴は無料ですが，通信料金はご利用される方のご負担となります．パケット定額サービスに加入されていない方は，高額になる可能性がありますのでご注意ください．●アプリケーションダウンロードに際して，万一お客様に損害が生じたとしても，当社は何ら責任を負うものではありません．●当アプリケーションのコンテンツ等を予告なく変更もしくは削除することがあります．●通信状況，機種，OSのバージョンなどによっては正常に作動しない場合があります．ご了承ください．

本書のタイトルは『病態生理学』としました．これまでは病理学として扱われていた範囲と，疾病論の中の症状や徴候にあった内容を一つにまとめたものです．これらは従来，別々の領域にあったものですが，なぜ身体に不調が起こるのかその原因を考え，原因別にみるとどのような整理ができるのかを考え，それらが実際の患者さんには具体的にどのように現れるのかと考えると，決して別々のものではなく，むしろとても関連が深いものであると思われます．

医学教育で使用される教科書における病理学は，主に顕微鏡によって，身体の不調を細胞レベルのメカニズムで整理分類するものです．したがって，多くの記述が顕微鏡解剖学，すなわち組織学の知識体系と結びついています．

しかし看護実践でより大切なのは，機能別に人間を見，その機能の不調がなぜ起こり，どのように現れるかを理解することではないかと考えます．つまり，病態生理的なとらえ方が，看護実践にはより有効であると思っています．

この「ナーシング・グラフィカ」シリーズではそのような考え方から，従来，別々の分野とされていた解剖学と生理学とを一体化させ，『解剖生理学』としています．この考え方は，米国ではすでに常識として定着しています．

そこで本書『病態生理学』では，従来の病理学の中で疾病の起こるメカニズム別（病因別）に分類整理した「病理病態論」をまず学習し，次にその不調がどのように現れるかという実践的なとらえ方ができるように，よく遭遇し，かつ重要な症状・徴候について「病態症候論」として整理しました．これら一連の学習を終えたならば，眼前の患者さんの話していることや私たちが観察できたことから，その患者さんに起こっている変化が，根本から理解できるようになるはずです．

より実際の臨床場面に即した学習が可能となるよう大胆な再構築をした本書は，実習が進むにつれ，また実際の臨床活動を進めるにつれ，その効果が現れてくるものと思っています．さあ，学習という冒険に乗り出しましょう．

名古屋大学大学院医学系研究科教授
山内豊明

はじめに

■本書で使用する単位について
　本書では，国際単位系（SI単位系）を表記の基本としています．
本書に出てくる主な単位記号と単位の名称は次のとおりです．

m	：メートル
L	：リットル
Hz	：ヘルツ
kg	：キログラム
mmHg	：水銀柱ミリメートル
Torr	：トル
min	：分
h	：時
d	：日
dB	：デシベル
mEq	：ミリイクイバレント
mol	：モル
mOsm	：ミリオスモル

本書の特徴

読者の自己学習を促す構成とし，必要最低限の知識を簡潔明瞭に記述しました．全ページカラーで図表を多く配置し，視覚的に理解しやすいよう工夫しました．

本書における「アセスメント」「ケア」とは，医療従事者が行う行為全体を示しており，医療行為・看護行為を含む内容となっています．また本書では，癌腫（肺癌，肝癌など上皮細胞にできる腫瘍）を「癌」の漢字で表記し，それ以外はすべて「がん」と表記しています．「抗がん剤」は「抗がん薬」，「鎮痛剤」は「鎮痛薬」など，基本的に「…薬」に表記を統一しました．

学習目標

章または節ごとに，学習目標を簡潔な文章で記載しました．この章で何を学び，学習の結果として何を目指すのか，授業内容と自己学習範囲を具体的に明示し，主体的な学習をサポートします．

リンク G

関連の深いナーシング・グラフィカシリーズの他巻を挙げています．一緒に学ぶと理解が深まり，より高い学習効果が得られます．

plus α

本文の理解を助ける用語の説明や，知っておくとよい関連事項についてまとめています．

このマークのある図表や写真に，「メディカAR」アプリ（無料）をインストールしたスマートフォンやタブレット端末をかざすと，関連する動画や画像を見ることができます（詳しくはp.2「メディカAR」の使い方をご覧ください）．

考えてみよう　臨床場面とのつながり

その項で学習した内容が，臨床場面において，どのような形で起こりうるのかについて考えます．また，その項で学習した内容の復習としても活用できます．

重要用語

これだけは覚えておいてほしい用語を記載しました．学内でのテストの前や国家試験にむけて，ポイント学習のキーワードとして役立ててください．

学習達成チェック

学んだことを振り返り，理解度をチェックしてみましょう．

看護師国家試験出題基準対照表

看護師国家試験出題基準（平成30年版）と本書の内容の対照表を掲載しました．国家試験に即した学習に活用してください．

病態生理学

CONTENTS

はじめに …………………… 3
本書の特徴 ………………… 5

ARコンテンツ

- ●「メディカAR」の使い方 …… 2
- ● 半透膜〈アニメーション〉…… 18
- ● 細胞膜のはたらき〈アニメーション〉…… 20
- ● ナトリウムポンプ〈アニメーション〉…… 23
- ● 血液の凝固と線溶〈アニメーション〉* …… 33, 194
- ● ファロー四徴症の血行動態〈アニメーション〉*
  …… 34, 125
- ● 花粉症の検査と診断〈動画〉…… 49
- ● ヒト免疫不全ウイルス
  （human immunodeficiency virus）〈動画〉…… 51
- ● DNAからRNAへの転写（遺伝情報の読みとり）
  〈アニメーション〉…… 55
- ● 慢性閉塞性肺疾患（COPD）の病態生理
  〈アニメーション〉…… 110
- ● 刺激伝導系〈アニメーション〉…… 119
- ● 呼吸と嚥下〈アニメーション〉…… 151
- ● 嚥下障害（嚥下造影検査；VF）〈動画〉…… 153
- ● 内視鏡的食道静脈瘤結紮術（EVL）による内視鏡的
  止血術〈動画〉…… 163
- ● 消化器系〈3D回転モデル〉…… 167
- ● 腹水〈動画〉…… 179
- ● リンパ節腫脹〈動画〉…… 201
- ● ジャパン・コーマ・スケール〈動画〉…… 217
- ● 痙攣のメカニズム〈アニメーション〉…… 229
- ● 脳の解剖〈アニメーション〉…… 235
- ● 視野欠損と視覚路の障害部位〈アニメーション〉…… 258
- ● 脊椎の構造〈アニメーション〉…… 284

* 複数ページで同一のコンテンツが表示されます.

1 病理病態論

序論－人間の身体における本来の働きとその乱れ
…………… 12
1 身体の基本単位 …… 12
2 身体の働きと乱れ …… 13
3 人間の死 …… 14

1 体液の異常 ………………………… 17
1 体液の恒常性 AR …… 17
2 電解質の異常 AR …… 20
3 酸塩基平衡の異常 …… 26
4 体液の異常に対する看護 …… 29

2 血行障害 …………………………… 31
1 循環とは …… 31
2 血行障害の分類 AR …… 31
3 血行障害の看護 …… 38

3 炎症と修復 ………………………… 39
1 炎症と修復とは …… 39
2 炎症の原因 …… 40
3 炎症と修復に関わる細胞と体液性因子 …… 40
4 炎症と修復の病理像の経時的変化 …… 41
5 炎症の全身への影響 …… 43
6 炎症の成り行き …… 43
7 炎症性疾患の看護 …… 43

4 免疫および免疫疾患 ……………… 45
1 免疫とは …… 45
2 免疫の働きと調節 …… 45
3 免疫疾患 AR …… 49
4 移植と免疫 …… 50
5 免疫疾患のケア AR …… 51

5 感 染 ……………………………… 53
1 感染の成立と修復 AR …… 53
2 感染に関する用語 …… 55
3 交叉感染を防ぐ基礎理論 …… 57
4 感染症患者のケア …… 61

6 変性・壊死・萎縮・老化 ………… 62
1 細胞の傷害と適応 …… 62
2 細胞の傷害・適応の分類 …… 62
3 細胞傷害・老化に対する看護 …… 70

7 腫瘍と過形成 ……………………… 72
1 悪性腫瘍の疫学 …… 72
2 腫瘍とは …… 72
3 腫瘍の病理学 …… 73
4 悪性腫瘍の発生と自然史 …… 74
5 がんの治療 …… 77
6 治療の選択 …… 78

CONTENTS

7 悪性腫瘍の確定診断法 ……79		4 ケア ……127

8 先天異常 …………………………… 81
　1 先天異常と先天奇形 …… 81
　2 先天異常の原因 …… 81
　3 先天異常の分類 …… 82
　4 先天異常の発生頻度 …… 85
　5 先天異常の診断 …… 85
　6 先天異常の看護 …… 87

9 代謝異常 …………………………… 89
　1 糖質代謝の異常 …… 89
　2 脂質代謝の異常 …… 92
　3 タンパク質代謝の異常 …… 93
　4 核酸・ビタミンなどの代謝異常 …… 94

2　病態症候論

症候と疾患の関係

序論－身体の不調はどう現れるか ……………… 100
　1 身体の不調のとらえ方 …… 100
　2 疾病・病態と症状・徴候の関係 …… 100

1 咳嗽・喀痰・喀血 ………………… 102
　1 咳嗽（咳）・喀痰（痰）・喀血とは …… 102
　2 病態生理 …… 102
　3 アセスメント …… 104
　4 ケア …… 107

2 呼吸困難 ………………………… 109
　1 定義・概念 …… 109
　2 病態生理 …… 109
　3 アセスメント AR …… 109
　4 ケア …… 113

3 胸痛 ……………………………… 116
　1 胸痛とは …… 116
　2 病態生理 …… 117
　3 アセスメント …… 117
　4 ケア …… 118

4 不整脈 …………………………… 119
　1 不整脈とは AR …… 119
　2 病態生理 …… 119
　3 アセスメント …… 123
　4 ケア …… 124

5 チアノーゼ ……………………… 125
　1 チアノーゼとは …… 125
　2 病態生理 AR …… 125
　3 アセスメント …… 126

6 ショック ………………………… 128
　1 原因と分類 …… 128
　2 病態生理 …… 129
　3 アセスメント …… 130
　4 ケア …… 133

7 腹痛 ……………………………… 136
　1 腹痛とは …… 136
　2 病態生理 …… 136
　3 アセスメント …… 137
　4 ケア …… 138

8 肥満 ……………………………… 140
　1 原因と分類 …… 140
　2 病態生理 …… 141
　3 アセスメント …… 142
　4 ケア …… 142

9 やせ ……………………………… 144
　1 原因と分類 …… 144
　2 病態生理 …… 144
　3 アセスメント …… 144
　4 ケア …… 145

10 食欲不振 ………………………… 147
　1 食欲不振とは …… 147
　2 病態生理 …… 147
　3 アセスメント …… 149
　4 ケア …… 150

11 嚥下障害 ………………………… 151
　1 嚥下障害とは …… 151
　2 病態生理 AR …… 151
　3 アセスメント AR …… 153
　4 ケア …… 155

12 嘔気・嘔吐 ……………………… 157
　1 嘔気・嘔吐とは …… 157
　2 病態生理 …… 157
　3 アセスメント …… 158
　4 ケア …… 159

13 吐血・下血 ……………………… 161
　1 原因と分類 …… 161
　2 病態生理 …… 162
　3 アセスメント AR …… 163
　4 ケア …… 164

14 便秘 ……………………………… 166
　1 便秘とは …… 166
　2 食物の通過状況 …… 166
　3 排便のしくみ（メカニズム） AR …… 166
　4 原因と分類 …… 166

5　アセスメント …… 169
　　　6　ケ　ア …… 170
15　下　痢 ……………………………………… 171
　　　1　原因と分類 …… 171
　　　2　病態生理 …… 171
　　　3　アセスメント …… 173
　　　4　ケ　ア …… 173
16　腹部膨満 …………………………………… 175
　　　1　原因と分類 …… 175
　　　2　病態生理 …… 177
　　　3　アセスメント …… 177
　　　4　ケ　ア …… 178
17　腹　水 ……………………………………… 179
　　　1　腹水とは …… 179
　　　2　病態生理 **AR** …… 179
　　　3　アセスメント …… 180
　　　4　ケ　ア …… 182
18　黄　疸 ……………………………………… 183
　　　1　黄疸とは …… 183
　　　2　病態生理 …… 183
　　　3　アセスメント …… 185
　　　4　ケ　ア …… 186
19　貧　血 ……………………………………… 187
　　　1　貧血とは …… 187
　　　2　原因による分類 …… 187
　　　3　病態生理 …… 189
　　　4　アセスメント …… 189
　　　5　ケ　ア …… 191
20　出血傾向 …………………………………… 193
　　　1　出血傾向とは **AR** …… 193
　　　2　病態生理 …… 193
　　　3　アセスメント …… 196
　　　4　ケ　ア …… 197
21　リンパ節腫脹 ……………………………… 200
　　　1　リンパ節の構造と機能 …… 200
　　　2　病態生理 **AR** …… 201
　　　3　アセスメント …… 202
　　　4　ケ　ア …… 204
22　皮膚瘙痒 …………………………………… 205
　　　1　皮膚瘙痒とは …… 205
　　　2　病態生理 …… 205
　　　3　アセスメント …… 208
　　　4　ケ　ア …… 209
23　レイノー症状 ……………………………… 210
　　　1　レイノー症状とは …… 210
　　　2　病態生理 …… 210

　　　3　アセスメント …… 212
　　　4　ケ　ア …… 212
24　意識障害 …………………………………… 214
　　　1　原因と分類 …… 214
　　　2　病態生理 …… 216
　　　3　アセスメント **AR** …… 217
　　　4　ケ　ア …… 219
25　頭　痛 ……………………………………… 222
　　　1　定義と分類 …… 222
　　　2　病態生理 …… 222
　　　3　アセスメント …… 225
　　　4　ケ　ア …… 226
26　痙攣とてんかん …………………………… 228
　　　1　定　義 …… 228
　　　2　病態生理 **AR** …… 228
　　　3　アセスメント …… 230
　　　4　ケ　ア …… 231
27　運動麻痺 …………………………………… 233
　　　1　運動麻痺とは …… 233
　　　2　病態生理 **AR** …… 234
　　　3　アセスメント …… 236
　　　4　ケ　ア …… 237
28　運動失調 …………………………………… 239
　　　1　運動失調とは …… 239
　　　2　病態生理 …… 240
　　　3　アセスメント …… 240
　　　4　ケ　ア …… 241
29　歩行障害 …………………………………… 242
　　　1　歩行障害とは …… 242
　　　2　病態生理 …… 243
　　　3　アセスメント …… 243
　　　4　ケ　ア …… 244
30　嗄　声 ……………………………………… 245
　　　1　原因と分類 …… 245
　　　2　病態生理 …… 246
　　　3　アセスメント …… 247
　　　4　ケ　ア …… 248
31　めまい ……………………………………… 250
　　　1　定義と分類 …… 250
　　　2　病態生理 …… 250
　　　3　アセスメント …… 252
　　　4　ケ　ア …… 253
32　視力障害 …………………………………… 255
　　　1　原因と分類 …… 255
　　　2　病態生理 **AR** …… 257
　　　3　アセスメント …… 258

CONTENTS

4 ケ ア …… 259

33 難 聴 …… 261
1 難聴とは …… 261
2 病態生理 …… 261
3 アセスメント …… 262
4 ケ ア …… 264

34 耳 鳴 …… 266
1 耳鳴とは …… 266
2 病態生理 …… 266
3 アセスメント …… 267
4 ケ ア …… 268

35 味覚障害 …… 270
1 味覚障害とは …… 270
2 病態生理 …… 270
3 アセスメント …… 271
4 ケ ア …… 273

36 嗅覚障害 …… 274
1 嗅覚障害とは …… 274
2 病態生理 …… 274
3 アセスメント …… 275
4 ケ ア …… 277

37 しびれ …… 278
1 原因と分類 …… 278
2 病態生理 …… 279
3 アセスメント …… 281
4 ケ ア …… 282

38 腰 痛 …… 284
1 腰痛とは AR …… 284
2 病態生理 …… 284
3 アセスメント …… 286
4 ケ ア …… 286

39 関節症状 …… 288
1 関節痛をきたす疾患 …… 288
2 病態生理 …… 289
3 アセスメント …… 289
4 ケ ア …… 290

40 発熱・低体温 …… 294
発 熱 …… 294
1 発熱の原因と機序 …… 294
2 病態生理 …… 295
3 アセスメント …… 298
4 ケ ア …… 299
低体温 …… 300
1 低体温の原因と分類 …… 300
2 病態生理 …… 301
3 アセスメント …… 303

4 ケ ア …… 304

41 浮 腫 …… 307
1 浮腫とは …… 307
2 病態生理 …… 307
3 アセスメント …… 311
4 ケ ア …… 312

42 脱 水 …… 314
1 脱水とは …… 314
2 病態生理 …… 315
3 アセスメント …… 315
4 ケ ア …… 317

43 排尿異常 …… 319
1 頻 尿 …… 319
2 排尿痛 …… 319
3 排出困難（排尿困難） …… 319
4 尿失禁 …… 320

44 尿量異常 …… 322
1 尿量異常とは …… 322
2 病態生理 …… 322
3 アセスメント …… 323
4 ケ ア …… 324

45 尿所見異常 …… 325
1 色調の変化と混濁 …… 325
2 尿のpH変動 …… 325
3 尿比重の変動 …… 325
4 尿タンパク …… 326
5 尿 糖 …… 327
6 赤血球（血尿，潜血反応） …… 327
7 白血球（膿尿） …… 327
8 細菌尿 …… 328

46 睡眠障害 …… 329
1 睡眠障害とは …… 329
2 病態生理 …… 329
3 アセスメント …… 331
4 ケ ア …… 334

47 倦怠感 …… 337
1 倦怠感とは …… 337
2 病態生理 …… 337
3 アセスメント …… 338
4 ケ ア …… 339

看護師国家試験出題基準（平成30年版）対照表
…… 341

索引 …… 344

編集・執筆

編　集

山内　豊明　やまうち とよあき　放送大学大学院生活健康科学プログラム教授（前 名古屋大学大学院医学系研究科教授）

執筆（掲載順）

山内　豊明　やまうち とよあき　放送大学大学院生活健康科学プログラム教授（前 名古屋大学大学院医学系研究科教授）
……1章序論・2節，2章 症候と疾患の関係・序論・6・14節

森岡　哲夫　もりおか てつお　信楽園病院腎臓内科……1章1節

三笘　里香　みとま りか　熊本大学大学院生命科学研究部教授……1章2節，2章6・14節

横井　豊治　よこい とよはる　津島市民病院病理診断科部長，愛知医科大学名誉教授……1章3節

安保　徹　あほ とおる　元 新潟大学名誉教授（故人）……1章4節

濁川　博子　にごりかわ ひろこ　東京逓信病院感染症内科主任医長……1章5節

鬼島　宏　きじま ひろし　弘前大学大学院医学研究科教授……1章6節

宮　敏路　みや としみち　杏林大学医学部呼吸器・甲状腺外科特任准教授……1章7節

塚原　正人　つかはら まさと　元 山口大学名誉教授（故人）……1章8節

山田　幸男　やまだ ゆきお　信楽園病院内科，新潟県保健衛生センター副理事長……1章9節

道又　元裕　みちまた ゆきひろ　杏林大学医学部付属病院看護部長……2章1・2節

池松　裕子　いけまつ ゆうこ　名古屋大学大学院医学系研究科看護学専攻教授……2章3～5節

石原　清　いしはら きよし　健康医学予防協会施設長，新潟大学名誉教授……2章7・16～18節

木原　信市　きはら しんいち　元 熊本大学大学院生命科学研究部教授，熊本大学名誉教授……2章8・9・13・15節

花田　妙子　はなだ たえこ　国際医療福祉大学大学院看護学分野教授，熊本大学名誉教授……2章10節

鎌倉やよい　かまくら やよい　日本赤十字豊田看護大学学長……2章11節

深田　順子　ふかだ じゅんこ　愛知県立大学看護学部教授……2章11節

明石　惠子　あかし けいこ　名古屋市立大学看護学部教授……2章12節

松野　一彦　まつの かずひこ　北海道大学病院客員臨床教授，北海道大学名誉教授……2章19～23節

田村　綾子　たむら あやこ　徳島大学大学院医歯薬学研究部教授……2章24節

高橋　潤　たかはし じゅん　医療法人清仁会洛西シミズ病院副院長リハビリテーション科……2章25・26・31節

白畑　充章　しらはた みつあき　埼玉医科大学国際医療センター脳脊髄腫瘍科講師……2章25・26・31節

植村　研一　うえむら けんいち　浜松医科大学名誉教授……2章27～29節

泉野　潔　いずみの きよし　不二越病院内科……2章30・32・37節

熊本　俊秀　くまもと としひで　介護老人保健施設サンライズヒル施設長，大分大学名誉教授……2章33・34節

金澤　寛明　かなざわ ひろあき　静岡県立大学看護学部看護学科教授……2章35・36節

大森　豪　おおもり ごう　新潟医療福祉大学健康科学部健康スポーツ学科教授……2章38節

伊藤　聡　いとう さとし　新潟県立リウマチセンター副院長……2章39節

田中　裕二　たなか ゆうじ　千葉大学大学院看護学研究科准教授……2章40節

岡田　忍　おかだ しのぶ　千葉大学大学院看護学研究科教授……2章41・47節

林正　健二　りんしょう けんじ　元 京都橘大学健康科学部教授，山梨県立大学名誉教授……2章42～45節

村山　賢一　むらやま けんいち　医療法人社団北辰会古町心療クリニック副院長……2章46節

病理病態論

1

学習目標

- 人体の構造と機能において正常から逸脱する場合のさまざまな症状・徴候のメカニズムに共通する現象を理解できる.
- 人体の構造と機能において正常から逸脱する場合の分類ができる.
- 人体の構造と機能において正常から逸脱する場合の対応や対処の原則が理解できる.

学習項目

序論—人間の身体における本来の働きとその乱れ
1 身体の基本単位
2 身体の働きと乱れ
3 人間の死

1 体液の異常
1 体液の恒常性
2 電解質の異常
3 酸塩基平衡の異常
4 体液の異常に対する看護

2 血行障害
1 循環とは
2 血行障害の分類
3 血行障害の看護

3 炎症と修復
1 炎症と修復とは
2 炎症の原因
3 炎症と修復に関わる細胞と体液性因子
4 炎症と修復の病理像の経時的変化
5 炎症の全身への影響
6 炎症の成り行き
7 炎症性疾患の看護

4 免疫および免疫疾患
1 免疫とは
2 免疫の働きと調節
3 免疫疾患
4 移植と免疫
5 免疫疾患のケア

5 感 染
1 感染の成立と修復
2 感染に関する用語
3 交叉感染を防ぐ基礎理論
4 感染症患者のケア

6 変性・壊死・萎縮・老化
1 細胞の傷害と適応
2 細胞の傷害・適応の分類
3 細胞傷害・老化に対する看護

7 腫瘍と過形成
1 悪性腫瘍の疫学
2 腫瘍とは
3 腫瘍の病理学

4 悪性腫瘍の発生と自然史
5 がんの治療
6 治療の選択
7 悪性腫瘍の確定診断法
8 がんの臨床・看護

8 先天異常
1 先天異常と先天奇形
2 先天異常の原因
3 先天異常の分類
4 先天異常の発生頻度
5 先天異常の診断
6 先天異常の看護

9 代謝異常
1 糖質代謝の異常
2 脂質代謝の異常
3 タンパク質代謝の異常
4 核酸・ビタミンなどの代謝異常

序論 | 人間の身体における本来の働きとその乱れ

1 身体の基本単位

人間は極めて複雑かつ統合された多細胞生物である．人間が生命体として生きていくためには，多くの生理的・生化学的なプロセスが正しく機能する必要がある．

細胞は生命体として機能する最小の単位である．生物はその生命活動を営むために，外界との境界をもって**内部環境**を維持していく必要がある．一方で，内部環境を維持しながらも，外界とのさまざまな物質交換を行っていくことが必要となる．生命維持に必要な酸素や栄養源を外部から取り込み，不用になった物質は外界へ排泄されなければならない．

人間は約60兆個の細胞からなり，体表にある細胞もあれば骨の中に埋まっている細胞もある．人間を構成する一つひとつの細胞を取り出してみると，おのおのが生命体としての条件を兼ね備えている．細胞が複雑な統合体になったときには，生きていくために必要な機能をそれぞれの細胞が分担して果たす．これを細胞の**機能分化**と呼ぶ．

機能の分化に合わせ，細胞の構造も特殊化する．同じような機能や構造をもちグループ化した細胞群を**組織**といい，いくつかの異なる組織で**器官**が構成されている．さらに，その上位には**器官系**と呼ばれる，いくつかの器官と組織から構成される単位がある（図1-1）．

おのおのの器官系は身体生存に必要な機能を分担しているが，それらだけで生存することはできない．器官系同士が協調し協同作用をすることで，個々の細胞にとって最適な環境が整い，その結果，身体全体の環境も整うことになる．

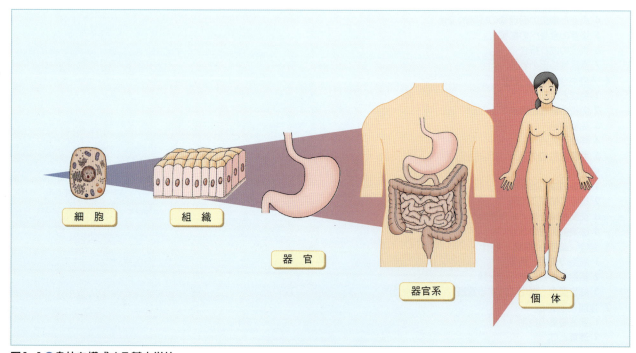

図1-1●身体を構成する基本単位

2 身体の働きと乱れ

(1) 体液の維持

　細胞周囲は**体液**という液体で満たされている．細胞にとってふさわしい環境を整え維持していくことは，体液の組成がほぼ一定に保持されることを意味する．このような状態はホメオスタシス（**生体恒常性**）と呼ばれ，ホメオスタシスが保たれることは生存の至適条件，すなわち健康にとって必須のことである．細胞を維持する環境である体液に異常をきたすと，細胞はその機能を保てなくなるばかりか，場合によっては細胞自体が生きていけなくなることもある（1章1節「体液の異常」参照）．

(2) 血液循環

　身体に取り込んだ物質は，それらを必要とする組織や細胞へ運搬される必要があり，そこで生じた代謝産物は別の場所へと運び去られる必要がある．循環器系は物質の運び手である血液，運搬ルートである血管，そして運搬動力である心臓からなり，血管と心臓からなる閉鎖回路の中を血液が満たし，絶え間なく循環することによって種々の物質が運送される．**血液循環**のメインを担う血行が障害されると物質の運搬に支障をきたす（1章2節「血行障害」参照）．

(3) 炎　症

　なんらかの原因で身体に障害が起こったときに，それを修復する過程の一つに**炎症**がある．炎症の成立においては，局所の血液循環が増加し，その部位へ，水分や修復に関わるさまざまな物質が動員される．私たちはその結果を，局所の発赤，熱感，腫脹，疼痛などとして自覚する．炎症は身体機能の回復過程には不可欠な現象であるが，さまざまな不快感覚を生じる（1章3節「炎症と修復」参照）．

(4) 免　疫

　身体は自己と非自己を見分け，非自己を排除しようとする働きをもっている．これは，生物として最小限の条件を維持していくために必要な，外部と自身との間に境をもつという機能である．外部からなんらかの侵襲があったときに，それに気付き反応して外敵を排除するしくみが**免疫**である．免疫が十分に機能しないと，身体は外敵に侵略され，身体構造が破壊されることになる．また，自分自身を誤って非自己と認識すると，自分の防衛力をもって自分自身を攻撃してしまう．このような異常は**自己免疫疾患**として知られている（1章4節「免疫および免疫疾患」参照）．

(5) 感　染

　身体がほかの生命体（あるいはそれに準じるもの）に侵略される場合がある．これを**感染**という．感染は，細菌や真菌などの生物や，細胞構造はもたないものの，遺伝子の情報だけを持ち合わせ，ほかの生物の増殖機能に便乗して自己を増やすウイルスなどによって，細胞や身体が侵略されていく状態である．これらの感染源に侵入されそうになっても，非自己を監視する免疫システムが正常に作動していれば，そう簡単には侵入されない．またたとえ侵入できたとしても，免疫システムの監視下で感染源が活動できずにいる場合もある．しかし，免疫システムが十分に機能していなかったり，感染源が免疫システムをうまくすり抜けた場合には，**感染症**としてさまざまな病

---

plus-α

ホメオスタシス

生体恒常性．種々の機能や体液，組織の化学的組成に関する身体の平衡状態（対抗する力間の釣り合い）．あるいは，このような身体的平衡が維持される過程のこと．

---

plus-α

細菌，真菌，ウイルス

細菌は，原核生物界に属する単細胞生物で，大きさは0.7～数μm（マイクロメートル）．
真菌は，真核細胞からなる原生生物の一群．かび．
ウイルスは，遺伝子DNAまたはRNAをタンパク質の殻が取り囲んでいる粒子状微生物で，細胞に感染して細胞内だけで増殖する（ナーシング・グラフィカ『臨床微生物・医動物』参照）．

態を呈する（1章5節「感　染」参照）.

（6）変性・壊死・萎縮・老化

　細胞や身体は生きている．そのため，生きていく過程で細胞や身体自身になんらかの変化を起こす**変性**がある．生きていくのに有利でない変化は，いずれ生命維持にとってマイナスの影響を引き起こす．そのような変化にはさまざまな原因や過程がある．細胞が不可逆的な変化をきたし，死んでしまうこと（**壊死**）もあれば，死なないまでも，その大きさが縮小する場合（**萎縮**）もある．また，加齢により細胞が疲弊する変化をきたすことを**老化**と呼ぶ（1章6節「変性・壊死・萎縮・老化」参照）.

（7）腫瘍と過形成

　細胞や身体は無限に同じ構造や機能を保ち続けるわけではなく，古い細胞は壊死し，新しい細胞が再生されている．このように，細胞はそもそも，自己を再生する増殖能を持ち合わせている．細胞が増殖するときに誤りが起こり，もともとの性質が変化し，必要以上に増殖していくことを**過形成**という．このようにして，細胞が本来あるべき姿から大きく逸脱して増殖した構造物を**腫瘍**と呼ぶ．その中でも，コントロールが全く利かず，細胞が無秩序に増殖し続けていくことを腫瘍の悪性化，すなわち，がん化という．増殖が進むと，腫瘍は本来そこにある構造物を圧迫したり，正常に生きていこうとする細胞や器官への栄養供給や血行を妨げたり，周囲へ悪影響を及ぼす物質を産生したりする（1章7節「腫瘍と過形成」参照）.

（8）先天異常

　たった一つの受精卵から卵の分割が繰り返され，その過程でおのおのの形や機能を帯びてくることを**分化**という．細胞分化，それはとてつもなく壮大な細胞の成長・変化である．**先天異常**とは，なんらかの原因で分化が正常に果たせず，身体の機能や形態の異常が出生時に認められることである．先天異常のうち形態異常を奇形と呼ぶ．これには外見からわかる異常や，内臓あるいは組織レベルの異常がある．先天異常はその原因から遺伝要因，環境要因，あるいはその両者の相互作用によるものに大別できる（1章8節「先天異常」参照）.

（9）代謝異常

　生命を維持していくためにはエネルギーの利用が必須であり，そのためには，エネルギーの原材料の取り込み，生体内部における輸送，不用物質の排泄が行われる必要がある．身体の細胞が活動するためには，身体自体を形作る物質と身体活動に必要なエネルギーが不可欠で，これらを外界から取り入れなければならない．そのままの形態で利用できる食物はほとんどなく，小さな分子にまで食物を分解することで体内に吸収できる．分子レベルでエネルギー物質が変化することを**代謝**といい，この機能が正しく働かない（**代謝異常**）と生命維持が困難になる（1章9節「代謝異常」参照）.

3　人間の死

　人間は，多少の外的あるいは内的な変動因子に対しては元に戻ろうとするしくみをもっている．しかし，本来人間がもっている回復力を超えて細胞や身体が侵襲を受けた場合には，不可逆的な進展に向かうことになる．その終末像が**死**である．この時点

---

plus α

不可逆的

絶対に逆戻りしない反応や変化のことをいう．反対に，反応や変化が逆戻りしうることを可逆的という.

では生物はもはや生命活動を維持できなくなっている.

（1）死の三徴候

古来人間は，心臓停止，呼吸停止，瞳孔散大および対光反射消失の3点が揃ったときを人間自身の死と規定していた．これを**死の三徴候**という（表1-1）．この状態が確認された人間は再び生命活動を営むことはないとされ，これをもって人間の死とされてきた.

表1-1●死の三徴候

①心臓停止
　循環機能の喪失
②呼吸停止
　酸素の取り込み機能の喪失
③瞳孔散大および対光反射消失
　身体を自律的に調整している脳幹機能の停止

（2）脳　死

近年になって，死の三徴候が確認される以前に，確実に死に向かい決して戻ることのない経過をたどる状態を定め，それをもって人の死とする**脳死**という考え方が台頭してきた．脳死という概念が検討された背景には，「必要以上の蘇生処置は死に逝く者への尊厳を侵害するのではないか」という考え方や，「臓器移植に際しては，より成功への可能性が見越されるべきである」という考え方が生まれた経緯がある.

厚生労働省（当時・厚生省）科学研究費特別研究事業「脳死に関する研究班昭和60年度研究報告書」によれば，「全脳髄の機能喪失は決して全脳髄のすべての細胞が同時に死んだことを意味しない．それは，ちょうど従来の心停止による死の判定がからだ全体のすべての細胞が同時に死んだことを意味しないのと同様である．脳死はあくまで臨床的概念である」とされている．しかし，「ひとたび脳死に陥れば，いかに他臓器への保護手段をとろうとしても心停止に至り，決して回復することはない」という前提から，この脳死判定指針では，全脳死をもって脳死としている.

ただ，脳死判定がいたずらに行われないためにも「脳死の判定は，脳死の概念，脳死の判定方法を十分理解，習熟した上で行わねばならない．判定基準を個々の症例に適応する際は，まず前提条件を完全に満たし，次いで判定上の検査結果が，すべて要求と一致しなければならない」とされている.

（3）臓器移植

このような準備段階を経て，日本では1997（平成9）年に**臓器移植法**が制定され，臓器移植を前提とした場合に限り，脳死をもって法的には死とするといった概念が導入された.

その後，2009（平成21）年7月「臓器の移植に関する法律の一部を改正する法律（いわゆる**改正臓器移植法**）」が成立し，2010（平成22）年7月17日に同法が施行された．さらには，法律の施行に際して法律施行規則や法律の運用に関する指針（ガイドライン）が公表され，家族の承諾による脳死下臓器提供や15歳未満の脳死下臓器提供が可能になった.

「法的脳死判定は臨床現場で行う絶対予後不良を判断する脳死判定とは異なり，法律や施行規則，あるいはガイドラインに則った手順が求められる」とされ，2010（平成22）年度厚生労働科学研究費補助金厚生労働科学特別研究事業として法的脳死判定マニュアルが整備された.

法に規定する脳死判定を行う場合，脳死とされうる状態には，「器質的脳障害により深昏睡，及び自発呼吸を消失した状態と認められ，かつ器質的脳障害の原疾患が確

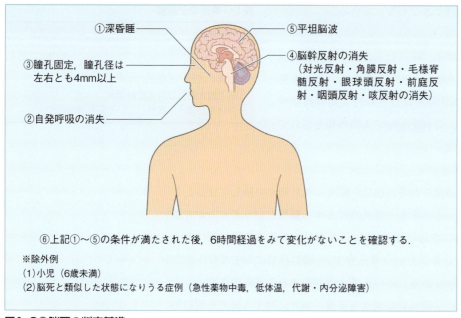

図1-2 ● 脳死の判定基準

実に診断されていて，原疾患に対して行い得るすべての適切な治療を行った場合であっても，回復の可能性がないと判断される者」といった条件が設定されている．

実際の判定基準としては，①深昏睡，②自発呼吸の消失，③瞳孔固定，瞳孔径は左右とも4mm以上，④脳幹反射の消失（対光反射の消失，角膜反射の消失，毛様脊髄反射の消失，眼球頭反射の消失，前庭反射の消失，咽頭反射の消失，咳反射の消失），⑤平坦脳波，そして，①〜⑤の条件が満たされた後，6時間経過をみて変化がないことを確認する必要がある（図1-2）．

ただし法的脳死判定に際しては，①生後12週（在胎週数が40週未満であったものにあっては，出産予定日から起算して12週）未満の者，②急性薬物中毒により深昏睡，および自発呼吸を消失した状態にある者，③直腸温が32℃未満（6歳未満の者にあっては，35℃未満）の状態にある者，④代謝性障害，または内分泌性障害により深昏睡，および自発呼吸を消失した状態にある者は除外される．

(4)「死」をめぐる考え方

人の死は生物学的な死のみならず，社会的存在としての人の死，精神的存在としての人の死，など多方面からの考慮が欠かせないことは言うまでもない．

重要用語

内部環境　　　　　　　　　　ホメオスタシス（生体恒常性）　　　臓器移植法
機能分化　　　　　　　　　　死，死の三徴候
細胞，組織，器官，器官系　　脳死

リンク C 内部環境調節機能障害／性・生殖機能障害

1 体液の異常

1 体液の恒常性

(1) 体液とは

体液とは，水分とその中に溶解している電解質，タンパク質などを含む体内の水溶液の総称である．体液は体重の約60％を占め，細胞内にある**細胞内液**と細胞外にある**細胞外液**に大きく分けられる．細胞外液はさらに血管内（血漿）と血管外（間質）に分けられる．細胞外液は，細胞が正常な機能を営む環境（**内部環境**）を保つために非常に重要である．細胞外液を常に一定の量と状態に保つことが生命維持に不可欠であり，ホルモン，自律神経系などによりこれらが一定の範囲に調節されている．

(2) 体液の分布（図1.1-1）

体液の割合は年齢，性別，体格などで変化する．総体液量は新生児で体重の80％，小児で70％，成人で60％，高齢者で50％程度である．体内における体液の分布は，成人男性では2/3（体重の40％）は細胞内液に，1/3（体重の20％）は細胞外液に存在する．細胞外液はさらに間質液（血管外）と血漿（血管内）に分けられ，体重の15％が間質に，5％が血漿に分布する．60kgの成人男性では細胞内に24L，細胞外の組織（間質液）に9L存在し，血管内に3Lが存在する．小児では脂肪やその他の固形成分が相対的に少なく水分の割合が多い．また細胞外液の割合が多いため下痢や嘔吐で容易に脱水に陥る．脂肪組織は水分を含む割合が少ないため女性（体重の55％）・脂肪の多い者では水分量は少なくなる．高齢者では水分量の比率が低下し，特に細胞内の水分量が減るため容易に細胞内脱水になる．

(3) 体液の電解質組成（図1.1-2）

体液には種々の濃度の**電解質**が含まれる．ナトリウム（Na^+）は細胞外液中において，またカリウム（K^+）は細胞内液中において主要な陽イオンである．細胞内における重要な陰イオンとしては，リン酸（HPO_4^{2-}）とタンパクなどの有機性の高分子からなるイオンがある．細胞外液の主要な陰イオンはクロール（塩素，Cl^-）と重炭酸（HCO_3^-）である．細胞内外のこのようなイオン組成の差異は，細胞膜のイオンポンプによる能動輸送によって起こる．

(4) 体液の移動（図1.1-3）

体液は細胞内，細胞外組織（間質液），血管内（血漿）に存在するが，この間の分布割合を決めるものとして**浸透圧**が重要である．

水は通過させるが，溶質は通過させない半透膜を挟んで濃度の異なる二つの溶液があるとき，溶媒である水が，二種類の溶液の溶質濃度勾配に従って，低濃度側から半透膜を通過して高濃度側に移動する現象を**浸透現象**という．高濃度溶液側に圧力をかけると，この浸透を止めることができる．その移動を押しとどめるのに必要な圧を浸

plus α
電解質
水に溶ける物質の中で電荷をもったイオンとなって解離し，その溶液が電気伝導性を示す物質．神経や筋肉が興奮するときに重要な働きをする．体内の電解質は，ナトリウム，カリウム，カルシウム，マグネシウム，クロール（塩素），リン酸など．

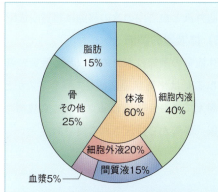

a. 体液その他の体重に占める割合（％）

	新生児	成人	高齢者
細胞内液	40	40	30
細胞外液	40	20	20
総体液	80	60	50

b. 体内総水分量（体重に占める割合）（％）

図1.1-1 ● 体液の分布

plus α
能動輸送
濃度勾配に逆らう（濃度の薄い側から濃い側への）輸送で，エネルギーを必要とする．

17

透圧という．細胞膜は半透膜の一種で水は自由に移動できるが，ナトリウム（Na⁺）などの電解質は通過できない．細胞外液と血管の間は水や電解質は自由に通過できるがタンパク質は自由に通過できないためやはり浸透圧を生じる．タンパク質はコロイド（膠質）溶液として存在するため，コロイドによる浸透圧を膠質浸透圧といい，ナトリウムなどによる浸透圧を（晶質）浸透圧という．浸透圧は溶質やタンパク質の粒子の数に比例し，粒子の大きさや重さ，原子価にはよらない．つまり浸透圧は存在する溶質のモル濃度によって決まる．細胞外液の浸透圧はNa⁺が圧倒的に多いために浸透圧はおおよそNa⁺濃度×2で概算できる．細胞外液と内液の間の水の移動は浸透圧により，細胞外液と血管内の水の移動は膠質浸透圧により生じる．

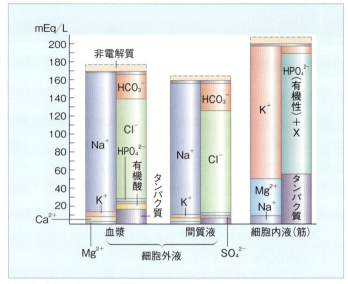

図1.1-2●体液の電解質組成

(5) 体液量の調節

体液量の調節は水分の摂取と排泄量の調節により行われる．健康人では水の入る量と出る量は平衡状態にあり，バランスがとれている（図1.1-4）．摂取は飲水・食物・代謝水であり，排泄は肺（呼気）と皮膚（発汗）からの不感蒸泄，腎から排泄される尿，腸管から排泄される便である．

●半透膜〈アニメーション〉

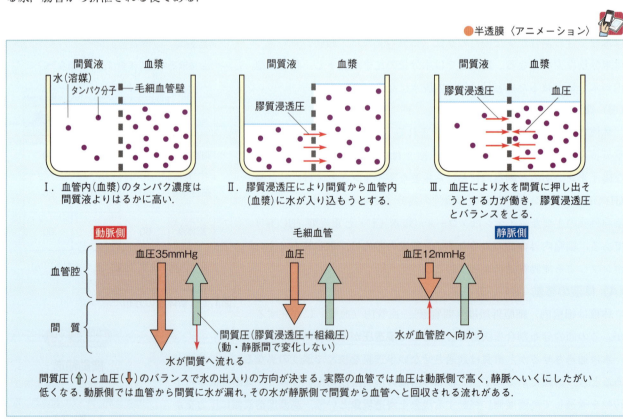

図1.1-3●浸透圧と体液の移動

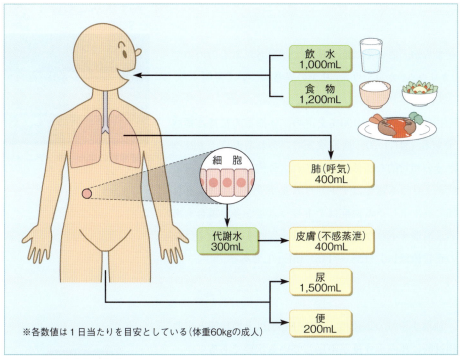

図1.1-4●体液量の調節

plus α
浸透圧と水の移動
例えば，細胞外液の浸透圧が上昇する，つまり細胞外液のイオン濃度が細胞内液のイオン濃度よりも高くなると，細胞内外の体液の濃度を一定にするため，水が細胞内から細胞外へ移動する．逆に細胞外液のイオン濃度が低くなると水は細胞外から細胞内へ移動する．

plus α
代謝水
細胞のエネルギー代謝によって体内に新たに産生された水．炭水化物や脂肪は完全な酸化により水と炭酸ガスになり，タンパクは水，炭酸ガスのほかに硫酸，リン酸，アンモニア，尿素などとなる．1日の代謝水は成人で約250～300mLである．

plus α
不感蒸泄
不感蒸泄で失われる水分の量は換気量，体表面積，体温，外界の温度・湿度に影響を受ける．体温が1℃上昇するごとに，不感蒸泄量は約200mL増加する．

plus α
血漿浸透圧
血漿成分によって生じる浸透圧．血漿のナトリウム，カリウム，ブドウ糖，尿素などの溶質によって決定されるが，ナトリウムが特に重要な役割を果たしている．高血糖，高尿素窒素血症などで高値となる．

→抗利尿ホルモン（ADH）については，p21 plusαも参照．

●排泄量の調節●

　皮膚や肺からの体液喪失は外界からの因子に依存しており，正確に調節しながら体外に余分な体液を排泄できるのは，唯一，腎だけである．腎は血液を濾過し1日約150Lの原尿をつくり，尿細管でその99％を再吸収している．腎での尿量の調節には濾過機能をもつ糸球体と再吸収機能をもつ尿細管が関与している．排液量の調節には尿細管での再吸収機能が特に重要であり，調節は主に抗利尿ホルモン（antidiuretic hormone：ADH）による．ADHが集合管に働いて水の透過性を亢進させ，集合管内にある水が細胞内に再吸収される．ADHの作用がない場合，集合管内の水は尿として排出される．ADHの分泌刺激としては，血漿浸透圧の上昇が最も強力である．その他，血液量・血圧の低下，嘔吐やストレスなどによっても分泌が刺激される．

●水分摂取の調節●

　人は口渇感によって水の摂取量を調節している．口渇感を生じるメカニズムについては不明な点が多いが，視床下部に渇中枢があり，渇中枢で血漿浸透圧の変化や，血液量・血圧の変化などを感知すると口渇感を感じ，飲水行動が生じる．飲水によって血漿浸透圧が正常化すれば口渇感はなくなり，それ以上の水を飲むことはない．

●体液量が一定に保たれるメカニズム●

　体内の水分が減少すると血漿浸透圧が上昇し，渇中枢を刺激する．それにより飲水行動をとり体内に水分が入る．また，血漿浸透圧はADH分泌も刺激するためADHが腎に働き水分の排泄を抑える．これらにより血漿浸透圧は低下し正常化する．体内の水分が過剰になると，ADH分泌が抑えられ，腎からの水分排泄が多くなり余分な水が排泄される．このようにして体内の水分は一定範囲内に調節される．

2 電解質の異常

血液中には多数の電解質が存在するが，ここでは臨床検査で測定されるものの中で重要な電解質であるナトリウム，カリウム，カルシウム，リンの異常について説明する．

(1) ナトリウムの異常

ナトリウム（Na^+）は細胞外液中の総陽イオンの90％を占め，体液量の維持と細胞外液の浸透圧を規定するイオンである（図1.1-2）．血液検査でいわれる血清ナトリウム濃度は血清中のナトリウムと水分の相対的な関係で規定され，体内総ナトリウム量を反映しているわけではない．低ナトリウム血症はナトリウム量が少ない場合もあれば，水が過剰な場合もある．同様に高ナトリウム血症はナトリウム量が多い場合もあれば，水が少ない場合もあるため，血清ナトリウム値は体液量を反映するわけではない．なお，血清ナトリウム濃度の正常値は140（135〜145）mEq/Lである．

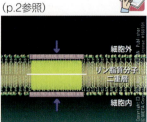

●細胞膜のはたらき〈アニメーション〉

●高ナトリウム血症●

高ナトリウム血症の定義

高ナトリウム血症は一般的に，血清ナトリウム濃度が145mEq/L以上の状態と定義し，体内ナトリウム量に対して相対的に体内水分量が不足している状態である．

高ナトリウム血症の原因は，水分の欠乏やナトリウム過剰による．健常者では血清ナトリウム濃度が高くなると，血漿浸透圧が上昇し，渇中枢が刺激され飲水行動をとるため，高ナトリウム血症は補正される．このため，高ナトリウム血症は，意識障害や，口渇を訴えられない幼児などの，自発的に飲水ができない状況下や者で発生することが多い．

水欠乏は摂取量の低下や水分喪失の増加による．水分喪失の増加は腎以外からの水分喪失増加による場合と，腎からの水分喪失増加による場合がある．腎以外からの水分喪失増加には，過剰な発汗や，下痢・嘔吐などによる消化管からの喪失がある．腎からの水分喪失は尿崩症や浸透圧利尿などによる．

ナトリウム過剰による高ナトリウム血症はまれである．原因として，原発性アルドステロン症やクッシング症候群などでのナトリウム貯留，もしくは過剰な高張食塩水や炭酸水素ナトリウム投与など，医原性によるものがほとんどである．

高ナトリウム血症の症候と治療・看護

高ナトリウム血症の最初の症状は口渇だが，意識障害や乳幼児などでは口渇を訴えられない．また原因はわかっていないが，高齢者では血漿浸透圧が上昇しても口渇感を感じない場合があり，こうした者は高ナトリウム血症になりやすく注意が必要となる．脱水によるものが多いため，多くの場合は体温の上昇，皮膚や粘膜の乾燥，尿量の減少などがみられる．新生児では，重篤な脱水の場合，高い調子の泣き声や大泉門の陥凹などがみられる．

高ナトリウム血症の治療は病態により異なってくるため，病態の正確な把握が必要である．そのため，現病歴，現症とともに血液学的検査，尿浸透圧などの測定が重要となる．体内水分量の増減を臨床症状，検査値などから判定し，体液量減少の場合には水分補給を行う．生理食塩液や2/3生理食塩液，低張液による輸液を行うが，急激

---

plus α

尿崩症

尿の濃縮ができないため体内の水分が失われ，口渇・多飲・多尿をきたす．下垂体からの抗利尿ホルモン（ADH）の分泌減少によって起こる中枢性尿崩症と，抗利尿ホルモン受容体の異常により，ADHに腎臓が反応しないために起こる腎性尿崩症がある．

plus α

アルドステロン

副腎皮質球状層でつくられる電解質コルチコイド（ミネラルコルチコイド）．

plus α

ミネラルコルチコイド

鉱質コルチコイド，あるいは電解質コルチコイドとも呼ばれる．副腎皮質から分泌されるステロイドホルモンで，アルドステロンが代表的．ナトリウムイオンの再吸収，カリウム・水素イオンの分泌を促進する．

な補正は脳浮腫をもたらすため，ゆっくりと注入する必要がある．

　水分喪失量の推定には患者の体重減少をみることも必要で，毎日の体重測定が重要である．経口摂取が十分にできない患者は常に水不足になる可能性が高いため，高ナトリウム血症の症状をチェックすることで，高ナトリウム血症の予防につなげる．

●低ナトリウム血症●

低ナトリウム血症の定義

　一般的に，血清ナトリウム値が135mEq/L以下の状態を**低ナトリウム血症**と定義する．

　体内のナトリウム量に対して相対的に体内水分量が多い状態である．低ナトリウム血症は，ナトリウムの欠乏または水分の過剰により発生する．多くの場合は水分過剰による．健常者が水を摂取すると血漿浸透圧がわずかに減少し，直ちに抗利尿ホルモン（ADH）の分泌が抑えられ，希釈尿が排泄されることで過剰な水分が排出され，血清ナトリウム濃度が保たれる．この系に異常が起こると，低ナトリウム血症を生じる．低ナトリウム血症は体液量との関係から三つの病態に分けて考えることが重要である（表1.1-1）．

低ナトリウム血症の症候と治療・看護

　急性の低ナトリウム血症では症状が出現しやすいが，一般に慢性経過の場合，血清ナトリウム濃度が125mEq/L以下にならないと顕性化しないことが多い．自覚的には無力感，倦怠感，または食欲不振，嘔気，嘔吐などの消化器症状などがみられ，他覚的には意識障害，病的反射，痙攣（けいれん）などの神経学的所見，低体温などがみられる．これらは主として，血清浸透圧による水分の細胞内への移行から生じる細胞浮腫が原因である．こうした症状に加えて，細胞外液量の変化に基づき，減少時には立ちくらみや起立性低血圧，増加する場合には浮腫や胸水，腹水などが認められる．これらの基本的な身体症状を確実にとらえること，さらに尿量や体重の変化を見逃さないことが看護の重要な点である．

　体液量の減少がある場合は生理食塩液を投与する．重篤な場合は，高張食塩水（1～3%）を点滴静注するが，橋中心髄鞘（きょうちゅうしんずいしょう）崩壊を防止する上で1時間当たり1mEq/L，

plus α
抗利尿ホルモン（ADH）

下垂体後葉から分泌されるホルモンで，腎集合管に働きかけて水の再吸収を促進し，尿量を減少させる．血漿浸透圧の上昇，血圧の低下により分泌が増加する．

plus α
ADH分泌異常症候群（SIADH）の原因

①神経・精神障害患者や重度の疼痛患者，②薬剤（経口糖降下薬，クロルプロパミドが最も多い），③腫瘍からの異所性分泌（肺の小細胞がんが多い），④手術後，⑤呼吸器疾患．

plus α
偽性低ナトリウム血症

著明な脂質異常症や高タンパク血症があると，血漿中の水分量が低下するために，血清ナトリウム値が低下しても血漿浸透圧は低下しない状態で，偽性低ナトリウム血症と呼ばれる．

plus α
運動誘発性低ナトリウム血症

長時間の運動時には脱水でなくてもADH分泌が増加し，体内水分が保持される傾向となる．マラソン時などにおいて必要以上に水分を補給した場合，低ナトリウム血症を引き起こす．ボストンマラソンでは，調査対象者の13%に低ナトリウム血症が認められたとの報告がある．

表1.1-1●低ナトリウム血症の分類

体液量減少	脱水（等張性脱水）と利尿薬投与が原因となる場合が多い．下痢，嘔吐などにより脱水となるが，これに対応する水分の補充がナトリウム補充を上回ると低ナトリウム血症となる．利尿薬投与では通常は低ナトリウム血症にならないが，腎機能低下やADH分泌過剰状態での利尿薬投与で低ナトリウム血症を生じる．
体液量正常	典型的なのはADH分泌異常症候群（SIADH）．SIADHはさまざまな原因によってADHの分泌過剰が続くことにより，腎での水の再吸収が亢進し水分貯留による低ナトリウム血症が成立するもの．このため体液量が増加するが，体液量の増加によってナトリウム利尿ホルモンが増加するため，尿中へのナトリウム排泄が増加し，結果として体液量の増加は軽度にとどまる．
細胞外液量の増加がある場合	水とナトリウムの双方が増加して，水の増加量がナトリウムの増加量に比べて多い場合．心不全，ネフローゼ症候群，肝不全での浮腫がみられる状態．

1日当たり10mEq/L以上の変化がないように注意する．体液量の変化がない場合は水制限と原疾患の治療を行う．体液量過剰の場合は原疾患の治療とともに水・塩分制限を行い，利尿薬投与により利尿を図る．

(2) カリウムの異常

カリウムバランスの調節機構

カリウム（K$^+$）は細胞内の主な陽イオンであり，細胞内の酵素活性などに関する機能維持，細胞内へのブドウ糖やアミノ酸の取り込みなどに必要である．また，神経・筋肉などの細胞の興奮，伝達，収縮，さまざまな内分泌刺激などに重要な働きをしている．カリウムは主に筋肉を中心とする細胞内にあり，細胞外液中には総カリウム量（約3,000mEq）の約2％（60mEq）しか存在しない（p.18 図1.1-2）．カリウム欠乏が起こっても細胞外カリウム濃度がなかなか低下しないのは，細胞内カリウムによって代償されるからである．

カリウムバランス（図1.1-5）

健常者では1日当たりのカリウム摂取量と排泄量は等しく，50〜100mEqが出入りしている．排泄されたカリウムの中には，食物から摂取されたもの以外に，組織破壊によって細胞内カリウムが放出されたものも含まれる．カリウムの経口摂取は1日約50〜100mEq（2〜4g）である．摂取されたカリウムは小腸から吸収される．排泄されるカリウムの90％は腎から尿中に排泄される．10％は大便中に排泄され，ごく一部が汗から排泄される．

腎でのカリウム排泄の調節

糸球体では1日約700mEqのカリウムが濾過されるが，大部分が近位尿細管で，一

---

plus-α

橋中心髄鞘崩壊

脱髄疾患．慢性の低ナトリウム血症に対して急速にナトリウムの補正を行うと，引き起こされる可能性がある．意識障害，痙攣などに加え，重篤な症例では四肢麻痺，仮性球麻痺などが認められる．脱髄は必ずしも橋部に限定しているわけではない．低浸透圧血症に適応した神経細胞に対し，急速に血清浸透圧が正常化すると細胞内から細胞外へ水分の移行があり，細胞脱水をきたすことが要因と推測されている．

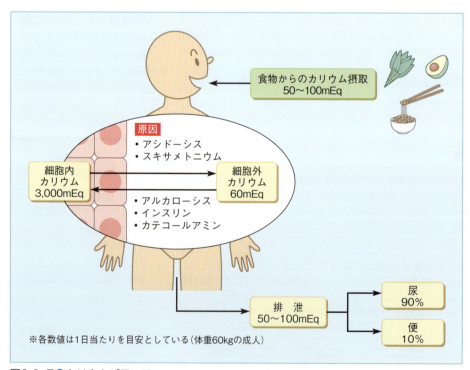

図1.1-5 ● カリウムバランス

部がヘンレ係蹄の上行脚で再吸収される．尿中に排泄されるカリウムは，遠位尿細管以降でナトリウム－カリウム交換ポンプの働きによって再吸収されたナトリウムと交換されて排泄される．**アルドステロン**はナトリウムの再吸収を亢進させ，カリウムイオンと水素イオンの排泄を促進する．

細胞内外へのカリウム分布輸送

カリウムは細胞外に2％しか存在していないため，カリウムが細胞内と細胞外の間で移動すると血清カリウム値に大きく影響する．細胞内外のカリウムの移動は酸塩基平衡に大きく影響され，0.1pHの変化で血清カリウム値は0.6mEq/L動く．そのほか，細胞内へのカリウム移動促進にはインスリンが重要な役割を果たしている．インスリンは骨格筋や肝へのナトリウムポンプを活性化するため，ナトリウムを細胞外へ，カリウムを細胞内へ移動させ血清カリウムを低下させる．

●高カリウム血症●

高カリウム血症の定義

血清カリウム値が5.5mEq/L以上の状態を**高カリウム血症**という．ただし，偽性高カリウム血症は含めない．高カリウム血症の原因として，表1.1-2の三つが挙げられる．

高カリウム血症の症候と治療・看護

高カリウム血症の症候で主要なものは，心電図変化，筋脱力感，異常知覚である．心電図変化ではまずT波の増高がみられる．さらに高カリウム血症が進むとP波の減高，PR延長，QRS幅増大，テント状T波（左右対称性の尖ったT波）が認められる．心電図に異常が認められる場合は心室性不整脈から心停止に至る危険性がある．カリウム濃度の上昇とともに，筋力の減退，深部腱反射の減退，四肢や口唇のしびれ感，顔面や舌の刺激過敏が起こる．

血清カリウム値6.5mEq/L以上では心電図のモニタリングが不可欠で，できるだけ速やかにカルシウム剤，アルカリ製剤，グルコース・インスリン投与などによりカリウム値を補正する必要がある．ただし，ジギタリス服用者にカルシウム製剤を投与するとジギタリス中毒を助長することがあるため注意を要する．また，重炭酸ナトリウム（アルカリ塩）とカルシウムの混合注射は重炭酸カルシウムの沈殿を作るため，行

表1.1-2●高カリウム血症の分類

カリウムの過剰投与	腎機能が正常であれば，カリウムを過剰に摂取しても，臨床で問題になるほどの高カリウム血症は生じない．保存血の場合，細胞成分からカリウムが遊出して血清はカリウムを多く含んでいる．このため，大量の保存血輸血で高カリウム血症を生じる場合がある．また，カリウム塩を含む薬剤を経静脈的に投与する場合にも生じうる．
細胞内カリウムの細胞外への移動	アシドーシス，インスリン欠乏，高カリウム型周期性四肢麻痺，スキサメトニウム（筋弛緩薬）使用などでは細胞内のカリウムが細胞外液へ移動し，高カリウム血症の原因となる．ジギタリス（心不全治療薬）は細胞膜のナトリウム－カリウム交換ポンプを抑制するため，細胞内カリウムが細胞外へ放出される．
腎からのカリウム排泄障害	腎不全，ミネラルコルチコイド，特にアルドステロンの欠乏，カリウム保持性利尿薬使用などにより腎からのカリウムの排泄が障害され，高カリウム血症を生じる．

---

plus α

ナトリウムポンプ

細胞膜に存在し，細胞内のナトリウムを細胞外へ出し，代わりに細胞外のカリウムを細胞内に取り込む．これにより，細胞内外間でナトリウムとカリウムが濃度勾配を維持している．

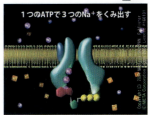

●ナトリウムポンプ〈アニメーション〉

plus α

偽性高カリウム血症

採血時に長時間にわたり強く駆血すると，細胞内から採血した血液にカリウムが流入し，カリウム測定値が高くなる．細い針で強く吸引しすぎた場合にも，溶血して同様に測定値が高くなる．また，血清分離までに長時間放置した場合や，白血病で白血球が増加している場合，血小板が増加している場合なども，偽性高カリウム血症を起こす．

plus α

心電図波形（正常）

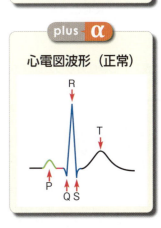

ってはならない．これらの効果は一過性であり，持続的効果は得られない．根本的な治療としてはポリスチレンスルホン酸ナトリウム（イオン交換樹脂）の内服や透析療法がある．

● **低カリウム血症** ●

低カリウム血症の定義

血清カリウム値が3.5mEq/L以下を**低カリウム血症**と定義する．低カリウム血症の原因として，表1.1-3の三つが挙げられる．

低カリウム血症の症候と治療・看護

横紋筋，平滑筋，心筋のいずれの障害もみられ，四肢麻痺，呼吸麻痺，イレウス，心電図変化（T波の平坦化，U波の出現）を生じる．傾眠，昏睡を起こすこともある．また，消化管運動の障害による便秘，麻痺性イレウスなどを起こすことがあり，尿濃縮力の低下による多尿・多飲も認める．

低カリウム血症の治療には，血清カリウム値や症状に応じた，食物によるカリウムの補充，経口カリウム塩投与，輸液によるカリウムの補正がある．輸液によるカリウムの補正が必要な場合は，心電図をモニターし，血清カリウム濃度を頻回に測定する．点滴速度は20mEq/h以下で行う．また，カリウム投与を受けている患者では適当な尿量（通常30mL/h以上）を保つ必要があるため，尿量を確認する．

（3）カルシウムの異常

カルシウムは生体では主に骨に存在し，骨格の最も重要な構成成分である．また，血液の凝固，神経・筋の興奮性，細胞のイオンの透過性，酵素の活性化，ホルモンの分泌など，シグナル伝達物質としても重要な役割を果たしている．カルシウムは，成人の体内に約1kg存在する．体内のカルシウムの約99％は骨にあり，残りの1％のうちほとんどが細胞内に存在する．血液中のカルシウム濃度は厳密に調節されており，常に8.5〜10.2mg/dLというかなり狭い範囲にある．

カルシウムバランスの調節機構

血清カルシウム濃度はさまざまな因子の影響を受けるが，特に**副甲状腺ホルモン**（パラソルモン：PTH）および**ビタミンD**が，血清カルシウム上昇ホルモンとして重要である．反対にカルシトニンは血清カルシウムを低下させるホルモンである．

plus α ジギタリス

ヨーロッパ原産の植物．ゴマノハグサ科ジギタリス属の多年草．葉に含まれる強心配糖体（ジギトキシン・ジゴキシンなど）は古くから強心利尿薬として用いられる．ナトリウムポンプを阻害し，細胞内ナトリウム貯留によるカルシウムの増加が作用機序である．細胞内カルシウムが増加し心筋収縮作用を増加させる．慢性心不全で心拍出量の増加，心拡大の縮小，静脈圧の低下，利尿，浮腫の減退などを認める．

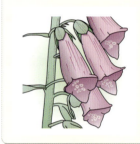

plus α イレウス

腸閉塞症．機械的圧迫，または腸管の痙攣や麻痺による腸閉鎖症（p.175参照）．

plus α 副甲状腺ホルモン（PTH）

上皮小体（副甲状腺）から分泌されるペプチドホルモン．PTHの分泌は血漿イオン化カルシウムの低下によって増加し，上昇によって減少する．ビタミンD存在下で破骨細胞を刺激し，骨吸収を促進し，骨からのカルシウムの放出を行う．腎では，カルシウムの再吸収の増加，リンの尿細管再吸収の抑制，ビタミンDの活性化を促進する．

表1.1-3 ● 低カリウム血症の分類

カリウムの摂取不足	腎からのカリウム排泄量の調節はナトリウム排泄量の調節能と比べて遅く約1週間を要するため，カリウム摂取が少ないと容易にカリウム欠乏になる．
細胞外カリウムの細胞内への移動	インスリン過分泌，アルカローシス，低カリウム型周期性四肢麻痺などでは細胞外カリウムが細胞内へ移行するため，低カリウム血症となる．
カリウムの喪失	利尿薬投与時や食塩の過剰摂取時，アルドステロンなどのミネラルコルチコイド過剰など遠位尿細管へのナトリウム流入量が増加する場合，カリウム分泌が亢進し血清カリウムが低下する．尿細管性アシドーシスでもみられる．下痢や胃・腸瘻などによる消化管液からの喪失，また大量発汗により，まれに低カリウム血症がみられる．

●高カルシウム血症●

高カルシウム血症の原因

高カルシウム血症の成因には，カルシウムの過剰摂取，腸管からのカルシウム吸収亢進，腎からのカルシウム排泄低下，骨吸収亢進がある．臨床的には悪性腫瘍，PTHの過剰によるものが多い．悪性腫瘍は骨転移による場合と，PTH関連タンパクが腫瘍から分泌され，高カルシウム血症になる場合とがある．

高カルシウム血症の症候と治療・看護

急速に高度の血漿カルシウム濃度の上昇を起こすと，高度の多尿，中枢神経障害，心機能障害などが生じる．高カルシウム血症が長引くと，軟部組織（眼，関節，肺，血管など）に異所性石灰化を生じる．眼の充血として気付くこともある．

緊急治療の対象となるのは意識障害や食欲低下，腎機能障害などを伴うものである．高カルシウム血症では脱水を伴っていることが多いため，生理食塩液によって補液し，脱水を補正して十分な尿量を確保することが重要である．その後，ループ利尿薬を投与してカルシウム排泄を促す．軽度の高カルシウム血症の場合でも，入院後の臥床によって増悪がみられることがあるため注意を要する．

●低カルシウム血症●

低カルシウム血症の原因

低カルシウム血症の成因には，カルシウム摂取不足，腸管からのカルシウム吸収低下，腎からのカルシウム排泄亢進，骨形成促進または骨吸収低下がある．臨床的には，ビタミンD欠乏のための，腸管からのカルシウム吸収低下による低カルシウム血症が多くみられる．また，低アルブミン血症による，見かけ上の低カルシウム血症も多い．

低カルシウム血症の症候と治療・看護

神経・筋が興奮しやすくなるため，テタニーや手足の痙攣，異常知覚，不整脈などがみられる．トルソー徴候，クヴォステック徴候などが認められると，低カルシウム血症が高度であると考えられる．

テタニー発作が認められる場合，カルシウム製剤をゆっくりと経静脈的に投与する（10%グルコン酸カルシウム10mLを10分かけて投与する：10のルール）．血圧変動や不整脈を生じる可能性があるため，心電図によるモニターが重要である．ジギタリス製剤服用中の患者は，ジギタリス中毒に注意する．

（4）リンの異常

リンは体内に約500〜800g存在し，80〜90％が骨に，9％は筋肉などの細胞中にある．細胞外液に存在するのは1％以下である．1日平均1,000mgを食物から摂取し，その40〜60％が小腸から吸収される．これに相当する量が尿中に排泄され，平衡が保たれている．腎では，リンのほぼ100％が糸球体で濾過され，その80〜90％が近位尿細管で再吸収される．再吸収は，PTHやリンの摂取量により調節されている．PTHは近位尿細管に働き，リンの再吸収を抑制し，尿中リン排泄を増加させる．この働きにはビタミンDの存在が不可欠である．

リンとカルシウムは，その飽和度においてそれぞれの血中濃度が反比例の関係にあり，リンの血中濃度が高くなるとカルシウムの血中濃度が低くなり，リンの血中濃度

---

plus α

ビタミンD

食事で摂取する，または紫外線を浴びることにより皮膚において前駆物質がつくられ，そこから得られるステロイドホルモンである．肝・腎での作用により活性型になる．血漿リン値の低下，血漿カルシウム値の低下，PTHの作用により刺激を受ける．ビタミンDは腸管からのカルシウム，リンの吸収促進，腎尿細管からのカルシウム再吸収を促進し，PTH存在下で骨からのカルシウム動員（放出）を促進する．

plus α

カルシトニン

甲状腺から分泌されるペプチドホルモンで，骨からのカルシウムの溶出を抑制することにより血清カルシウム濃度を下げる働きがある．

plus α

テタニー

手・足・口唇のしびれ感，全身痙攣，トルソー徴候，クヴォステック徴候などがみられる．

plus α

トルソー徴候

血圧計のマンシェットで，上腕部を収縮期圧以上の圧で3分間以上圧迫すると，助産師手位を呈する痙攣が起こる．

plus α

クヴォステック徴候

耳前部で顔面神経を叩打すると，顔面筋に収縮が起こる．

が低くなるとカルシウムの血中濃度が高くなる．血清リン濃度は2.5 ～ 4.5mg/dLに調節されている．

●高リン血症●

高リン血症の原因

高リン血症とは血清リン濃度が4.5mg/dLを超えた状態をいうが，原因として腎のリン排泄能が低下するか，リンの濃度が腎での排泄能を超えた場合に起こる．頻度が高いのは，腎からの排泄低下によるもので，急性・慢性腎不全でみられる．また，溶血，悪性腫瘍（特に白血病やリンパ腫）に対する化学療法，横紋筋融解症などで大量の細胞が壊れる場合に，細胞内のリンが放出されて高リン血症をきたすことがある．

高リン血症の症候と治療・看護

高リン血症に特徴的な症状はないが，急激な高リン血症の場合，低カルシウム血症によるテタニーを引き起こすことがある．長期の高リン血症では，リンとカルシウムが結合して眼球結膜，肺，皮下組織，腎などにカルシウムが沈着し異所性石灰化を引き起こす．

食事制限とリン吸着剤に加え，急性高リン血症では補液・利尿薬を投与する．緊急に補正する必要がある場合は透析を行う．

●低リン血症●

低リン血症の原因

血清リン濃度2.5mg/dL未満を**低リン血症**という．一般に血清リン濃度が1.0mg/dL以下の状態は危険である．最も多い原因はリンの摂取不足であるが，十分な量を摂取していても，吸収不全を伴う消化管疾患の存在，制酸薬である水酸化アルミニウムなどのリン吸着薬の服用などにより，腸管からのリンの吸収が減少し，低リン血症をきたすことがある．また，リンは細胞内の代謝に用いられるため，高カロリー輸液，タンパク同化ホルモン投与などでは細胞内代謝が亢進し，急激な低リン血症を生じることがある．PTHは尿細管におけるリンの再吸収を抑制するため，原発性副甲状腺機能亢進症では低リン血症となる．同様に，尿細管性アシドーシス，ファンコニ症候群など近位尿細管の障害がある場合も低リン血症をきたす．ビタミンD欠乏やビタミンD依存症などの活性型ビタミンDの作用が不十分な場合は，腸管からのリン吸収の減少，尿細管からの再吸収減少が起こり，低リン血症となる．

低リン血症の症候と治療・看護

慢性の低リン血症では骨軟化症，小児ではくる病が発現する．骨軟化症では骨痛，血中アルカリホスファターゼ値の上昇などがみられる．このほか，意欲の低下，倦怠感，筋肉痛などもみられる．急性の低リン血症では意識障害，痙攣，急性心不全，横紋筋融解，呼吸不全などの重篤な症状をきたすこともある．

軽症では病因の検索の後，治療を行う．重症例ではリン値をモニターしながら，点滴で6時間以上かけてリンを補充する．

3 　酸塩基平衡の異常

生体は代謝により，正常状態では一定量の酸を産生している．酸産生にもかかわら

---

plus α

横紋筋融解症

種々の原因により横紋筋細胞が融解し，筋細胞から漏出したミオグロビンなどの成分が血中に流出することによって多臓器障害をきたす疾患．

plus α

異所性石灰化

組織にカルシウム塩が沈着した状態を石灰化というが，本来沈着しない正常組織に石灰化が生じる場合を異所性石灰化という．

plus α

ファンコニ症候群

腎尿細管における物質の転送障害のうち，糖，リン，水素イオン，アミノ酸などの多種物質の転送障害が認められる場合をいう．

plus α

くる病

主としてビタミンDの欠乏や，カルシウムまたはリン酸の欠乏，あるいはその両方によって引き起こされる骨病変．成長過程にある骨の石灰化障害に基づき小児の骨が軟化，衰弱する．骨端軟骨の閉鎖以後に生じた場合は，骨軟化症という．

ず生体内が恒常性を保ち，血液pHを一定に維持しているのは，体液にさまざまな**緩衝系**が存在し，血液pHの変動を最小限に抑えているからである．

血液中には，①ヘモグロビン緩衝系，②血漿タンパク質緩衝系，③リン酸緩衝系，④炭酸－重炭酸イオン緩衝系がある．血液中ではリン酸濃度は低いため，③の緩衝作用は小さい．血液中で重要な緩衝系は①ヘモグロビン緩衝系と④炭酸－重炭酸イオン緩衝系であり，特に④の役割が大きい．

重炭酸イオン（HCO_3^-）は腎で調節され，二酸化炭素（CO_2）分圧は肺により調節される．したがって，腎と肺が酸塩基の恒常性維持のために中心的役割を果たす．血液pHを変動させる要因が起こった場合，緩衝系による中和反応がその場ですぐに働く．呼吸性の代償作用（肺からのCO_2排出促進）は半日から1日必要とされており，腎性の代償作用は数日間かかるといわれている．

体液は以上のような機構により，pH7.35～7.45という非常に狭い範囲に調節されている．血液を酸性の状態に動かす病態を**アシドーシス**（acidosis），反対にアルカリ側へ動かす病態を**アルカローシス**（alkalosis）という．アシドーシス，アルカローシスが生じた場合，それを代償する機構が働くため，必ずしもpHは変化しない．

アシドーシスとアルカローシスはその原因により代謝性と呼吸性に分類される．

（1）アシドーシス

●代謝性アシドーシス●

代謝性アシドーシスの定義

代謝性アシドーシスは，一次的に血漿中のHCO_3^-濃度が減少し，血液pHが低下する病態である．代謝性アシドーシスが発生すると呼吸性の代償反応として動脈血炭酸ガス分圧（$PaCO_2$）が減少し，血液pHの低下を緩和する．代謝性アシドーシスは，①消化管あるいは腎からのHCO_3^-の喪失，②腎における酸の排泄障害，③内因性の酸性物質増加（乳酸など），④外因性の酸負荷により生じる．臨床的には，アニオンギャップの増加の有無を確認することが代謝性アシドーシスの鑑別，病態の把握，治療を進める上で有用である．

代謝性アシドーシスの症候と治療

代謝性アシドーシスでは，アシドーシスが進行するにつれ，呼吸が大きく深くなる．この非常に深い呼吸は特徴的な症状で，**クスマウル呼吸**と呼ばれている．これは肺からCO_2を排出して血液pHを正常化しようとするために生じる．循環系への影響として，末梢血管の拡張と心臓の収縮力の低下から，血圧が低下し，ショック状態となることもある．中枢神経系への影響として，頭痛から昏迷，昏睡に陥る場合もある．

治療としては，代謝性アシドーシスを引き起こしている原疾患や原疾患の合併症に対する治療が優先される．重篤な酸血症でない限り，重炭酸ナトリウム（重曹）などを用いた治療は行わない．重篤な酸血症に対しては，重炭酸ナトリウムの投与，血液浄化療法を行う場合もある．

●呼吸性アシドーシス●

呼吸性アシドーシスの定義

呼吸性アシドーシスは$PaCO_2$の増加による酸塩基障害で，急性・慢性の肺疾患ある

---

plus-α

緩衝作用

酸やアルカリを添加することで特定の溶液のpH変動を和らげ，一定に保つ作用．

---

plus-α

酸血症とアルカリ血症

実際の血液のpHが7.4−0.08以下の酸性であることを酸血症（アシデミア：acidemia），7.4＋0.08以上のアルカリ性であることをアルカリ血症（アルカレミア：alkalemia）といい，区別される．

---

plus-α

アニオンギャップ

体液中の陽イオン（カチオン）と陰イオン（アニオン）の総価数は等しい．陽イオンとしてNa^+，K^+，Ca^{2+}，Mg^{2+}など，陰イオンとしてはCl^-，HCO_3^-などが存在するが，日常の臨床検査においてはすべての陽イオン，陰イオンが測定されるわけではない．そこでアニオンギャップ（AG）＝$[Na^+]-([Cl^-]+[HCO_3^-])$と定義して計算すると正常値は12mEq/Lとなる．この差を埋めているのはタンパク質の負電荷，無機リン酸，硫酸イオンなどの通常測定されないイオンである．このアニオンギャップの値を，生体の酸塩基平衡の状態を推測する臨床的指標として用いている．

いは胸郭運動障害により，肺からCO_2を十分に排泄できなくなった場合に生じてくる．中枢神経・末梢神経の障害による呼吸筋の運動障害，肺気腫・慢性気管支炎による慢性閉塞性肺疾患（chronic obstructive pulmonary disease：COPD）の場合に起こる換気不十分により，CO_2が貯留してアシドーシスが生じる．肺胞低換気が発生すると血漿中のHCO_3^-は増加する．呼吸性アシドーシスに伴うHCO_3^-の増加は，主に腎での酸排泄やHCO_3^-の再吸収の亢進といった，体内の代謝機構が作用することによる．これを代償性代謝性アルカローシスと呼ぶ．

呼吸性アシドーシスの症候と治療

CO_2の貯留による重要な所見は，中枢神経障害による症候である．急性の呼吸性アシドーシスでは，不安，呼吸困難，失見当識，昏迷，昏睡といった中枢神経障害の徴候を認めることが多い．

循環系への影響として，末梢血管の拡張，交感神経の刺激があるため，発汗，温かく発赤した皮膚，心拍出量の増加がみられる．

肺胞換気量の増大を図るため，気道の確保と維持，酸素投与，人工呼吸管理などが行われるが，最も重要なのは原因疾患に対する治療である．

（2）アルカローシス

●代謝性アルカローシス●

代謝性アルカローシスの定義

代謝性アルカローシスは，血漿中のHCO_3^-が一時的に増加し，血液pHが上昇傾向となる病態である．なんらかの原因で細胞外液からH^+が喪失したり，HCO_3^-あるいはその前駆物質が生体に負荷されて，上昇した血漿HCO_3^-が維持された状態が続くとアルカローシスを生じてくる．原因として以下の病態がある．

①消化管からのH^+の喪失：嘔吐，制酸薬の投与など．
②腎からの喪失：ミネラルコルチコイド過剰（原発性アルドステロン症）など．
③HCO_3^-の負荷：重炭酸ナトリウム（重曹）の投与，重炭酸前駆物質の投与など．

代謝性アルカローシスの症候と治療

代謝性アルカローシスに基づく臨床症状は比較的軽度であるため，基礎疾患に基づく諸症状，例えば嘔吐や下痢，血圧異常等が前面に出てアルカローシスによる症状が隠蔽されることが多い．主な症状は，心筋収縮能に変化を生じるため，不整脈をきたしたり，ジギタリス製剤に対する感受性の上昇で副作用が生じやすくなる．また，呼吸中枢への抑制作用から，高炭酸血症および低酸素血症を生じやすい．神経あるいは筋肉系の症状として，アルカローシスに伴い血漿中のCa^{2+}が低下するため，筋肉の興奮性亢進やテタニーを生じやすくなる．

代謝性アルカローシスでは緊急の治療を要することはまれであり，原因疾患の治療が優先される．

●呼吸性アルカローシス●

呼吸性アルカローシスの定義

呼吸性アルカローシスはなんらかの原因によって呼吸が異常に亢進し，血中のCO_2濃度の低下が起こる酸塩基障害である．原因は大きく中枢性と末梢性に分けられる．

---

plus α

尿細管性アシドーシス

腎尿細管での尿酸性化能に障害が生じることにより発生する代謝性アシドーシス．遠位型（遠位尿細管での酸分泌障害）と近位型（近位尿細管での重炭酸イオン再吸収障害）に分けられる．

中枢性の過換気は脳血管障害，腫瘍などによる呼吸調節の異常のほか，不安に伴う過呼吸（過換気症候群）などでみられる．末梢性の過換気は低酸素血症によるもので，間質性肺炎，著明な低血圧，高度の貧血などでみられる．過換気症候群は呼吸器疾患がなくとも呼吸数が増加するもので，特に若い女性になんらかの精神的緊張が加わった場合に多くみられる．

薬剤投与が原因で呼吸性アルカローシスを合併する例も少なくない．最も多いものはアスピリンに代表されるサリチル酸であり，中枢と末梢両方の化学受容体を刺激し過呼吸となる．このほか，ニコチン，キサンチン誘導体，アドレナリン，ノルアドレナリン，アンジオテンシンなどの投与でもみられる．

呼吸性アルカローシスの症候と治療

急激な過呼吸により軽度の頭痛や昏迷などが時にみられる．また，まれではあるが痙攣などを引き起こすこともある．頻脈，しびれ感などもみられる．

過換気症候群では身体の診察や検査を行って患者を安心させ，鎮静薬の投与を行い，必要に応じて精神科医によるコンサルテーションを行う．

(3) Base Excess（BE）

BEとは，血液１Lを37℃にしてO₂で飽和し，PaCO₂ 40mmHg（標準状態）のもとで強酸で滴定し，pHを7.40まで戻すのに要する酸の量をいう．呼吸性の因子の血液pHへの影響を除き，代謝性因子のみによる酸塩基平衡の異常の程度を示そうとする指標である．PaCO₂が呼吸性因子を表すのに対し，BEは代謝性の因子を表す．基準値は＋2.5mEq/L〜−2.5mEq/Lの範囲である．BEがプラスであれば代謝性アルカローシス，マイナスであれば代謝性アシドーシスと判断される．

(4) 酸塩基平衡障害に対する看護

治療診断の指針として血液ガス分析が必要となることが多い．血液ガス検査は動脈血を用いるため，採血は通常，医師が行う．採血時にはヘパリンで注射筒を十分湿らせることが重要である．なお，最近は動脈採血キットを使う場合が多い．採血部位は大腿動脈，上腕動脈，または橈骨動脈など拍動をよく触れるところで行う．大腿動脈で行う場合が多いが，橈骨動脈で採血する場合はアレンのテストで手掌動脈輪が開存していることを確認する．

採血後はすぐに手のひらで注射器を転がし，注射器内のヘパリンと血液を十分に混和させる．注射器に気泡が入っているとPO₂の値に誤差が出るため，混和する前に注射器から気泡を抜いておく．採取した検体は，血液中の酸素を消費したり，代謝産物を生成するため，時間が経つと測定値に誤差が出る．よってすぐに分析にかける．

穿刺部位は３〜５分圧迫止血するが，圧迫解除後に局所が腫れてこないかを十分に確認する．

4 体液の異常に対する看護

電解質・酸塩基平衡障害をもつ患者の場合，病態が次々に変わっていき，正反対の病態に移行する場合もあるため，患者の状態を常に把握しておく必要がある．基本的な身体的症状（バイタルサイン）を確実にとらえることが最も重要となる．特に重要

---

plus-α

アレンのテスト

手首の橈骨動脈と尺骨動脈を両手で圧迫して血流を遮断する．この状態で手指の開閉（グー，パー）を10回程度繰り返してもらい，手を開く．阻血で手掌は真っ白になる．次に尺骨動脈の圧迫だけを解除する．手掌に10秒以内に赤みがさせば，尺骨動脈の血流が母指側にも行っており，ループがきちんと形成されているということになる．これが陽性で正常状態である．一方，10秒たっても赤みが戻らない場合は陰性で，ループがきちんと形成されていないということになる．

plus-α

手掌の動脈

橈骨動脈と尺骨動脈は手のひらでループを作り，手掌，手指へ血液を供給している．このループが不完全な場合は，橈骨動脈が閉塞したときに尺骨動脈から母指側への血流が確保されなくなり，母指側が虚血状態となる．このループの存在を確認する方法がアレンのテストである．

なものは意識レベルの変化，呼吸状態，血圧，尿量などである．

（1）輸液療法

治療は輸液療法が主体となる場合が多い．輸液実施中は時間的な経過とともに身体所見，検査所見の推移を検討しながら輸液の効果を評価する．輸液療法のプロセスは試行錯誤（トライ・アンド・エラー）による．経過をみて症状の改善が認められなかったり増悪したりする場合は，最初のステップに戻り輸液内容を変更してみることが重要である．この評価のためにも正確なバイタルサインをとることが必要不可欠である．

（2）輸液療法における注意

輸液の施行にあたっては，投与量，輸液内容，投与速度を確認することが重要である．血管の痛みや灼熱感を訴える患者もいるため，点滴速度を遅くしたり，より太い血管を用いることが必要となる場合もある．

輸液や静脈注射の場合は直接，循環器系に製剤を投与するため，電解質・酸塩基平衡に与える影響が大きい．例えば，輸液用の生理食塩液は0.9%のNaClを含む．つまり，生理食塩液1本（500mL）の中には4.5gのNaが含まれており，これは軽度〜中等度の塩分制限患者の1日量に当たる．また，KCl 2mol/Lの20mLアンプルでは，カリウムイオンは20mL中に2,000 mmol/L×20/1,000L＝40 mmol含まれる．体重60kgの人の細胞外液量は12 L（体重の20%）であり，血漿量は3 L（体重の5%）である．ワンショットで1アンプルを打つと，40 mmol/3L（血漿）≒13.3 mmol/Lとなり，細胞外液全体にすぐに拡散するとしても，40 mmol/12L≒3.3 mmol/L（mEq/L）上昇することになる．輸液の使用量，滴下速度などには十分な注意が必要である．

！考えてみよう　臨床場面とのつながり

1. 輸液を準備する際には，どのようなことに注意しますか．
2. 輸液実施中に気を付けることは何ですか．
3. 電解質・酸塩基平衡異常の患者さんの看護で，重要なバイタルサインは何ですか．

重要用語

浸透圧　　　　　　　　　　ADH分泌異常症候群（SIADH）　　高リン血症，低リン血症
アルドステロン　　　　　　高ナトリウム血症，低ナトリウム血症　酸塩基平衡
ミネラルコルチコイド　　　高カリウム血症，低カリウム血症　　アシドーシス，アルカローシス
抗利尿ホルモン（ADH）　　高カルシウム血症，低カルシウム血症　アニオンギャップ

学習達成チェック

☐体液の分布と組成を説明できる．

☐水バランスと血漿浸透圧の調節との関係を説明できる．

☐ナトリウム・カリウム代謝とその異常を分類し説明できる．

☐カルシウム・リンの代謝とその異常を説明できる．

☐酸塩基平衡の調節のしくみを説明できる．

☐アシドーシス・アルカローシスについて説明できる．

☐代謝性アシドーシスの原因を四つ挙げられる．

2 血行障害

血行障害とは，血液の循環に障害が発生することをいう．**循環障害**が生じると，最終的には生体組織の維持に不可欠な酸素が欠乏し，細胞，組織，臓器（器官）などの働きに悪い影響を及ぼす．血行障害を説明する際によく登場する「卒中」とは，血管の障害によって急激な症状が生じることをいう．

1 循環とは

循環器系には，大きく分けて二つの役割がある．一つは，全身の細胞に酸素と栄養を運ぶことであり，もう一つは，細胞から二酸化炭素や代謝物（老廃物）を運び出すことである．

循環器系を構成するのは，心臓血管系とリンパ系の二つである．心臓血管系は，血液を全身に送り出すポンプとしての働きをする心臓と，血液を全身に循環させる血管（動脈，静脈）からなる（図1.2-1）．リンパ系は，リンパ節とリンパ液が流れるリンパ管からなる．

解剖学的な分類では，循環器系は生体恒常性（ホメオスタシス）の一環として存在している．血行障害が生じた場合の生体反応は速い．本来，全身の細胞に供給されるはずの酸素や栄養素が不足あるいは欠乏すると，組織は損傷を受けて死に至り，ホメオスタシスが脅かされる．

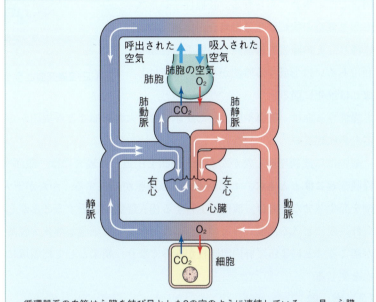

循環器系の血管は心臓を結び目とした8の字のように連続している．一見，心臓から体循環系と肺循環系の二つが分かれているかのようであるが，右心系と左心系は別ルートで流れており，両者の間に交通はない．体循環系と肺循環系がつながってはじめて一連の系となる．

図1.2-1●心臓血管系

2 血行障害の分類

血行障害は，局所的なものと全身的なものに分類される．局所的な血行障害には，充血とうっ血，出血，血栓症，塞栓症，梗塞が，全身的な血行障害には，側副循環（副行循環，バイパス循環）が挙げられる．

（1）充血（図1.2-2a）

充血とは，ある臓器の血液量が平常以上に増加した状態をいう．

運動などによって心臓や骨格筋に負担がかかり，それらの機能が亢進した場合に血液の供給は増加する．炎症時には，炎症性細胞から放出される血管作動性物質によって血管が拡張し，強い充血が起こる．

（2）うっ血（図1.2-2b）

うっ血とは静脈血の流出が妨げられて，組織や臓器に血液が滞った状態をいう．

●全身性うっ血●
　心臓のポンプ機能が低下すると心不全を招き，全身性のうっ血が起こる．その結果，循環血液量の増加，低酸素血症，チアノーゼ，浮腫が引き起こされる．

●局所性うっ血●
　急性うっ血は，静脈内における血栓形成，絞扼性イレウスや卵巣嚢胞の捻転による血行阻害などの場合にみられる．絞扼性イレウスや卵巣嚢胞の捻転が生じた場合，血流は急激に滞り，その障害を補うための側副血行路を利用あるいは形成する時間がなく，局所はしばしば壊死に陥る．

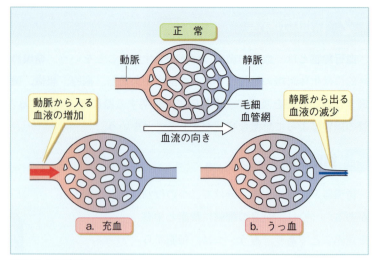

図1.2-2●充血とうっ血

　慢性うっ血は，腫瘍や腫大したリンパ節，大動脈瘤などが周囲から静脈壁を圧迫するために起こる．
　縦隔部に浸潤増殖したがんが上大静脈を圧迫した場合には，顔面や頸部にうっ血，浮腫を起こすとともに，上部胸壁の体表静脈が拡張する．がんが下大静脈に圧迫狭窄を発生させた場合は，腹壁を上行する体表静脈が拡張することがしばしばある．
　肝硬変における門脈うっ血の場合には，徐々に肝細胞が壊死・脱落した後，線維化が起こることによって肝内門脈枝がもろくなり，結果として門脈域に広い範囲のうっ血を生じる．

(3) 出　血
　出血とは血液，特に赤血球が血管外に出た状態をいう．

●出血の機序●
　出血が起こるしくみには大きく分けて二つのメカニズムがある．
①破綻性出血：血管壁が破れて出血が起こる場合を破綻性出血という．外傷，疾患による組織破壊，血管壁の変性や炎症などによって起こる．
②漏出性出血：血管壁が破れていないのに毛細血管や細い静脈の周囲に赤血球が漏れ出る場合を漏出性出血という．出血の規模は小さく，点状または斑状にとどまる．

●出血の種類●
　体内の出血（内出血）と体外の出血（外出血）とに分ける．
　出血の部位によって，鼻腔から出血することを鼻出血，食道や胃から出血した血液を吐き出すことを吐血，肺や気道といった呼吸器内に出血があり，これを喀出することを喀血，尿の中に血液が混じることを血尿などと呼ぶ．血液が肛門から出る場合，出血が肉眼的に明らかであれば下血といい，普通は黒色便の形をとる．肉眼で確認することが困難で血色素が化学的証明（便潜血反応）によって明らかになる程度の場合は潜出血という．体腔内で出血し血液が貯留することもある．胸腔では血胸，腹腔では腹腔内出血，心嚢では心嚢内出血という．
　出血の規模によって，小さい毛細血管出血を点状出血，点状出血よりも少し大きく

---

plus α

心不全

心臓の収縮性が低下し，末梢組織に必要な血液量を送れなくなる状態．健常者より少ない運動量で動悸，息切れを生じるようになる．左心不全では肺にうっ血を生じ，空咳，呼吸困難，起座呼吸，湿性ラ音の聴取，胸部X線写真上のうっ血像，肺浮腫像を生じる．右心不全では，頸静脈の怒張や，全身の静脈にうっ血による怒張を生じ，肝腫大，浮腫，胸水，腹水を生じる．さらに中心静脈圧が上昇する．

plus α

チアノーゼ

皮膚血管の還元ヘモグロビン量が5g/dL以上に増えた場合に生じ，皮膚や粘膜が青紫色を帯びる．末梢性チアノーゼは，動脈血の酸素飽和度は正常であるが，末梢皮膚の血管が収縮している状態を示す．中枢性チアノーゼは動脈血の酸素飽和度の低下を伴う．2章5節「チアノーゼ」，23節「レイノー症状」も参照．

直径にして約3mmを超えるものを斑状出血という．出血した血液が集まって腫瘤状になっているものを血腫という．

(4) 血栓症

血管内を流れている血液自体は，凝固系，抗凝固系の因子がバランスを保つことによって，常に流動性が確保されている．さらにスムーズな血流に必要な要素として，血管壁，特に内皮細胞層の構造と機能が正常に保たれていること，血流が生理に応じた速度で流れていること，血液組成が正常であることといった諸条件が前提にある．これらの条件に変動が起これば，血液は生体内でも凝固する．血流中に形成された血液の凝塊を**血栓**といい，血栓ができることを血栓症という．

●血栓症の原因●

血栓症の原因としては，次の三つ（ウィルヒョウの三要素）が重要である．

①血管壁の変化：血管壁の内面を覆っている内皮細胞が傷害を受けると，この傷害部位にまず血小板が付着し，次第に凝集して大きくなった血小板の塊から血液凝固因子が放出され，その作用により線維素原（フィブリノゲン）が線維素（フィブリン）となり網目を形成し，血栓ができあがる．内皮細胞を傷害する原因には，切創（切り傷），炎症，硬化症などがある．

②血流速度の変化：血栓は，血液がゆっくり流れたり，停止したり，渦巻などが生じやすい部位に好発する（例：動脈瘤，静脈瘤，静脈の圧迫部位など）．

③血液性状のバランスの変化：線維素原，血漿トロンボプラスチン，組織トロンボプラスチン，そのほか血液凝固因子の増加，逆に線維素溶解活性の低下，血小板粘着性の増加などにより血液自体の凝固性が高まった場合にも血栓はできやすい．脂質異常症，悪性疾患，術後，妊娠，特に胎盤早期剥離などの際にみられる．

●血栓症の行き着くところ●

血栓の形成を生体反応としてみた場合，血栓形成は止血に重大な役割を果たしているが，同時に血管腔を狭めて血行を阻害する要因にもなる．特に，血栓が脳や心臓などの動脈に起こるとしばしば致命的な阻血の原因になる．一方，静脈内の血栓はその一部が遊離して塞栓化しやすい．

血栓症が長く続くと，血栓付着部の血管壁から紡錘形の細胞（内皮細胞，平滑筋細胞）が血栓内に侵入して血栓を吸収し，かつ毛細血管や結合組織をつくる．この状態を血栓の器質化という（図1.2-3a）．閉塞性血栓の場合には，やがて新生された毛細血管が連結し，血栓の両端に血管腔が開き血液が再び流れるようになる．この状態を血栓の再疎通という（図1.2-3b）．このような状態は，古い心筋梗塞巣の冠状動脈や痔核の痔静脈叢などでしばしば観察される．

(5) 塞栓症

心臓や血管内で形成された血栓や，血漿に溶解しない物質が血流によって運ばれ，他の末梢の血管腔を閉塞した状態を塞栓症といい，塞栓症を起こす物質を**塞栓**（または栓子）という．

---

plus α

浮腫

水腫ともいう．細胞外液量，特に間質液量が増加した状態．細胞外液の主要な組成である水分やNaClが間質に蓄積・貯留する．2章41節「浮腫」も参照．

plus α

絞扼性イレウス

絞扼性腸閉塞，複雑性イレウスともいう．機械的イレウスの一つであり，索状物により腸管がその腸間膜とともに絞扼され，その結果，腸管通過障害とともに腸間膜血管の血行障害を伴ったイレウスである．症状は突発的な絞扼性疼痛，嘔気，嘔吐で，X線像ではイレウスに特有のニボー像がみられない．2章16節「腹部膨満」も参照．

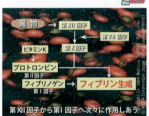

●血液の凝固と線溶〈アニメーション〉

plus α

阻血

どのような原因にしろ，血液灌流が途絶えること．病理学的には阻血，臨床的には虚血という．

●塞栓が運ばれる経路●

静脈性塞栓症

　静脈系に生じた塞栓は，すべて右心を経て肺に運ばれ，肺毛細血管に引っ掛かる．肺の毛細血管はこのように，体循環領域に生じたすべての塞栓をせき止める濾過機能をもっている．

動脈性塞栓症

　塞栓が動脈によって運ばれる場合，左心房，左心室，大動脈などに生じた血栓は，体循環の諸臓器において塞栓症を形成する．特に，脳の中大脳動脈，心臓の冠状動脈，脾動脈，腎動脈，下腸間膜動脈などの末梢にできやすい．

奇異な塞栓症，交叉性塞栓症

　先天性心疾患で，左右の心腔の間に短絡（シャント）がある場合，静脈系に生じた塞栓が，右心房に達した後，左心へ入り，動脈系によって運ばれることがある．ファロー四徴症のような先天異常があると，肺の濾過機能を利用することができず，しばしば合併症として脳に細菌性の塞栓が運ばれる（脳膿瘍）．

逆行性塞栓症

　血流と反対の方向に塞栓が起こることをいう．激しい咳や努力呼吸に際して胸腔内に陽圧（異常な圧力）が生じ，これが特に静脈内の血流に影響を与えるためである．下大静脈の血栓が腎静脈や肝静脈に逆流して，それぞれの場所に塞栓症を起こすことがまれにある．

図1.2-3●血栓の器質化と再疎通

●塞栓の種類●

血栓塞栓症

　静脈性塞栓症の大部分は，下肢や小骨盤内に生じた血栓に起因したものが多く（例：手術部位，静脈の圧迫部位），大静脈，右心房，右心室を経て肺に塞栓症を起こす．臨床的には突然死亡することが多い．

　動脈性塞栓症は心臓の内膜や弁膜，大動脈（瘤）の内膜に付着した血栓が原因で，脳，腎臓，脾臓，心臓などに塞栓症を起こす．

空気またはガス塞栓症

　手術や外傷の際に，静脈が損傷を受けて，多量の空気が心臓に吸い込まれた場合に生じる．

　潜函病（潜水病）は，潜函作業やスキューバダイビングなどで高圧の環境下にいた人が急に常圧の水面や地上に戻るとき，つまり外気圧が急激に低下する際に，組織および血液中の窒素が気泡化して塞栓症を起こすことをいう．

細胞塞栓症

　骨折した際に流出した骨髄や脂肪，あるいは腫瘍細胞，細菌，カビ（真菌），寄生虫などが塞栓となる．そのほか，分娩開始後，母親が突然ショック状態で死亡する羊水塞栓症がある．また，大動脈粥状硬化の強い例では，体循環系の動脈に粥腫塞栓症がみられることがある．

---

plus α

ファロー四徴症

肺動脈狭窄，高位心室中隔欠損，大動脈の右方転位（騎乗），および右心室肥大の四病変を伴う先天性心疾患．チアノーゼ性先天性心疾患のうちでは最も多い．肺動脈狭窄による肺血流量の減少と心室における右→左短絡による動脈血酸素飽和度の低下がある．チアノーゼ，ばち状指，眼瞼結膜の充血がみられ，呼吸困難と運動制限が著明で，運動の後にうずくまって休む，無酸素発作もしばしばみられる．

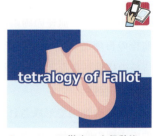

●ファロー四徴症の血行動態〈アニメーション〉

●塞栓症の行き着くところ●

塞栓の種類，大きさ，塞栓の存在した血管の部位により結果が異なる．

肺動脈の血栓塞栓症の場合には，肺に出血を伴った梗塞を起こして死亡することが多い（肺の出血性梗塞）．塞栓が感染性のものでは化膿性の炎症が起こり，腫瘍細胞であれば転移が起こる．心臓や脳に塞栓症がみられれば，心筋梗塞や脳梗塞の原因となる．

(6) 梗　塞

梗塞とは，臓器を栄養する動脈に閉塞が起こり，その動脈が支配する領域への酸素供給が不足し，時間経過とともにそれらの部位が壊死に至ることをいう．

●梗塞の原因●

梗塞の大部分は動脈の閉塞による．多くは血栓あるいは塞栓症の結果である．梗塞成立のためには動脈の急激かつ完全な閉塞が必要で，その状態は塞栓症によって引き起こされる場合が多い．例えば腎の場合，動脈の急激な閉塞では梗塞になり，動脈硬化などの慢性の乏血では萎縮になる．

心筋梗塞は冠状動脈の硬化症，およびそれによる血栓症から生じることが多い．この際には動脈の完全な閉塞を必ずしも必要としない．

●梗塞の種類●

梗塞はその外観によって貧血性梗塞（白色梗塞）と出血性梗塞（赤色梗塞）に分類される．貧血性梗塞は単一の血管で血液が供給されている組織で，出血性梗塞は2系統の血管系で血液が供給されている組織でみられる．

血管は管状構造の器官であるが，ある血管ではそれが末梢性，毛細血管性で，機能的には終末動脈であることがある．このような終末動脈が閉塞すると梗塞を起こす（図1.2-4a）．一方で，吻合を多数もつ動脈は，ある部位が閉塞してもその末梢に吻合枝からの血液供給があれば，吻合枝が閉塞によって生じる血行障害を補う役割を果たすため梗塞は起こらない．また起こってもその範囲は実際の支配領域よりも狭い（図1.2-4b）．

①貧血性梗塞（白色梗塞）：脳，心筋，脾，腎の血管はその構造上，終末動脈の型をとるため，典型的な貧血性梗塞の好発部位である（図1.2-5）．動脈の閉塞部位を頂点とし臓器表面を底面とした円錐形の限局性灰白色壊死を形成する（図1.2-4a）．壊死部の周辺には充血がみられる．この部分はやがて器質化され，瘢痕（傷痕）となり次第に収縮する（梗塞性瘢痕）．

②出血性梗塞（赤色梗塞）：梗塞に出血を伴ったもので，肺，腸管，卵巣などに好発する．肺でうっ血があって塞栓症が起こると出血性梗塞になる（図1.2-5）．

plus α
羊水塞栓症

主として分娩開始後に羊水中の成分（羊水，胎便，胎脂，ぜい毛，剝脱した皮膚の扁平上皮細胞など）が母体血中へ流入し，母体の肺循環が閉塞され，急性肺循環不全をきたした状態をいう．2～3万分娩に1例とまれであるが，救命が困難なほど急性で，かつ重篤な経過をたどる．

plus α
粥状硬化

アテローム性動脈硬化ともいう．動脈内膜の脂肪斑，線維性硬化巣を経て粥状へと進展し，粥腫は合併病変として潰瘍を形成し，石灰化を伴い，血栓形成へと発展する．粥状変化は大動脈および総腸骨動脈などの分枝，さらに冠動脈，脳動脈，腎動脈などに好発する．大動脈では弾性線維の断裂，破壊，壊死のため，動脈瘤（特に腹部）を生じる．

plus α
動脈が支配する領域

動脈が供給する酸素や栄養によって，正常な状態を保っていられる部位．

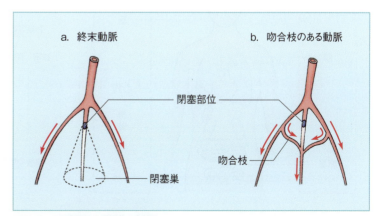

図1.2-4●梗塞と動脈の種類

(7) 側副循環（副行循環，バイパス循環）

動脈でも静脈でも，本来の通路が狭窄または閉塞によって妨げられ，血液が流れにくい状態になると，血液はしばしば脇道を通るようになる．これを**側副循環**あるいは副行循環，バイパス循環といい，その道を側副血行路あるいは傍側路，バイパス路という（図1.2-6）．

●心血管系の形成異常に伴う側副血行路●

胎児において，心血管系の発育過程に異常があり，正常な血行路が狭窄あるいは閉鎖して生まれてくる場合がある．正常な血行路の狭窄・閉鎖は先天性心血管疾患の中でも大きな比重を占める．このような場合には狭窄・閉鎖を代償する側副血行路が発達するが，その発達の度合いがしばしば予後に決定的な意義をもつ．

●後天性の通過障害●

側副循環は，動脈にも静脈にも形成される．動脈の吻合による側副循環形成は，静脈のそれに比べて少ない．

脳動脈の大脳動脈輪（ウィリス動脈輪），上腸間膜動脈，四肢の静脈などは，もともと吻合枝が発達しているところで，側副循環ができやすい．一方，心筋内，脳内，腎臓内の臓器血管は吻合が少ない終動脈で側副循環ができにくく，血液の通過障害があると虚血性変化や梗塞が起こりやすい．肺，肝は2系統の血管（肺動脈に対する気管支動脈，肝動脈に対する門脈）による血液供給があるため，虚血性変化が起こりにくい．

肝硬変があり門脈から肝臓を通って肝静脈に行く循環路が妨げられると，門脈圧亢進症が起こる．門脈系には肝臓を通らなくとも血流が大静脈に入る側副血行路がある．これらの側副血行路は門脈圧亢進症の際，内腔の拡張と静脈硬化症を伴い太くなる．

一般に，次に挙げる側副血行路ができる（図1.2-7）．

食道静脈瘤（図1.2-7a）

食道静脈は，胃の噴門部から食道粘膜下の静脈叢，奇静脈を経て上大静脈へ抜ける

---

plus α

門脈圧亢進症

門脈高圧症ともいう．門脈路のどこかに狭窄や閉塞が起こり，門脈の圧が持続的に高くなった病態を総称する．うっ血をきたす原因部位により肝前性，肝内性，肝後性に分類される．症状としては食道（胃）静脈瘤，腹壁静脈怒張，痔核などがある．このうち臨床上問題となるのは食道静脈瘤であり，破綻を起こせば致命的な大出血（吐血）の原因となる．また脾内圧亢進のため脾腫を生じ脾機能亢進を招く．一方，肝内の血流うっ滞のためリンパ液産生が増加し，肝表面から腹水が漏出貯留する．

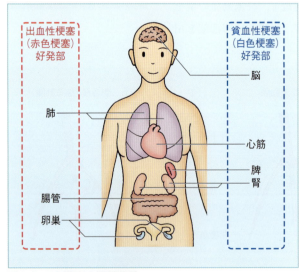

図1.2-5●梗塞の好発部位

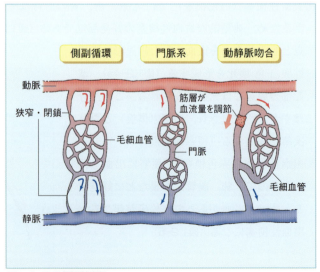

図1.2-6●側副循環

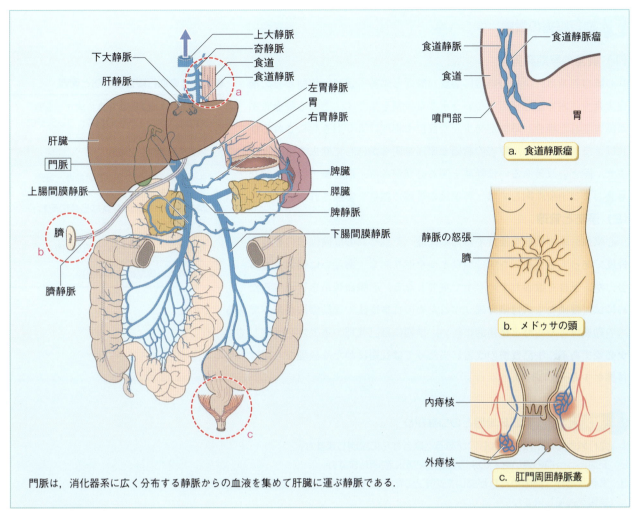

図1.2-7●門脈系

路で，ここに血液が多く流れて発達すると，食道粘膜下の静脈叢が拡張して粘膜表面が盛り上がってくる（**静脈瘤**）．食道静脈瘤が破裂すると大出血となり，死に至ることもまれではない．

メドゥサの頭（図1.2-7b）

母体内での胎生期に発達していた臍静脈は子宮内での胎児の成長とともに萎縮して，生後は不要になり閉鎖する（閉鎖した臍動脈を肝円索という）．なんらかの要因で門脈圧が高まると，血液は臍静脈を通じて腹壁の静脈系に流れ込む．血液は次第に腹壁静脈から下大静脈，内胸静脈，上大静脈へと還流する．臍静脈の側副循環が発達すると，臍の周囲は静脈が放射状に怒張してくる．この状態がギリシア神話に登場するメドゥサの頭髪の蛇のうねりに似ていることから，メドゥサの頭と呼ばれている．

肛門周囲静脈叢（図1.2-7c）

直腸・肛門周囲の静脈叢を通り，内腸骨静脈を経て下大静脈に入る循環路で，この部分が発達すると静脈叢が瘤（こぶ）のように拡張してくる．痔核の形成もみられ，出血を起こす．

3 血行障害の看護

(1) 異常の早期発見

心臓血管系は，全身の細胞に必要な酸素と栄養を運び，細胞から二酸化炭素や代謝物を運び出すという重要な役割を果たす．その心臓血管系が障害された場合，障害が発生した部位や程度により引き起こされる症状はさまざまである．障害の誘因と原因を明らかにして除去することにより，障害の改善あるいは軽減を図る必要がある．血行障害の各論的な看護および治療に関しては，各領域の看護の項目を参照されたい．

(2) 予防と管理

心臓血管系の機能を維持するためには，それぞれの危険因子の程度が軽度であっても見過ごさず一つひとつを取り除く，あるいは軽減させる努力が，予後を改善していく上で重要となる．心臓血管系を管理するためには，健康な生活習慣を確立するための食事療法や運動療法が基本である．そのための動機付けや指導を積極的に行い，早期に自己管理の重要性を理解してもらうことが必要である．生活習慣の改善に当たっては長期にわたり無理なく続けられることを目標とする（表1.2-1）．

表1.2-1●血行障害の予防と管理

■食事療法・嗜好品の摂取に関する指導 ・適切なエネルギー量の摂取，コレステロール制限，塩分制限，水分制限 ・喫煙，飲酒などの制限
■生活習慣の改善についての指導と管理 ・適切な運動習慣と生活リズムの確立 ・精神的ストレスの軽減ならびにそれらの発生因子の除去
■薬物療法の指導と服薬状況の管理
■定期検診と異常時の早期受診

！ 考えてみよう　臨床場面とのつながり

1. 血行障害にはどのようなものがあると患者さんに説明しますか．
2. 充血とうっ血の違いをどのように患者さんに説明しますか．
3. 患者さんが「血のめぐりが悪いためだといわれた」と言ったら，あなたならどのような情報を追加しますか．
4. 血管が浮き出て見えることがあるのはなぜですか．

重要用語

循環障害	破綻性出血，漏出性出血	梗塞
充血	血栓	側副循環
うっ血	阻血，虚血	静脈瘤
出血	塞栓	

学習達成チェック

☐ 血行障害とは何かを説明できる．

☐ 血行障害の原因を分類できる．

☐ 血栓症と塞栓症の違いを説明できる．

☐ 梗塞とは何かを説明できる．

☐ 側副循環（副行循環）とは何か，例を挙げて説明できる．

3 | 炎症と修復

1 炎症と修復とは

(1) 炎症

炎症という言葉は，炎のような症状と書く．炎は赤く，熱く，そして手をかざせば痛い．炎症はこのように，炎に似た症状を示す疾患である．古代ローマの医師ケルススは，**発赤**，**腫脹**，**発熱**，**疼痛**を炎症の4徴候と呼び，後にガレヌスが**機能障害**を加え，炎症の5徴候とした（図1.3-1）．このうち腫脹と機能障害を除けば，いずれも炎の性質そのものであり，炎症という名称が妥当であることを示している．

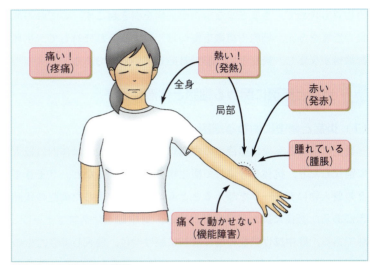

図1.3-1●炎症の5徴候

炎症は大変よくある病気である．およそ体中のどの臓器や組織でも，名称の最後に「炎」を付けて「○○炎」とすれば，その病気は必ず存在すると言ってよいくらいである．皮膚炎，肺炎，胃炎，肝炎……など，例を挙げればきりがない．そして，老若男女を問わず，いつでもヒトは炎症性の病気にかかる可能性がある．

このように極めて一般的な病気である炎症は，なぜ起こるのだろうか．炎症を一言で表現すれば，生体防御反応の現れといえる．ヒトは常に外界の刺激にさらされている．それはほとんど無害なものから，生命を脅かす重大なものまで，さまざまである．ヒトはそのような刺激に対して，健康な状態を維持するため，さまざまなしくみで身体を防御する．外部からの侵入者との，いわば戦いの場が炎症なのである．炎症は「○○炎」という病気だけではない．擦り傷や骨折などの外傷も炎症を起こすし，胃潰瘍も必ず炎症を伴う．また，一般に炎症とは関係が薄いと思われているがんも，炎症を引き起こすことが珍しくない．

(2) 修復

炎症の後には一般に**修復**という過程が続く．炎症と修復を紛争に例えれば，炎症は争いそのものである．紛争が終結してもその土地はすぐに元通りにはならない．その後に復興というプロセスを経てはじめて正常な社会生活が回復されるのである．修復はこの復興に当たる．

例えば炎症を引き起こした細菌を撃退したとする．しかし，その後には組織の破壊が程度の差こそあれ起こる．それを修復する機能がヒトには備わっている．修復によって欠損部は埋められ，健常組織が再構築され，元通りの状態に回復する．あるいは完全な回復ではないにしても，少なくとも安定した状態になるのである．

2 炎症の原因

炎症にはいろいろな原因がある．それらは大まかに，物理的原因，化学的原因，生物学的原因，生体側の原因に分類される（表1.3-1）．外界の，あるいは体内に由来する物質も含めて，さまざまな事物が炎症を引き起こす．いずれの原因も生体に対して負の影響を与え，細胞や組織を傷つけ，殺す．それに対して，生体に備わっている防御機構が反応し，炎症という形で対応しているのである．

3 炎症と修復に関わる細胞と体液性因子

（1）炎症と修復に関わる細胞 （表1.3-2）

炎症に関わる主役は血液中の**白血球**である．白血球は体内に侵入した微生物を食べて消化したり，抗体を分泌して微生物を不活化するなど，さまざまな方法で微生物などの侵入物にダメージを与えるとともに，炎症で生じた細胞の残骸などを処理する働きがある．炎症に関わる白血球は主に，好中球，マクロファージ（組織球），リンパ球である．**好中球**は炎症の場に最初に駆けつけ，侵入してきたものの種類を問わず貪食して消化する．したがって，主に急性炎症でみられる．**単球・マクロファージ**は好中球より遅れて反応し，主に死んだ細胞，微生物などの残骸を貪食して炎症の場を掃除する役割を担っている．それに対して，**リンパ球**は慢性炎症に多くみられ，以前に感染したことのある微生物等を記憶していて，それらが再び侵入してきたときに極めて特異的に反応してそれらを撃退する．

修復の段階では白血球以外の細胞も活躍する．**血管内皮細胞**は炎症により欠損した組織を埋める肉芽組織の主要な構成細胞である．**線維芽細胞**も肉芽組織の一要素で，

---

plus α

好酸球と好塩基球

細胞質に顆粒を有する白血球で，好中球に似ているが数ははるかに少なく，顆粒が好酸性（好酸球），または好塩基性（好塩基球）であることで好中球と区別される．好酸球はアレルギー性疾患や寄生虫による炎症において動員されることが多い．一方，好塩基球は気管支喘息などの即時型アレルギーにおいてIgE抗体を介してヒスタミンを分泌し，血管透過性や平滑筋収縮の制御に関わっている．

表1.3-1●炎症の原因

分　類	例
物理的原因	機械的外力（外傷，手術） 放射線（放射線治療，原子爆弾，原子力発電所の事故） 熱，低温（火傷，凍傷） 日光（日焼け） 電気（感電）
化学的原因	酸，アルカリ（硫酸，強アルカリ） 有機物（アルコール飲料） 薬剤（薬剤性肺炎）
生物学的原因	ウイルス（感冒，肝炎） 細菌（肺炎，膀胱炎） 真菌（腟カンジダ症） 寄生虫（アニサキス） その他の微生物（クラミジア，リケッチア）
生体側の原因	アレルギー（気管支喘息） 自己免疫疾患（関節リウマチ，SLE*）

＊：全身性エリテマトーデス

表1.3-2●炎症と修復に関わる主な細胞とその働き

好中球	組織傷害の場へ最初に遊走 微生物などを貪食 化学伝達物質分泌
マクロファージ（組織球） 　単球由来 　組織定住	好中球に次いで遊走 微生物，自己の死細胞などを貪食 化学伝達物質分泌 抗原提示
リンパ球・形質細胞	主に慢性期に遊走 抗体の産生・分泌 感染細胞の傷害 他の免疫細胞の制御 化学伝達物質分泌
血管内皮細胞	肉芽組織の構成細胞 組織の欠損部を補填 血液の供給
線維芽細胞	肉芽組織の構成細胞 組織の欠損部を補填 膠原線維の産生→瘢痕形成

膠原線維を産生して線維瘢痕組織を形成する．

(2) 炎症と修復に関わる体液性因子

炎症においては，細胞以外のさまざまな物質も重要な役割を果たしている．これには血液中に存在するグロブリン，フィブリノゲンなどのタンパク質や，炎症時にマクロファージ，リンパ球などから分泌される化学伝達物質（ケミカルメディエーター）がある．

免疫グロブリンはB細胞が産生分泌するタンパク質で，侵入してきた微生物などに特異的に結合して不活化する．フィブリノゲンは血管内から炎症の場に出てフィブリンとして析出し，微生物の拡散を防ぐ役割を果たす．化学伝達物質には，血管拡張，血管透過性亢進作用のあるヒスタミン，セロトニン，白血球遊走作用のある補体，ロイコトリエン，急性期反応物質のIL-1（インターロイキン-1），腫瘍壊死因子（tumor necrosis factor：TNF）などがある．これらの一部はサイトカインとも呼ばれ，細胞が互いに情報伝達をする際の重要な機構となっている（1章4節2項「免疫の働きと調節」参照）．

4 炎症と修復の病理像の経時的変化

炎症と修復という現象を肉眼的あるいは顕微鏡的に観察（図1.3-2）するとどのように進行するかを，以下に説明する（図1.3-3）．なお，各段階はそれぞれが完結した後に次の段階に進むわけではなく，連続的に進行する．また部位によって進行状況が異なり，全体としてさまざまな段階の像が混在してみられることがある．

(1) 組織・細胞の損傷，壊死（図1.3-3a）

微生物などの炎症刺激が加わると組織，細胞がまず死ぬ，すなわち壊死を起こす．そうすると，異変を察知した生体は直ちに防御反応を開始する．

(2) 充血と浮腫・滲出（図1.3-3b）

炎症反応は，充血で始まる．充血とは血管内，特に動脈内に血液が増加することである（p.32 図1.2-2参照）．炎症に関わる主役である白血球や免疫グロブリンなどは血液中にあるため，まず，炎症の場に近い血管内の血液が増えるのである．次いで血管壁の透過性が亢進し，液成分が血管外に出て炎症の場に移動する．すなわち浮腫を生じる．それだけでも微生物などの毒素を希釈する働きがあるが，さらに免疫グロブリンが移動して微生物を直接攻撃する．フィブリノゲンは血管外に出るとフィブリンとなり，微生物の拡散を防ぐ障壁となる．これらは白血球と合わせて炎症性滲出物と呼ばれる．

> **plus α**
>
> **サイトカイン**
>
> 細胞相互の情報伝達のために細胞から分泌される化学物質の総称．一般に微量で強力な効果を発揮し，直ちに標的に作用して速やかに分解され消失する．インターロイキン（IL），腫瘍壊死因子（TNF）などが代表的である．炎症において，マクロファージ，リンパ球などからさまざまなサイトカインが分泌され，複雑な情報伝達ネットワークを通じて炎症を進めている．

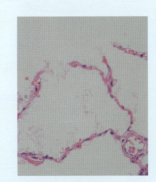 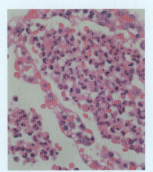

a. 正常の肺　　b. 肺炎：肺胞内に多数の好中球あり

図1.3-2●肺炎の光学顕微鏡像

(3) 炎症性細胞浸潤（図1.3-3c）

　体液性因子に次いで白血球が遊走する．これは**炎症性細胞浸潤**として観察される．まず血液中の好中球が血管の内皮細胞に接着し，細胞間隙をアメーバ運動により通り抜けて炎症局所に遊走する．そこで侵入してきたものの種類を問わず貪食し，細胞質の消化酵素により消化する．次いで血液中から単球が遊走し，炎症の過程で死んだ好中球などの細胞の残骸や微生物を貪食して炎症の場を掃除する．もともと組織に定住しているマクロファージも同様の働きをする．リンパ球は遅れて炎症局所に遊走し，抗体を介して微生物を攻撃したり，ウイルス感染細胞を直接攻撃する．これらの炎症細胞は，微生物の攻撃，貪食だけではなく，炎症の経過中を通じてさまざまな化学伝達物質を分泌し，相互に情報伝達を行って炎症の進行をコントロールする．

(4) 肉芽形成と線維瘢痕化（図1.3-3d, e）

　炎症が終息に向かうにつれて修復が始まる．炎症においては微生物などの傷害因子のみならず，好中球の分泌するタンパク分解酵素によっても組織が破壊され欠損する．欠損部では毛細血管が増殖して**肉芽組織**が形成される．これにより欠損が埋められると同時に，組織の修復に必要なタンパク質などの材料が血液から供給される．次いで線維芽細胞が増殖し，そこから産生される膠原線維が沈着して肉芽組織は次第に硬くなる．さらに毛細血管が次第に退縮し，最終的に**線維瘢痕組織**となる．肉芽組織，

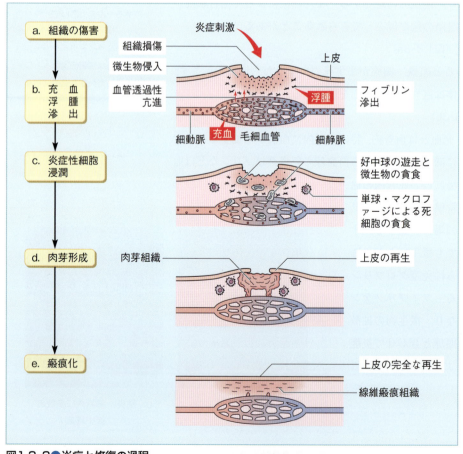

図1.3-3●炎症と修復の過程

線維瘢痕組織の形成と同時に，炎症部位が皮膚・粘膜などの表面であれば，傷害から生き残った固有の上皮細胞（例えば，皮膚であれば表皮）が再生して表面を覆う．炎症が極めて軽い場合には瘢痕組織をほとんど残すことなく治癒するが，組織の傷害が大きいほど，修復後の瘢痕組織は大きくなる．

5　炎症の全身への影響

炎症性疾患では，全身の症状や検査所見として共通に現れるものがある．

（1）発　熱

炎症性疾患では炎症局所が発赤，腫脹するとともに熱感をもつが，全身性の発熱もよくみられる．これは，マクロファージやリンパ球が分泌するIL-1やインターフェロンなどのサイトカインの作用とされている．これらが炎症局所における発熱作用とともに，脳の視床下部にある体温調節中枢に作用して全身性の発熱をきたす．

（2）白血球増加

化膿菌感染などの急性炎症では，炎症局所からのサイトカイン放出に反応して，循環血液中の白血球，特に好中球が増加し炎症局所に動員される．アレルギー性炎症では好酸球が増加することが多い．

（3）赤沈の亢進・CRPの上昇

炎症性疾患においては，一般的に血漿タンパクの変化による赤血球沈降速度（赤沈）の亢進，および急性期反応物質の一つであるC反応性タンパク（C-reactive protein：CRP）の上昇がみられる．これらは炎症の有無・程度の指標となる検査として頻用される．

6　炎症の成り行き

炎症の成り行きとしては，生体防御機構がうまく機能し，全く元通りに治癒するのが理想的である．あるいは瘢痕を残しても以前に近い安定した状態に回復することが望まれる．しかしながら，炎症の成り行きは，治癒（消散）と瘢痕化だけではない．浸潤した好中球が炎症で破壊された部位に貯留して膿瘍が形成されることもあるし，急性炎症が慢性化して持続したり，再燃することもある．重篤な炎症が次々にほかの部位に拡散し，ついには死に至ることもある．このようにさまざまな成り行きがあるのは，炎症の原因やその強さなどの傷害因子と，生体の免疫状態など生体側の因子との相互関係により，炎症の過程が左右されるからである．

7　炎症性疾患の看護

炎症は一般に外界からの侵襲性の刺激に対して生体防御機構が反応し，生体が健康を取り戻すための営みである．よって看護においては，炎症と修復の適切な進行と，元の健康な状態への回復を援助する視点が重要である．

炎症に対する看護をひとまとめに述べることは難しい．炎症性疾患といっても症状・病態はさまざまで，原因によっても炎症が起きる臓器・組織によっても，あるいは炎症の段階（急性か慢性か）によっても看護が異なるからである．ここでは外傷な

---

plus-α

赤血球沈降速度（赤沈／血沈）

血液を抗凝固薬と混和し，1時間後にどれだけ赤血球が沈んだかを測定する．

plus-α

C反応性タンパク（CRP）

炎症時に血中に増加する急性期反応物質の一種で，肺炎球菌の細胞壁のC多糖体と反応することから命名された．炎症性疾患の活動性を反映する．正常値は0.3mg/dL以下．

どの急性炎症を例として，炎症と修復の過程における看護に関し，ごく一般的な事項を述べるにとどめる．個々の状況でどのような看護を行うかは第2章の各項を参照されたい．

（1）安静とリハビリテーション

炎症局所は体動により疼痛が増強することがあり，修復過程も妨げられる．また，全身性の炎症はもちろん，局所性であってもさまざまな程度に体力を消耗する．炎症からの回復に集中するために，炎症局所には刺激を加えず，全身の安静を保つ必要がある．一方，急性期を過ぎれば過度の安静は不要で，むしろ患部の拘縮や変形，血栓形成を防止するために，適当な時期に運動を開始し，機能回復を図る必要がある．

（2）栄養と水分の補給

炎症と修復の過程では，さまざまな細胞，体液性因子等が動員されて活発な反応が行われるため，多くのエネルギーが消費され，タンパク質等の栄養素も大量に利用される．したがって，患者が高カロリー，高タンパクで，ビタミン，ミネラルを豊富に含んだ食事を摂れるように援助することが極めて重要である．また，発熱，発汗，経口摂取不良，あるいは患部からの体液喪失により脱水に陥ることもあるため，十分な水分補給が必要である．

（3）患部の清潔保持

微生物の感染による炎症の場合はもちろん，それ以外の場合も，二次感染を防止するために患部を清潔に保つことが極めて重要である．特に医師や看護師は，炎症によって微生物に対して脆弱になっている患部を直接ケアする機会が多いため，薬剤耐性菌などの院内感染の発生防止には最大限の注意を払う．抗菌薬の使用については治療方針にもよるが，有効性（感受性），副作用，耐性菌の出現防止などを常に意識し，適切な使用に努めることが重要である．

---

plus α

薬剤耐性菌

ある薬剤に対する耐性（抵抗性）をもち，その薬剤が効かない，あるいは効きにくくなった細菌をいう．同じ薬剤を長期間使うと発生しやすい．メチシリン耐性黄色ブドウ球菌（MRSA）やバンコマイシン耐性腸球菌（VRE），多剤耐性緑膿菌，多剤耐性結核菌などが知られている．

！ 考えてみよう　臨床場面とのつながり

1. 炎症にはどのようなものがあると，患者さんに説明しますか．
2. 急性虫垂炎の患者さんに，血中の白血球増加の意味をどう説明しますか．
3. 傷口が赤く腫れるのはなぜですか．

重要用語

炎症／修復
発赤，腫脹，発熱，疼痛，機能障害
白血球，好中球

単球・マクロファージ
リンパ球
肉芽組織

線維瘢痕組織

学習達成チェック

☐炎症とは何かを説明できる．

☐炎症の原因を分類できる．

☐炎症と修復に関わる細胞と体液性因子について説明できる．

☐炎症と修復の経過を病理学的に説明できる．

リンク 解剖生理学15章，造血機能障害／免疫機能障害

4 免疫および免疫疾患

1 免疫とは

私たちの身体に侵入してくる微生物や異物を排除する機能を「生体防御系」と呼ぶが，その一つが**免疫**(めんえき)である．生体防御系は**自然免疫**と**獲得免疫**（適応免疫）からなる（図1.4-1）．

細菌や真菌（カビ）などの大きな異物は，**マクロファージ**や**顆粒球**(かりゅうきゅう)（主に好中球）の貪食(どんしょく)能によって化膿性の炎症を起こして排除される（自然免疫）．

一方，ウイルスや異種タンパクなどの，貪食能を誘発できないような小さな異物は，**リンパ球**の免疫能によって排除される（獲得免疫）．このとき，カタル性やアレルギー性の炎症を起こして治癒する．自然免疫は免疫を残さないで治癒するが，獲得免疫は免疫を残して治癒する．

図1.4-1●生体防御系の進化の歴史

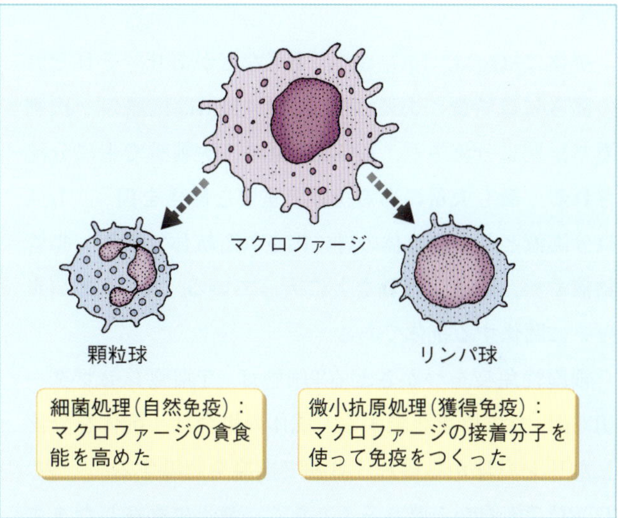

私たちが，はしかやおたふくかぜのようなウイルス性疾患に感染すると，激しい炎症が引き起こされ，免疫が残って治癒する．この免疫は「二度かかりなし現象」と呼ばれ，身体には**免疫記憶**が残る．免疫記憶には**特異性**があり，はしかの感染があったとき，はしかのみに免疫が残り（図1.4-2），ほかの感染症に対する免疫ができることはない．

図1.4-2●免疫特異性と免疫記憶

白血球が「生体防御系」の担い手であるが，白血球の基本はマクロファージである．進化によって，マクロファージの貪食能をさらに高めた顆粒球と，貪食能を退化させ接着分子を多様化させたリンパ球が出現した（図1.4-1）．

リンパ球は血液中を循環するほか，リンパ節，脾臓(ひ)，腸管の周りに存在する．リンパ球には抗体をつくって異物（抗原）を凝集させる働きがあり，これを**液性免疫**（体液性免疫）と呼ぶ．液性免疫がリンパ球の働きの主体である．リンパ球自らが直接抗原と反応する働きもあり，これを**細胞性免疫**と呼ぶ．液性免疫を担うリンパ球が**B細胞**であり，細胞性免疫を担うリンパ球が**T細胞**である．

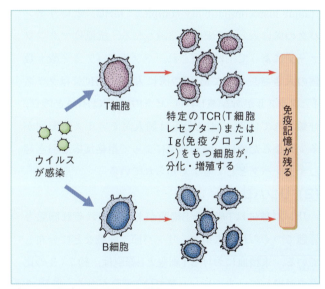

> **plus α**
> **カタル性**
> リンパ球が関わる漿液性の炎症（液体成分が主体の滲出性の炎症）をいう．例えばさらさらした鼻水が出る場合など．

2 免疫の働きと調節

（1）免疫分子

ウイルスや小さな異物を**抗原**と呼び，抗原を凝集させる働きをもつタンパクを**抗体**

と呼ぶ．抗体をつくるのはリンパ球のうちのB細胞である．B細胞が抗原と反応して分化し，多量の抗体を分泌するようになったものを形質細胞と呼ぶ．分化，増殖したB細胞の一部は，メモリーB細胞となって免疫記憶を残す．

抗体にはIgM，IgG，IgA，IgEなどがあり，それぞれの働きには特徴がある（図1.4-3）．IgMは抗原の一次刺激で早期に分泌され，IgGは抗原の二次刺激で主に分泌される．最も大量にある抗体で重要な働きを担う．IgAは分泌液とともに身体の外に出される抗体であり，腸管粘液や涙，唾液，母乳などに入っている．IgEはアレルギーに関係する抗体である．

細胞性免疫をつかさどるT細胞は，T細胞レセプター（TCR）で抗原を認識する．抗体の場合は，抗体を分泌したリンパ球から離れ，単独で抗原を認識する．一方，TCRはT細胞から離れることなく，膜上に存在したままで抗原と反応する．抗原は**主要組織適合遺伝子複合体**（major histocompatibility complex：**MHC**）というタンパクの溝に入ってT細胞に認識される．抗原はマクロファージによって主に処理され，ペプチド（アミノ酸十数個の大きさ）としてMHCの溝に入る．MHCにはクラスⅠとクラスⅡがある（表1.4-1）．ヒトのMHCはHLAと呼び，分類されている．MHC分子は個人間でアミノ酸配列が多少異なるために，臓器移植によって拒絶反応を引き起こすタンパクとしてもよく知られている．

(2) リンパ球

リンパ球にはT細胞とB細胞があり，それぞれ胸腺と骨髄でつくられ，末梢血，リンパ節，脾臓などに分布している．末梢血におけるT細胞とB細胞は，約7：3の比率で循環している．リンパ節ではT細胞が多く，脾臓ではB細胞が多い．T，B細胞とも主に小リンパ球として存在し，抗原と反応すると分裂，増殖する．これを幼若化リンパ球と呼んでいる．

T細胞はさらに，**ヘルパーT細胞（CD4陽性T細胞）**とキラーT細胞（**細胞傷害性T細胞，CD8陽性T細胞**）に分類できる（図1.4-4）．ヘルパーT細胞の働きはB細胞の分化と，その成熟を助ける（ヘルプする）ことである．キラーT細胞はパーフォリンなどを使い，相手の細胞を壊す．CD4陽性T細胞とCD8陽性T細胞は，通常は2：1の比率で存在している．

B細胞は幹細胞から複数の段階を経て分化し，成熟B細胞に至る．そして，抗原と反応して抗体を産生する形質細胞となる（図1.4-5）．

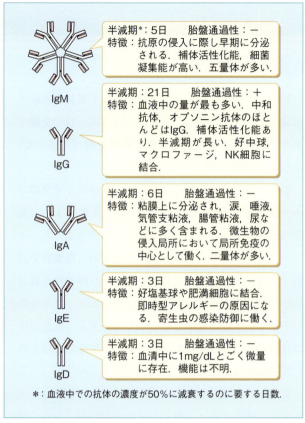

図1.4-3●抗体の種類

表1.4-1●MHCクラスⅠ・ⅡとHLA

大分類	小分類
クラスⅠ	HLA-A HLA-B HLA-C ほかに-E, -F, -Gなどがある
クラスⅡ	HLA-DR HLA-DQ HLA-DP

plus α

パーフォリン

NK細胞やキラーT細胞が使うキラー分子．相手側の細胞の膜に傷をつけ傷害する．副交感神経優位の体調のときに，この分子がよく放出される．

ある特定の抗原と反応する一つのリンパ球に由来した細胞の総称を**クローン**（clone）という．抗原と反応するとクローンの拡大が起こり，これが免疫記憶となる．一度獲得した免疫は，何十年か経つと次第に失われていく．

T細胞，B細胞のほか，NK細胞（ナチュラルキラー細胞），胸腺外分化T細胞も少数ながら存在する（図1.4-6）．NK細胞はがん細胞を攻撃する力をもっている．胸腺外分化T細胞は自己応答性をもち，マラリア感染，老化，妊娠，自己免疫疾患の免疫と深く関係している．

（3）免疫組織

T細胞をつくる胸腺とB細胞をつくる骨髄を中枢免疫組織と呼んでいる．これに対して，末梢血，リンパ節（図1.4-7），脾臓は末梢免疫組織といわれる．リンパ節や脾臓ではT細胞とB細胞がそれぞれ領域を分けて集合して存在しており，T細胞領域，B細胞領域という．

腸管，特に小腸には多数のリンパ球が存在しており，その部位によって，上皮内リンパ球（IEL），粘膜固有層リンパ球と呼ばれている．いずれも胸腺外分化T細胞が主体をなす．リンパ節様のパイエル板も特徴的である．ここには胸腺由来T細胞が存在している（図1.4-6）．

体液に入った抗原はリンパ管を経てリンパ節に集められ，その後，さらにリンパ管から胸管を経て静脈に戻る．リンパ球には，このように体液と血液を巡る大きな循環がある．

（4）免疫の調節

●**マクロファージと樹状細胞**●

リンパ球は単独で働くことができないほど，マクロファージに依存している．マクロファージの働きには**抗原処理能**と**抗原提示能**（図1.4-8）がある．このマクロファージの助けによって初めてリンパ球は抗原をつかまえられるのである．また，マクロ

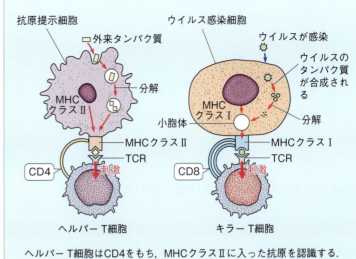

図1.4-4●ヘルパーT細胞とキラーT細胞

ヘルパーT細胞はCD4をもち，MHCクラスIIに入った抗原を認識する．
キラーT細胞はCD8をもち，MHCクラスIに入った抗原を認識する．

> **plus α**
> **IgMの分泌**
> IgMはB細胞の分化段階で膜に出現する（図1.4-5）．形質細胞になってからは，一次刺激で早期に分泌される．一方，IgGは二次刺激で大量に分泌される．

> **plus α**
> **パイエル板**
> 小腸壁の粘膜固有層に多くみられるリンパ節様の組織（p.200図2.21-1）．しかし，リンパ管は入っていない．口腔から腸管内に達した細菌やウイルスに対する免疫応答を誘導する働きを担っている．

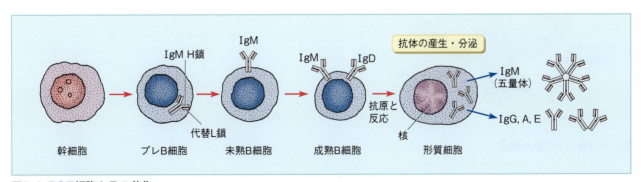

図1.4-5●B細胞とその分化

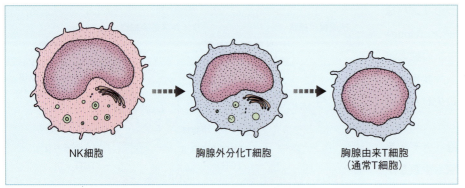

図1.4-6●NK細胞，胸腺外分化T細胞，通常T細胞の進化

ファージやリンパ球から特殊進化した**樹状細胞**があり，抗原提示能が特に強く，MHCの発現も高い．一方で，樹状細胞はマクロファージやリンパ球のときにもっていた貪食能を失っている．その名前のように，長い樹状突起を出し，多数のリンパ球を抱え込んで仕事をする．リンパ節や脾臓で活躍している．

● サイトカイン ●

IL（インターロイキン）-1, IL-2, IL-3, IL-18などの**サイトカイン**の存在が知られるようになった．例えばIL-2はT細胞自らが産生し，自らの増殖を促す．IL-4はB細胞の分化を誘導することが知られている．

古くから知られていた**インターフェロン**（interferon：**IFN**）や**腫瘍壊死因子**（tumor necrosis factor：**TNF**）もサイトカインの一つである．IFN，TNF，IL-6をまとめて炎症性サイトカインと呼ぶこともある．これらは，進化の古い段階で，すでにできていた重要なサイトカイン群といえる．

> **plus α**
> **インターロイキン（IL）**
> サイトカインの一群で，白血球やリンパ球同士の相互作用をつかさどっている．

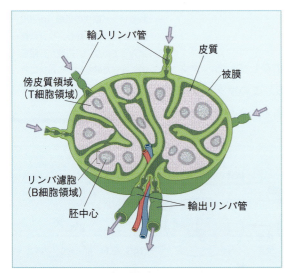

図1.4-7●リンパ節の構造

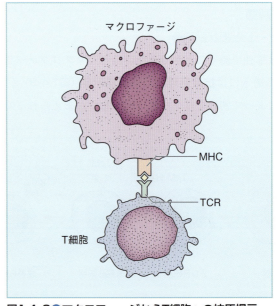

図1.4-8●マクロファージからT細胞への抗原提示

3 免疫疾患

(1) アレルギー

アレルギー疾患にはアトピー性皮膚炎，気管支喘息，鼻アレルギー，食物アレルギー，花粉症が挙げられる．いずれにおいても，**アレルゲン**（抗原）と抗体IgEの反応，そして肥満細胞からのヒスタミンやセロトニンといった化学伝達物質の放出が起こり，その結果発疹，喘鳴，鼻水，下痢などが引き起こされる（図1.4-9）．アレルギーは，ストレスが引き金になって起こることもある．

リンパ球の数の増減は副交感神経の支配を受けており，過保護，運動不足，甘い物の摂取といったリラックス状態が続くと増加するといわれている．そして，アレルギー疾患にかかる頻度が高まる．また，炭酸ガスが身体に入ると酸素を奪い，副交感神経を刺激し，リラックス状態をつくる．このため，炭酸ガスの入ったコーラやビールを飲むとリラックスできる．一方，排気ガスも炭酸ガスからなるため，アレルギー体質をつくる一因となりうる．

アレルギー炎症自体はアレルゲン（抗原）を体外に出すための反応なので，必要な反応であり，対症療法を繰り返しても治癒に至ることはない．むしろ抗原が身体に残り悪化する．甘い食物の摂取を中止し，運動してリンパ球過剰体質を改善することで脱却できる．成人の花粉症には，ストレスや運動不足なども関係している．

(2) 自己免疫疾患（膠原病）

自己免疫疾患には，**関節リウマチ**（**RA**），**全身性エリテマトーデス**（**SLE**），橋本病，ベーチェット病，甲状腺機能亢進症，強皮症，シェーグレン症候群など多くの疾患が含まれる（図1.4-10）．これらの疾患は，発症すると自己抗体が血清中に検出される．全身性（主に血管炎として発症する）のものと局所性の自己免疫疾患があり，関節リウマチでは関節を中心に炎症が起こり，自己免疫性肝炎では肝臓で炎症が起こる．病気が併発することも多く，これをオーバーラップ症候群と呼んでいる．

長い間，免疫異常と免疫亢進によって自己免疫疾患が起こると考えられてきたが，

●花粉症の検査と診断〈動画〉

plus α
全身性エリテマトーデス（SLE）
紫外線やその他のストレスによって発症し，全身性の血管炎が起こる．若い女性に多い．

plus α
シェーグレン症候群
唾液腺や涙腺のまわりの胸腺外分化T細胞が活性化することによって炎症が起こる．発症原因はストレスである．唾液や涙の分泌が抑制され，口や眼が乾いてくる．

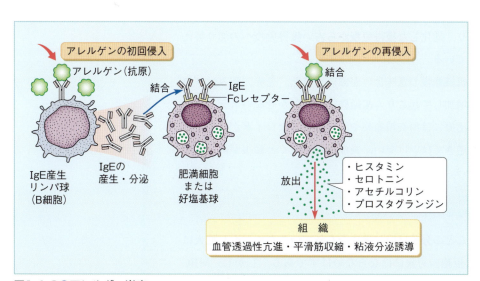
図1.4-9●アレルギー炎症

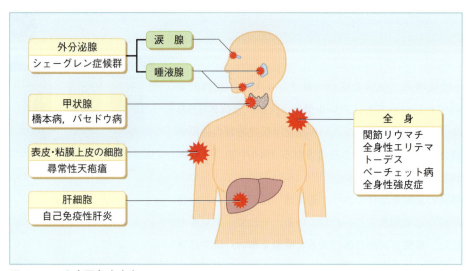

図1.4-10●自己免疫疾患

　近年の研究で，古い獲得免疫の活性化によって起こる（逆に進化した獲得免疫は抑制される）ことが明らかにされつつある．ここに関与するリンパ球は，胸腺外分化T細胞と自己抗体産生B細胞（B-1細胞）である．

　自己免疫疾患と同様に，100歳の高齢者でも血中に自己抗体が出現する．これは進化したT細胞，B細胞が抑制され，古い免疫システムに切り替わるためであろう．自己応答性をもつ胸腺外分化T細胞やB-1細胞の出す自己抗体は，老化によって生じた異常な細胞を速やかに排除するために有用な反応と考えられる．

　自己免疫疾患はストレス，ウイルス感染によって，自己の組織や細胞が破壊されて発症するものと考えられている．患者は発症前に激しい心身のストレスを受けたと述べることが多い．また，それに続く内在性のウイルスが炎症を誘発しているものと思われる（日和見感染ともいう）．患者は風邪をひいたような発熱や炎症を起こして発症する．

　自己免疫疾患に罹患するのは圧倒的に女性が多い．これは，女性ホルモンであるエストロゲンに免疫抑制作用があり，進化した獲得免疫から古い獲得免疫への切り替えが強力に起こるためと考えられている．

　自己免疫疾患における炎症は組織修復の意味合いが強い．発熱，発赤，痛みはプロスタグランジンの作用で血流が増加して起こり，組織修復には欠かせないステップである．よって，炎症の標準的な治療には消炎鎮痛薬や副腎皮質ステロイドが使用されるが，これらにより炎症を止め過ぎてはいけない．炎症が数日続くと修復が終わり治癒に入ることが多い．

4 移植と免疫

　私たちの身体を構成するほとんどの分子は同じ構造をもっているため，もし他人に臓器を移植したとしても本来は拒絶の対象にはならないはずである．しかし，MHC（p.46参照）のアミノ酸配列が個人間で異なるために，移植した臓器は拒絶されるの

である．ここにCD8陽性T細胞やCD4陽性T細胞，形質細胞が関与している（図1.4-11）．

この移植の拒絶反応は完全に免疫反応で，CD8陽性T細胞が臓器を直接攻撃したり（細胞性免疫），形質細胞の産生した抗体が臓器を攻撃したり（液性免疫）して，拒絶が起こる．拒絶反応を避けるためにはMHCを一致させる必要がある．

移植片を提供する人を**ドナー**といい，移植を受ける人を**レシピエント**と呼ぶ．骨髄移植において，多数の提供者の登録を推進しているのは，MHCが一致するドナーを広く集めるためである．MHCが完全に一致しない場合は免疫抑制薬を使って移植を行っている．

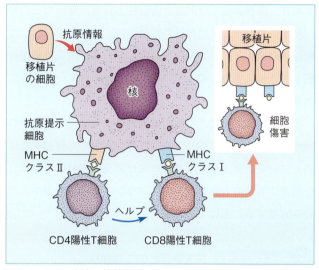

図1.4-11●移植の拒絶反応

5 免疫疾患のケア

免疫不全になると感染症にかかりやすくなる．先天的に免疫不全がある場合を先天性免疫不全症という．T細胞，B細胞をともに欠損する重症複合型免疫不全症（severe combined immunodeficiency disease：SCID）がある．B細胞の分化，成熟に欠損のある病気に伴性劣性無γグロブリン血症などがある．

後天的に免疫不全が起こることでよく知られているのが**後天性免疫不全症候群**（acquired immunodeficiency syndrome：**AIDS**_{エイズ}）である．AIDSは，ヒト免疫不全ウイルス（human immunodeficiency virus：HIV）の感染によってCD4陽性T細胞が傷害され，10年程度の長い期間を経て発症する．

一方，免疫抑制現象はいろいろな原因で広くみかけられる．白血球のうち，顆粒球とリンパ球の比率は自律神経系によって調節されている．この法則を「白血球の自律神経支配」と呼ぶ（図1.4-12）．顆粒球は交感神経刺激によって活性化され，リンパ球は副交感神経刺激により活性化される．働きすぎや心の悩みなどが続き，交感神経の緊張が持続すると，顆粒球が増加しリンパ球が減少する．この状態が免疫抑制状態

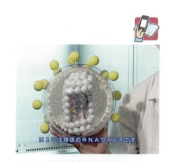

●ヒト免疫不全ウイルス（Human immunodeficiency virus）〈動画〉

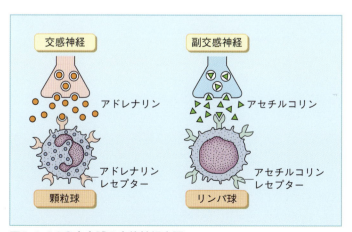

図1.4-12●白血球の自律神経支配

であり，歯槽膿漏，胃潰瘍，潰瘍性大腸炎，痔疾などの発症へと進む可能性がある．

　年余にわたって交感神経の緊張が続くと，発がんにつながる．がん患者では血中の顆粒球が増加し，リンパ球は減少している．消炎鎮痛薬も交感神経を刺激し，免疫抑制を引き起こす力をもっている．広く知られているように，ステロイドは最も強力な免疫抑制薬である．

　多くの病気，特にがんや組織障害の病気は交感神経の緊張による免疫抑制が引き金になっている．したがって，これらの病気から脱却するには，生活を見直して免疫を高めていく必要がある．リンパ球は副交感神経の支配下にあり，積極的に副交感神経を刺激する治療も有効である．バランスのよい食事や入浴，体操，笑いが，副交感神経を刺激することにつながる．

! 考えてみよう　臨床場面とのつながり

1. 抗体にはどのような種類がありますか．
2. リンパ球にはどのような種類がありますか．
3. どのような異物に免疫ができやすいですか．
4. 液性免疫と細胞性免疫を区別できますか．

重要用語

自然免疫，獲得免疫	ヘルパーT細胞	腫瘍壊死因子（TNF）
マクロファージ，顆粒球，リンパ球	キラーT細胞（細胞傷害性T細胞）	アレルギー疾患，アレルゲン
免疫記憶	クローン	関節リウマチ（RA）
液性免疫，細胞性免疫	抗原処理能，抗原提示能	全身性エリテマトーデス（SLE）
B細胞，T細胞	樹状細胞	ドナー，レシピエント
抗原，抗体	サイトカイン	
主要組織適合遺伝子複合体（MHC）	インターフェロン（IFN）	

学習達成チェック

☐ 免疫の役割とは何かを説明できる．

☐ 免疫の働きと調節を説明できる．

☐ 免疫とその障害である免疫疾患を分類できる．

☐ 免疫疾患の成り立ちを説明できる．

☐ 現在行われている免疫疾患の治療について説明できる．

リンク G 臨床微生物・医動物，造血機能障害／免疫機能障害

5 | 感 染

1-5
感
染

1 感染の成立と修復

（1）感染を示す徴候

感染を示す徴候を見逃さないことは重要である．それは，感染を疑い，感染によって想定される疾患やとるべき予防策をすぐに想定すること，すなわち**経験的予防策を**とることが**交叉感染**を防ぐ第一歩だからである．看護の視点で感染を理解するときは，まずこの点から始めることが望ましい．ここでは，患者の主訴の聞き取り，続いて進めるべき問診，注意深くとるべき理学的所見，そこから想定される疾患，起因微生物の概略までを述べる．

●発　熱● （表1.5-1）

熱の出現時期，周囲の発熱者の有無，旅行歴，ペットの有無などについて問診する．また，想定される疾患の潜伏期を考慮した問診を追加する．全身状態，咽頭所見，聴診所見，痛み，発疹，リンパ節腫脹の有無を診察する．

麻疹のように空気感染する疾患でも，初期には発疹がみられず，発熱のみで受診することがあるため，注意が必要である．

●下　痢● （表1.5-2）

下痢は，感染性胃腸炎，過敏性腸症候群，吸収不全症候群など，さまざまな原因で起こる．感染性胃腸炎には，細菌を原因とする場合，ウイルスを原因とする場合，抗菌薬投与によって原因菌が交代した場合などがある．特に冬季に流行するノロウイルスなど，感染力が相当強いものもあるため，下痢患者がいる場合は病原体を特定でき

> **plus-α**
> **交叉感染**
> 直接または間接的にヒトからヒトへ感染すること．

> **plus-α**
> **敗血症**
> 病原体や毒素が血中に存在し，同時に発熱，頻脈，多呼吸，白血球増多などの全身症状を呈する状態．

表1.5-1●発熱を主症状とする疾患

疾　患	主な起因微生物	必要な感染予防策
敗血症	さまざまな細菌，真菌	標準予防策
出血熱	エボラウイルスなど	接触感染予防策*
インフルエンザ	インフルエンザウイルスなど	飛沫感染予防策*
マラリア	マラリア原虫	標準予防策
後天性免疫不全症候群（AIDS）	ヒト免疫不全ウイルス	標準予防策
Q　熱	Q熱コクシエラ（リケッチア）	標準予防策
ロッキー山紅斑熱	リケッチアの一種	標準予防策
つつが虫病	つつが虫病リケッチア	標準予防策
クリプトスポリジウム症	クリプトスポリジウム（原虫）	標準予防策
梅　毒	梅毒トレポネーマ（細菌）	標準予防策
麻疹の初期	麻疹ウイルス	空気感染予防策*

＊：感染経路別予防策（p.58参照）

53

表1.5-2●下痢を主症状とする疾患

疾　患	主な起因微生物	必要な感染予防策
コレラ	コレラ菌	接触感染予防策
赤　痢	赤痢菌	接触感染予防策
出血性大腸炎	病原性大腸菌など	接触感染予防策
クリプトスポリジウム症	クリプトスポリジウム（原虫）	接触感染予防策
偽膜性腸炎	ディフィシル菌	接触感染予防策（芽胞に注意する*）
ウイルス性腸炎	ノロウイルスなど	接触感染予防策

＊：ディフィシル菌は芽胞を形成するため，患者の汚物は気を付けて扱わないと菌が環境中にすみ着くことになる．

plus-α

芽　胞

厳しい環境で菌が長期生存するための休眠状態．加熱や消毒薬に対する抵抗性が強い．芽胞が普通の代謝状態に戻るためには，特別な環境が必要である．

表1.5-3●発疹を主症状とする疾患

疾　患	主な起因微生物	必要な感染予防策
麻　疹	麻疹ウイルス	空気感染予防策
風　疹	風疹ウイルス	飛沫感染予防策
デング熱	デング熱ウイルス	標準予防策
腸チフス	チフス菌	標準予防策
帯状疱疹	水痘・帯状疱疹ウイルス	空気・接触感染予防策
手足口病	コクサッキーウイルスなど	標準予防策

表1.5-4●咳を主症状とする疾患

疾　患	主な起因微生物	必要な感染予防策
結　核	結核菌	空気感染予防策
肺　炎	アデノウイルス	飛沫感染予防策
	インフルエンザウイルス*（幼児と子ども）	飛沫感染予防策
	A群溶血性レンサ球菌*（幼児と子ども）	飛沫感染予防策
	髄膜炎菌	飛沫感染予防策
異型肺炎	マイコプラズマ	飛沫感染予防策

＊：成人は標準予防策

なくても厳重な接触感染予防策が必要である．なお病歴としては，海外渡航歴の有無，免疫不全状態の有無（クリプトスポリジウムなどは，免疫不全患者で起因となることがある），抗菌薬服用歴の有無も重要である．抗菌薬によって誘発された偽膜性腸炎の可能性も考える．また，感染拡大を防ぐために，集団生活の有無について問診することも重要である．

●発　疹●（表1.5-3）

発熱を伴う発疹は，空気感染する微生物が原因であることも多いため，注意が必要である．大別すると，麻疹，風疹などの紅斑性丘疹を伴う発疹と，水痘などのように水疱性病変をもつ発疹とがある．

●咳●（表1.5-4）

咳は気管や気管支の炎症，腫瘍による機械的な圧迫，異物・刺激性ガスの吸入などによって起こる．咳を主症状とする疾患には結核があり，空気感染すること，社会的な影響が大きいことを考え合わせると，最も注意が必要な疾患の一つといえる．

●意識障害●

発熱を伴う意識障害では，まず頭蓋内感染症（脳炎，髄膜炎，脳膿瘍など）を想定する．臨床症状（痙攣，髄膜刺激症状，頭痛，嘔吐など），髄液所見，画像診断を参考にする．急性脳症には，インフルエンザ脳症のように感染症と関連が深いもの，感

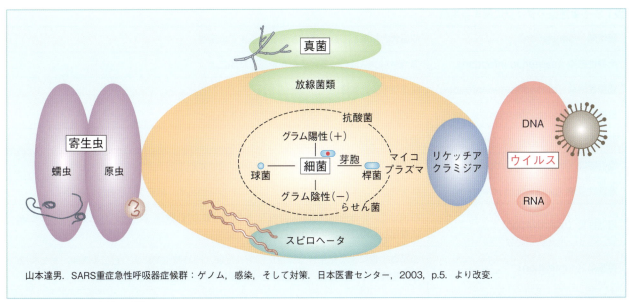

図1.5-1●病原微生物の種類

染症とは関係なくミトコンドリア異常などを背景に発症するものがあるが，原因不明のものもある．

(2) 微生物の種類

微生物には，大きく分けて細菌，ウイルス，真菌，寄生虫の4種類がある．細菌にはさらに，いくつかの分類が存在する．最も一般的な菌はグラム陰性菌，グラム陽性菌に分類される．さらに菌の形態によって，球菌，桿菌に分類する（図1.5-1）[1]．また，芽胞を産生する菌と産生しない菌という分け方もある．芽胞を形成する菌は病棟の環境にすみ着く危険があるため，その概念を理解しておくことが重要である．

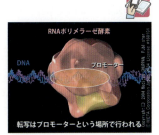

●DNAからRNAへの転写（遺伝情報の読みとり）〈アニメーション〉

2 感染に関する用語

感染に関する用語を表1.5-5～表1.5-9にまとめた．

表1.5-5●感染源と感染に関する用語

病原体 (pathogen)	疾病を引き起こす微生物
宿主 (host)	一時的に病原体を保有するヒト
リザーバー, 保有体 (reservoir)	病原体が普通にいる場所（土壌，動物の血流，ヒトの腸管など）
定着 (colonization)	微生物が一時的に生育地以外で生存しているが，疾病を引き起こさない状況．無生物の媒介物の上でも宿主（ヒト）の中でも起こる
正常細菌叢 (normal flora)	ヒトの特定の場所に無害のまま存在する微生物．ただし，正常細菌叢の微生物が同じヒトの中でもほかの場所に移動すると病原性を発揮することがある
キャリア (carrier)	病原体を長期間保有しているが症状のないヒト．キャリアはほかのヒトに病原体や疾病をうつすことがある
感染 (infection)	宿主の中にいる微生物によって疾病が引き起こされる状況
伝染性 (transmissible, communicable)	あるヒトから別のヒトへ感染が拡がりうる可能性

表1.5-6●感染のタイプに関する用語

潜伏期（incubation）	病原体と接触してから症状が発現するまでの期間
全身性感染（systemic infection）	血流やリンパにのって，感染が全身に及ぶこと
播種性感染（disseminated infection）	全身性感染と同義
急性感染（acute infection）	短期間（数日，数週）で激しい症状を呈すること
亜急性感染（subacute infection）	数カ月の経過で，徐々に症状を呈すること
慢性感染（chronic infection）	長期間（数カ月，数年）にわたって症状が持続すること
遷延性感染（persistent infection）	典型的かつ効果的な治療を続けているにもかかわらず，持続する活動性の感染
再活性化（reactivation）	感染している微生物が宿主の体内で，長期間（数カ月，数年，数十年）休眠状態に入った後，活性化し，再び症状を呈すること
再感染（reinfection）	ある微生物による感染から完全に回復した後，同じ微生物により起こる感染．もしくは，微生物種にかかわらず，ある感染から回復した同じ臓器に生じる感染のこと
混合感染（mixed infection）	何種類かの微生物による感染．好気性菌と嫌気性菌による混合感染が代表的
日和見感染（opportunistic infection）	比較的病原性の低い微生物が免疫力の低下した宿主の中で疾病を引き起こす状態．同じ微生物は，正常な免疫力をもった人には疾病を起こさない
流行（outbreak：集団発生）	ある地域や民族において，比較的短期間に病原体により感染を受けた人口が増加する状態
パンデミック（pandemic）	感染が大陸を越えて広がった大流行状態
化膿性（pyogenic, suppurative）	病原体が炎症反応を起こし，膿が形成される状態
熱性感染	病原体が熱を引き起こす感染

表1.5-7●感染経路に関する用語

院内（nosocomial）感染	病院内の環境で起こったもの
市中（community acquired）感染	病院外の環境で起こったもの
水平（horizontal）感染	ヒトからヒトへ伝播したもの．直接接触，気道からの飛沫，糞便から経口，性感染症など
垂直（vertical）感染	母から胎児または新生児への感染．①子宮内：胎盤を介して，腟から子宮へ上行性，②出産時：腟を通過するとき，③出産後：授乳によって
節足動物媒介性（vector-borne）感染	病原体がなんらかの昆虫（ベクター）の媒介によってヒトに持ち込まれるもの．媒介される微生物の保有体は，多くの場合，動物であり，ヒトが宿主になる
人畜共通感染性（zoonotic）感染	人畜共通感染を引き起こす微生物は，動物を媒介としている．動物とヒトとの直接接触でヒトに感染が波及する．例えば，動物による咬傷，引っ掻き傷，動物の糞便やし尿で汚染された水の飲用，動物から作られた食品の摂取など．感染したヒトからの水平または垂直感染も起こりうる
外因性感染	ヒトの体の外からの感染
内因性感染	宿主の体の中からの感染（直接播種，血行性散布，リンパ行性，上行性，嘔吐や咳嗽反射の低下による気道への吸入など）
自家感染（auto-inoculation）	宿主の体のある場所からほかの場所へ波及した感染．多くの場合，感染側に触れた手を介する．または，衛生状態が悪いところでは糞便やし尿を介することもある

表1.5-8●宿主のタイプに関する用語

免疫適格性	正常に機能する免疫系をもつ状態
免疫不全〔compromised host (patient)〕	内因性の要因によって免疫系に異常がある状態
免疫抑制状態	免疫が薬物，照射など外因性の要因で低下している状態

表1.5-9●生体防御に関する用語

解剖学的（自然）防御機構	皮膚，粘膜，分泌物が防御の役割を担う
液性免疫（体液性免疫）	免疫グロブリン抗体，IgM，IgG，IgAなどが行う免疫防御のしくみ
抗体価	血清サンプルの希釈系列を用いて，ある抗原に特異的に反応する抗体のレベルを測定できる．この際に，抗原抗体反応[*1]のみられる最大希釈倍数のことを抗体価と呼ぶ．希釈が大きいほど抗体価は高くなり，抗体のレベルが高いことを意味する
細胞性免疫	CD4陽性T細胞，CD8陽性T細胞に依存した免疫防御のしくみ
オプソニン化	IgG，C3b[*2]，IgM+C3b，IgG+C3bなどによって起こる貪食の促進
食細胞	好中球，マクロファージなど，異物を貪食する細胞．サイトカイン（免疫系細胞由来のタンパク性物質）の放出も行う
補　体	古典的経路（抗体依存），第2経路（抗体には依存しない），C5a[*2]走化シグナル；食細胞を引き寄せる
種特異的免疫	宿主は感染を受けた微生物の種や株に限って，免疫を獲得する
交叉免疫	感染を受けた微生物種と同様，ほかの似た種に対しても免疫を獲得する
自己免疫反応	宿主の抗体が，自己の組織を異物と認識して攻撃すること

*1：抗体が抗原と結合すること．／*2：補体の一つ．

3　交叉感染を防ぐ基礎理論

　交叉感染を防ぐことが，看護師の行う感染対策として最も重要なことである．「交叉感染を防ぐ」とは，ある患者がもつ微生物をほかの患者に伝播させないことである．いちばん望ましいのは，感染源となる患者を減少させ，宿主の免疫力を強化することだが，それは容易ではない．

　まず行うべきことは，感染経路を遮断することである．感染経路としては，**接触感染**，**飛沫感染**，**空気感染**の3種類がある（図1.5-2）．それぞれの予防策については（3）「感染経路別予防策」で述べる．

　感染経路別予防策は重要なポイントであるが，大きな予防策はこれに経験的予防策，標準予防策（スタンダードプリコーション）を含めた三つの策に絞ることができる（図1.5-3）．

（1）経験的予防策（症状から考える予防策）

　初診の患者が入室してきたとして，患者がどんな微生物を保有しているかなど，知る由もない．しかし，患者がどのような症状を呈しているかは，注意深い問診，診察さえ行えばすぐに把握できる．この時点で最初にとるべき大変有効な予防策が**経験的予防策**である（p.59 表1.5-10）[2]．

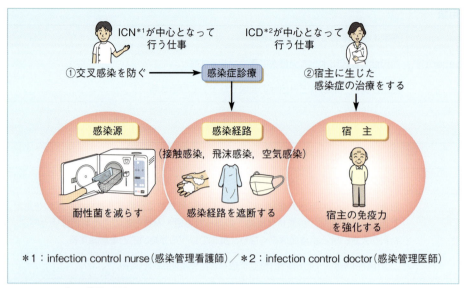

図1.5-2 ● 交叉感染を防ぐ

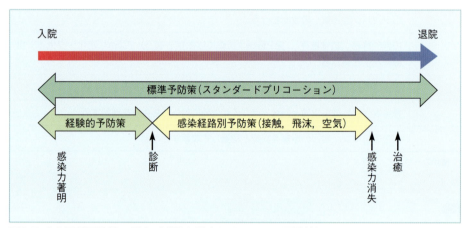

図1.5-3 ● 隔離予防策の概念（感染を防ぐための三つの予防策）

(2) 標準予防策（スタンダードプリコーション）

　標準予防策（スタンダードプリコーション）は，すべての患者に対して標準的に講じる感染対策であり，疾患の種類にかかわらず対策のしかたは同一である．血液やその他の体液への接触を最低限にとどめることを目的に，すべての患者の汗を除く，①血液，②体液，③粘膜，④損傷した皮膚を，感染の可能性がある対象として対応することで，患者と医療従事者双方における院内感染の危険性を減少させる予防策である．

(3) 感染経路別予防策

● 接触感染予防策 ●

　直接接触（患者ケアをする際，患者の皮膚に直接触れること），間接接触（患者に使用した物品や環境表面に触れること）によって感染する微生物を保有している患者，またその疑いがある患者には，標準予防策とともに接触感染予防策を実践する．

　対象疾患としては，**メチシリン耐性黄色ブドウ球菌**（methicillin resistant *Staphylococcus aureus*：**MRSA**）などの多剤耐性菌による胃腸炎や肺炎（図1.5-4），褥瘡感染，O-157胃腸炎，疥癬などがあり，汚染表面との接触や患者ケアの過程で受

表1.5-10●診断確定前の経験的予防策を要する臨床的病態

臨床でみられる症候群・病態	潜在すると考えられる病原体	経験的予防策
下痢 　急性下痢（失禁・おむつ状態） 　最近の抗菌薬投与の病歴をもつ成人の下痢	腸管性病原体 クロストリジウム・ディフィシル	接触感染予防策 接触感染予防策
髄膜炎	髄膜炎菌	飛沫感染予防策
原因不明の全身的発疹 （1）発熱を伴った点状・斑状出血様 （2）小水疱状 （3）鼻カタルと発熱を伴った大丘疹	髄膜炎菌 水痘 風疹（麻疹）	飛沫感染予防策 空気・接触感染予防策 空気感染予防策
呼吸器感染 （1）HIV陰性患者・HIV感染低リスク患者における咳／発熱／上葉の肺浸潤 （2）HIV感染患者・HIV感染高リスク患者における咳／発熱／肺浸潤 （3）百日咳流行期間中の夜間あるいは重度持続性の咳 （4）乳幼児の呼吸器感染症，特に気管支炎とクループ	結核菌 結核菌 百日咳菌 RSウイルスあるいはパラインフルエンザウイルス	空気感染予防策 空気感染予防策 飛沫感染予防策 接触感染予防策
多剤耐性微生物の危険 （1）多剤耐性微生物の感染・定着の病歴 （2）多剤耐性微生物が流行している施設に最近入院・入所した患者の皮膚，創部，尿路感染症	耐性菌 耐性菌	接触感染予防策 接触感染予防策
皮膚・創部感染症 　膿瘍，あるいはカバーできない排膿瘍創部	黄色ブドウ球菌，A群溶血性レンサ球菌	接触感染予防策

向野賢治訳．病院における隔離予防策のためのCDC最新ガイドライン．Infection Control．1996，(23)別冊，p.50．より一部改変．

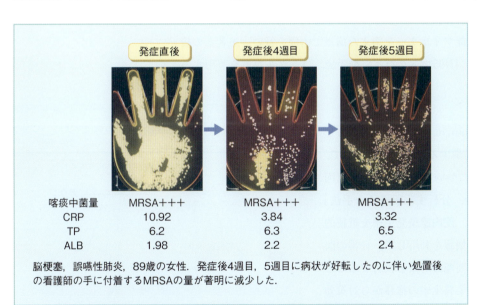

図1.5-4●清拭処置直後（手洗い前）の看護師の手に付着する菌量の推移

plus α
従来の感染症対策の問題点

従来のスクリーニング（検査での選別）を前提とする感染症対策は，未知の感染症に対して無防備であり，潜伏期間などによっては検査してもキャリアかどうかわからない場合もある．こうした検査結果だけで感染症の有無を判断することには限界と問題がある．これは，新しい肝炎ウイルスの発見や，献血によるHIV感染の問題からみても明らかである．

けた汚染を拡大しないよう厳重に注意する．汚染拡散を予防するために手袋やガウンを着用し，手洗いをさらに徹底することが必要である．

●飛沫感染予防策●

飛沫感染する恐れのある菌，ウイルスを保有している患者，またその疑いがある患

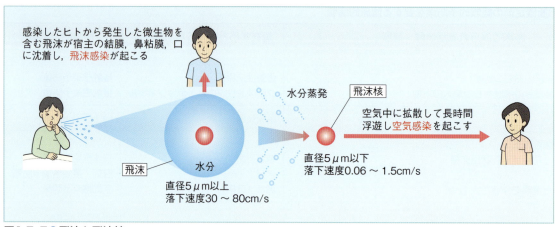

図1.5-5●飛沫と飛沫核

者の場合，咳，くしゃみ，会話，または処置によってできる直径5μm以上の飛沫（図1.5-5）が感染の要因となりうるため，標準予防策とともに飛沫感染予防策を実践する．対象疾患は，インフルエンザ，髄膜炎，マイコプラズマ肺炎，ウイルス性肺炎などである．患者との接触時に約1mの距離を保てない場合にはマスクを着用する．

●空気感染予防策●

空気感染では，微生物を含む飛沫が蒸発し，その残余飛沫核（直径5μm以下の大きさ）が気流により室内および遠距離に広がる（図1.5-5）．このため，感染している患者，また感染の疑いがある患者には標準予防策とともに空気感染予防策を実践する．対象疾患としては，水痘，麻疹，結核などが挙げられる．室内の空気が流出しないよう気圧を低くした陰圧室や高性能フィルターを備えた病室で治療を行い，患者との接触時や入室時には適切なマスク（N95マスクなど）や手袋，ゴーグルなどを着用する（図1.5-6）．

(4) サーベイランス

サーベイランスは，「結果（outcome）を改善することができる人々に必要な情報を提供することを目的として，特定の疾患や出来事（event）についての発生分布や原因に関するデータを，収集，統合，分析する組織的な手法」と定義されている．具体的には，院内感染発生率を継続的にモニターし，臨床職員がその情報を利用して，日常の医療・看護における感染管理上の問題と対策を検討することをいう．また，その後の院内感染発生率の推移から対策効果を評価する．継続的な活動のため，収集する対象を限定し，データ項目も必要最小限に絞る．

サーベイランスによる効果としては，以下の四つが挙げられる．

①院内感染発生が減少するといわれている[2]．
②その病院の通常の感染率を把握できるため，集団発生を

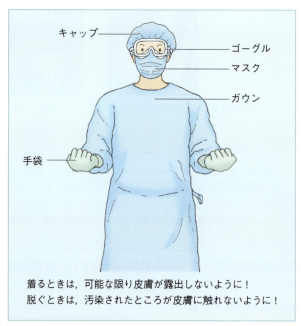

図1.5-6●感染予防時の着衣例

察知できる.

③継続的なモニターにより，感染対策実践の評価と再強化ができ，職員教育にも活用できる.

④病院にとって，感染対策上の責務を果たしている証拠の一つとなる可能性がある.

4 感染症患者のケア

（1）物理的療法

排痰を促すタッピング，痰の吸引，頻回の体位変換による褥瘡の予防などの物理的療法は，抗菌薬による治療と同様に，感染症を治療する上で重要な処置であることを忘れてはならない.

（2）薬物療法（抗菌薬の使い方）

広域の抗菌薬を漫然と長期にわたって使用することは，薬剤耐性菌を誘発する. 抗菌薬の使用を処方する医師に任せきりにするのではなく，患者の治療に関心をもち，疑問があればすぐに主治医に質問する姿勢や，適切な抗菌薬の使用期間を把握しておくことが，結果的には患者のためになるであろう.

（3）医師へのフィードバック

医師が必要とする情報は，患者の発熱の状態，痰の性状・量の変化，喘鳴の有無，便の性状，普段診察しにくい部位の皮膚の性状，食事の量などである.

> **考えてみよう　臨床場面とのつながり**
>
> 1. 発熱・発疹のある患者さんは，どのような部屋に入院させますか.
> 2. 下痢の患者さんを看護するときの注意点は何ですか.
> 3. 咳をしている患者さんをみるときは，何に注意すればよいですか.

引用文献

1）山本達男. SARS重症急性呼吸器症候群：ゲノム，感染，そして対策. 日本医書センター，2003, p.5.

2）病院における隔離予防策のためのCDC最新ガイドライン. 向野賢治訳. 小林寛伊監訳. Infection Control. 1996, (23) 別冊.

重要用語

経験的予防策　　　　　　　　　宿主　　　　　　　　　　　　　感染経路別予防策
交叉感染　　　　　　　　　　　接触感染，飛沫感染，空気感染　サーベイランス
病原体　　　　　　　　　　　　標準予防策（スタンダードプリコーション）

学習達成チェック

☐感染の成立とその修復機転について理解できる.

☐感染の原因となる微生物について理解できる.

☐交叉感染を防ぐための基本（標準予防策を含む）が理解できる.

☐感染症の治療一般（抗菌薬を含む）について理解できる.

6 | 変性・壊死・萎縮・老化

1 細胞の傷害と適応

　ヒトの生理的機能は組織・器官・臓器で営まれているが，その機能の最小単位が細胞である（p.12参照）．細胞が外部からの傷害因子（刺激）に対して反応し，形態や機能に変化をきたした状態が**変性**である．強い傷害で細胞の機能が維持できなくなると，細胞は**壊死**に陥り，死滅する．

　細胞・組織がさまざまな傷害によって変性や壊死に陥ると，その部分を修復する生体反応が機能する．この反応は生体の維持にとって極めて重要であり，傷害の原因が取り除かれた場合に，組織は修復・再構築される．また，外部からの刺激に反応した結果，組織・臓器レベルで縮小や増大を示す適応現象がみられ，これを**萎縮**，**肥大**と称する．

　一方で，ヒトは加齢とともに徐々に全身の各臓器の機能低下や機能障害が起こる．この機能低下や障害は不可逆的で，個体が死に至るまでの生理的過程（**老化**）である．

2 細胞の傷害・適応の分類

(1) 変 性 （図1.6-1）

　細胞が傷害された結果生じる可逆性の形態・機能の変化を**変性**と呼ぶ．傷害の原因が取り除かれると，変性した細胞は時間経過とともにその形態・機能を回復する．

　細胞の傷害により細胞内の代謝異常が起こり，異常物質が出現する．これが，変性の形態変化としてとらえられる．変性には以下のようなものがある．

①脂肪変性：肝細胞の傷害で，脂質代謝異常により脂肪滴が細胞内に蓄積．

②好酸性変性：細胞質内のタンパク質が変化して，本来の機能を示さなくなった物質が蓄積したもので，ウイルス性肝炎の好酸体やアルコール性肝障害のマロリー小体が代表的．

③硝子滴変性：腎疾患で，尿細管上皮内にエオジン好性に染まる顆粒（硝子滴）が蓄積．

④空胞変性（水腫変性）：細胞質内に水分が貯留し，水分による空胞小滴が蓄積．

(2) 壊 死 （図1.6-2〜図1.6-4）

　細胞が病的刺激に曝露されると，細胞に不可逆的な変化が生じる．これを**壊死**と呼び，細胞の傷害による死である．壊死により細胞は自己融解を起こすが，自己融解とは，自らのもつリソソーム酵素が働いて，細胞の原形をとどめないような形態になることである．壊死は，**凝固壊死**（図1.6-2）と**融解壊死**（図1.6-3）に分類される．

　比較的広い範囲が壊死に陥り，細菌感染を合併した状態を**壊疽**と称する．糖尿病性壊疽は，動脈硬化症病変がある患者の足底や足趾に多くみられる．

●凝固壊死●

　凝固壊死は壊死組織（壊死を起こした部分）のタンパク質が凝固して硬くなる．死んだ細胞の核や細胞内構造は消失するが，細胞の輪郭が残存するのが特徴である．凝

---

plus α

好酸体，マロリー小体
エオジンは酸性の色素であることから，エオジン好性と好酸性は類似語である．肝細胞全体がエオジン好性に変化したものが好酸体であり，肝細胞の中にエオジン好性の変性タンパク質が蓄積したものがマロリー小体である（図1.6-1）．

plus α

エオジン好性
通常，組織はヘマトキシリンとエオジンの二つの色素で染色される．ヘマトキシリンに染まらずにエオジン（赤色）に強く染まる部分をエオジン好性と表す．

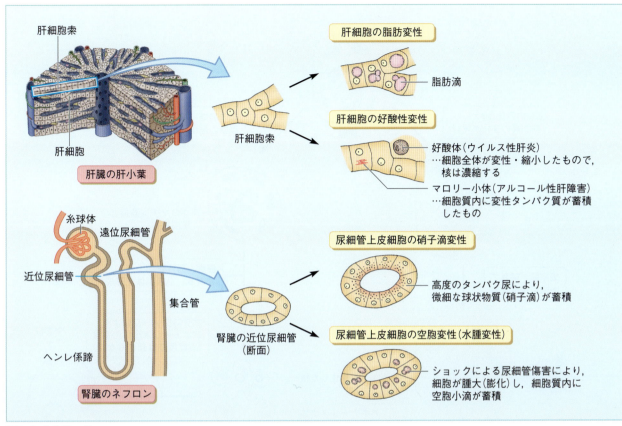

図1.6-1 ● 変　性

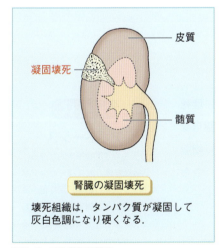

図1.6-2 ● 凝固壊死

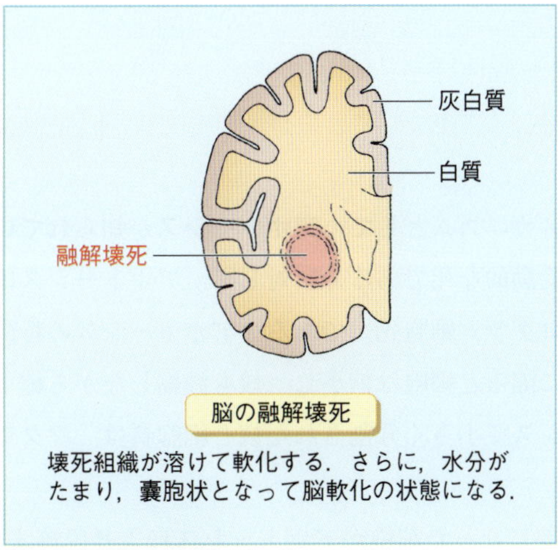

図1.6-3 ● 融解壊死

固壊死は，血行が途絶えることによる貧血性梗塞，主に心臓（心筋梗塞），腎臓，脾臓などでみられる．結核菌に感染した肺に特徴的な乾酪壊死は凝固壊死の特殊な形で，肺が黄白色のチーズ様に変化したものである．

●融解壊死●

　壊死組織が融解，軟化した状態であり，液化壊死ともいわれる．壊死組織に凝固のもとになるタンパク質が少ないか，自己融解が高度に起こると，融解壊死が生じる．脳梗塞では壊死した脳組織が融解し，容易に軟化・嚢胞化する（脳軟化症）．

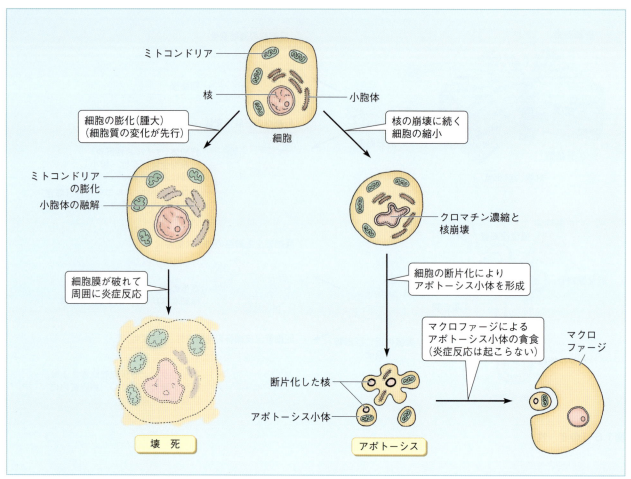

図1.6-4●壊死とアポトーシス

(3) アポトーシス（図1.6-4）

　壊死とは異なった細胞死のメカニズムとして，**アポトーシス**が知られている．壊死が細胞外からの刺激に対する受動的な死であるのに対して，アポトーシスは細胞自身の予定された自殺的な死（プログラム細胞死）である．アポトーシスの特徴は，細胞の形態にある．アポトーシスに陥ると細胞は縮小し，核も濃縮しながら縮小し，さらには断片化される．アポトーシスで小さく分割された核と細胞質は，マクロファージによる貪食で処理される．

　個体の発生過程では，不必要になった細胞がアポトーシスにより脱落することで，正常な形態形成が起こる．例えば手指は，指間に存在した細胞がアポトーシスで脱落することにより形成される（1章7節「腫瘍と過形成」2項参照）．

(4) 萎　縮（図1.6-5）

　萎縮とは，いったん正常の大きさに発育・成熟した組織や臓器の容積が，後天的に減少する現象を示す．萎縮は，細胞の容積あるいは数のいずれか一方，または容積と数の両者が減少することで引き起こされる．

　萎縮はその原因によって，以下のように分類される．
①加齢による萎縮（生理的萎縮）：老化により全身の代謝が低下して起こる．

---

plus α

アポトーシス

分子生物学的機序解明が進み，Fas受容体，カスパーゼ（アポトーシス実行酵素）活性化，ミトコンドリア傷害などが関与して，アポトーシスが実行されることがわかってきた．またがん抑制遺伝子のp53によってアポトーシスが促進されることも明らかになっている．

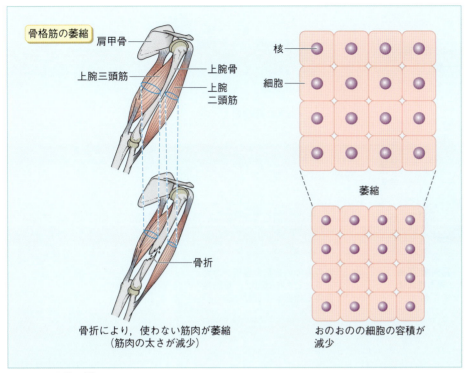

図1.6-5 ● 萎 縮

②栄養障害による萎縮：動脈硬化で腎動脈が狭窄した場合の腎萎縮など．
③廃用性萎縮（無為萎縮）：骨折で長期間下肢を使わない場合の骨格筋萎縮など．
④神経性萎縮：筋萎縮性側索硬化症（amyotrophic lateral sclerosis：ALS）で運動神経の変性した場合の骨格筋萎縮など．

(5) 肥大と過形成（図1.6-6）

　細胞の容積あるいは数が減少することを萎縮と呼ぶのに対して，細胞の容積が増大する現象を**肥大**と呼ぶ．肥大により臓器全体の容積が増し，一般的には機能が高まる．心筋や骨格筋は，ほかの組織とは異なり細胞分裂・増殖する能力がないとされ，高血圧やスポーツによって運動負荷が加わると，個々の筋線維（細胞）が肥大することで機能を増大させる．

　肥大と類似した用語に**過形成**があり，細胞の数が増加する現象を示す．肥大と過形成はしばしば同時に生じる．肝臓は再生能力が高い臓器の代表で，肝部分切除後に残った肝臓では，肝細胞が過形成と肥大を示すために，手術後一定期間経つと，残った肝臓はほぼ元の大きさまで再生する（1章7節「腫瘍と過形成」2項参照）．子宮は，妊娠時に平滑筋細胞の肥大と過形成を示し，胎児の成長に対応していく．

(6) 化 生（p.67 図1.6-7）

　化生とは，通常存在しない部位に異所性に特定の組織が生じる現象をいう．化生の代表例は，円柱上皮が重層扁平上皮に置換される場合で，扁平上皮化生と呼ばれる．気管支粘膜は，もともと線毛円柱上皮で覆われているが，喫煙・慢性炎症などで物理的な刺激に強い重層扁平上皮に変わる．子宮頸部の円柱上皮も，ヒトパピローマウイルス（Human papillomavirus：HPV）感染・慢性頸管炎により扁平上皮化生を示す．

> **plus α**
> **化 生**
> 化生は適応の一種で，発がんとは直接的な関係はない．ただし，化生が生じるような慢性炎症（喫煙，HPV感染，ヘリコバクター・ピロリ感染）が遺伝子変異を引き起こすことで，細胞のがん化につながる（喫煙→肺癌，HPV感染→子宮頸癌，ヘリコバクター・ピロリ感染→胃癌）．

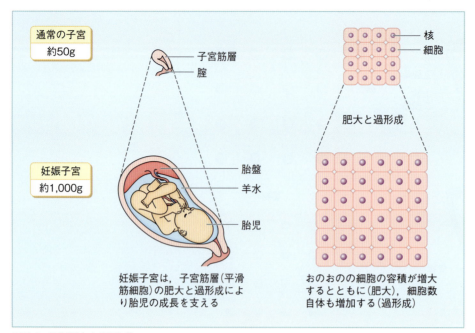

図1.6-6●肥大と過形成

また胃粘膜では腸上皮化生がしばしばみられる．これはヘリコバクター・ピロリ（*Helicobacter Pylori*）感染・慢性胃炎により胃の固有腺が萎縮して，小腸型の上皮へと変わる現象である．

(7) 老　化

●老化に伴う主要臓器の変化●　(p.68 図1.6-8)

　老化とは，個体が死に至る過程である．ヒトは，特定の病気にかからなくとも，加齢とともに徐々に全身の各臓器や器官系に機能低下や障害が起こり，最終的には死に至る（老衰死）．実際には加齢に伴って，さまざまな病気にかかりやすくなるばかりでなく，一般に治療に対する反応が鈍くなり，病気も治りにくくなる．また，各臓器の予備能により安静時には機能が低下しているようにはみえなくとも，急激なストレスを受けたときには大きな障害をきたすことがある．

中枢神経系

　成人における中枢神経系の特徴は，神経細胞が再生しないことである．中枢神経系では部位ごとに機能が割り当てられているために，ある部位が障害を受けると，その部位が関連する機能（例えば左半身の運動機能）が麻痺することになる．特定の障害がなくとも，老化によって神経細胞が徐々に減少し，大脳を中心に脳萎縮が現れる．

循環器系（血管系）

　循環器系（血管系）は，身体各部の組織に酸素や栄養を送り，組織から二酸化炭素や代謝物（老廃物）を肺，腎臓，肝臓に運び出している．このため，血管の障害は，その血管が関連する臓器の障害を引き起こす．

　老化とともに，血圧が徐々に上昇する本態性高血圧が多くなり，血管壁が肥厚して硬くなる動脈硬化の状態になる．肥満・高血圧・喫煙・糖尿病は，動脈硬化の発生要因と考えられている．高血圧により，脳内の血管が破れて脳出血が起こることがある．

---

plusα

本態性高血圧
原因を特定できない高血圧のことで，生活習慣病の代表である．これに対して，腎臓や内分泌系に異常があるために高血圧となる場合を二次性高血圧という．

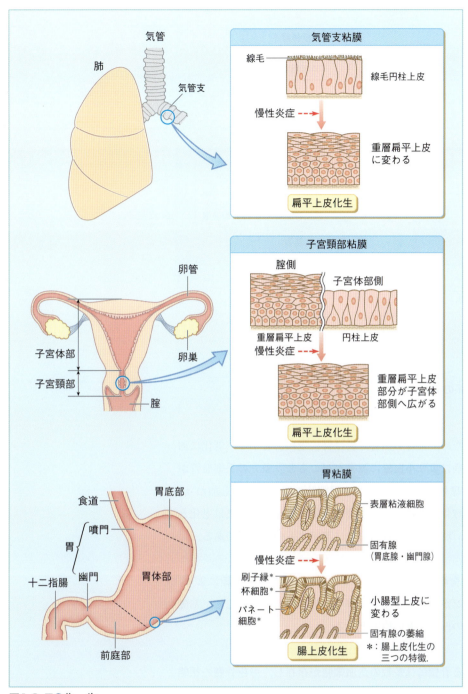

図1.6-7 ● 化　生

また，脳内の血管や心臓の冠状動脈が動脈硬化などで閉塞すると，脳梗塞・心筋梗塞が生じる．

呼吸器系

　肺は，呼吸により伸縮を繰り返している．老化により肺の収縮力が低下すると，肺が膨張し，肺胞腔が拡張した状態（肺気腫）となる．気管支は外気の刺激を受けるために，炎症を起こしやすい．このため，気管支粘膜の粘液分泌亢進（痰の増加）や線毛上皮の扁平上皮化生がみられる（図1.6-7）．

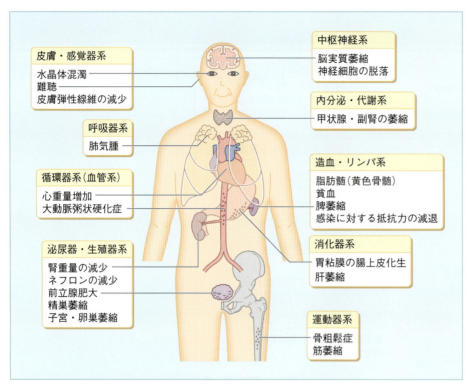

図1.6-8●老化に伴う臓器・器官系の変化

泌尿器・生殖器系

　腎臓は小血管の集合からなるため，全身の血管障害は腎機能に影響する．老化に加えて，動脈硬化・高血圧・糖尿病により小血管に障害が起こると，多くの毛細血管が存在する糸球体が破壊され，糸球体の下流に存在する尿細管の廃用性萎縮も加わり，腎臓全体が萎縮する．多くの糸球体が破壊されると腎機能障害に陥る．精巣は老化とともに徐々に萎縮する．一方で，卵巣は閉経後に急激に萎縮するのが特徴である．

内分泌・代謝系

　老化とともに，内分泌臓器は全般に萎縮する．下垂体（脳下垂体）の萎縮により，そこから分泌される各種ホルモンが減少する．甲状腺や副腎も徐々に萎縮して，基礎代謝率の低下やストレス抵抗性の低下などの原因となる．

造血・リンパ系

　造血（血球の産生）が行われる骨髄には多数の造血細胞が存在し，赤色骨髄の状態にある．新生児として生まれたときはほとんどすべての骨髄が赤色骨髄であるが，加齢とともに脂肪組織に置き換わり，造血細胞のみられない黄色骨髄（脂肪髄）となっていく．造血細胞の減少は，貧血として表れる．

　血球のうち，免疫能を担う重要な細胞がリンパ球である．老化とともに，リンパ球の機能が衰えて抗体を産生する能力が低下し，さらには感染に対する抵抗力も減弱する．また，自己と非自己の識別が十分にできなくなり，自己の組織に反応してしまう自己抗体が産生されて，臓器が障害される場合もある．

消化器系

　消化器の予備能は大きく，老化による影響は比較的少ない．加齢とともに胃粘膜は

萎縮して腸上皮化生がみられ（p.67 図1.6-7），胃酸・胃液の分泌が減少する．肝細胞の減少により，肝臓も全体に萎縮する．

運動器系

　骨は常に骨吸収と骨形成を繰り返しているが，そのバランスが崩れて骨量が減少すると，骨粗鬆症が起こる．副甲状腺ホルモン（ADH）は骨吸収を，エストロゲンとカルシトニンは骨形成を促進する．閉経後の女性では，エストロゲンの急激な減少によって，骨粗鬆症が進行する．高齢者では，骨吸収・骨形成の両方が低下するが，全体のバランスは骨吸収に傾くために骨量が減少する．また，老化とともに全身の筋肉は徐々に萎縮するため足腰が弱くなり，運動機能が低下する．

●老化に伴い増加する疾患●（図1.6-9）

　老年期に多い病気は，老化に伴う主要臓器の変化と関連している．老年期の死因は，感染症・循環器系の病気・悪性腫瘍の三つが多い．感染症は外界と接触する臓器で起こる．肺炎・気管支炎が多く，次いで尿路系の炎症（膀胱炎，腎盂腎炎）が多い．循環器系の病気は，血管系の老化が大きな原因となり，心疾患（心筋梗塞）と脳血管疾患（脳梗塞，脳出血，くも膜下出血）が含まれる．悪性腫瘍は，老化により細胞増殖のときに異常細胞（がん細胞）が出現しやすくなり，その異常細胞を排除できないことから生じると考えられ，加齢とともに多くの臓器で発生率が上昇する．

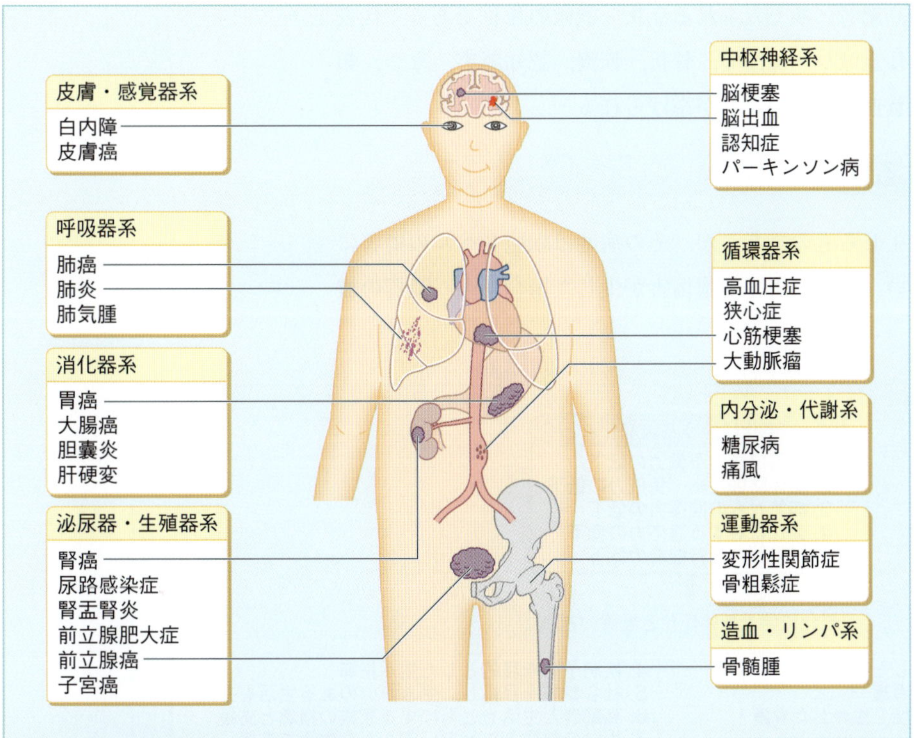

plus α

骨吸収

破骨細胞によって古い骨組織が分解されることを骨吸収という．骨からカルシウムが放出されて血中に移動する．

plus α

エストロゲン

卵胞ホルモン．プロゲステロン（黄体ホルモン）とともに卵胞から分泌される．

plus α

カルシトニン

甲状腺の濾胞傍細胞から分泌され，カルシウム代謝に重要な働きをする．

図1.6-9●中高年層に多い主な疾患

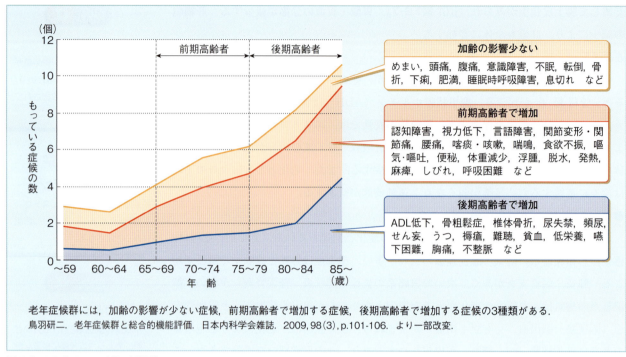

図1.6-10 ● 三つの老年症候群

● 老年症候群 ● （図1.6-10）

老年症候群とは，加齢に伴い高齢者に多くみられる症状・徴候の総称である．代表的なものとしては，嚥下困難，体重減少，関節痛，骨折，転倒，認知障害，うつ，頻尿・尿失禁，難聴，視力低下，貧血，めまいなどが挙げられる．

3 細胞傷害・老化に対する看護 （図1.6-11）

病気は，ヒトの個体レベルで生じるものであるが，その病態は細胞レベルの傷害に起因するといっても過言ではない．病気により細胞傷害が生じた場合でも，臓器の機

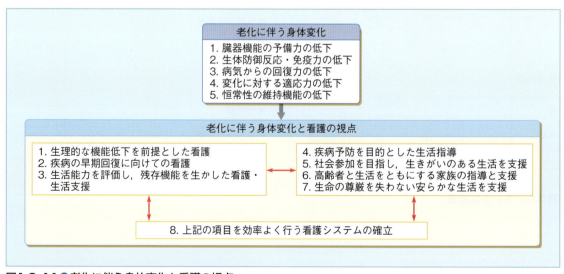

図1.6-11 ● 老化に伴う身体変化と看護の視点

能が保たれる程度の傷害であれば，病因（病気の原因）を除去することで速やかな回復がみられることが多い．しかし，加齢に伴う全身の各臓器の障害（加齢性変化）がみられる場合には，臓器の機能低下が基本にあるために，病気からの回復が遅い．また，機能に予備力がないために，軽度の細胞傷害でも重篤な症状となりうる．

plus-α

老年症候群への介入

老年症候群では，複数の症状を併せもつため，元来は一つの診療科受診で済んでいたものが，合併症の出現とともに複数の診療科（例：循環器科・消化器科・呼吸器科など）を受診しなければならなくなることがしばしばある．高齢者のもつ特有の問題を整理し，アプローチすることで，高齢者への医療や介護が改善されうる．

1-6 変性・壊死・萎縮・老化

！考えてみよう　臨床場面とのつながり

1. 患者さんから，「心臓の肥大」や「筋肉の萎縮」について尋ねられたら，どのように説明しますか．
2. 老化に伴う変化について，どのように患者さんに説明しますか．

重要用語

変性	萎縮	老化
壊死	肥大	老年症候群
凝固壊死，融解壊死，壊疽	過形成	
アポトーシス	化生	

学習達成チェック

☐変性とは何かを説明できる．

☐壊死とは何かを説明できる．

☐凝固壊死と融解壊死の病態の違いを理解している．

☐アポトーシスとは何かを説明できる．

☐萎縮とは何かを説明でき，具体例を挙げられる．

☐老化とは何かを説明できる．

☐老化に伴う主要臓器の変化を理解している．

7 | 腫瘍と過形成

1 悪性腫瘍の疫学

悪性腫瘍（悪性新生物，がん）は日本人の死因の第1位で，約30％を占めており，今後も増加する傾向にあると推測されている．全国民の2人に1人が一生のうちに一度はがんに罹患し，男性の25％，女性の16％ががんで死亡している．以前は，胃癌，子宮頸癌が多かったが，現在では肺癌，大腸癌，乳癌，前立腺癌の頻度が増しており，部位別がん死亡率では，肺癌がトップである．また，肺癌，肝癌，膵癌など予後不良の難治がんが臨床において重要な課題である．

2 腫瘍とは

(1) 細胞の増殖と腫瘍

1個の細胞である受精卵が分裂・増殖を繰り返すときに，もし，互いの細胞が単純かつ無秩序に増え続けるならば，いくら細胞数が増えていってもひとかたまりの細胞の集団になるにすぎず，臓器や器官は形成されないはずである．つまり，それぞれの臓器がその形態と機能を獲得するためには，それを構成している細胞が互いに制御し合い，秩序立って分裂していくことが必要である．正常細胞が分裂・増殖する一方で，不必要なものは自己死している．その結果，胃は胃の形，肺は肺の形，肝臓は肝臓の形となり，それぞれの臓器機能を発揮するのである．

腫瘍細胞ではこのような互いの制御力が消失し，増殖に歯止めがかからなくなっている．それゆえ特定の器官の形をとらず，塊状または浸潤状に増殖していく．つまり細胞のがん化とは，遺伝子の異常により細胞が無秩序な増殖能を獲得した状態となることである．

(2) アポトーシス（計画された細胞死）

正常細胞の分裂回数には制限があり，それを超えると細胞死が起こるように遺伝子で決定されている．この遺伝子上で計画された細胞死を**アポトーシス**という．おたまじゃくしがカエルになるときに尻尾が徐々に短くなるのは，尻尾の細胞がアポトーシスを起こしているからである．このように，アポトーシスは正常な臓器形成・活動に不可欠のものである．がん細胞はアポトーシスを起こしにくい性質をもっており，分裂を繰り返しても老化せず，細胞レベルで不老不死の性質をもっている．

(3) 分化度と異型度

細胞が分裂・増殖を繰り返し成長するにつれて，臓器・組織は未熟な状態から次第に形作られていく．この過程を**分化**という．つまり**分化度**とは「組織学的に正常組織にどれだけ近いか」を表す．一方，**異型度**とは「正常組織構造からどれだけ隔たっているか」という指標であり，分化度と異型度は表裏の関係にある（図1.7-1）．一般に固形腫瘍では異型度が高いほど，すなわち未分化・低分化ながんほど，予後が不良な傾向がある．

plus α

「がん」と「癌」

ひらがなで「がん」というときは「悪性腫瘍」全般を指し，病名以外や抗がん薬，がん遺伝子，がん化など，単語の最初や途中に「がん」が付くときは「がん（＝悪性腫瘍）」の意味であることが多い．また，胃癌，肺癌など，漢字の「癌」が病名の末尾に付くときは上皮性の「癌腫」を指すことが多い．
臨床ではしばしば用語が混乱して「非上皮性だからがんではない」などの言い方がされるが，厳密には誤りであり注意が必要である．

plus α

アポトーシスの例

おたまじゃくしがカエルになるときには，アポトーシス（計画された細胞死）を起こして尻尾を徐々になくしている．がん細胞ではアポトーシスが起こりにくい．

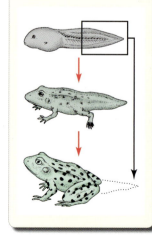

(4) 過形成

正常の組織に比べて細胞数が増加し，容積が増した状態を**過形成**といい，腫瘍性と非腫瘍性のものがある．非腫瘍性の過形成は炎症や創傷の治癒過程などにみられ，生体にとって合目的で必要なものである．腫瘍性の過形成は生体にとって非合目的であり，異型性を伴うものは前がん病変であることがある．多発性の大腸ポリープなどがその例である．

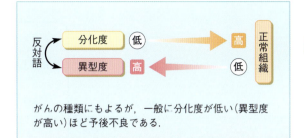

図1.7-1●病理学的分化度と異型度

3 腫瘍の病理学（図1.7-2）

（1）良性腫瘍と悪性腫瘍

臨床的に腫瘍細胞の異常増殖・遠隔転移・再発を起こすものを**悪性腫瘍**という．一方，**良性腫瘍**は遠隔転移を起こさず増殖速度も遅い．無治療・無症状で経過するものが大半だが，局所の増大があり周囲臓器の機能に影響があると考えられるものや，悪性腫瘍との鑑別が困難なものは切除術の対象となる．

（2）癌腫と肉腫

悪性腫瘍のうち，上皮由来のものを**癌腫**，非上皮由来のものを**肉腫**という（図1.7-2）．癌腫には，肺癌，乳癌，胃癌，結腸癌，子宮癌などがあり，肉腫には，骨肉腫，脂肪肉腫，横紋筋肉腫などがある．上皮とは，体外と体内を境する細胞である（図1.7-3）．

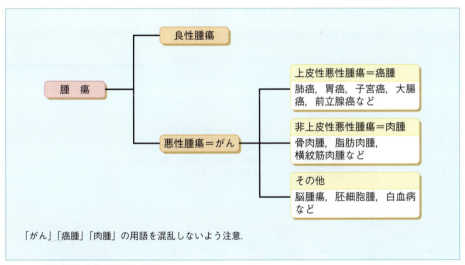

「がん」「癌腫」「肉腫」の用語を混乱しないよう注意．

図1.7-2●腫瘍の病理学的分類

---

plus α

前がん病変

発がんには，前がん病変からがんへ段階的に変化する場合（多段階発がん）と正常組織から突然がん細胞が発生する場合（de novo発がん，デノボ．de novoは「初めから」という意味）がある．前がん病変には，重喫煙者の気管支粘膜扁平化生，多発大腸ポリープ，子宮頸部のヒトパピローマウイルス感染，慢性B型肝炎，慢性C型肝炎などがあり，細胞異型を伴っている．前がん病変のすべてががん化するわけではないが，ハイリスクグループ（発がんの危険が高い集団）として注意深く経過観察する必要がある．

plus α

重喫煙者

喫煙の人体への影響は，
喫煙指数＝1日当たりの平均喫煙本数×喫煙をしていた年数
を計算して考慮する．喫煙指数が400以上の重喫煙者は肺癌に罹患する可能性が高く，要注意である．1,200以上では咽頭喉頭癌にかかる危険度が非喫煙者の30倍以上になる．

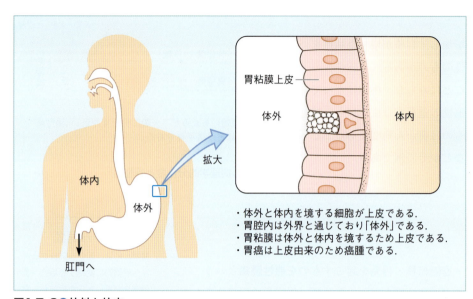

- 体外と体内を境する細胞が上皮である．
- 胃腔内は外界と通じており「体外」である．
- 胃粘膜は体外と体内を境するため上皮である．
- 胃癌は上皮由来のため癌腫である．

図1.7-3●体外と体内

plus α

上皮と非上皮

上皮とは外界と交通している細胞群のことをいい，皮膚表面，呼吸器や消化器など管状の臓器の内面を覆う細胞層などを指す．非上皮は，結合組織，筋・骨などの支持構造を形成する間質細胞を指す．

4 悪性腫瘍の発生と自然史

（1）悪性腫瘍の発生と増殖 （図1.7-4）

　ヒトの身体は約60兆個の細胞で構成され，それぞれの細胞の核に一通りの遺伝子情報（DNA）が含まれている．がんの発生はその遺伝子の異常によって起こる．発がんに関連するがん関連遺伝子は現在200種以上発見されており，ヒトゲノム中には数百種類の未知のがん関連遺伝子が存在すると考えられている．がん関連遺伝子には**がん遺伝子**と**がん抑制遺伝子**がある．発がん物質やウイルス感染，紫外線，放射線などの影響を受け，がん遺伝子が活性化したり，がん抑制遺伝子が不活性化したりすると細胞ががん化する．がん化の過程，いくつかのがん遺伝子の組み合わせにより，複数

plus α

ヒトゲノム

ゲノム（genome）は，遺伝子（gene）という語に，全体を表すomeを加えた語である．つまりヒトゲノムは，ヒトの全遺伝情報が記録された染色体全体を指す．

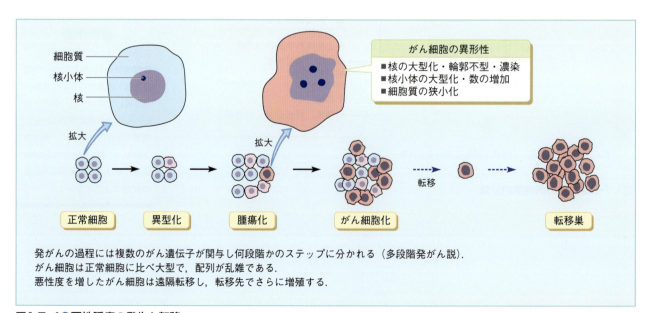

発がんの過程には複数のがん遺伝子が関与し何段階かのステップに分かれる（多段階発がん説）．
がん細胞は正常細胞に比べ大型で，配列が乱雑である．
悪性度を増したがん細胞は遠隔転移し，転移先でさらに増殖する．

図1.7-4●悪性腫瘍の発生と転移

の段階をたどってなされるとされている（多段階発がん説）．

悪性腫瘍の増殖速度はさまざまであるが，一般的には1個の細胞のがん化が起きてから，CTやX線でがんが検出される程度の大きさに増大するまでには，約30回の細胞分裂を経ているとされる．計算上は腫瘍の全経過のうち，細胞のがん化から臨床的に取り扱えるがん（1g，1cm程度の大きさ）になるまでに数年から二十数年の経過が潜在していると考えられ，臨床的に観察できるのは全経過のほんの一部分である（図1.7-5）．

(2) がんの進展・転移 （図1.7-6）

がんは局所浸潤にとどまらず遠隔転移する性質をもつ．がん治療が困難なのは転移する性質によるものである．転移が成立するためには，原発巣からの細胞の遊離に始まり，遠隔臓器への生着と増殖までの過程が必要である．

●血行性転移●

腫瘍細胞が血管内に入り込み，血流によってほかの臓器に運ばれた後に増殖して転移巣を形成する（図1.7-6 →，図1.7-7）．解剖学的な面や腫瘍の性質により，それぞれのがんには転移の好発部位がある．

●リンパ行性転移●

がん細胞は容易にリンパ管浸潤を起こし，その周囲のリンパ節へ転移する．臓器ごとに所属リンパ節を第一〜三群に分けている（TNM分類，p.78参照）．

それ以上の範囲に転移が及ぶ場合は遠隔転移とし，血行性転移と同等に扱う．胃癌など腹部臓器のがんのリンパ行性転移は，左鎖骨上の静脈角を経て，左鎖骨上窩リンパ節へ特徴的な転移巣をつくる．これをウィルヒョウ転移と呼ぶ（図1.7-6 →）．

●播種性転移●

がん細胞が胸膜や腹膜を越えて浸潤した場合に，胸腔や腹腔に「種をまく」ように

---

plus α

遺伝子と遺伝

遺伝は遺伝子によってつかさどられているが，遺伝子の病変が必ずしも遺伝するわけではない．例えば，アメリカの日系移民のがん罹患率のパターンは，日本人よりもアメリカ人のパターンに類似している（下表参照）．つまり，先天的な遺伝子異常よりも，喫煙，環境因子などにより，生後に獲得する後天的な要素が発がんに強く影響すると考えられる．ただし，一部のがんでは家族集積性がみられ（家族性腫瘍），「遺伝するがん」の存在も明らかになっている．

	胃癌	大腸癌
日本人	多い	少ない
アメリカ人	少ない	多い
日系アメリカ人	少ない	多い

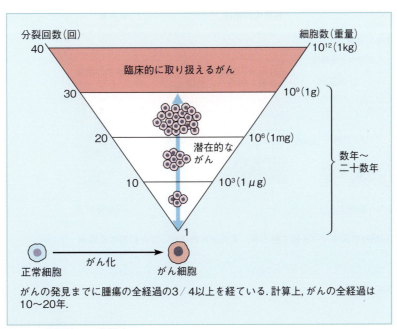

がんの発見までに腫瘍の全経過の3/4以上を経ている．計算上，がんの全経過は10〜20年．

図1.7-5● がんの自然史

がん細胞がばらばらに散らばることがあり，これを播種，または播種性転移という．腹腔内播種によりがん性腹膜炎を引き起こすと腹水の貯留がみられる．胃癌の卵巣への播種性転移をクルーケンベルグ腫瘍という．直腸子宮窩（ダグラス窩）への播種性転移をシュニッツラー転移という（図1.7-6 →）．

> **plus α**
> **センチネルリンパ節**
> がん細胞が原発腫瘍からリンパの流れに乗って最初に到達するリンパ節のこと．乳癌の場合，腋窩リンパ節のいずれかがセンチネルリンパ節となる．

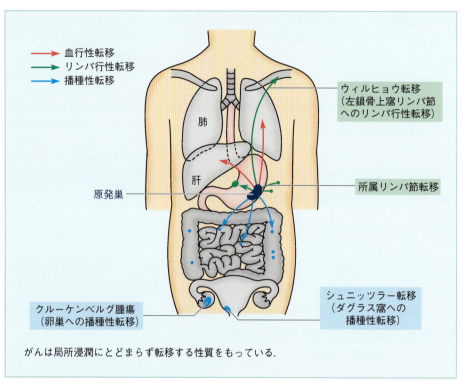

図1.7-6 ●がんの進展・転移（胃癌を例に）

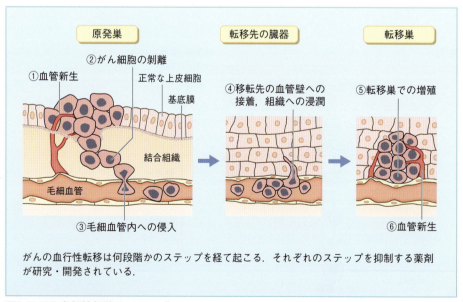

図1.7-7 ●血行性転移のメカニズム

5 がんの治療

(1) 治療学からみた分類 (図1.7-8)

治療学的な観点から，悪性腫瘍は**固形腫瘍**と**血液のがん**に分けて考える．固形腫瘍には肺癌，胃癌，大腸癌などがあり，血液のがんには白血病がある．固形腫瘍の治療の原則は「早期発見，早期切除」であり，早期の固形腫瘍では外科治療が優先されることが多い．一方，白血病（血液のがん）には外科治療の手段はなく，ほかの良性疾患と同様に非観血的治療が優先される．

(2) がんの治療の種類 (表1.7-1)

がんの治療には，外科療法（手術），放射線療法，化学療法（抗がん薬治療）がある．乳癌や前立腺癌では内分泌療法（ホルモン治療）も重要である．最近では，がん細胞の表面抗原や遺伝子を標的とした分子標的薬剤が開発され，臨床でも応用されている．

①外科療法（手術）：がん病巣を取り残しなく，周辺組織を含め一塊に摘出することが原則である．がん病巣をちぎり取るように切除すると，がん細胞を周囲にばらまくことになり再発の原因となる．原発巣と所属リンパ節を取り残しなく切除した場合を治癒切除（根治的手術）といい，取り残しがあると考えられる場合を非治癒切除という．非治癒切除のうち，完全な治癒を目的としたものではなく，症状の緩和やQOLの向上を目指して行う治療を姑息的手術といい，閉塞している消化管のバイパス術や人工肛門造設術などがある．

②放射線療法：放射線療法は，X線，γ線，電子線などの線源を用いて施行される．肺小細胞癌，胚細胞腫，悪性リンパ腫などは放射線感受性が高く，治癒を目的とした照射を行う．また，乳房温存手術後に，残っている可能性のある微小がんを殺傷するために放射線療法を組み合わせることが多い．このほかに，がんの骨転移による疼痛コントロールや，縦隔腫瘍による上大静脈症候群に対する治療といった姑息的照射も行われる．

③化学療法（抗がん薬治療）：抗がん薬を用いる薬物療法を化学療法という．化学療法は全身治療であり，血液のがん（白血病），悪性リンパ腫では第一選択となる．固形腫瘍に対する化学療法の有効性は，腫瘍の種類によって大きく異なる．抗がん薬

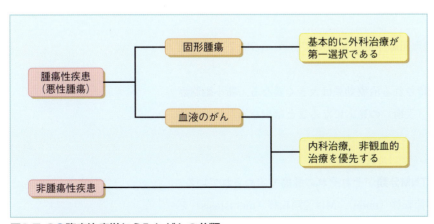

図1.7-8●臨床治療学からみたがんの分類

---

plus α

観血的治療と非観血的治療

外科手術などの「血を見る」治療を観血的治療といい，薬物療法などを非観血的治療という．観血的治療は患者への侵襲が大きいため，一般に，非観血的治療で十分な効果が得られない場合にのみ行うのが治療選択の原則である．固形腫瘍では，観血的治療である外科治療が第一選択になるケースが多い．

plus α

縮小手術とQOL

同等の治療結果が得られるならば，治療の侵襲は小さいほどよい．このような観点から切除範囲を縮小したり，切開範囲をできるだけ小さくしてQOLの向上を目指す治療が行われている（縮小手術）．乳癌に対する乳房温存術や，消化管（胃，食道，大腸）の早期がんに対する内視鏡的切除術などがある．

plus α

上大静脈症候群

縦隔腫瘍や肺癌の縦隔浸潤のために上大静脈が閉塞を起こし，上半身の著明な浮腫を生じる（浮腫の詳しい発生機序は2章41節「浮腫」を参照）．循環不全をきたし死亡の原因となることがある．上大静脈症候群をきたしている場合，上肢からの静脈点滴は病状の悪化を招く．

表1.7-1●固形腫瘍の治療法

・外科療法（手術）
・放射線療法
・化学療法（抗がん薬治療）
・内分泌療法（ホルモン治療）
・分子標的薬剤
・その他
　免疫療法，温熱療法　など

表1.7-2●主な分子標的薬剤

薬剤名	商品名	使用するがんの種類と機序
トラスツズマブ	ハーセプチン®	乳癌細胞の増殖因子受容体（HER2タンパク）を阻害
ゲフィチニブ	イレッサ®	肺癌の上皮成長因子受容体（EGFR）を阻害
イマチニブ	グリベック®	慢性骨髄性白血病の酵素活性を阻害
ベバシズマブ	アバスチン®	大腸癌，肺癌，乳癌の血管新生を抑制

は正常細胞に対しても毒性をもつため，血液毒性，脱毛，消化器毒性などの副作用が必発する．患者の利益が明らかにされていないものも多く，慎重な治療選択を要する．

④内分泌療法（ホルモン治療）：悪性腫瘍の中には，ホルモンによって増殖が促進されるものがある．乳癌細胞は，エストロゲン，プロゲステロンなどの女性ホルモンに刺激を受け増殖する．一方，前立腺癌ではアンドロゲンなどの男性ホルモンが刺激因子である．これらのホルモンの働きを阻害する薬剤を投与することで，がんの進行を抑えることができる．

⑤分子標的薬剤：21世紀初頭から，多数の分子標的薬剤が開発され，がん治療の画期的な進歩がみられた．分子標的薬剤は，がん細胞がもつ特有の分子構造や，がん細胞に栄養や酸素を供給する血管新生を標的としてがん抑制作用を発揮する．従来の細胞毒性（標的細胞を傷害する能力）を主作用とする抗がん薬と異なり，正常細胞には存在しない部位を標的とするため，効果が大きく薬剤有害作用（副作用）が少ない薬剤として期待されている（表1.7-2）．しかし，間質性肺炎，皮膚障害，肝障害といった特徴的な有害作用が明らかにされているため，治療選択は慎重に行う．

6 治療の選択

固形腫瘍の治療は以下の臨床的な情報をもとに総合的に判断し決定する．

（1）全身状態および主要な臓器機能の評価

外科療法，化学療法ともに侵襲が大きい治療である．全身状態や腎，肝，心臓といった主要な臓器が治療に十分耐えられる身体状況であることが必要である．

（2）がんの病理組織型

がんの確定診断は生検材料などを病理組織学的に検査して行う（p.79 7「悪性腫瘍の確定診断法」参照）．

がんの種類（組織型）によって，期待される治療効果は大きく異なる．肺小細胞癌など悪性度の高い腫瘍では，外科療法（手術）の適応になることは少なく，化学療法（抗がん薬治療）が選択される．

（3）病期（stage）

固形腫瘍の進行度を表す指標として**TNM分類**がそれぞれの腫瘍で定められている．Tは原発腫瘍（tumor），Nは所属リンパ節転移（node），Mは遠隔転移（metastasis）を意味し，それぞれの因子ごとに腫瘍の進展度を判定し，各因子を総合して病期（stage）

---

plus-α

集学的治療

手術療法と放射線治療は局所治療であり，転移を伴った進行がんに対しては効果が乏しい．抗がん薬などの薬物療法には大きな腫瘍の治癒をもたらすほどの効果がなくても，全身の微小な転移巣への治療効果は期待できる．それぞれの治療の利点を組み合わせて行う治療法を集学的治療といい，手術の前後に抗がん薬を加える補助化学療法などが行われる．

を決め，治療法を決定する．例えば，原発巣が3cm以下で（＝T1），所属リンパ節転移がなく（＝N0），遠隔転移がない（＝M0）肺癌症例はT1N0M0で，病期（stage）はⅠ期ということになる．

（4）インフォームドコンセント

インフォームドコンセントはあらゆる医療行為に必要である．特にがん治療においては，治療の侵襲性と期待できる効果，代替治療などについて詳細に説明する．

7　悪性腫瘍の確定診断法 （表1.7-3）

がんの確定診断をつけるには，X線写真やCT写真などの間接的な証拠だけでは不十分で，がん細胞の存在を顕微鏡下で確認する必要がある．確定診断の方法には**病理組織診**と**細胞診**がある．確定診断が得られていない場合は，侵襲性の大きいがん治療は行うべきでない．

8　がんの臨床・看護

悪性腫瘍の多くは慢性疾患であり，合併症も多く経過が長期にわたるため，臨床的に多彩な特徴をもつ．看護の対象も，一見健康そうに見える早期がん症例から終末期症例まで多岐にわたる．がん治療には手術療法や化学療法（抗がん薬治療）など，侵襲や副作用の強い治療が施行されることが多く，治療に関連したケアや心理・精神的サポートも重要である．

手術症例では，術前術後のサポート，リハビリテーションを行う．化学療法には嘔気・嘔吐，下痢，白血球・血小板減少，脱毛，口内炎，感染症など，さまざまな有害事象（副作用）が出現するため，副作用の早期発見と症状への対処法や日常生活における注意点，工夫を患者に伝える．

進行がん・終末期患者では，さまざまな合併症や症状を併発し，不幸な転帰をとることがある（表1.7-4）．疼痛，感染，電解質異常，低栄養，悪液質といった身体的な問題に対するケアと，不安，恐れ，怒り，いら立ち，うつ状態といった精神的な問題の両者に対応していくことが重要である．

---

plus α

緩和ケア

WHOによって「生命を脅かす疾患による問題に直面している患者とその家族に対して，痛みやその他の身体的問題，心理社会的問題，スピリチュアルな問題を早期に同定し，適切な評価と治療によって，苦痛の予防と緩和を行うことで，クオリティ・オブ・ライフを改善するアプローチである」と定義されている．以前は終末期のケアが主体だったが，現在では，診断時など早期からの緩和ケアの重要性が注目されている．

---

plus α

悪液質

悪液質（カヘキシー）はがんなどの慢性疾患の経過中に起こる全身的な衰弱状態で，るいそう，浮腫，貧血，電解質異常などを伴う．がん患者にみられる悪液質は食物摂取不良による栄養失調に加えて，腫瘍の産生するホルモン様物質によっても引き起こされる．

表1.7-3● がんの確定診断法

- 病理組織診
  生検（バイオプシー），手術検体　など
- 細胞診
  喀痰，尿，分泌液，胸水，腹水，穿刺吸引，生検標本のスタンプ標本など

がん治療には確定診断が必要である．
細胞診の標本は細胞がばらばらの状態になっているため，生検標本に比べ細胞配列や全体の構造は判定しにくい．

表1.7-4● 進行がん患者の死亡原因

- 感染症の合併*
- 転移巣や原発巣の増悪による臓器不全
- がんによる管腔臓器の閉塞
- 悪液質
- その他

＊：進行がん患者は免疫不全状態の易感染者（compromised host）であり，感染症の合併による死亡が多い．がん細胞の産生する液性因子（サイトカイン）などにより悪液質となることがある．

がん告知とサイコオンコロジー（精神腫瘍学）

　1960年代までは欧米でもがんの診断を患者に告知することは一般的ではなかったが，真の診断の告知を含むインフォームドコンセントは医療行為を行うために必須である．診断結果を正しく患者に伝えることによって，医療者と患者間の信頼関係が増し，患者は治療の副作用・手術侵襲により耐えることができるようになる．

　一方で，告知を受けた患者の不安，悲哀，抑うつ状態，絶望感などに心理学的，社会学的に対処する必要がある．サイコオンコロジー（精神腫瘍学）とは，精神医学・心理学（psychology）と腫瘍学（oncology）を組み合わせた造語で，1980年代に確立した新しい学問である．がん患者のQOL維持・向上のための支援方法を開発・実施・教育・普及することや，基礎的な研究の推進を目標としている．がんは慢性疾患であり，その経過が数カ月〜数年に及ぶ．その間の患者の精神的病態に対応することも医師，看護師，心理精神専門家（カウンセラー）などチーム医療者に課せられた重要課題である．

！考えてみよう　臨床場面とのつながり

1. 進行がんの患者さんの身体的・精神的ケアについてまとめてみましょう．
2. 抗がん薬の主な副作用にはどんなものがありますか．

引用・参考文献

1) 宮敏路. "治療選択論：臨床腫瘍学". ダイナミック・メディシン6. 下条文武ほか監修. 西村書店, 2003.

2) 磯野可一. ナースの外科学. 改訂3版. 中外医学社, 2002.

重要用語

悪性腫瘍	がん遺伝子，がん抑制遺伝子	固形腫瘍，血液のがん
アポトーシス	血行性転移	TNM分類
分化度，異型度	リンパ行性転移	
癌腫，肉腫	播種性転移	

学習達成チェック

☐ がん細胞と正常細胞の違いを説明できる．

☐ 良性腫瘍と悪性腫瘍，癌腫と肉腫とは何かを説明できる．

☐ がんの自然史と進展形式について説明できる．

☐ TNM分類とは何か説明できる．

☐ がん治療の種類とその選択方法について説明できる．

8 先天異常

先天異常には，①単一（メンデル）遺伝子によるもの，②染色体異常によるもの，③外因によるもの，④多因子遺伝によるもの，⑤原因不明のもの，などが含まれる．

1 先天異常と先天奇形

先天異常と先天奇形という言葉は同じ意味にとられることが多いが，厳密には両者を区別する．

先天奇形は，体表面または体内諸臓器の解剖学的な構造の異常を指し，先天異常は解剖学的異常のほかに，先天性の要因による機能の異常を含む（図1.8-1）．

奇形は一見してよくわかる**大奇形**〔無脳症，兎唇（口唇裂），口蓋裂，多指など〕と，注意して見るとわかる**小奇形**（母斑，耳の異常，眼の異常など）に分類される．大奇形は放置すれば生命に関わり，日常生活に支障をきたすもので，外科的・形成外科的処置を要するものが多い．一方，小奇形は医療上の問題となることは少なく，日常生活に影響を及ぼさないものともいえる．

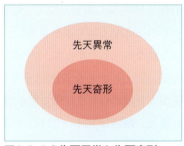

図1.8-1●先天異常と先天奇形

2 先天異常の原因

先天異常は遺伝性疾患（単一遺伝子病またはメンデル遺伝病ともいう），染色体異常，出生前の環境要因などの外因，あるいは多因子性疾患（多因子遺伝病）など，種々の原因によって起こる．

（1）DNAと遺伝子と染色体の関係

先天異常の原因を考えるためには，**DNA**と**遺伝子**と**染色体**の関係を理解しておく必要がある（図1.8-2）．遺伝情報の担い手はDNA（デオキシリボ核酸）であり，DNAを細胞から細胞へと伝えていくのが染色体である．DNAは細胞の核の中に存在

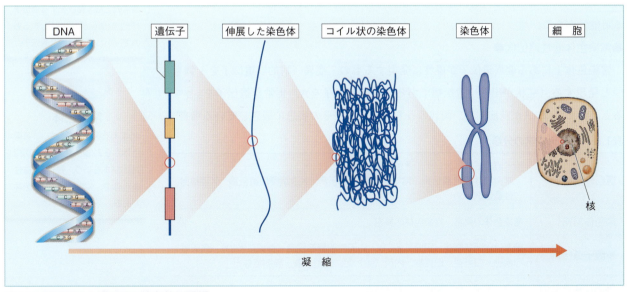

図1.8-2●DNAと遺伝子と染色体の関係

し，二重らせん構造で規則正しく折り込まれている．

DNAは塩基，糖，リン酸から構成されるヌクレオチドがつながった糸のようなものである．塩基はアデニン（A），チミン（T），グアニン（G），シトシン（C）の4種類で，AとT，GとCがそれぞれ水素結合を介して塩基対を構成している．卵子および精子のDNAはそれぞれ30億個の塩基対を含んでいる．

受精後，受精卵は60億個の塩基対を含み，細胞分裂を繰り返し，私たちの身体を形作る60兆個の細胞となる．細胞が分裂するとき，2本のDNAの糸がほぐれ，それぞれの糸と全く同じ糸を複製し，その結果，親DNAと全く同じ子DNAが2個できることになる．したがって，一つひとつの細胞は受精卵と全く同じ60億個の塩基対（AとT，GとC）からなるDNAを含んでいる．このDNAの糸の中に2.5〜3万個の遺伝子がちりばめられた状態で並んでいる．

また，細胞は46本（23対）の染色体をもっている．この染色体はDNAが1万5千分の1に凝縮したもので，細胞分裂の際にDNAを娘細胞に伝えていく運び屋の役割を担っている．したがって，母と父に由来する各23本の染色体（凝縮したDNA）にはそれぞれ2.5〜3万個の遺伝子が存在することになる．

(2) 遺伝子異常と染色体異常

これらの遺伝子の一つに異常が生じたものが**遺伝子異常**である．一方，**染色体異常**は特定の染色体が増えたり減ったりするもので，その染色体上のすべての遺伝子に増減が起こっている．その結果，知的障害，発育障害，奇形などさまざまな症状を示す．

3 先天異常の分類

先天異常は，表1.8-1のように分類できる．

(1) 単一遺伝子病（メンデル遺伝病）

単一遺伝子病は変異遺伝子が常染色体（1番染色体から22番染色体）上にある常染色体優性・劣性遺伝病と，変異遺伝子が性染色体であるX染色体上にあるX連鎖優性・劣性遺伝病に分類される．遺伝性疾患では，奇形は単一または多発性のどちらも生じる可能性がある．

●常染色体優性遺伝病●

常染色体上にある変異遺伝子が優性に発現するもの．変異（病的）遺伝子を1個もつと発現する（症状が出る）遺伝病である．変異遺伝子をA，正常な遺伝子をaとすると，AaまたはAAが発症する．両親のうちいずれかがその疾患に罹患している場合，

表1.8-1●先天異常の分類

遺伝性疾患	単一遺伝子病（メンデル遺伝病） 常染色体優性遺伝病，常染色体劣性遺伝病，X連鎖優性遺伝病，X連鎖劣性遺伝病
染色体異常	常染色体の異常，性染色体の異常
多因子遺伝病	肥厚性幽門狭窄症（男児に多い），先天性股関節脱臼（女児に多い），先天性心疾患，口唇裂，口蓋裂，内反（尖）足，尿道下裂，無脳症など
外因によるもの	感染，薬剤，化学物質，放射線など

---

plus-α

娘細胞

1回の細胞分裂の結果生じた，遺伝的に全く等しい2個の細胞．

---

plus-α

変異遺伝子

通常の正常な働きをする遺伝子（野生型遺伝子）に対比するもので，いわゆる病的な遺伝子．

---

plus-α

常染色体

46本ある染色体のうち，1番染色体から22番染色体までの22対計44本をいう．残り2本は性染色体で，X染色体とY染色体である．

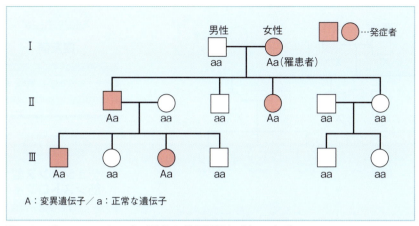

図1.8-3● ハンチントン病（常染色体優性遺伝病）の家系

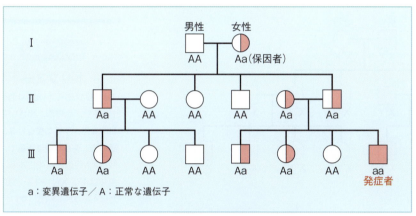

図1.8-4● フェニルケトン尿症（常染色体劣性遺伝病）の家系

通常，①その子は男女ともに罹患する，②世代を超えて発症する，③子の1/2が発症する，という特徴がある（図1.8-3）．ハンチントン病，マルファン症候群などがある．

●常染色体劣性遺伝病●

常染色体優性遺伝病と異なり，変異遺伝子を1個もつだけでは発症せず，2個もつ場合に発症する．したがって通常は両親が変異遺伝子を1個ずつもつ保因者である場合に，子が発症する可能性がある．保因者は症状を示さない．変異遺伝子をa（劣性），正常な遺伝子をAとすると，①罹患者は通常aaである，②罹患者の両親はともにAaで，血族結婚のことが多い，③同胞（兄弟姉妹）発症が多い，④子の1/4が発症する，⑤男女ともに罹患する（図1.8-4）．フェニルケトン尿症などの先天性代謝異常（1章9節「代謝異常」参照）の大部分は常染色体劣性遺伝病である．

●X連鎖優性遺伝病●

X染色体上にある遺伝子が優性に発現するもの．X連鎖優性遺伝病では変異遺伝子はX染色体上に存在する．正常の遺伝子aをもつX染色体をX^a，変異遺伝子A（優性）をもつX染色体をX^Aとすると，①X^AX^aの女性とX^AYの男性が発症する，②X^AX^aの女性の子どもの1/2が発症する，③X^AY男性の娘は全員発症するが息子は発症しない（図1.8-5）．X連鎖優性遺伝病には，ビタミンD抵抗性くる病などがある．

plus α

ハンチントン病
進行性の舞踏病様不随意運動，硬直，認知障害を特徴とする疾患．症状は舞踏病様不随意運動を示すまで徐々に進む．

plus α

マルファン症候群
長身，長い四肢，クモ状指，水晶体偏位，僧帽弁閉鎖不全を特徴とし，大動脈瘤の破裂で突然死することがある．

plus α

フェニルケトン尿症
フェニルアラニンの代謝異常症で，知的障害を伴う．新生児代謝異常スクリーニング検査に含まれる．

plus α

ビタミンD抵抗性くる病
骨格の変形，肋軟骨部の腫脹（くる病念珠），成長障害などをきたす疾患．ビタミンD治療が無効である．

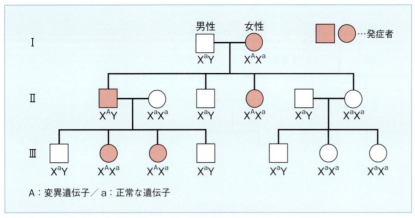

図1.8-5●ビタミンD抵抗性くる病（X連鎖優性遺伝病）の家系

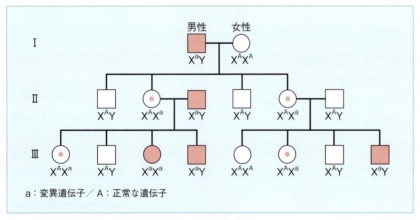

図1.8-6●血友病A（X連鎖劣性遺伝病）の家系

●X連鎖劣性遺伝病●

　X染色体上にある遺伝子が劣性に発現するもの．X連鎖優性遺伝病と同じく，変異遺伝子はX染色体上に存在する．正常の遺伝子AをもつX染色体をX^A，変異遺伝子a（劣性）をもつX染色体をX^aとすると，①男性はX染色体を1個しかもたないため，X^aYの男性のみが発病する．②変異遺伝子を1個もつX^AX^a女性は無症状の保因者である．③保因女性の息子の1/2は罹患し，娘の1/2は保因者である．④罹患男性の娘は全員保因者で，息子は全員非罹患者である．⑤通常は男性のみが発症するが，保因者女性が罹患男性と結婚した場合，女性でも発症することがある（X^aX^aの場合）（図1.8-6）．代表的疾患には血友病A・B，デュシェンヌ型筋ジストロフィなどがある．

(2) 染色体異常

　常・性染色体の異常を含み，日本での新生児に占める頻度は約0.6%である．

●常染色体の異常●

　主な常染色体の異常には染色体が1本増えるトリソミー（ダウン症候群は21トリソミー，その他18トリソミー，13トリソミーなど），5番染色体の短腕の一部が欠ける（欠失）猫なき症候群がある．

●性染色体の異常●

　主な性染色体の異常には，X染色体が1本欠けるターナー症候群，男性でX染色体

plus α
血友病
先天的な凝固異常により出血傾向をきたす疾患であり，関節，筋肉内，軟部組織に出血するのが特徴．

plus α
デュシェンヌ型筋ジストロフィ
筋力低下および関節の拘縮が進み，歩行不能となる進行性の疾患．ジストロフィン遺伝子異常で起こる．

plus α
トリソミー
18トリソミー：18番染色体が1本多い．心奇形，小さい顎，耳の奇形，手指の重なりなどを認める．生命予後は不良で，半数は2カ月以内に死亡する．染色体は47，XY，＋18（男）または47，XX，＋18（女）．
13トリソミー：13番染色体が1本多い．心奇形，無（小）眼球，口唇裂・口蓋裂，多指症などを認める．生命予後は不良で，半数は1カ月以内に死亡する．染色体は47，XY，＋13（男）または47，XX，＋13（女）．

plus α
猫なき症候群
新生児期に子猫のような泣き声を示すことから名付けられた．小頭，知的障害を伴う．染色体は46，XY，5p−（男）または46，XX，5p−（女）．

plus α
ターナー症候群
低身長，思春期の第二次性徴の欠如，翼状頸，外反肘などを主徴とする疾患．染色体は45，X．

が1本多くなるクラインフェルター症候群などがある.

（3）多因子遺伝病

複数の遺伝子が相互に作用し合って症状を呈するものをいう．身長，血圧などが多因子遺伝する．病的なものには口唇裂，口蓋裂，肥厚性幽門狭窄症，先天性股関節脱臼，先天性心疾患，糖尿病，統合失調症などが含まれる．多因子遺伝病では，奇形は一つでほかの症状を欠き，ありふれた疾患であることが多い．再発危険率は単一遺伝子病と比べ低く，2～5％である．

（4）外因による異常

単一・多発奇形のどちらも生じ，先天性風疹症候群，胎児性アルコール症候群など妊娠初期の障害による疾患群を含む．臨界期では大・小奇形を生じやすい．

臨界期（感受期）

奇形には，特にその原因が作用しやすい形態発生の時期がある．受精後2～7週の胎芽期は種々の組織，器官が発生し，ヒトとしての形態を整える時期で，外因に対する感受性が強く，なんらかの環境因子によって奇形を生じやすい．この時期を臨界期または感受期と呼ぶ．

---

4 先天異常の発生頻度

先天異常の発生頻度は調査方法によって異なるが，新生児の約5％に存在すると推定される（**表1.8-2**）[1]．先天奇形の頻度は，奇形の定義のしかた，観察者，調査方法，調査時期，追跡調査の有無によって大きく左右される．

5 先天異常の診断

（1）遺伝医療の流れ

遺伝医療の流れを図1.8-7に示す．手順として診察，情報の収集，検査，診断へのアプローチ，確定診断および治療，遺伝カウンセリング，経過観察が含まれる．

①初診：実際に専門医を受診するのは，子どもの成長・発達・知能の遅れのいずれかがある場合，多発奇形がある場合，遺伝病罹患の疑いのある場合，および出生前に異常が見つかった場合などである．その他，近親結婚などによる影響，妊娠中の薬物摂取による影響，家族性腫瘍発症に関する相談などの予知的または予測的遺伝カウンセリングに関するものが含まれる．

②診察：診察を行い異常所見を記載する．全身をよく観察して小奇形の有無をチェックする．多発小奇形がある場合は，染色体異常や遺伝性疾患の確率が高くなる．

③情報の収集：問診では妊娠・分娩歴，特に薬剤服用の有無，感染症，X線検査の有無を聴取する．家族調査では家族内に患者と同じ症状をもつ人がいるかどうかを詳しく調べ，家系図を作成する．家族内発症があればその奇形または症状が遺伝するものか，多因子遺伝によるものかなど，ある程度の予測がつく．

④検査：問診・診察の後，必要ならば血液検査・CT検査，心・腎の超音波検査，骨の

---

plus α

クラインフェルター症候群
高身長，無精子症，精巣萎縮を主徴とし，女性化乳房を示す場合がある．染色体は47，XXY．

1-8
先天異常

plus α

先天性風疹症候群
風疹ウイルスによる胎内感染．妊婦が風疹に罹患すると風疹ウイルスが胎盤を経て移行し，発育途上にある胎児に影響を及ぼす．低出生体重，小頭症，白内障，緑内障，難聴，網膜症，心疾患，肝・脾腫大，血小板減少，黄疸などを認める．

plus α

胎児性アルコール症候群
母が妊娠中に飲酒することにより生じる．発育障害，小頭，知的障害，小眼球，頬骨低形成，心疾患などを認める．

表1.8-2● 先天異常の原因

・遺伝性（メンデル遺伝多因子遺伝等）	15～20%
・染色体性	5～6%
・外的因子	5～6%
母体感染疾患	（2～3%）
薬剤化学，環境物質	（2～3%）
・原因不明 その他	60～70%

日産婦誌，2009年.

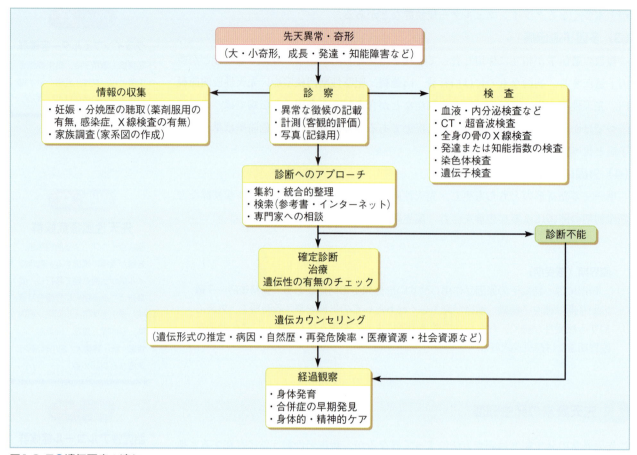

図1.8-7● 遺伝医療の流れ

X線検査を行う．胎児期の異常に関しては，胎児超音波検査や羊水検査が行われる．

⑤診断：得られた情報をもとにして診断へのアプローチを行う．

⑥治療：確定診断後，治療可能な疾患に対しては治療する．薬物療法，リハビリテーション，先天奇形に対しては外科的手術などを行う．胎児期の異常に対しては胎児治療が積極的に実施されつつある．先天性免疫不全症，がん，パーキンソン病などの難治性疾患に対しては遺伝子治療が行われている．

⑦経過観察：年に1〜2回は経過を観察し，症状の変化，発育・発達の状況，合併症の有無などをチェックしていくことが重要である．必要ならば他科へ紹介する．知的障害を伴う例では療育機関への紹介など，患者の社会的自立を援助する．また両親，特に母親への精神的ケアに努めることも大切である．要望があれば種々の先天奇形をもつ児の親の会や遺伝的疾患をもつ患者の会を紹介する．患者の生活の質（QOL）を常に考えながら経過観察していくことが大切である．診断不能例でも慎重に経過観察する．経過中に偶然に診断がつくことはよく経験するところである．

→遺伝カウンセリングについてはp.87参照．

（2）遺伝性の有無のチェック

家系調査を行い，家族内発症者の有無を調べる．もし，親子例やきょうだい（同胞）例がある場合は，単一遺伝子による優性遺伝，劣性遺伝および多因子遺伝などを考えながらその家系における遺伝形式を明らかにする．

（3）遺伝カウンセリング

確定診断後は治療，その疾病の予後および自然歴，病因，再発危険率，遺伝形式の推定，社会資源の活用などについてのカウンセリングを行う．遺伝カウンセラーは，遺伝医療を必要としている患者や家族に適切な遺伝情報や社会の支援体制等を含むさまざまな情報提供を行い，心理的，社会的サポートを通して当事者の自律的な意思決定を支援する保健医療専門職である．遺伝カウンセラーには，医療技術を提供したり研究を行う立場とは一線を画し，独立した立場から患者を援助することが求められる．

6 先天異常の看護

（1）先天異常の看護 （表1.8-3）

先天異常をもつ患者のQOLを重視した医療・療育を効果的に実施するためのケアが大切である．患者のもつ疾病の診断・治療に始まり，患者の一生涯に及ぶQOLを支援するために，医療・心理・ケアの専門家および社会資源の活用が必要である．患者に対する全人的・包括的アプローチの観点からすれば，看護師が果たす役割は大き

表1.8-3●先天異常の看護

発達時期	援　助	具体的な内容
新生児・乳児期	1）診断および親に対する心理的援助 2）合併奇形の有無の検索および治療（四肢・指趾，泌尿・生殖器，先天性心疾患，中枢神経系など） 3）栄養管理 4）成長・発達のチェック 5）育児相談（栄養指導など） 6）遺伝カウンセリング	重症の四肢奇形を伴う例や先天性心疾患を伴う例では，早期治療が必要である． 胎内発育遅延を伴うことが多いため，慎重な栄養管理を要する．哺乳障害，嚥下障害・胃食道逆流現象を伴うことがある．中には経管栄養を要する場合がある． 親の育児不安を軽減することが大切である．
幼児期	1）成長・発達のチェックと発達訓練・言語療法 2）合併奇形の有無の検索および治療（泌尿・生殖器，聴力，痙攣，眼科的異常，歯科異常など） 3）生活指導	精神運動発達の経過観察が大切である．言語発達の遅れを認める例では言語訓練を要する． 四肢・指趾奇形，筋骨格系異常を伴う例では早期からの理学療法，さらに中枢神経系や腎・泌尿・生殖器系の異常，聴力障害・痙攣・眼科的異常の有無に留意する必要がある．合併奇形治療のため外科手術を要する例がある． 日常生活習慣における指導を行う．
学童期	1）成長・発達のチェック 2）教育・療育に関する助言 3）心理的ケア	就学についての相談・助言が必要．日常生活関連動作で全介助または半介助を要する例では，適切な生活指導が大切である． 行動異常（自傷，他傷，攻撃，多動など）を伴う例では，適切な心理ケアを要する．精神科的アプローチが必要となる場合がある．
思春期	1）成長・発達のチェック 2）教育・療育に関する助言 3）心理的ケア 4）進路相談	最終身長予測などを行う． 思春期特有の心理ケアを要することがある． 自立可能例では将来の就職について，自立困難な例では療育施設利用などについて相談・助言を行う．
成　人	1）進路相談 2）小児科と内科の連携 3）社会的・心理的ケア	施設利用，就職などについて相談・助言を行う． 患児の先天異常の自然歴を考慮しつつ，小児科から内科への医療情報の伝達を円滑に行い，患者の一生に及ぶQOLを保障する必要がある．

い．先天異常をもつ患者のケアでは，特に家族への精神的・社会的支援が重要となる．家族の抱える問題や悩みに対し，きめ細かな対応が求められる．表1.8-3に，新生児期から成人までの発達時期に応じたケアを示す．

（2）多職種による関わり

遺伝医療の一連の流れの中では，看護師のほかにもさまざまな医療関係者および社会資源がいかに必要不可欠であるかがわかる．医師，臨床遺伝専門医，看護師，臨床検査技師，遺伝カウンセラー，保健師，ケースワーカーなどが遺伝医療に包括的に関わっていくことが重要である．

（3）今後の課題

遺伝医療の進展に伴い，個人のプライバシー保護や倫理面に多くの問題が生じることが予想される．また，患者のQOLを保障するために，遺伝医療がより専門分化する傾向にある．そのような時代の中で，遺伝医療を円滑に運用するためには，遺伝情報の共有化，遺伝子検査施設の整備，および看護師を含む医療関係者のネットワークづくりをすることが課題である．

plus α

遺伝看護専門看護師

2016（平成28）年11月，日本看護協会の資格認定制度として，専門看護分野に新たに特定された．対象者の遺伝的課題を見極め，診断・予防・治療に伴う意思決定支援とQOL向上を目指した生涯にわたる療養生活支援を行うことと，世代を超えて必要な医療・ケアを受けられる体制の構築と，ゲノム医療の発展に貢献することを目的としている．

! 考えてみよう　臨床場面とのつながり

1．先天異常の原因にはどのようなものがあると患者さんに説明しますか．
2．単一遺伝子病と染色体異常の違いをどのように説明しますか．
3．優性遺伝と劣性遺伝の違いをどのように説明しますか．
4．単一遺伝子病と多因子遺伝病の違いをどのように説明しますか．

引用・参考文献

1）平原史樹. 19. 新生児の管理と治療 14）先天異常児. D.
産科疾患の診断・治療・管理. 日産婦誌. 2009, 61(1), p.11.

重要用語

先天異常，先天奇形	遺伝子	染色体異常
大奇形，小奇形	染色体	多因子遺伝病
DNA	遺伝子異常	

学習達成チェック

☐ 先天異常とは何かを説明できる．

☐ 先天異常の原因を分類できる．

☐ DNAと遺伝子と染色体の関係を説明できる．

☐ 染色体異常と遺伝性疾患を区別できる．

☐ 遺伝形式を説明できる．

☐ 遺伝医療の流れを理解できる．

☐ 先天異常の看護のポイントを説明できる．

リンク 臨床生化学，臨床栄養学，栄養代謝機能障害

9 代謝異常

1 糖質代謝の異常

(1) 糖質代謝の異常とは

糖質は生体にとって大切なエネルギー源である．そのため，血中の**ブドウ糖**（血糖）は常にほぼ一定の範囲内に維持されている．このような血糖の調節に大きな役割を果たしているのが，**インスリン**や**グルカゴン**などのホルモンと，肝臓，筋肉，脂肪組織といった，ブドウ糖を蓄積する臓器である．いずれが障害されても糖質代謝異常を生じる．代表的な疾患として，**糖尿病**，**糖原病**がある．

(2) 健常者の血糖調節

血糖は最も厳密な調節を受けている血中の栄養素である．健常者では食前・食後にかかわりなく，血糖は常にほぼ70〜120mg/dLの範囲に調節されている（図1.9-1a）．絶食しても食事摂取後も血糖が一定の範囲内に維持されているのは，インスリンの基礎分泌（絶食時，持続的に少量分泌されている状態）と追加分泌（食後，余分に分泌されるもの）の働きによる．

食後に高血糖にならず，ある範囲内に血糖が保たれるのは，腸管から吸収されたブドウ糖がインスリンの作用によって**グリコーゲン**に合成され，肝臓に蓄積されるためである．また，筋肉でも糖は取り込まれ，同様にグリコーゲンとして蓄積される．さらに，上昇した血中のブドウ糖はインスリンの作用によって脂肪細胞の中に取り込まれ，中性脂肪として蓄積される（図1.9-2）．

空腹や飢餓状態では，膵臓から分泌されたグルカゴンが作用して肝臓からブドウ糖が放出されるため，血糖は一定に維持される．

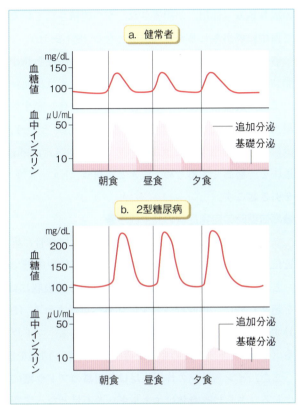

図1.9-1●インスリン分泌動態と血糖調節

plus-α

糖尿病におけるインスリン分泌

1型糖尿病ではインスリンの基礎分泌・追加分泌がともに障害され，2型糖尿病では追加分泌は低下しているが，基礎分泌は比較的保たれていることが多い．

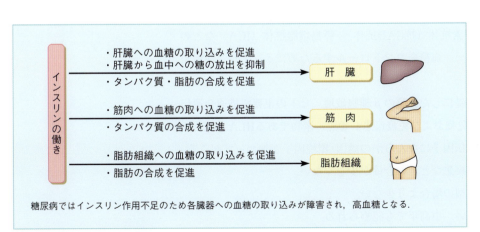

図1.9-2●インスリンの働き

（3）糖尿病

●糖尿病の病態生理●

糖尿病では，インスリンの作用不足（膵臓から分泌されるインスリン量の低下と，肝臓や筋肉，脂肪などの組織におけるインスリンの働きの低下）のため，組織への糖の取り込み（作用）が阻害され，かつ蓄積されていたグリコーゲンがブドウ糖となって血中に放出されるため高血糖となる（図1.9-1b）.

さらにインスリンの作用不足が進むと，中性脂肪が分解されてグリセロールと遊離脂肪酸を増加させる．増加したグリセロールは高血糖を一層助長する.

また，遊離脂肪酸はケトン体（アセトン体）産生の基質となる．血中のケトン体が増えて蓄積した状態をケトーシス（ketosis）という．ケトン体は弱酸性のため，体内に過剰に蓄積すると酸血症（アシドーシス，acidosis）となる．この状態が血漿浸透圧を一層高くするため，脱水と電解質（Na^+, K^+）の喪失が促進され，高血糖昏睡を引き起こす.

●高血糖時の自覚症状の発生機序●

ブドウ糖や水はいったん腎の糸球体から尿細管に排泄されるが，通常，ブドウ糖は近位尿細管からすべて再吸収され，水も遠位尿細管で一部再吸収される.

しかし，近位尿細管におけるブドウ糖の再吸収には限度があり，血糖が160mg/dLを超えた分は，再吸収されずに体外へ排泄される（尿糖）．この際，尿の浸透圧が上昇するため水の再吸収が抑制され，その結果，ブドウ糖とともに水分も多量排泄される（多尿）．多尿のため血中浸透圧が上昇し，口渇を感じ，多飲が起こる.

また，インスリンの作用不足は各組織のブドウ糖の利用を妨げるため全身倦怠感を生じる．さらに，身体はエネルギー源不足となって空腹・多食を生じ，脂肪組織中の中性脂肪を利用するため体重減少が起こる.

●糖尿病のタイプ●

1型糖尿病

主として幼児から15歳までの小児期に比較的急激に発症する．1型糖尿病は日本人の糖尿病の数パーセントを占める.

免疫の異常などによって膵臓のβ細胞（インスリンを産生する細胞）が破壊され，その結果インスリンを分泌できなくなる．一般に急激な高血糖で発症する．発症初期には，抗グルタミン酸脱炭酸酵素抗体（抗GAD抗体），膵島細胞抗体（ICA）などの自己免疫抗体が陽性のことが多い．血糖をコントロールするためにインスリン注射が欠かせない.

①発症機構：主に自己免疫を基礎にした膵臓のβ細胞破壊．ヒトの主要組織適合遺伝子複合体（MHC，1章4節「免疫および免疫疾患」参照）産物であるHLA（human leukocyte antigen）などの遺伝因子になんらかの誘因・環境因子が加わって起こる．ほかの自己免疫疾患（甲状腺疾患など）の合併が少なくない.

②家族歴：家系内の糖尿病は2型の場合より少ない.

③発症年齢：小児〜思春期に多い．中高年でも認められる.

④肥満度：肥満とは関係ない.

---

plus-α

ケトアシドーシス

ケトーシスとアシドーシスがともにみられる状態をケトアシドーシスといい，昏睡に陥ることがある.

plus-α

糖尿病の自覚症状

糖尿病発見のきっかけとして，健康診断や糖尿病以外の病気で治療中など，自覚症状のない状態で発見される人が半数以上を占める.

⑤自己抗体：GAD（glutamic acid decarboxylase）抗体，IAA（insulin autoantibody），ICA（islet cell antibody），IA-2（insulinoma-associated antigen-2）抗体などの陽性率が高い．

2型糖尿病

40歳以降に発症することが多く，日本人の糖尿病の95％以上を占める．最近は，肥満の子どもの増加とともに，10歳代での発症者にもこのタイプが増えている．その治療には必ずしもインスリン治療を必要としない．

2型糖尿病には，インスリンの分泌低下を主体とするものと，インスリン抵抗性を主体とするものとがある．遺伝要因のほかに，エネルギーの過剰摂取や栄養の偏った食生活，運動不足，ストレスなどの環境要因が大きく関わっている．治療の基本は食事療法と運動療法であるが，経口血糖降下薬やインスリン注射が必要な場合も多い．

①発症機構：インスリン分泌の低下や，インスリン抵抗性をきたす複数の遺伝因子に過食（とくに高脂肪食），運動不足などの環境因子が加わってインスリン作用不足を生じて発症する．

②家族歴：家系内血縁者に，糖尿病発症が多い．

③発症年齢：40歳以上に多い．若年発症も増加している．

④肥満度：肥満または肥満の既往が多い．

⑤自己抗体：陰性

その他のタイプ

遺伝子の異常による糖尿病，ほかの病気（肝疾患や膵疾患など）や薬剤（副腎皮質ステロイドやインターフェロンなど）の副作用のために発症する糖尿病，妊娠糖尿病がある．

（4）低血糖

健常者は絶食状態でも，低血糖に陥ることはほとんどない．その理由は，血糖が低下し始めると，グルカゴンやアドレナリン，コルチゾール，成長ホルモンなどのインスリン拮抗（きっこう）ホルモンが分泌されるからである．これらのインスリン拮抗ホルモンの働きによって，肝臓ではグリコーゲンの分解，糖新生などが起こり，血糖の低下を防ぐ．

●低血糖の病態生理●

糖質の摂取不足や吸収不足，肝臓におけるグルコースの産生や放出の低下，インスリン拮抗ホルモンの分泌低下など，血中へのグルコースの病的な供給不足は低血糖を引き起こす．また，インスリンの過剰分泌（膵臓のβ細胞に起こるインスリノーマなどのインスリン産生腫瘍）や血糖降下薬（経口血糖降下薬やインスリン注射）の過剰使用は，グルコースの利用を増加させ，低血糖を生じる．

●低血糖時の血糖値と症状●

血糖の低下に伴い，段階的に生体反応が起こる（図1.9-3）．

血糖値が80mg/dL以下程度になるとインスリン分泌が抑制される．70mg/dL付近でグルカゴンやアドレナリンが分泌され，さらに60mg/dLまで低下すると成長ホルモン，コルチゾールなどのインスリン拮抗ホルモンの分泌が起こる．血糖が60mg/dL程度になると，交感神経刺激症状による低血糖症状が起こる．血糖値がさらに低

---

plus-α

インスリン抵抗性

2型糖尿病ではインスリンの量が不足するだけでなく，肝臓や筋肉，脂肪組織でのインスリンの働きが低下する．これをインスリン抵抗性という．食事や運動といった生活習慣との関連が深い．

---

plus-α

インスリン拮抗ホルモン

血糖の調節には，血糖を低下させる唯一のホルモンであるインスリンと，血糖を上昇させるグルカゴン，アドレナリン，コルチゾール，成長ホルモンなどが重要な働きをする．ある現象に対し，互いにその効果を打ち消し合うように働く作用を拮抗作用ということから，血糖を上昇させるホルモンをインスリン拮抗ホルモンという．

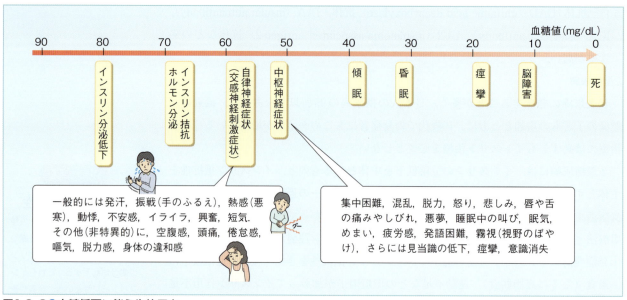

図1.9-3 ● 血糖低下に伴う生体反応

下すると，中枢神経症状が現れる．

なお，低血糖をしばしば起こすと，低血糖に基づく典型的な自律神経症状が欠如し，いきなり意識障害などの中枢神経症状が現れることがある．これを**無自覚性低血糖**という．最近，重症低血糖を繰り返すと認知症が起こりやすいことが指摘されている．

(5) 糖原病

グリコーゲンを分解する酵素が先天的に欠損することにより，グリコーゲン（糖原）が沈着する代謝異常を**糖原病**という．欠損する酵素の種類によって，グリコーゲンの沈着する臓器が異なる．日本では比較的頻度の高い疾患で，食事療法が治療の中心となる．

(6) 先天性糖代謝異常

先天性糖代謝異常では，通常であれば特定の酵素により代謝される物質が，酵素の欠損によって代謝されずに蓄積したり，異常代謝物質が生成されたりするといった異常が生じる．

主な**先天性糖代謝異常**として，乳糖不耐症，果糖不耐症，ガラクトース血症が挙げられる．これらは，酵素障害のために血中の乳糖，果糖，ガラクトースがそれぞれ増加してさまざまな症状をきたす疾患である．

2 脂質代謝の異常

(1) 脂質代謝の異常とは

脂質代謝異常は，血中コレステロールや中性脂肪などの脂質が結合した**リポタンパク**の過剰生産や代謝障害によって生じる．脂質代謝異常は心筋梗塞や脳梗塞などの動脈硬化性疾患の主要な危険因子である．

(2) 脂質異常症（高脂血症）

血中脂質には，コレステロール，トリグリセリド（中性脂肪），リン脂質，遊離脂

---

plus α

後期ダンピング症候群

胃切除（とくに全摘出）後の患者において，食事の2〜3時間後に糖質の急速な吸収のため一過性に高血糖が生じ，これに反応してインスリン分泌が亢進し，脱力感，冷汗，めまいなどの低血糖症状が出現することがある．症状の改善には糖分を補給する．

plus α

リポタンパク

一般に脂質は疎水性（水と混ざりにくい性質）のため，親水性のタンパクが脂質の表面に入り込むと血液中に安定して存在できる．このような脂質とタンパクとの結合体をリポタンパクという．

表1.9-1●血漿リポタンパクの種類と特性

	カイロミクロン（キロミクロン）	超低比重リポタンパク（VLDL）	低比重リポタンパク（LDL）	高比重リポタンパク（HDL）	
直径（Å）	5,000〜800	800〜300	250〜150	100〜75	
比重（g/mL）	<0.96	0.96〜1.006	1.006〜1.063	1.063〜1.210	
電気泳動	原点	preβ	β	α	
化学組成（%）				HDL$_2$	HDL$_3$
タンパク質	2	8	23	42	58
リン脂質	6	18	22	29	23
コレステロール	7	19	45	24	15
トリグリセリド	85	55	10	5	4
アポタンパクの組成	A, B, C	B, C, E	B	A, C	

□は主成分を示す.

肪酸などがある. 脂質それ自体は水に溶けないため, アポリポタンパク（単にアポタンパクともいう）と結合したリポタンパクの形で血中を運搬される.

　リポタンパクは, それぞれの脂質構成成分（主にコレステロールとトリグリセリド）の割合とアポタンパクの組成によって表1.9-1のように分類される.

　リポタンパクの代謝経路は, 外因性（食事由来）と内因性（肝臓由来）に大別される.

　まず, 食事性の脂肪が吸収されると, 腸で**カイロミクロン**（キロミクロン）に組み込まれる. カイロミクロンが血中に入ると, カイロミクロン中のトリグリセリドは脂肪組織や筋肉で消費されて, カイロミクロンは小型のカイロミクロンレムナントになる.

　一方, 肝臓で合成された**超低比重リポタンパク**（VLDL）は, トリグリセリドが分解されて**低比重リポタンパク**（LDL）になる. カイロミクロンやVLDLが増加すると, 高トリグリセリド血症の原因となる.

　LDLは末梢諸臓器へのコレステロール供給源となるため, LDLの増加は粥状動脈硬化症の主な原因となる. これに対して, **高比重リポタンパク**（HDL）は末梢組織から遊離コレステロールを受け取り, ほかのリポタンパクに遊離コレステロールを転送したりして, 最終的には肝臓に取り込まれる. HDLの多い者には動脈硬化や虚血性心疾患が少ないことから, LDLを「悪玉コレステロール」と呼ぶのに対し, HDLを俗に「善玉コレステロール」と呼んでいる.

　このように, リポタンパクが過剰に生産されたり, 代謝が障害されたりすることによって, 血清脂質の異常が生じるため, リポタンパクについて理解することは大切である.

3 タンパク質代謝の異常

（1）タンパク質代謝の異常とは

　タンパク質は栄養素であるとともに, 免疫・遺伝, 生体の構成成分, また酵素やホルモンとして生命の営みに重要な役割を果たしている.

　タンパク質代謝の異常をきたす疾患として, 低タンパク血症のほかに, 高タンパク

血症（多発性骨髄腫，悪性リンパ腫など）や血清タンパク分画の異常（ネフローゼ症候群，肝硬変など），特殊なタンパク質の沈着（アミロイドーシス）などが挙げられる．

(2) 低タンパク血症

低タンパク血症は主として，血清アルブミン濃度の低下によって生じる．低タンパク血症では膠質浸透圧が低下するため，水分が間質へ流れ込み，浮腫や腹水，胸水がみられることが多い．

低タンパク血症は，主に表1.9-2に示した原因によって起こる．

(3) 先天性アミノ酸代謝異常

アミノ酸の代謝酵素が欠損したり，活性が不足したりすることで起こる．代表的疾患として，フェニルアラニンというアミノ酸を代謝できずに起こるフェニルケトン尿症，ヒスチジンというアミノ酸を代謝できずに起こるヒスチジン血症などがある．フェニルアラニン制限食，ヒスチジン制限食などの食事療法が対策の中心となる．

表1.9-2● 低タンパク血症の主な原因

1. タンパク摂取不足や生成障害 ・肝疾患 ・炎症，外傷，感染 ・タンパク摂取量の低下 ・タンパク質の消化・吸収不足
2. 体内分布の変動 ・腹水 ・炎症，外傷，感染
3. 異化の亢進 ・慢性炎症，慢性感染症
4. 体外への漏出 ・皮膚の広範な炎症，外傷，感染，火傷 ・ネフローゼ症候群 ・タンパク漏出性腸疾患

4 核酸・ビタミンなどの代謝異常

(1) プリン体代謝の異常

核酸の成分であるプリン体は，最終的には尿酸となって主に尿中に排泄される．したがって，高尿酸血症とそれによって起こる痛風を理解するためには，プリン体や尿酸の代謝動態を知る必要がある．

●健常者のプリン体・尿酸代謝●

体内の尿酸は，①細胞内の核酸の分解，②肝臓でのプリン体の産生，③食事性プリン体からの移行によって生じる（図1.9-4①②③）．

健常な成人男子の体内尿酸プールは平均1,200mgで，この中の700mgが毎日入れ替わっている．すなわち，体内で産生される尿酸と排泄される尿酸の量はどちらも平均およそ700mg/日で釣り合っており，尿酸プールは一定に保たれ血清尿酸値に反映さ

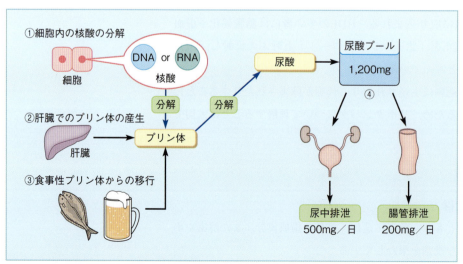

図1.9-4●健常者のプリン体・尿酸代謝

れる．

　排泄される尿酸（およそ700mg/日）の約70％が尿中に排泄され，約30％が腸管から排泄される（図1.9-4④）．

●高尿酸血症●

　核酸の分解が亢進する疾患（血液疾患など）や，激しい運動，アルコール飲料の摂取過多，糖原病などでは，生成される尿酸量が尿酸排泄能を超えるため，**高尿酸血症**となる（尿酸産生過剰型高尿酸血症）．

　これに対して，尿中への尿酸の排泄低下のために高尿酸血症となる場合もあり，これを尿酸排泄低下型高尿酸血症という．両方を併せもつ場合は混合型という．日本の高尿酸血症患者のうち，尿酸産生過剰型は約1割，尿酸排泄低下型は約6割，混合型は約3割を占める．

●痛　風●

　高尿酸血症ではしばしば体内に尿酸が尿酸結晶として沈着し，皮下結節や関節炎，尿路結石，腎障害の原因となる．尿酸結晶による急性関節炎を**痛風**といい，関節炎発作を痛風発作ともいう．痛風は男性に多い．

（2）ビタミン代謝の異常

　現在の日本人の栄養状態からは，ビタミン欠乏症はまれである．しかし，臨床的には決して無視できない病態であり，常に留意しなければならない．

●ビタミンB_{12}●

　ビタミンB_{12}が不足すると，悪性貧血や神経系の異常，消化器障害を生じる．

　ビタミンB_{12}は肉，魚などの動物性タンパク質に多く含まれ，回腸で吸収される．そのため菜食主義者や腸の切除者で不足しがちとなる．また，ビタミンB_{12}の吸収には胃内因子が必要なため，胃切除者や萎縮性胃炎の者には貧血が起こりやすい．

●ビタミンD●

　血清カルシウム（Ca）濃度は，副甲状腺ホルモン（parathyroid hormone：PTH），甲状腺から分泌されるカルシトニン，さらにビタミンDによって調節されている（図1.9-5）．

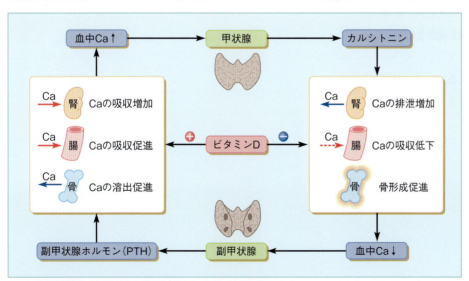

図1.9-5●カルシウム（Ca）代謝とビタミンDの作用

腸管からのカルシウム吸収には活性化されたビタミンDが必要である．そのため，ビタミンDそのものの不足や，ビタミンDが活性化される臓器である腎臓の疾患でビタミンDの不足が生じることで，**骨軟化症**，低カルシウム血症になりやすい．

サルコイドーシスや結核などでは，ビタミンD過剰症のため高カルシウム血症をきたすことがある．

> **plus α**
>
> ### 骨軟化症
> なんらかの原因で骨組織へのCaの沈着障害をきたすもので，成人に生じたものを骨軟化症，小児に生じたものをくる病という．ビタミンDの代謝障害を生じているものが多い．

！考えてみよう　臨床場面とのつながり

1. 糖尿病で血糖値が高くなる理由を，どのように患者さんに説明しますか．
2. 低血糖のとき，低血糖症状が現れる理由をどのように患者さんに説明しますか．
3. 尿酸が高くなる機序を，どのように患者さんに説明しますか．

引用・参考文献

1）山田幸男．糖尿病チーム医療の実際：患者さんと共に歩む．メディカ出版，2003．
2）岡崎悟．"インスリン療法"．糖尿病の療養指導2001．日本糖尿病学会編．診断と治療社，2001，p.118-121．
3）三浦久幸．"低血糖昏睡"．新時代の糖尿病学4．日本臨牀社，2002，60（10）増刊，p.136．

重要用語

ブドウ糖	カイロミクロン	高尿酸血症
インスリン，グルカゴン	超低比重リポタンパク（VLDL）	痛風
グリコーゲン	低比重リポタンパク（LDL）	骨軟化症
無自覚性低血糖	高比重リポタンパク（HDL）	
リポタンパク	プリン体代謝	

学習達成チェック

☐ 健常者の血糖調節機序の説明ができる．

☐ 糖尿病における血糖上昇の理由を説明できる．

☐ 高血糖でアシドーシスになる理由を説明できる．

☐ 高血糖時のさまざまな症状の発生機序を説明できる．

☐ 低血糖の発生機序を説明できる．

☐ リポタンパクの種類を挙げられる．

☐ 尿酸が高くなる原因を説明できる．

病態症候論 2

学習目標
- よく遭遇し，かつ重要な症状・徴候の原因を理解し，その分類ができる．
- よく遭遇し，かつ重要な症状・徴候の病態生理が理解できる．
- よく遭遇し，かつ重要な症状・徴候の問診・検査などのポイントがわかる．
- よく遭遇し，かつ重要な症状・徴候の対応や対処の原則が理解できる．

学習項目

症候と疾患の関係
序論―身体の不調はどう現れるか
1. 咳嗽・喀痰・喀血
2. 呼吸困難
3. 胸痛
4. 不整脈
5. チアノーゼ
6. ショック
7. 腹痛
8. 肥満
9. やせ
10. 食欲不振
11. 嚥下障害
12. 嘔気・嘔吐
13. 吐血・下血
14. 便秘
15. 下痢
16. 腹部膨満
17. 腹水
18. 黄疸
19. 貧血
20. 出血傾向
21. リンパ節腫脹
22. 皮膚瘙痒
23. レイノー症状
24. 意識障害
25. 頭痛
26. 痙攣とてんかん
27. 運動麻痺
28. 運動失調
29. 歩行障害
30. 嗄声
31. めまい
32. 視力障害
33. 難聴
34. 耳鳴
35. 味覚障害
36. 嗅覚障害
37. しびれ
38. 腰痛
39. 関節症状
40. 発熱・低体温
41. 浮腫
42. 脱水
43. 排尿異常
44. 尿量異常
45. 尿所見異常
46. 睡眠障害
47. 倦怠感

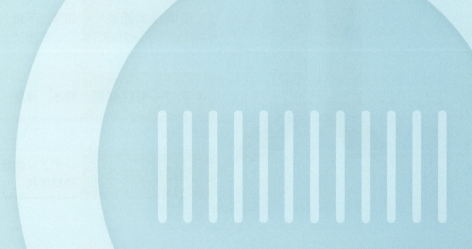

症候と疾患の関係

●疾病と代表的な症状●

疾患が異なっていても，共通の症候が現れることはある．

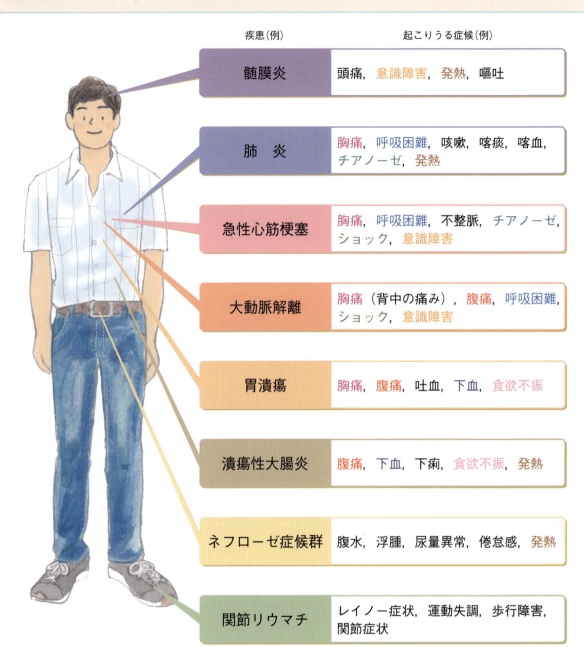

疾患（例）	起こりうる症候（例）
髄膜炎	頭痛，意識障害，発熱，嘔吐
肺炎	胸痛，呼吸困難，咳嗽，喀痰，喀血，チアノーゼ，発熱
急性心筋梗塞	胸痛，呼吸困難，不整脈，チアノーゼ，ショック，意識障害
大動脈解離	胸痛（背中の痛み），腹痛，呼吸困難，ショック，意識障害
胃潰瘍	胸痛，腹痛，吐血，下血，食欲不振
潰瘍性大腸炎	腹痛，下血，下痢，食欲不振，発熱
ネフローゼ症候群	腹水，浮腫，尿量異常，倦怠感，発熱
関節リウマチ	レイノー症状，運動失調，歩行障害，関節症状

肺炎，急性心筋梗塞，大動脈解離，胃潰瘍は，発生部位も発生機序も異なるけれど，どれも胸痛がみられるのですね．

●臨床の場では，症候から疾病を推測する●

一つの症候から推測できる疾患は複数ある．

意識障害
- 脳梗塞
- 脳腫瘍
- 髄膜炎
- 脊髄損傷
- 急性心筋梗塞
- 大動脈解離
- …

頭が痛い（頭痛）
- 脳梗塞
- 脳腫瘍
- 髄膜炎
- …

息が苦しい（呼吸困難）
- 気管支喘息
- 肺炎
- 気胸
- 肺血栓塞栓症
- 心タンポナーデ
- 大動脈解離
- 急性心筋梗塞
- アナフィラキシー
- …

ショック
- アナフィラキシー
- 肺血栓塞栓症
- 急性心筋梗塞
- 大動脈解離
- 心タンポナーデ
- …

身体の感覚に違和感がある／感覚がない，ろれつが回らないなど（運動麻痺）
- 脳梗塞
- 脳腫瘍
- 脊髄損傷
- …

胸が痛い（胸痛）
- 気管支喘息
- 肺炎
- 気胸
- 肺血栓塞栓症
- 大動脈解離
- 急性心筋梗塞
- 心タンポナーデ
- 胃潰瘍
- …

例えば，「息が苦しい」という症候は，呼吸器疾患だけでなく，心疾患やアレルギー疾患によっても起こります．

私たちが患者さんを看護するときには，症候からいくつかの疾患の可能性を思い浮かべ，重要な疾患（致命的な疾患）を見逃さないことが大切です．

序論 | 身体の不調はどう現れるか

　患者の何かしらの「不都合」の解決を手伝うのが，私たち医療従事者の役目である．患者の抱える不都合にはさまざまなものがあるが，その中で身体的，精神的な不都合を**病気**あるいは**疾病**と称する．

1　身体の不調のとらえ方

（1）疾患別の分類

　病気には，例えば「肺炎」というように，病名という「名札」が付いている．そして，私たちがこの病名という分類に基づいて病気を理解できるように，例えば「呼吸器疾患」などと，各種の教科目がある．

　そのように教科目が整備されていることで，さまざまな病気を系統的に理解することができ，学習が効率的になる．体の構造別に整理し，肺ならば肺の病気を，心臓ならば心臓の病気をおのおのまとめて学習することで，それぞれの器官がもつ特性や構造との関連性の理解につなげることが，より効果的になるであろう．

（2）病因別の分類

　病気には，その病気の起こるメカニズム別，すなわち病因別に整理する方法もある．第1章の**病態**による分類がこれに当たる．

（3）症状・徴候別の分類

　ここに体調の思わしくない人がいるとする．その人は病気のようだ．しかしながら，本来この場面では病気が中心ではないはずである．「○○病」という人がいるのではなく，ある人がいて，その人が○○病というものをもち合わせている，というのが本来の姿である．つまり，例えば「肺炎」が服を着て歩いているわけではなく，肺炎という病気をもっている人がいるのである．

　では病気は，どのような現れ方をするのだろうか．これについてしっかり理解しておかないと，病名という名札が付いていない人については，その人を理解する手掛かりが著しく乏しくなりかねない．

　患者から現れる「目印」には，患者が自覚して自ら訴える「**症状**」と，他者からとらえられるものとしての「**徴候**」とがある．ここでは両者をまとめて「**症候**」として扱うこととする．

2　疾病・病態と症状・徴候の関係

　目印となる症状や徴候は，疾病や病態と必ずしも1対1の関係にあるわけではない．例えば，患者が息苦しさを自覚して私たちに訴えているとしよう．「息苦しい」のは必ずしも呼吸の不具合のためとは限らない．酸素を取り込む「呼吸」，それを運ぶ「血液」，その血液を体中に配る「循環」のいずれが不調でも，患者にとっては「息苦しい」状態となる．しかし患者にとっては，なぜ・何が不調で息苦しくなったのかは，感覚的には区別がつきにくいものである．

　また，体の中で何かが起こっても，特定の症状や徴候だけが現れるとは限らない．

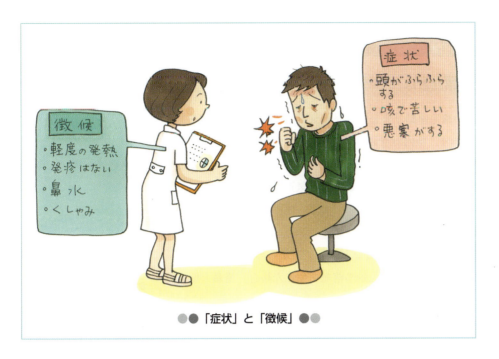

●●「症状」と「徴候」●●

　例えば，臨床現場でよく遭遇する症候として「不安」という状態がある．この状態は決まった症候として現れるわけではない．大きな手術を控え，不眠になる人もいれば，逆に過眠となる人もいる．ストレスから，いらいらして家族や看護師にきつく当たる患者もいれば，黙ってじっと窓の外を見ている患者もいる．このように，「不安」の反映として私たちの眼前に現れるものは，極めて多種多様である．

　つまり，疾病・病態と症状・徴候は，「多対多」の関係があるということができる．しかしこの関係には一定の規則性があるので，私たちはその規則性をきちんと理解して患者を把握するように努めればよいし，実際の臨床場面ではそのように，症状や徴候からアプローチしていくことが大切である．

重要用語

病気，疾病　　　　　　　　病態　　　　　　　　症状，徴候，症候

リンク G 呼吸機能障害／循環機能障害

1 咳嗽・喀痰・喀血

1 咳嗽（咳）・喀痰（痰）・喀血とは

咳嗽（咳, cough）とは，気道の線毛運動で除去できない気道内の異物や分泌物を除去するための防御反応の一つであり，肺内の空気が気道を通じて爆発的に呼出されることである．咳嗽によって喀出されたものが痰である．

痰とは，気管・気管支粘膜からの分泌物あるいは漏出液に，気道粘膜から剝離した細胞，吸入された異物などが不定の割合で混合したものである．喀出された場合に喀痰（sputum）として観察される．

喀血（hemoptysis）とは，気管・気管支・肺実質などの下気道からの出血により，気道から血液を喀出する現象を指す．短時間内に大量の喀血を生じた場合，窒息（気道閉塞）して死亡につながることもある．

2 病態生理

（1）咳 嗽（図2.1-1）

気道内への異物侵入を防御する因子には，嚥下反射，咳反射，気道粘膜線毛輸送能，噴門括約筋による胃・食道逆流現象防止などがある．咳反射は，気道に機械的刺激，化学的刺激，炎症性刺激，寒冷刺激（温度刺激）などが加わると誘発される．咳が連続的かつ頻繁に繰り返される場合には病的状態が疑われる．

喉頭，気管，気管分岐部には機械的刺激に対する受容器が多く，気管支や細気管支には化学受容器が多く分布する．気道に機械的・化学的刺激などが加わると，咳受容体が刺激されて末梢神経枝の一つが興奮する．その興奮は次々に神経枝から神経枝へと伝わっていき，迷走神経を中心とした求心性の神経を通じて延髄の第四脳室下部にある咳中枢の興奮をもたらす．そこから遠心性の脊髄神経，迷走神経を通じて肋間神経，横隔膜神経，反回神経へと興奮が伝わり，肋間筋，横隔膜，声帯などを刺激することで咳嗽が起こる．

咳中枢は大脳皮質にもつながっており，心因性の場合あるいは随意的にも咳を生じさせる．また，咳中枢は呼吸中枢と嘔吐中枢に近接しており，相互に関連し合っている．咳嗽時には正常呼吸が一時的に中断され，さらに，激しい咳嗽時には嘔気，嘔吐を伴う場合もある．

咳を発生させる機構について述べる．咳は吸入相—加圧相—呼出（排出）相の3相が連動して起こる．まず，最初に咳中枢が興奮することによって，深い吸気が起こる（吸入相）．次に声門が閉鎖され，呼気筋（胸壁・腹部筋群）の強い緊張・収縮が起こる（加圧相）．このとき，声門が閉鎖されているために胸腔内圧，気道内圧が上昇，続いて声門を一気に開き，瞬間的・爆発的に強い呼気が咳特有の発声とともに排出される（呼出相）．吸気相に続いて声門が閉鎖された際の胸腔内圧は，50〜100mmHgにまで上昇する．痰の喀出には，最低でも10〜25m/sの気流と1Lの肺気量が必要である．時には，流速が200m/sにまで達する場合もある．

plus-α

肺動静脈瘻と喀血

肺の動静脈瘻は，その構造により単純型と複雑型に分けられる．単純型は肺動脈が静脈性の拡張部を介して直接に肺静脈とつながっている．複雑型は数本の肺動脈が異常血管構造を介して，数本の肺静脈につながっている．肺動静脈瘻の多くは下葉か中葉，または左下葉の舌部に発生し，これが破れると喀血を生じる．

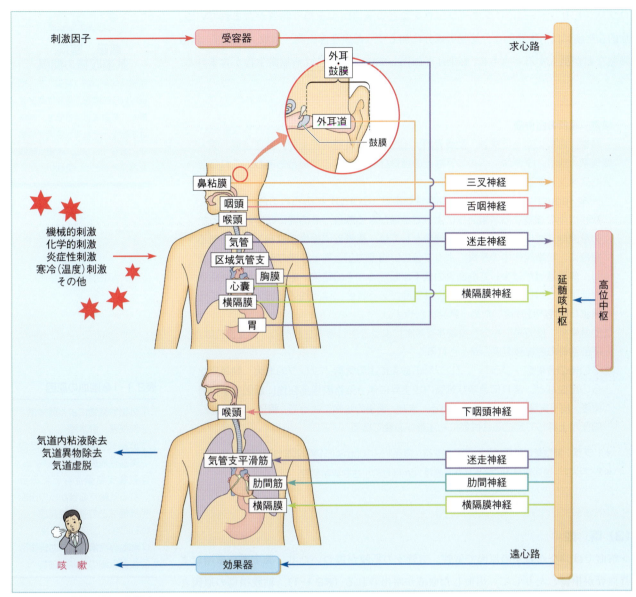

図2.1-1●咳嗽反射の病態生理

くしゃみ反射（nasal reflex）は，鼻粘膜の刺激により誘発される気道反射であり，異物の侵入を防ぐ生体防御反応の一つである．受容器の実体はあまりよくわかっていないが，三叉神経を介して刺激が中枢に伝えられるとされている．

(2) 喀痰

気道分泌物は，通常，気道粘膜から1日に50〜100mL程度産生されるが，大部分は気道壁から吸収されるか蒸発する．その残りも線毛上皮の運動によって喉頭へ送られて嚥下されるため，痰として自覚され，喀出されることはほとんどない．したがって，多量の痰が喀出されるということは，気管支分泌腺の腫脹によって，気道分泌物が過剰に産生される場合である．通常，これらの分泌物は，咳嗽によって喀出され喀痰として観察される．

喀痰の中には，種々のタンパク質，ムチン，DNAのほか，分泌型のIgA（免疫グ

---

plus α

気道収縮，肺虚脱

気道壁の咳受容体は主に機械的・化学的刺激の影響を受けるが，気道の収縮や肺の虚脱も強い刺激因子となる．太い気道は強い軟骨によって支持されているが，末梢気道は支持するものがない．なんらかの原因により，例えば強い陰圧によって末梢気道の収縮や肺の虚脱が起こった場合に，それが刺激因子となって咳嗽が誘発されるといわれる．

ロブリン），リゾチーム，インターフェロンなどの気道防御を担う物質が含まれている．病的な喀痰には，生理的な分泌物の成分に加えて，炎症性滲出物，血液，組織液，剥離細胞などが混入するとともに，感染症が起因している場合には病原微生物が含まれる．

咳嗽・喀痰の合併症

　咳嗽・喀痰によって失神，肋骨骨折，出血，胸・腹腔内圧上昇，脳圧上昇，尿・便失禁，脱肛，子宮脱，ヘルニアなどの合併症を引き起こす場合もあり，これらをアセスメントすることも重要である．

①失神（cough syncope）：慢性閉塞性肺疾患（COPD）にみられる合併症である．数秒以上の連続する咳嗽発作によって意識がなくなり，その間に咳嗽が治まるため意識はすぐに回復する．発生機序としては，気管支に強度の狭窄・閉塞がある場合に，咳嗽発作中の努責によって著しい胸腔内圧上昇と急激な脳圧亢進が持続し，静脈還流が減少して脳血流の低下が起こる．その結果，組織への酸素供給量が低下して起こるとされる．特に肺気腫がある場合には，残気量増大によって元来より胸腔内圧が高いため，誘発されやすい．

②肋骨骨折：長時間にわたり持続する咳嗽によって生じる場合がある．好発部位は，下部肋骨の前後腋窩線の間とされる．

③その他の合併症：ブラ*1・ブレブ*2の破裂による気胸，ブレブの増大，肺病変からの出血など．まれに急激な気管内圧上昇に伴う気管膜様部裂傷に起因する縦隔気腫，皮下気腫が生じる場合がある．また，術後の咳嗽によって，腹圧，胸腔内圧，脳圧が上昇して起こる合併症にも注意が必要である．

*1 ブラ：肺胞壁の破壊によって発生する，直径1〜10cmくらいの気腫性嚢胞のこと．
*2 ブレブ：腹側胸膜内に発生した，直径1cmほどの小さな異常気腔．

（3）喀　血

　喀血では，なんらかの原因で気管，気管支の粘膜が傷ついたり，肺実質の破壊により血管が損傷したりして，出血した血液が喀出される（表2.1-1）．粘膜損傷の原因としては，気管支炎などによる咳刺激，肺癌などの粘膜病変，気管支拡張症による粘膜萎縮・炎症，異物による刺激・損傷などがある．肺損傷の原因としては，肺炎や肺結核，肺膿瘍などが挙げられる．

　喀血は咳嗽，喀痰，胸痛などの症状に続発する場合もあるが，時には突発性に起こることもある．喀血と混同されがちな状態に血痰，吐血がある（p.106，161参照）．

　大量喀血を起こしやすい原因としては，気管支動脈への浸潤を認める肺癌や，嚢胞性線維症，動静脈奇形，遺伝性出血性毛細血管拡張症，骨髄移植後，特発性肺炎症候群などが知られている．さらに血小板減少症でもリスクは高くなる．多量の喀血は窒息やショック（p.128）を起こす場合がある．

3 アセスメント

（1）咳嗽・喀痰のアセスメント

　咳嗽・喀痰は呼吸器系の症状のうち最も頻繁にみられるものであるが，その原因疾

---

plus α

咳嗽，喀痰，気道収縮の関係

咳嗽は気道収縮（喘鳴）を，気道収縮は咳嗽を，喀痰は気道収縮を，気道収縮は咳嗽を，咳嗽は喀痰を，それぞれ誘発する関係にある．しかし，咳嗽は喀痰を誘発するとはいえない．

表2.1-1●喀血の原因

①外傷や異物による肺損傷
②肺梗塞，肺水腫
③肺結核，肺化膿症などの炎症性疾患
④気管支拡張症などにみられる気管支血管からの出血
⑤肺癌などの腫瘍性疾患
⑥DICなどの全身性疾患
⑦肺動静脈瘻などの血管奇形
⑧大動脈瘤の気道内破裂

---

plus α

大量喀血

一般に24時間以内に100〜600mL以上の血液を喀出した場合を大量喀血という．

---

plus α

特発性喀血症

特に背景となる基礎疾患がない喀血のことであり，胸部X線撮影・胸部CT・気管支鏡などを実施しても出血以外の異常を指摘できない．患者のほとんどは喫煙者である．

患は実に多様である．したがって，発生機序と疾患の関係性を理解した上で，問診と身体所見，検査により，的確に原因疾患を探る必要がある．

●問診と身体所見（観察）のチェックポイント●

咳嗽が，喀痰を伴う咳嗽（**湿性咳嗽**：wet cough, productive cough）なのか，喀痰を伴わない咳嗽（**乾性咳嗽**：dry cough, non productive cough）なのか判別する．また湿性咳嗽であれば後述する喀痰の性状を確認した上で，表2.1-2の項目について把握する．**胸痛**，**呼吸困難**，**チアノーゼ**を伴う咳嗽は，早急な対応が必要となる．

●咳嗽の種類●

湿性咳嗽か乾性咳嗽かによって，原因疾患をある程度鑑別できるため，その判別は極めて重要である（表2.1-3）．

湿性咳嗽

湿性咳嗽は，気管支喘息，気管支炎，肺炎，肺化膿症，気管支拡張症，肺結核などで出現する．喀痰の性状は，①**粘液性痰**，②**膿性痰**，③**漿液性痰**，④**血性痰**，⑤**泡沫性痰**などに分類される（性状が混在している場合には，「粘液膿性」，「漿液泡沫性」

表2.1-2●咳嗽・喀痰出現時の問診・身体所見のチェックポイント

問診のチェックポイント	身体所見のチェックポイント
①呼吸困難の程度 ②発症のしかた（急性，慢性） ③出現時期（運動時，安静時） ④経時的変化（日内変動：睡眠直後・夜半・早朝・日中） ⑤体位による変動 ⑥悪化の誘引 ⑦随伴症状（発熱，息切れ，胸痛，浮腫など） ⑧既往歴（過去における同様の症状の有無） ⑨生活歴（職業歴，居住歴，喫煙歴，アレルギー歴，ペット飼育など） ⑩精神的な問題（ストレス，心配事など） ⑪家族歴	①チアノーゼの有無 ②呼吸のパターン ③呼吸のリズム ④呼吸音（左右差，喘鳴，ラ音の存在） ⑤呼吸時の体位（起座呼吸） ⑥呼吸時の胸郭の動き（吸気時に伴う，鎖骨上窩・肋間の陥没） ⑦静脈怒張，浮腫，肝腫大の有無 ⑧ばち状指の有無 ⑨心雑音の有無 ⑩胸郭の変形 ⑪打診（鼓音，濁音）

表2.1-3●咳嗽および喀痰の性状と原因疾患

咳嗽の種類	喀痰の性状	原因疾患
湿性咳嗽 （喀痰を伴う咳嗽）	粘液性	急性気管支炎，慢性気管支炎，気管支喘息発作後，咽頭炎，喉頭炎
	膿性	細菌性肺炎，肺化膿症，気管支瘻を伴った膿胸，気管支拡張症（血痰を伴う多量の膿性痰），肺結核
	漿液性	肺水腫，肺うっ血，気管支喘息発作時や細気管支肺胞上皮癌の一部
	血性	肺気管支の外傷，肺癌，肺結核，肺膿瘍，肺炎，気管支拡張症，肺ジストマ，血管壁の障害（肺塞栓，梗塞，肺うっ血），出血性素因をもつ全身性疾患
	泡沫性	肺水腫，肺うっ血
乾性咳嗽 （喀痰を伴わない咳嗽）	なし	軽度の気管支炎，間質性肺炎，がん性リンパ管炎，気管支喘息の重篤な発作時，縦隔腫瘍，大動脈瘤による気管支圧迫，自然気胸，心因性

のように表現する).

①粘液性痰：半透明の粘稠な痰で，気管支腺や杯細胞からの過分泌によって生じる. 健常者の気道粘液にもみられる.

②膿性痰：黄色ないし緑色を呈し，細菌感染による気道分泌物に好中球などが混じって膿性となる.

③漿液性痰：水様透明痰で，肺および気管支の毛細血管の透過性が亢進することで生じる. カタル性鼻炎の「みずばな」に相当する.

④血性痰：組織破壊性の病変が気道，あるいは肺内血管に波及して血液が気道へ入り込み，喀痰に血液が混じっているものを**血痰**という. 痰に血点や血線がわずかに認められる程度のものから，血液に痰の成分がわずかに含まれているにすぎないものまで，さまざまな程度がある. 血痰と喀血の違いは痰の中の血液量の違いであり，血痰は痰の中に血液成分が混じっている程度のもので，喀血は喀出されたものがほとんど血液だけの状態である.

⑤泡沫性痰：肺循環のうっ血に起因する漏出液で，泡のような痰. 肺水腫に特徴的である. 血液が混入し，ピンクから鮮紅色を帯びる場合もある.

乾性咳嗽

乾性咳嗽は，軽度の気管支炎や間質性肺炎などで出現する. 軽度の気管支炎では，時間の経過とともに乾性から湿性に変化してくることもあるため，経過観察が必要である.

(2) 喀血のアセスメント

臨床的には，消化管からの出血である吐血との鑑別が重要である（p.163 表2.13-3参照）. 喀血では通常，咳嗽や呼吸困難感，胸痛を伴い，咳嗽とともに泡沫を含む鮮紅色の血液が喀出されることが多いのに対し，吐血では食物残渣を含む暗赤色の血液（コーヒー残渣様）が嘔吐によって吐出される点が異なる. また，pH試験紙による検査では，純粋に喀血だけの場合には「中性」を，吐血の際には「酸性」を示す. 吐血であっても，肝硬変などに伴う食道静脈瘤からの出血では，血液が胃液と接触しないために通常の血液色となる場合がある. さらに，喀血を飲み込み，それを後に吐血することもあるため，両者の区別が難しい場合もある. 喀血と吐血のチェックポイントを表2.1-4に示す. 喀血と吐血の区別がつかない場合，呼吸器系と消化器系の両方の検査が必要である.

気管支動脈からの動脈性出血による喀血では，通常咳を伴い，赤い血液に泡を含むことが多い. 喀血量によっては呼吸困難を伴うこともまれではなく，気道へ大量の血液が流入し，窒息死のリスクが高くなる.

特に重要となる鑑別疾患は，肺癌と結核である. 臨

表2.1-4●喀血と吐血のチェックポイント

	喀 血	吐 血
出血状態	咳嗽に伴う	嘔吐に伴う
性 状	泡沫を伴う	食物残渣混入
pH（試験紙法）	中性	酸性
随伴症状	胸痛，呼吸困難など	腹痛，嘔気，嘔吐，下血など
出血源（　部）	鮮紅色　喉頭	暗赤色　喉頭　トライツ靱帯

床的に喀血が起こる頻度は少ないが，病巣部分から健常な気道に大量の血液が流入して気道閉塞（窒息）を生じることもあり，その場合は人工気道挿入（気管挿管）をはじめとする速やかな気道確保の対応が必要となる．

また，口腔粘膜や歯肉からの出血，鼻出血，あるいは咽頭，喉頭からの出血との鑑別を行う．

喀出された血液が気管支や肺の中から排出されたものか否かについての判断は難しい．口腔は鼻，食道，胃とも通じており，鼻や食道，口腔からの出血の場合，痰を吐き出すときに痰の周りに血液が付着する可能性がある．一方，気管からの出血の場合には，痰と血液が混じり合っていることが多くなる．したがって，喀血か否かの判断では，どのくらいの量の痰と血液が，どのような状態で喀出してきたかが手掛かりとなる．鼻や食道，口腔からの出血が除外されると気管支や肺からの出血が疑われる．

（3）検 査

咳嗽・喀痰を呈する患者の検査では，胸部X線撮影，血液一般検査（白血球数，CRPなど），赤血球沈降速度（赤沈），血液ガス，喀痰検査が診断を行う上で必須項目である．さらに胸部CT検査，呼吸機能検査，気管支鏡検査，肺生検（経気管支），気管支肺洗浄，核医学検査，胸腔鏡・開胸生検，心電図などが必要となる場合もある．これらの中で極めて重要な検査は喀痰検査であり，微生物検査や細胞診検査所見などは，しばしば病態診断の決め手となる．また，喀痰の性状を肉眼的に観察することは，検査を進める上で重要である．膿性痰は化膿性機転の存在を，血性痰は肺癌を疑わせる重要な所見となる．

喀血を呈する患者に対しては，一般に出血源の精査は胸部X線で行う．単純X線，CT，気管支鏡の流れで検査を行うことが多い．単純X線で病変がある場合は造影CTを行ったほうが，後で気管支鏡を行いやすくなる．気管支鏡は気管吸引のほか，出血部位の確認や止血目的で施行される．

吐血や耳鼻科疾患との鑑別が不十分であった場合は，上部消化管内視鏡検査（upper gastrointestinal fiberscopy：GIF）などを追加する．

4 ケ ア

咳嗽・喀痰に対する治療の原則は，基礎疾患の治療を優先することである．湿性咳嗽は気道内の異物や分泌物を除去するための防御反応であるため，一概に鎮咳してよいわけではない．特に，湿性咳嗽を伴った慢性呼吸不全の患者に強い中枢性の鎮咳薬を投与すると，痰が貯留して換気障害を助長することもあるため，鎮咳薬より去痰薬が有効といえる．一方で咳嗽が程度を越すと安眠を妨げたり体力を消耗したりするため，患者によっては鎮咳薬も適応となる場合がある．乾性咳嗽は，軽度の気管支炎，間質性肺炎，がん性リンパ管炎などにみられ，縦隔腫瘍や大動脈瘤による圧迫などでも生じる．生体機構に不利益な点が多いため，鎮咳を図ったほうがよい．

痰の喀出が困難な場合には，**去痰薬**，**エアロゾル吸入**，**呼吸理学療法**も必要となる．一般に咳嗽による痰の喀出は，比較的太い気道（第4次気管分岐以上）からの排痰に有効で，それよりも下の末梢気道では線毛運動による排痰が重要である．それより末

---

plus α

血液ガス

$PaCO_2$低下，pH上昇により呼吸性アルカローシスを生じる．

---

plus α

喀痰の粘稠度，化学的成分

最近では，喀痰の粘稠度や化学的成分についての検査も注目を集めるようになってきており，喀痰の粘稠度の測定は去痰薬の薬効評価に，また，喀痰中の免疫グロブリン（特にIgA）やリゾチームなどの化学的成分の測定は，気道粘膜面における局所免疫能を検索する目的で実施される場合もある．

梢に至っては，重力を応用した**体位排痰法**による呼吸理学療法が有効とされる．

喀血に対する治療では，出血源である患側肺を下側にした**側臥位（そくがい）**を保つ．これは患側から健側へ血液が流入するのを防ぐためである．局所の安静維持を図り，鎮静薬，鎮咳薬，止血薬などを投与する．極めて大量の喀血（一時的に100mL以上，または24時間以内に1,000mL程度）の場合には，窒息，出血性ショックに陥る可能性が高く，気管挿管による気道確保が必要である．出血部位によっては，バルーンカテーテルによる気管支内タンポナーデ，超選択的気管支動脈塞栓術や肺切除などの外科療法を施行する．酸素療法や輸血なども必要となる．

plus-α

超選択的気管支動脈塞栓術

カテーテルインターベンションの一つで，喀血に対する治療法として確立している．カテーテルを用いて，金属コイルやゲル状物質を出血源である気管支動脈などに挿入し，塞栓して止血する．

❗考えてみよう 臨床場面とのつながり

1. 湿性咳嗽と乾性咳嗽との違いは何ですか．
2. 咳嗽・喀痰時の最も重要な検査は何ですか．
3. 血性痰と喀血，喀血と吐血はそれぞれどう違いますか．
4. 喀出された血液が気管から排出されたものかどうか，どのように判断しますか．
5. 喀血している患者さんには，どのような体位をとらせますか．
6. 大量喀血とはどのような状態ですか．また，どのような対応が必要ですか．

重要用語

咳嗽（咳）	化学的刺激	湿性咳嗽，乾性咳嗽
喀痰（痰）	炎症性刺激	胸痛，呼吸困難，チアノーゼ
喀血	寒冷刺激	粘液性痰，膿性痰，漿液性痰，血性痰，
線毛運動	窒息	泡沫性痰
防御反応	咳受容体	去痰薬，エアロゾル吸入，呼吸理学療
大量喀血	咳中枢	法，体位排痰法
機械的刺激	吸入相，加圧相，呼出相	側臥位

学習達成チェック

☐ 咳嗽・喀痰の定義・概念について述べることができる．

☐ 咳嗽・喀痰の病因とメカニズムについて述べることができる．

☐ 咳嗽・喀痰を引き起こす代表的な疾患を述べることができる．

☐ 咳嗽・喀痰の分類を述べることができる．

☐ 咳嗽・喀痰の合併症について述べることができる．

☐ 咳嗽・喀痰の問診および身体所見のチェックポイントについて述べることができる．

☐ 咳嗽・喀痰の優先的検査について述べることができる．

☐ 咳嗽・喀痰の一般的な治療について述べることができる．

☐ 喀血と吐血の違いを説明できる．

☐ 喀血と血痰の違いを説明できる．

☐ 喀血の原因を説明できる．

☐ 喀血と吐血の鑑別について説明できる．

☐ 喀血時の患者の体位について理解できる．

☐ 喀血による気道閉塞について理解できる．

リンク ⓒ 呼吸機能障害／循環機能障害

2 | 呼吸困難

1 定義・概念

呼吸困難（dyspnea）とは，意識下あるいは無意識下に呼吸機能が十分に働かなくなった結果，苦痛を伴って意識的に努力性の呼吸を行う状態と定義される．息切れ，空気不足感，窒息感などによって，「息が苦しい，呼吸するのがつらい」という窮迫（きゅうはく），切迫した主観的感覚（自覚症状）である．呼吸困難を生じても**呼吸不全**とは限らず，逆に，呼吸不全であっても呼吸困難を知覚するとは限らない．

2 病態生理

呼吸困難の発生機序は十分に解明されていない．現在有力な説は，換気の増加要求に対する感覚が換気の増加に対する感覚よりも大きいため，ここにアンバランスが生じる，という考え（motor command theory）である．

ほかには，呼吸の増加に対して，呼吸筋（筋紡錘）は張力により反応して，呼吸筋（筋紡錘）の長さの変化として出力しており，その変化の間に不均衡が生じたときに，筋紡錘からの求心性刺激が中枢に伝えられて呼吸困難を生じるという説（長さ–張力不均衡説）もある．

呼吸中枢からの指令は呼吸筋に伝えられ，換気運動を起こすばかりでなく，大脳皮質にも転送される．呼吸中枢の指令に見合った呼吸が営まれている場合には，呼吸は無意識下で行われる．しかし，呼吸中枢から指令が発信されているにもかかわらず，期待した呼吸が営まれない場合に呼吸困難が生じる．

3 アセスメント

極めて多くの疾患が呼吸困難の原因となり得る．最も多いのは呼吸器疾患であるが，心疾患や，心因性の場合もある．まずは呼吸困難の発生機序と原因疾患の関係性を理解し，次に問診，身体的所見，検査によって的確に原因疾患を探る必要がある．

（1）問診・身体所見のチェックポイント

問診で呼吸困難の程度（重症度），発症のしかた（急性か慢性か，発症時期），随伴症状の有無，既往歴，職業歴，生活歴といった情報を，身体所見で呼吸の型（呼吸パターン，呼吸リズム，胸郭の動き，呼吸時の姿勢），**チアノーゼ**（p.125参照）や静脈怒張（どちょう）の有無といった情報を収集する（表2.2-1）．特にチアノーゼが認められる場合には低酸素血症の状態が考えられ，早急に適切な対応が必要となる．

（2）呼吸困難の重症度評価

アセスメントにおいては，はじめに呼吸困難感の程度を聞き，重症度を判定することが重要である．程度によっては緊急的対応が求められる．

重症度を判定するスケールに**Hugh-Jonesの分類**（ヒュー・ジョーンズの分類）がある（表2.2-2）．もともと塵肺（じんぱい）患者の分類のために考案された基準で，呼吸困難の程度を患者の運動能力で分類している．Ⅳ～Ⅴ度が該当する場合には，重度の呼吸困

---

plus α

息切れ

breathlessness. 呼吸困難は，一般に息切れの同義語として扱われるが，両者を区別する考えと区別しない考えがある．前者は，呼吸困難は息切れの自覚の有無にかかわらず，呼吸の困難さを他覚的に証明できる状態としている．後者は，息切れは自覚症状であり，呼吸が苦しいと自覚したときの状態としている．

plus α

呼吸不全

空気吸入時の動脈血酸素分圧（PaO_2）が60Torr以下となる呼吸器系の機能障害，またはそれに相当する異常状態．動脈血炭酸ガス分圧（$PaCO_2$）が45Torrを下回るものをⅠ型呼吸不全，45Torrを超えるものをⅡ型呼吸不全と呼ぶ．さらにその経過から急性と慢性とに区分され，呼吸不全の状態が1カ月間持続するものを慢性呼吸不全と呼ぶ．PaO_2が60Torr以上あり，呼吸不全と診断されるには至らないが，呼吸機能障害の境界線（60～70Torr）にあり，呼吸不全に陥る可能性のある場合を準呼吸不全とする．

plus α

呼吸筋

呼吸を行う筋肉の総称．胸郭を拡大して肺を広げる．安静時には，主に横隔膜と外肋間筋が収縮して吸気を行う．努力呼吸の際には以下の筋も用いられる．
・吸気…胸鎖乳突筋や斜角筋
・呼気…内肋間筋，腹直筋，内腹斜筋，外腹斜筋，腹横筋

2-2

呼吸困難

109

難，疾患を考える．

　Hugh-Jonesの分類は簡便である一方，患者の主観に依存しており，呼吸困難以外の要因にも左右されやすく，客観性に劣る．近年では，視覚的評価スケール（visual analog scale：VAS），O_2 cost diagram，**Borgスケール**（ボルグスケール）（図2.2-1）などが再現性が高いとされている．Borgスケールは，個人によるばらつきと，練習効果による再現性が難しい面もあるが，標準的となりつつある．

（3）原因疾患の鑑別

　アセスメントを行う際に，呼吸困難の発症のしかたと時期，その増減の推移を把握することは，原因疾患を鑑別し，呼吸困難の急性・慢性を判断する上で不可欠である（表2.2-3）．

　呼吸困難が急性に生じた場合には，異物の吸入，**急性左心不全**（急性心筋梗塞，急性心筋炎など），**肺血栓塞栓症**，**自然気胸**などが疑われる．急性左心不全の場合には，喘息様の発作性呼吸困難を伴い，**起座呼吸**を特徴とするなど，体位により呼吸状態が影響を受ける場合もある．起座呼吸は，**気管支喘息**や**慢性閉塞性肺疾患**（chronic obstructive pulmonary disease：COPD）の患者にも認められる（表2.2-4）．

　発作的な症状とともに繰り返し間欠的に呼吸困難を生じる場合は，気管支喘息やうっ血性心不全が疑われる．徐々に発症して慢性持続性に経過する場合には，COPDとうっ血性心不全が考えられる．その一方で，情緒条件により発生または増強する場合には，**過換気症候群**の可能性もある．

plus α
視覚的評価スケール（VAS）
150mmの垂直直線において，下端を「全くなし」，上端を「最大の呼吸困難」として，呼吸困難の程度を直線上に示してもらう．下端からの距離（mm）を呼吸困難の指標とする．

plus α
O_2 cost diagram
0から100までの縦軸の中に，「眠っている」「座っている」から「坂道を急いで上がる」までの13の項目があり，これらの中から日常生活で呼吸困難を感じる動作を目安にしてマーキングする．0からマーキングポイントまでの距離が呼吸困難の程度を表す．

コンテンツが見られます（p.2参照）

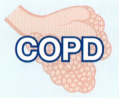
●慢性閉塞性肺疾患（COPD）の病態生理〈アニメーション〉

表2.2-1 ● 問診・身体所見のチェックポイント

問診のチェックポイント	身体所見のチェックポイント
①呼吸困難の程度 ②発症のしかた（急性か慢性か） ③発症時期（運動時，安静時） ④経時的変化（日内変動：睡眠直後・夜半・早朝・日中） ⑤体位による変動 ⑥悪化の誘引 ⑦随伴症状（発熱，息切れ，胸痛，浮腫など） ⑧既往歴（過去における同様の症状の有無） ⑨生活歴（職業歴，居住歴，喫煙歴，アレルギー歴，ペット飼育など） ⑩精神的な問題（ストレス，心配事など） ⑪家族歴	①チアノーゼの有無 ②呼吸のパターン ③呼吸のリズム ④呼吸音（左右差，喘鳴，ラ音の存在） ⑤呼吸時の体位（起座呼吸） ⑥呼吸時の胸郭の動き（吸気時に伴う，鎖骨上窩・肋間の陥没） ⑦静脈怒張，浮腫，肝腫大の有無 ⑧ばち状指の有無 ⑨心雑音の有無 ⑩胸郭の変形 ⑪打診（鼓音，濁音）

表2.2-2 ● Hugh-Jones（ヒュー・ジョーンズ）の分類

Ⅰ度	同年齢の健康者と同様の労作ができ，歩行，階段の昇降も健康者と同様にできる．
Ⅱ度	平地では同年齢の健康者と同様の歩行ができるが，坂，階段の昇降は健康者と同じようにはできない．
Ⅲ度	平地でさえ，健康者と同じようには歩けないが，自分のペースでなら1.6km以上歩ける．
Ⅳ度	休みながらでなければ，50m以上歩けない．
Ⅴ度	会話，衣服の着脱時にも息切れがするため外出ができない．

(4) 検　査

呼吸困難では，血液ガス，胸部X線撮影の所見が重要である．その他，血液検査，赤血球沈降速度（赤沈），検尿，CRP，心電図，スパイログラムなどの検査を行う（図2.2-2）．

●血液ガス●

呼吸困難の病態を把握するために，動脈血ガス分析は極めて有用である．初診時は可能な限り空気呼吸下で採血を行う．呼吸困難の原因となる呼吸障害，過換気症候群，代謝性アシドーシス，貧血の関与を知ることができる（表2.2-5）．

血液ガスの所見から呼吸生理学的な評価も可能となる．ガス交換の障害がなく〔**肺胞気動脈血酸素分圧較差**（alveolar-arterial oxygen difference：**AaDO₂**）正常〕，**肺胞過換気**であれば過換気症候群が疑われる．AaDO₂が正常で，肺胞低換気であれば，呼吸中枢異常や神経筋疾患および上気道閉塞などが考えられる．AaDO₂の開大（ガス交換障害）

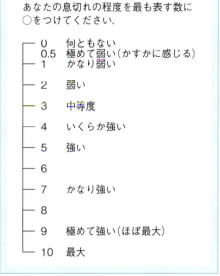

図2.2-1●Borgスケール（修正版）

表2.2-3●呼吸困難を生じる疾患の鑑別

急性呼吸困難を呈する疾患・病態（早急に対処が必要）	気道・肺病変	気管支喘息（発作性），異物吸入，急性肺炎，非心原性肺水腫（刺激ガス吸入，高地肺水腫，神経性肺水腫），ARDS*¹，肺血栓塞栓症，自然気胸
	心・肺血管病変	心原性肺水腫，心タンポナーデ，肺塞栓，肺梗塞，肺出血，急性心筋梗塞，急性心筋炎
	胸郭・胸膜病変	緊張性気胸，胸水貯留
	その他	過換気症候群
慢性呼吸困難を呈する疾患・病態	気道・肺病変	①COPD：慢性気管支炎，肺気腫，びまん性汎細気管支炎，慢性喘息 ②拘束性肺疾患：間質性肺炎，胸郭・胸膜病変，肺胞充満性疾患（肺胞タンパク症など） ③神経筋疾患：重症筋無力症，ALS*²
	心・肺血管病変	うっ血性心不全
	その他	貧血，甲状腺機能亢進症，上気道炎，肥満，筋力低下

*1 ARDS：急性呼吸窮迫症候群
*2 ALS：筋萎縮性側索硬化症

表2.2-4●体位性呼吸困難

種　類	原因（例）
側臥位呼吸（片側の側臥位で生じる呼吸困難）	大量の胸水，気管支拡張症の急性増悪，気胸（自然気胸，緊張性気胸）
起座呼吸（仰臥位ではいられずに起座位をとる呼吸困難）	急性左心不全などに伴う肺うっ血および肺水腫，気管支喘息（発作），COPD
側臥位呼吸（立位になると呼吸困難を生じる）	貧血，起立性低血圧症，心疾患，筋力低下を伴う筋疾患など

plus α

過換気症候群

過呼吸症候群とも呼ばれる．心理的あるいは身体的因子により発作性に呼吸困難を感じて過換気となる．

plus α

肺胞気動脈血酸素分圧較差（AaDO₂）

Ⅰ型呼吸不全ではAaDO₂の開大を示すが，Ⅱ型呼吸不全ではAaDO₂は開大しない．このように，AaDO₂開大の有無によって呼吸不全を二つに区分できる．ガス交換が障害されると，PaO₂の低下あるいはPaCO₂の上昇が起こる．しかし，いずれの場合でも最終的には低酸素血症となる（ガス交換の障害）．肺胞低換気，換気血流比の不均等，シャント，拡散障害は，呼吸生理学的にはAaDO₂が変化（上昇，開大など）するか否かという表現が望ましい．

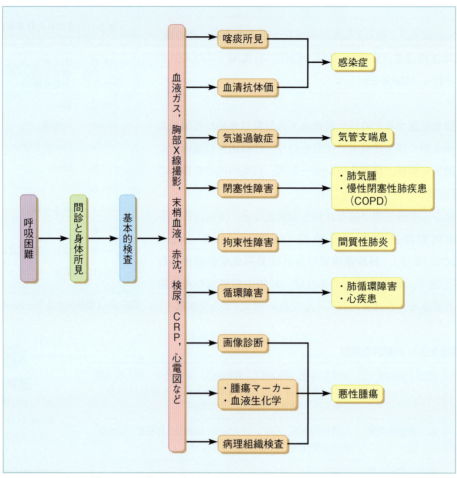

図2.2-2●呼吸困難における検査と診断の進め方

表2.2-5●血液ガス分析による呼吸困難の重症度評価

	軽 症	中等症	重 症
PaO₂	60Torr（空気呼吸下）以上	60Torr（空気呼吸下）未満	60Torr（酸素吸入下）未満
PaCO₂	30～50Torr	50～55Torr	55Torr以上
pH	7.30以上	7.25～7.30	7.25未満

AaDO₂（肺胞気動脈血酸素分圧較差）の求め方

AaDO₂は肺胞気と動脈血のO₂分圧の差を示す，血液の酸素化の効率を示す指標で，以下の公式により求める．

$$AaDO_2 = \{(760-47) \times FiO_2 - PaCO_2/0.8\} - PaO_2$$

　　　　大気圧　水蒸気圧　吸気酸素濃度　　R：呼吸商

空気呼吸下の正常値は10mmHg以下，酸素投与下の正常値は300mmHg以下である．AaDO₂の開大＝肺胞までのガス交換異常はない（肺胞換気は正常である）が，肺胞から肺毛細血管における異常があることを意味している．換気血流比の不均等，シャント，拡散障害のいずれかに起因しているといえる．したがって，AaDO₂が正常を示す低酸素血症の場合には，肺胞低換気が原因ということになる．

がみられる肺胞低換気であれば，COPD，重症の気管支喘息，肺気腫，下気道の閉塞が考えられる．肺胞低換気を伴わず，$AaDO_2$の開大だけの場合は，**換気血流不均等**，**シャント**が原因の急性呼吸窮迫症候群（acute respiratory distress syndrome：ARDS），**拡散障害**が原因の間質性肺炎などが疑われる．また，ヘモグロビン値が低い場合や代謝性アシドーシスが存在するときも，呼吸困難の原因となり得る．したがって，これらに該当しない場合には呼吸不全がないことを意味している．

●胸部X線撮影●

肺の虚脱（気胸），胸腔内貯留物，肋骨骨折，心陰影の大きさと形状，左右の肺野の明るさ（透過性），気管・気管支の走行，肺血管影，縦隔幅などをチェックする．

4 ケア

呼吸困難を呈する患者への治療は，その原因によって異なる（図2.2-3）．PaO_2が60Torr以下で，チアノーゼを認める低酸素血症の場合には，**酸素吸入**の適応となる．酸素吸入の際，肺気腫，COPDがあり，$PaCO_2$が上昇している場合には，高濃度の酸素吸入によって換気を悪化させ，CO_2ナルコーシスを誘発することがあるため十分注意する．酸素吸入によっても低酸素血症が改善しない場合やCO_2ナルコーシスなどの意識障害，重度のアシドーシスの場合には，気管挿管，人工呼吸が必要となる．

→詳しくは，p.127 plusα「CO_2ナルコーシス」参照．

一方，循環不全によって呼吸困難を生じている場合には，呼吸管理と併せて徹底的な循環管理が不可欠となる．

致死的呼吸困難の場合は，直ちに救命処置が必要である．致死的呼吸困難とは，異物吸入による気道閉塞や呼吸困難から呼吸運動が消失して意識障害へと進展・悪化し，重篤な循環不全を生じる場合を指す．このような場合には，救命処置と並行して治療する．

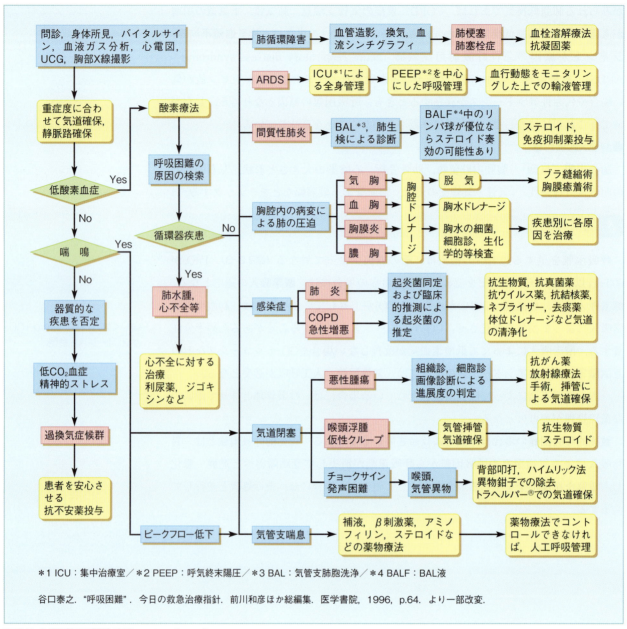

図2.2-3 ● 呼吸困難治療のフローチャート

考えてみよう　臨床場面とのつながり

1. 呼吸困難の程度はどのように評価しますか．
2. 呼吸困難時の最も重要な検査は何ですか．また，その評価はどのように行いますか．
3. 呼吸困難時にどのような症状がみられたら緊急対応が必要となりますか．
4. 呼吸困難と疾患の鑑別はどのように行いますか．
5. 酸素吸入，人工呼吸の適応はそれぞれどのような場合ですか．
6. $PaCO_2$上昇時に高濃度の酸素吸入によって注意しなければならないのは何ですか．

引用・参考文献

1）最新医学大辞典編集委員会編. CD-ROM最新医学大辞典. 第3版. 医歯薬出版, 2006.
2）井上洋西. "呼吸困難を王訴とする患者へのアプローチ". 内科学. 2分冊版. 黒川清ほか編. 文光堂, 1999, p.320.
3）森憲二. 新呼吸器病学. 文光堂, 1999, p.179-183.
4）橋本信也. "呼吸困難". 症状から見た病態生理学. エキスパートナースMOOK. 1999, 32, p.52-57.
5）氏家良人. "呼吸困難". エマージェンシー・ナーシング. 1997, 新春増刊, p.195-202.
6）谷口泰之. "呼吸困難". 今日の救急治療指針. 前川和彦ほか総編集. 医学書院, 1996, p.64.

重要用語

呼吸困難
呼吸不全
チアノーゼ
重症度評価（Hugh-Jonesの分類, Borgスケール）
急性左心不全

肺血栓塞栓症
自然気胸
起座呼吸
気管支喘息
慢性閉塞性肺疾患（COPD）
過換気症候群

肺胞気動脈血酸素分圧較差（AaDO₂）
肺胞過換気
換気血流不均等，シャント，拡散障害
酸素吸入
致死的呼吸困難

学習達成チェック

☐ 呼吸困難の定義・概念について述べることができる.

☐ 呼吸困難の病因とメカニズムについて述べることができる.

☐ 呼吸困難を引き起こす代表的疾患を述べることができる.

☐ 呼吸困難の重症度を示すスケールの，種類と特徴について述べることができる.

☐ 呼吸困難の問診および身体所見のチェックポイントについて述べることができる.

☐ 血液ガス所見から重症度と呼吸生理学的評価を述べることができる.

☐ 致死的呼吸困難とその優先的治療について述べることができる.

リンク ⓒ呼吸機能障害／循環機能障害

3 胸痛

1 胸痛とは

　胸痛とは，文字通り胸の痛みであり，患者が「胸が痛い」と訴えるものすべてをいう．したがって患者が「胸」と表現する部位，すなわち，胸部の皮膚・筋肉，肋骨・胸骨，食道，気管，肺，心臓，胸膜，大動脈，大静脈，乳房など，さまざまな部位の痛みが「胸痛」には含まれる．膵臓，胆嚢など上腹部臓器の痛みも「胸痛」と表現されることがある．このようなさまざまな痛みのうち，心臓や肺，大血管など，生命に直結するような胸痛を見極め，的確な対処を導くことが最も重要である．

(1) 原因

　痛みは多くの場合，知覚神経末端の自由神経終末の侵害受容体が化学的・物理的な刺激を受け，その刺激がニューロンを伝わって大脳皮質に達することによって生じる．化学的刺激には，ブラジキニン，セロトニン，ヒスタミン，カリウムイオン，酸，アセチルコリン，タンパク分解酵素などの化学物質が関与する．物理的刺激には圧迫や損傷などがある．45℃以上の熱や15℃以下の寒冷刺激もまた痛覚神経を刺激する．

　ほかに，神経そのものの病変や，心理的な原因で痛みを生じることもある．

(2) 分類

　痛みは，いろいろな側面から分類することができる（表2.3-1）．侵害受容体が刺激

表2.3-1●痛みの分類と胸痛の原因（例）

痛みの種類		痛みかたの特徴	痛みの原因（例）
侵害受容性疼痛 末梢神経により感じる疼痛．組織が損傷すると，それを侵害受容器（自由神経終末）が「痛い」と感じとる	**体性痛（表面痛，深部痛）** 皮膚や骨，関節，筋肉，結合組織といった体性組織への，「切る」「刺す」などの機械的刺激が原因で発生する痛み	・痛みが損傷部位に限局する． ・圧痛である． ・一定の強さの痛みに加えて，ときに拍動性の痛みがある． ・疼くような痛み． ・関連痛がみられることがある．	・術後創部痛 ・肋骨骨折 ・腫瘍の骨転移 など
	内臓痛 臓器の炎症や閉塞，虚血などが原因で発生する痛み	・「深く絞られるような」「押されるような」などと表現される． ・局在が不明瞭（どこが痛いのかわかりづらい）． ・嘔気・嘔吐，発汗などの随伴症状を認める場合がある． ・関連痛がみられることがある．	・急性心筋梗塞 ・急性大動脈解離 ・肺血栓塞栓症 ・気胸 など
神経障害性疼痛 末梢神経や中枢神経の損傷や障害によってもたらされる疼痛症候群		・感覚鈍麻やしびれ感などの感覚異常がみられるにもかかわらず，その部位が痛んだりする． ・通常では痛みを感じない程度の刺激に対しても感じる痛み（痛覚過敏など）． ・灼熱感（「やけるような」などと表現される） ・電撃痛（「槍で突きぬかれるような」「ビーンと走るような」などと表現される） ・痛みが神経の支配領域に一致して表在性に放散する．	・帯状疱疹後神経痛 ・肋間神経痛 ・悪性腫瘍の神経浸潤 など
心因性疼痛 心理的因子が疼痛の形成に関わるもの		－	・不安や緊張などの情動ストレス ・強い心理社会的ストレスなど

116

を受けて発生する**侵害受容性疼痛**，神経そのものの病変による**神経障害性疼痛**，**心因性疼痛**に分け，さらに侵害受容性疼痛を**体性痛**と**内臓痛**に分けることができる．体性痛は，**表面痛**と**深部痛**に分けられる．

また，痛みの経過により，**急性痛**と**慢性痛**に分けることもできる．急性痛は狭心症などの急性の疾患や，肋骨骨折など外傷に伴うものであり，慢性痛には帯状疱疹後神経痛や肺癌による痛みなどがある．ただし，がんによる痛みは特殊なものとして，**がん性疼痛**と呼ばれることがある．

2 病態生理

痛みは，ある程度以上の強さになると身体にとって侵襲（ストレス）となり，警告反応として**交感神経**の緊張が高まり，相対的に副交感神経の活動が低下する．したがって，心拍数が増加し，血圧が上昇し，末梢血管が収縮して手足が蒼白になり，冷たくなる．また，瞳孔が大きくなり，発汗がみられる．

痛みが長く続くと，不眠や食欲不振など日常生活にも支障が現れ，免疫機能の低下や抑うつ傾向をきたす．そのほか，痛みをかばうために活動が制限され，筋肉の萎縮や関節の拘縮につながることもある．

このような胸痛そのものによる病態生理に加え，胸痛の原因となっている疾患から引き起こされる病態生理がある．例えば，心筋梗塞であれば心不全や不整脈，肺血栓塞栓症なら呼吸不全と右心不全，気胸なら呼吸不全，などである．

3 アセスメント

患者が胸痛を訴えたときは，まず，胸痛が生命を脅かす疾患によるものでないかどうかを判断する．心筋梗塞や急性大動脈解離，肺動脈の主幹部塞栓などでは，急激な痛みに引き続き，**循環不全**に陥り意識消失することがあるため，意識障害の有無を確かめると同時に，橈骨動脈の触知を試み，もし拍動が触れなければ頸動脈や大腿動脈などの太い動脈の拍動を確かめる．意識がなく，これらの太い動脈においても拍動が触れなければ，胸骨圧迫（心臓マッサージ）などの**心肺蘇生**を開始しなくてはならない．

意識があり，脈拍が触れていても手先・足先が冷たくなっている状態は，交感神経の緊張を意味し，重大な内臓疾患があることが多い．したがって，医師への早急な報告，あるいは医療施設の受診が必要である．同時に，脈拍数や脈の強さと整・不整，呼吸数と呼吸状態（深さ，胸郭運動の左右差，呼吸補助筋の使用），チアノーゼの有無を観察し，痛みの部位と性質，発症の経緯などを尋ねる．医療施設内であれば，血圧測定や経皮的酸素飽和度（SpO_2）の測定，呼吸音・心音の聴診を行う．また，必要に応じて心電図モニターの装着や，胸部X線写真撮影，疑われる病名に応じた血液検査などを行う．胸痛の原因となる疾患に応じた検査を表2.3-2に示す．

痛みの性質や発症の経緯などは，漫然と聞いても患者は答えられないことが多いため，表2.3-3を参考に具体的に質問する．

慢性痛の場合には，日常生活の支障の有無についても確認する．

---

plus-α

心肺蘇生法

なんらかの原因で呼吸や循環が機能不全を起こすか停止したときに行う救命救急処置．気道確保，人工呼吸，胸骨圧迫，AED（自動体外式除細動器）などを組み合わせて行う．
一次救命処置（basic life support：BLS）と，二次救命処置（advanced life support：ALS）に大別される．

表2.3-2●胸痛の原因疾患特定のための検査

疾　患	血液検査	画像検査	生理学的検査
虚血性心疾患	CK^{*1}，$CK-MB^{*2}$，AST^{*3}（GOT），トロポニンT，WBC^{*4}	胸部X線写真 心臓超音波検査	心電図
急性大動脈解離		胸部X線写真 心臓超音波検査 CT，MRI	
肺血栓塞栓症	動脈血ガス分析	肺血流シンチグラフィー 肺動脈造影	心電図
気　胸	動脈血ガス分析	胸部X線写真	

*1 CK：クレアチンキナーゼ／*2 CK-MB：クレアチンキナーゼのアイソエンザイム／*3 AST：アスパラギン酸アミノトランスフェラーゼ／*4 WBC：白血球

表2.3-3●胸痛患者への問診

痛みの性質	締め付けられるような 押さえられるような 焼け付くような 切り裂かれるような ズキズキ ヒリヒリ チクチク 呼吸によって痛みが増す 　　　　　　　　　など
発症の経緯	突然 徐々に 運動時 起床時 風邪症状 転倒・打撲 長時間の座位 　　　　　　　　　など

4　ケ　ア

　痛みが激しい場合には，まず除痛を図る．この際，狭心症や心筋梗塞など冠状動脈疾患が疑われる場合には，循環系への負担の少ない麻薬系鎮痛薬（塩酸モルヒネなど）が使われる．

　鎮痛薬が投与されるまでの間，あるいは投与後効果が現れるまでの間は，そばに付き添い，患者が楽な体位をとるのを助け，背中をさするなどして痛みの緩和あるいは痛みによる苦痛の緩和を図る．これらの行為は，たとえ痛みそのものの程度を軽減することができなくても，交感神経の緊張を和らげ，痛みによる心理的・身体的悪影響を低減することができる．

　胸の痛みは，患者にとって生命の危機を連想させることも多く，不安が大きい．医師の診察から診断を待っている間は，これから行われる診察や検査の説明，それぞれの時点でわかったこと／わかっていないこと，などを適宜伝えていく．

　痛みにより日常生活が制限されている場合には，それらを補うケアを行う．診断がつけば，その疾患および病態に応じたケアを行う．

！考えてみよう　臨床場面とのつながり

1. 電車の中で吊り革につかまっていた男の人が突然，「胸が痛い」と言ってそのまま崩れ落ちました．あなたはどう対処しますか．
2. 病棟での検温巡回中，ある患者さんが「何となく胸が痛いんだけど」と言いました．あなたはこれに対し，どのような質問をしますか．

重要用語

交感神経　　　　　　　　　　循環不全　　　　　　　　　　心肺蘇生

学習達成チェック

☐胸痛とは何かを説明できる．
☐胸痛によって発症する重大疾患を三つ以上言える．

リンク G 呼吸機能障害／循環機能障害

4 | 不整脈

1 不整脈とは

心臓は，定期的に自然発生する電気刺激によって心筋を収縮させ，血液を全身に送り出しており，この血液によって，酸素や栄養素を全身の組織・細胞に運び，生命や生活活動を維持している．心臓収縮のリズムが乱れた場合を**不整脈**（dysrhythmia）という．不整脈になると，全身への血液供給が不足して生命や臓器機能を脅かしたり，循環系に血液が滞ってさまざまな障害を生じさせたりする．

(1) 原因

不整脈になる原因には，心筋に酸素や栄養素を供給している冠状動脈が閉塞して心筋が虚血になること（心筋梗塞），心臓手術などによって，電気刺激の流れる道〔刺激伝導路（刺激伝導系）：図2.4-1〕が傷つくこと，本来の道以外に電気が流れる道（副伝導路）ができてしまうこと，電気が流れる方向が旋回してしまうこと（リエントリー）などがある．

● 刺激伝導系〈アニメーション〉

①洞結節　ペースメーカー
②右心房
⑤右脚
⑦右心室
⑥プルキンエ線維
②左心房
③房室結節
④ヒス束
⑤左脚
⑦左心室

刺激伝導路
洞結節，房室結節，ヒス束，右脚／左脚，プルキンエ線維を合わせて刺激伝導路（刺激伝導系）と呼ぶ．

ペースメーカーの役割を担う洞結節（①）から発せられる電気刺激が心房（②）全体に伝わり心房が収縮する．続いてこの電気信号が房室結節（③），ヒス束（④）を通り，右脚／左脚（⑤），プルキンエ線維（⑥）へと伝導し，心室（⑦）へと伝わって心室が収縮する．

図2.4-1 ● 刺激伝導路（刺激伝導系）と心電図波形

(2) 分類

不整脈は，電気刺激の流れがなんらかの原因によって妨げられる**徐脈性不整脈**と，本来の刺激発生以外に刺激が発生する**頻脈性不整脈**，徐脈と頻脈を繰り返す**徐脈ー頻脈性不整脈**に大きく分類される（表2.4-1）．

2 病態生理

● 徐脈性不整脈 ●

徐脈性不整脈の代表的なものは，刺激伝導路において，心房から心室へと移行する部分で刺激が伝わりにくくなる**房室ブロック**である．房室ブロックには軽度のものから重度のものまであり，Ⅰ～Ⅲ度に分類されている．Ⅱ度はさらに二種類に分類される．

表2.4-1 ● 不整脈の分類

分類	特徴	例
徐脈性不整脈	電気刺激の流れが妨げられる	房室ブロック
頻脈性不整脈	本来の刺激以外に刺激が発生する	期外収縮，心室頻拍，心室細動，頻拍症
徐脈ー頻脈性不整脈	徐脈と頻脈を繰り返す	洞機能不全症候群，心房細動，心房粗動

plus α

リエントリー
異常な電気回路が生じて，回路内を興奮が旋回し続ける状態．頻脈性不整脈を引き起こす．①～⑤のようなルート（伝導路）がある．②では心房粗動，⑤では心室頻拍となる．

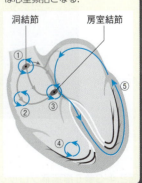

119

Ⅰ度の房室ブロックは，電気刺激が刺激伝導路を伝わる際，もともと伝わりにくくなっている房室結節において，さらに伝わりにくくなったものをいう．ただし，正常より時間はかかっても電気刺激は必ず伝わるため，脈拍数は変わらない（図2.4-2）．

Ⅱ度の房室ブロックは，ときどき電気刺激が房室結節で止まってしまい，心室の収縮が起こらないものをいう（図2.4-3）．心室の収縮が起こらないと血液が拍出されないため，末梢動脈の脈拍は触れない．このように脈拍が欠損することを**結滞**と呼ぶ．

Ⅲ度の房室ブロックは房室結節において刺激がさらに流れにくくなり，完全に途絶えた状態であり，そのままだと心室は全く収縮しないため，全身に血液が送られず，心停止状態となって意識消失から死に至る（図2.4-4）．ただし多くの場合，心室から自発的に電気刺激が発生し，ゆっくりとだが心拍が再開する．

●**頻脈性不整脈**●

頻脈性不整脈には，単発的に余剰な電気刺激が発生する**期外収縮**と，連続的に異常刺激が頻発する**頻拍症**とがある．心室のみに電気刺激が頻発する心室頻拍は，非効率な心筋収縮を繰り返し，有効な心拍出量が得られず心停止に至ることが多い．

期外収縮には，房室結節または心房から異常刺激が発生する**上室性期外収縮**（心房性期外収縮）と，心室から異常刺激が発生する**心室性期外収縮**とがある．

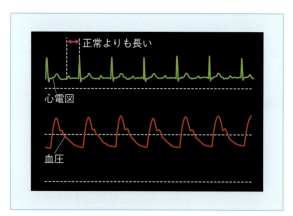

図2.4-2●Ⅰ度房室ブロック

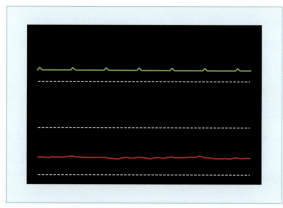

図2.4-4●Ⅲ度房室ブロック

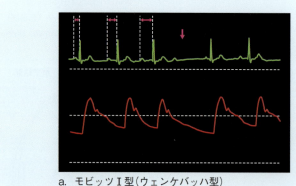

a．モビッツⅠ型（ウェンケバッハ型）
（↔が次第に長くなり，↓に出るはずの心拍が欠落している）

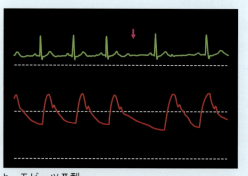

b．モビッツⅡ型
（↓に出るはずの心拍が欠落している）

図2.4-3●Ⅱ度房室ブロック

上室性期外収縮とは，洞結節以外の心房や房室結節から刺激が発生し，次に予定されていた心拍よりも早い収縮が起きることである．前の心拍からの時間が短いため，心室拡張期に蓄えられる血液が少なく，正常な心拍よりも，やや血液拍出量が少ない場合がある（図2.4-5）．

　心室性期外収縮とは，心室から異常刺激が発生するものである．上室性期外収縮と同様に，拡張期における心室内の血液貯留が少ないことに加え，心室内の刺激の伝わり方がいびつなため，収縮に統制がとれず，血液拍出量が少ない（図2.4-6）．したがって，この場合も脈拍は結滞する．心室性期外収縮が連続するとわずかな血液拍出量も維持できなくなり，心停止に至る．この状態を**心室頻拍**と呼ぶ（図2.4-7）．心室頻拍よりも，さらに電気刺激が弱く，微弱な電気が流れるのみで全く心拍出が得られない状態を**心室細動**と呼ぶ（図2.4-8）．

●徐脈－頻脈性不整脈●

　洞結節の刺激発生が遅くなったり早くなったりするものに**洞機能不全症候群**があり，心房で頻回に電気刺激が発生するものに**心房細動**と**心房粗動**がある．心房細動とは心房のいろいろな場所から1分間に250〜300以上の刺激が発生し，その刺激が不規則に心室に伝わるものである（図2.4-9）．心房粗動は心房で1分間に200〜250の刺激が発生し，そのうちの2〜3回に1回が心室に伝わるものである（図2.4-10）．

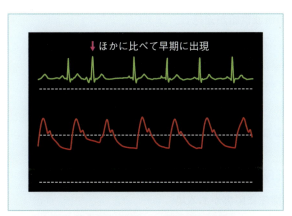

図2.4-5●上室性期外収縮（心房性期外収縮）

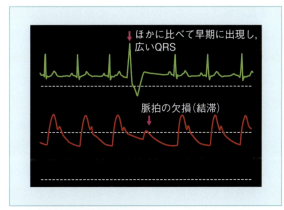

図2.4-6●心室性期外収縮

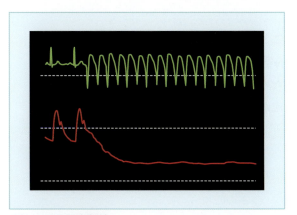

図2.4-7●心室頻拍

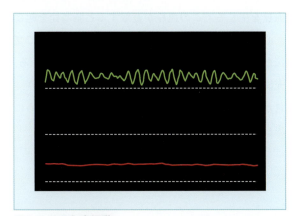

図2.4-8●心室細動

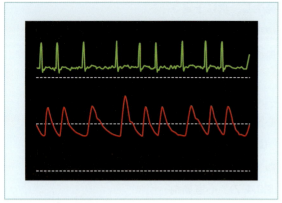
図2.4-9●心房細動

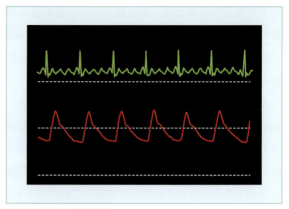
図2.4-10●心房粗動

●不整脈による全身への影響●

　心臓の機能は血液を全身に送り出すことであり，不整脈による全身の機能への影響は，心拍出量にどの程度影響があるかによって決まる．Ⅱ度房室ブロックや心室性期外収縮などは，時々脈拍が結滞する程度であれば，1分間の心拍出量はさほど変わらず，全身への影響は少ない．しかし，頻繁に結滞があり1分間の心拍出量が減少する場合は，活動に応じた血液供給ができず，日常生活に支障が出たり，心不全に陥ったりする．

　Ⅲ度房室ブロックへの移行や，心室頻拍が生じた場合は，脳への血液供給が途絶し，意識消失に陥る．このように心臓が原因で意識を消失することを，**アダムス・ストークス発作**と呼ぶ．ただしⅢ度房室ブロックでは，多くの場合，心室からの補充収縮が起こるようになり，意識が回復する．しかし，心室の自動能は1分間に30〜40回程度のため，身体活動には耐えられない．

　心室頻拍では，まれに60mmHgほどの収縮期血圧を維持できることもあるが，ほとんどの場合，血液は拍出されず，意識消失から死に至る．

　心房細動は，心機能が良好な場合はあまり心拍出量は減少しないが，心房から心室への血液流入と同期せずに心室が拍出するために効率が悪く，心機能に障害がある場合，約30％も心拍出量が減少することがある．また，心房細動が長期にわたった場合の影響として，心房が有効に収縮しないため血液が停滞し，心房内に血液が凝固して血栓を生じる．この血栓が遊離すると脳塞栓を起こす．

　心房粗動は，もし心房の電気発生が房室結節でブロックされることなく全て心室に伝わると，1分間に200〜250の著しい頻脈となる．その結果，心室に十分な血液が充満しないうちに収縮するため血圧が低下したり，頻繁な収縮のために心筋酸素消費量が増加するにもかかわらず，拡張期が短いために冠状動脈の血流が不足して，心筋虚血に陥ったりする．

3 アセスメント

　不整脈に気付いたときには，まず，その不整脈がどの程度心拍出量に影響しているのかを判断する．そのためには，橈骨動脈などの末梢動脈を触知して，1分間の脈拍数がいくつか，また運動に応じて脈拍数が増えるかどうかを知り，対処を判断する．

　もし，脈拍が全く触れなければ心肺蘇生が必要である．脈拍が1分間に30〜40回程度しかなければ，安静にしなくてはならない．

　著しい頻脈の場合には，血圧を測定するとともに，胸痛や心電図上の変化など心筋虚血症状の有無を観察する．

　緊急処置の必要性がないと判断されたら，不整脈の本態と，より危険な不整脈に移行する可能性とを判断する．不整脈の本態は心電図検査によって知ることができる．上室性期外収縮では，ほとんどの場合は放置してよいが，心疾患のある患者や頻発する場合には，心房細動に移行する可能性があるため注意する．

　心室性期外収縮では，頻発するもの，いろいろな形の心室性期外収縮が出る多源性のもの（図2.4-11），連発するもの（ショートラン）（図2.4-12），前の心拍のT波が終わらないうちに心室性期外収縮が出現するR on T（図2.4-13）などは，心室頻拍に移行する危険性が高く，特に注意が必要である．心室性期外収縮の危険性の判断には，**ローンの分類**（表2.4-2）がよく使われる．

　徐脈や心房細動など，心拍出量の低下が考えられる場合には，肺うっ血や尿量減少などの心不全症状を観察する．

表2.4-2●ローンの分類（Lownの分類）

grade 0	心室性期外収縮なし
grade 1 　1-A 　1-B	散発型（30個/h未満） 1個/min以下 1個/min以上
grade 2	頻発（30個/h以上）
grade 3	多源性
grade 4 　4-A 　4-B	連発性 2連発 3連発以上
grade 5	R on T型

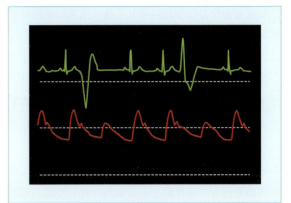
図2.4-11●多源性心室性期外収縮

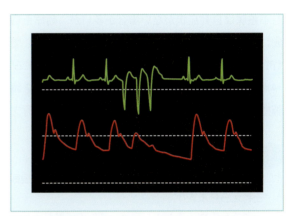
図2.4-12●ショートラン

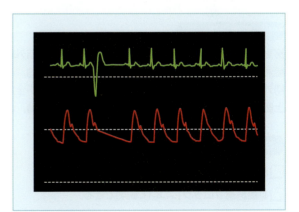
図2.4-13●R on T

4 ケ ア

　心室頻拍や心室細動に対しては，電気的除細動が第一選択である．電気的除細動の準備が整うまでは胸骨圧迫（心臓マッサージ）を行う．心室頻拍に移行する可能性の高い心室性期外収縮にはリドカインを静脈内投与する．

　房室ブロックなどによる極端な徐脈に対しては，緊急時にはアトロピンを静脈内投与する．しかし，アトロピンの作用は短時間であるため，徐脈が持続するときは体外式人工ペースメーカーを挿入する．または，永続的に徐脈が続くときには体内式人工ペースメーカーを植え込む．

　心拍出量に影響を与える心房細動や心房粗動に対しては，薬剤による治療や電気的除細動を行う．慢性的な心房細動に対しては，抗凝固薬を用いて，脳塞栓を予防する．

　そのほか，不整脈の治療として，植え込み型除細動器や手術（Maze手術），カテーテル焼灼術（カテーテルアブレーション）などが行われることもある．

　不整脈は自覚症状がない場合が多いが，動悸を自覚して不安になる患者もいる．不安について傾聴し，不整脈の種類や原疾患に応じて，気を付けたほうがよい随伴症状（例：心不全症状）や，自己検脈について指導する．意識消失を経験した患者は，いつかまた意識がなくなるのではないか，次回は意識が戻らないのではないかという恐怖感が強い．家族などの重要他者を含めた心理的支援が必要である．

---

plus α
電気的除細動

心臓に短時間直流電流を流し，正常洞調律に戻るのを期待する目的で行う．心室頻拍・心室細動に対して行うものをカウンターショック，心房細動・心房粗動に対して行うものをカルディオバージョンと呼ぶ．

plus α
自動体外式除細動器（AED）

医療施設外での心室頻拍・心室細動に対し，一刻も早く除細動できるよう開発された機器で，非医療者も使用可能である．近年では，駅や学校など多くの場所に設置されている．

plus α
人工ペースメーカー

心房や心室に細い電極を取り付け，定期的な電気刺激を与え，人為的な電気の流れを作り出す．

！考えてみよう　臨床場面とのつながり

1. 患者さんの脈拍を測定したら，間隔と強さが不規則でした．どんな不整脈が起きていると考えられますか．
2. 患者さんの脈拍を測定したら，規則的に触れるが，時々抜けることに気付きました．可能性のある不整脈は何と何ですか．

重要用語

房室ブロック	心室性期外収縮	アダムス・ストークス発作
結滞	心室頻拍，心室細動	ローンの分類
期外収縮	洞機能不全症候群	
上室性期外収縮（心房性期外収縮）	心房細動，心房粗動	

学習達成チェック

☐房室ブロックの種類を挙げられる．

☐Ⅲ度房室ブロックについて説明できる．

☐上室性期外収縮と心室性期外収縮の違いを説明できる．

☐心室頻拍と心室細動について説明できる．

リンク ◐呼吸機能障害／循環機能障害

5 ｜ チアノーゼ

1 チアノーゼとは

チアノーゼ（cyanosis）とは，日本語で紫藍症といい，血中に還元ヘモグロビン（酸素と結合していないヘモグロビン）が増えて血液が暗赤色となり，皮膚・粘膜が紫色を帯びることである．先天性心疾患や慢性閉塞性肺疾患（chronic obstructive pulmonary disease：COPD）患者などで慢性的にチアノーゼがみられる場合もあるが，急性呼吸不全などのために突然出現するチアノーゼは，生命の危険を意味し，緊急処置を必要とすることが多い．

2 病態生理

(1) 原因

一般にチアノーゼが出現するときは，動脈血中の還元ヘモグロビンが5 g/dLを超える場合といわれる．正常では動脈血のヘモグロビンは，ほとんどが酸素に飽和した酸化ヘモグロビンである．正常者ではヘモグロビンは100mLの血液中に13〜15g存在しているため，そのうちの約1/5〜1/3が還元ヘモグロビンとして存在している場合にチアノーゼが生じる．

還元ヘモグロビンの増加は，肺でのガス交換障害により，静脈血が十分に酸素化できなかったり，動脈血に静脈血が混じってしまったり，末梢循環不全のために血液が停滞して多くの酸素を失ったりすることによって起きる．

(2) 分類

●中枢性チアノーゼ●

呼吸または循環の障害により，全身的に動脈血の還元ヘモグロビンが増加した状態を**中枢性チアノーゼ**（中心性チアノーゼ）という．ただし，体表面の組成により，血液の色が体外から見えやすい部分と見えにくい部分があるため，中枢性のチアノーゼであっても，チアノーゼが出現しやすい部位としにくい部位がある．

呼吸の問題でチアノーゼが出現するのは，肺炎や肺うっ血，または肺水腫のために拡散が障害されて静脈血が十分に酸素化できない場合や，肺血栓塞栓症のために死腔が増加した場合などがある．

静脈血が動脈血に混じって，動脈血に還元ヘモグロビンが増加することを動静脈シャント（短絡）という．シャントには，無気肺などのために肺動脈血が肺毛細管で酸素化されずに肺静脈血に合流することによる肺内シャントと，心臓の奇形によって起こる心内シャントがある．

心内シャントは，ファロー四徴症や完全大血管転位などのいわゆるチアノーゼ性心奇形にみられるのに加え，心房中隔欠損症や心室中隔欠損症，動脈管開存症など非チアノーゼ性心奇形に肺高血圧を伴い，右心系から左心系へ向けて短絡が生じた場合（アイゼンメンジャー症候群）にもみられる．

---

plus α

慢性閉塞性肺疾患（COPD）

慢性肺気腫，慢性気管支炎など，慢性の肺胞気道系疾患の総称．肺の弾力性が低下し，息が吐きにくくなる．

plus α

死腔

ガス交換に関与しないガスが占める空間のこと．

→詳しくは，p.128 plusα「シャント」参照．

plus α

ファロー四徴症

①肺動脈狭窄，②高位心室中隔欠損，③大動脈の右方偏位（騎乗），④右心室肥大，の四つを徴候とする先天性の心疾患．

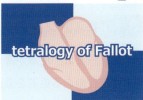

●ファロー四徴症の血行動態〈アニメーション〉

●末梢性チアノーゼ●

末梢性チアノーゼは血流が停滞している部分に生じる．その機序には動脈血供給低下（阻血）と静脈還流障害（うっ血）とがある．前者はどちらかというと青白く，後者は赤黒くなることが多い．いずれも局所の疼痛を伴い，後者では強い腫脹が生じる．

中枢性チアノーゼの原因である**低酸素血症**が全身へ及ぼす影響は，臓器・組織への酸素供給が不足し，生命活動に支障が出ることである．すなわち，まず，精神状態・認知機能に障害が生じ，的確な判断や学習ができなくなる．それが続くと意識が混濁し，やがて昏睡状態となり，呼吸停止および心停止に至る．

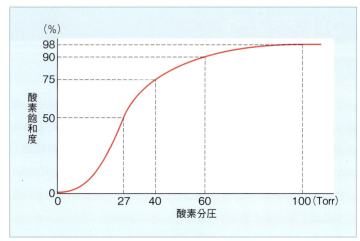

図2.5-1●酸素－ヘモグロビン解離曲線

前述のように，一般的にチアノーゼが出現するのは還元ヘモグロビンが5g/dLを超えたときだといわれている．正常時は血液100mL中15g程度のヘモグロビンのほとんどすべてが酸素に飽和しており，このとき動脈血の**酸素分圧**（動脈血のもつ圧のうち酸素が占めるもの）は80〜100Torrである．しかし，総ヘモグロビンの2/3しか酸素に飽和していないとき，これを**酸素－ヘモグロビン解離曲線**（図2.5-1）に当てはめると，動脈血の酸素分圧は30〜40Torrになる．酸素はこの分圧の差によって移動する

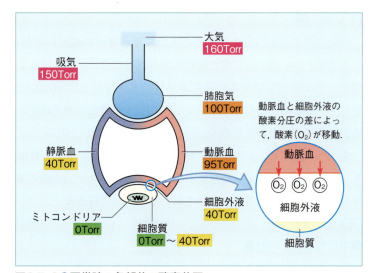

図2.5-2●正常時の各部分の酸素分圧

ため（図2.5-2），酸素分圧が30〜40Torrだと，酸素が使われるべき臓器・組織の周囲にある細胞外液の酸素分圧40Torrと違いがない，あるいはそれよりも低くなり，動脈血内酸素が細胞外液に移動できない．

臓器・組織の細胞に取り込まれる酸素が不足すると，細胞は嫌気性代謝によりエネルギーを産生するが，酸素が十分にある場合の好気性代謝と比べはるかに効率が悪いため，細胞機能が低下ないしは停止する．また，嫌気性代謝のときに副産物として産生される乳酸は酸性物質であり，組織・血液を酸性へと傾けて（代謝性アシドーシス），さまざまな酵素の活動を阻害し，さらに臓器機能が低下する．

3 アセスメント

チアノーゼは，皮膚が薄い部分や粘膜で観察しやすい．したがって，低酸素血症に陥る可能性のある患者を看護するときには，口腔粘膜，口唇，爪床，耳介などの色を観察する．その部分だけを見ていても微妙な変化はわかりづらいため，自分の爪の色と比較するなど，意図的な観察が必要である．

また，中枢性チアノーゼと末梢性チアノーゼとでは対処が異なるので，爪床や耳介などの末端のチアノーゼに気付いたときには，マッサージで循環を促進して改善するかどうかを観察するとともに，口腔粘膜・口唇などを併せて観察する．一目でわかる強度のチアノーゼに気付いたときには，窒息など緊急事態である可能性が高いため，意識レベル，自発呼吸の有無を確かめ，必要な場合には心肺蘇生を開始する．

自発呼吸がある場合には，意識レベル，呼吸数，呼吸パターン，呼吸音，努力呼吸の有無を観察し，血圧・脈拍数および経皮的酸素飽和度（SpO₂）を測定する．これらの結果を医師に報告するとともに，動脈血ガス分析採血や酸素吸入の準備を始める．

4 ケア

チアノーゼの原因により対処は異なるが，窒息や意識障害がある場合には，まず気道を確保する．肺での拡散障害による低酸素血症が問題である場合には，酸素吸入を行う．動静脈シャントや死腔の増加によるチアノーゼの場合は酸素吸入のメリットは少ないが，原因が特定されるまで対症療法として酸素吸入は有用である．ただし，COPD患者の場合は高濃度酸素投与によってCO_2ナルコーシスを誘発することがあるため，患者・家族に既往歴を確かめる．問診が不可能な場合は，胸郭の形や大きさからCOPDの可能性を判断する．

治療開始後も継続的に呼吸状態，意識状態，循環状態を観察し，酸素吸入によっても低酸素血症が改善されない場合は人工呼吸器による呼吸管理を考慮する．

plus α　ばち状指（ばち指）

先天性心疾患や慢性呼吸器疾患のために長期にわたり低酸素状態が続くと，手指や足趾の末端が丸く膨らみ，太鼓のばちの先端のような形になることがある．大きさのみでなく，爪とその生え際との角度が変化し，正常であれば160°程度と爪のほうが少し反った形になっているのに対し，ばち状指では180°以上となり，爪と生え際とがまっすぐ，あるいは爪のほうが生え際よりも下がった形になる．機序の詳細は不明である．痛みなどの症状や指の機能に支障はないが，外見的な異常は心理的な苦痛を伴う．

180°以上

plus α　CO_2ナルコーシス

慢性的な呼吸不全患者は持続的な高炭酸ガス血症の状態にあるため，呼吸中枢は炭酸ガスの増加ではなく，酸素の減少に反応している．ここへ高濃度酸素を投与すると呼吸中枢への刺激が消失し，呼吸が抑制され意識障害をきたす．

考えてみよう　臨床場面とのつながり

1. 食事中の高齢者が突然意識を失って倒れました．口唇や爪が青色を帯びています．何が起きたと考えられますか．
2. ファロー四徴症のある女の子が，「私の爪の色はどうしてお友達と違うの？」と尋ねました．どのように理由を説明しますか．

重要用語

チアノーゼ　　　　　　　末梢性チアノーゼ　　　　　酸素－ヘモグロビン解離曲線
還元ヘモグロビン　　　　低酸素血症　　　　　　　　酸素飽和度
中枢性チアノーゼ　　　　酸素分圧

学習達成チェック

☐ チアノーゼとは何か説明できる．
☐ チアノーゼの分類ができる．
☐ チアノーゼを観察する部位がわかる．

リンク ⑥呼吸機能障害／循環機能障害，造〔〕／免疫機能障害

6 | ショック

ショック（shock）とは，なんらかの原因によって，組織を灌流する血流量が低下して組織が十分に酸素を取り込むことができなくなり，細胞が低酸素状態となり機能障害を呈することをいう．

1 原因と分類 （表2.6-1）

（1）循環血液量減少性ショック（hypovolemic shock）

血液成分が体外または体内の循環系以外の部位に流出するために起こる．血管内から失われた成分により，次の三つに分類される．

①全血の減少によるもので，体外への出血以外に消化管や腹腔内への出血が原因

②水と電解質の減少によるもので，利尿薬の過量投与や重症の下痢が原因

③血漿の血管外への濾出によるもので，広範囲の熱傷や細菌毒素が原因

（2）心原性ショック（cardiogenic shock）

心臓のポンプ機能が低下したことが原因で心拍出量が減少し，血圧が低下する病態である．最も多い原因疾患は心筋梗塞である．この場合は心臓自体の血液駆出障害という根本的な部分の異常であるため，重度であれば，ほとんど致命的である．先天性心疾患などの心臓の構造異常が原因となるもの，極端な徐脈，頻脈などの心調律異常によるもの，大血管の閉塞によるものがある．

（3）心外閉塞・拘束性ショック（extracardiac obstructive shock）

広範囲の肺動脈塞栓症や緊張性気胸などによるショックが含まれる．肺血管の閉塞や胸腔内圧上昇による肺血流障害があると，左心室への血液灌流が障害され，心拍出量が低下してショックが生じる．

（4）血液分布異常性ショック（distributive shock）

血管抵抗の減弱と血管床のシャント血流の増加により，相対的な血液量の不足を起こし，末梢組織の灌流を十分に維持できなくなる状態である．

●敗血症性ショック●

感染が原因で放出されたサイトカインを介して血管内皮から一酸化窒素（NO），プロスタサイクリン（PGI_2）が放出されることにより血管抵抗が低下する．初期には心拍出量は増加するが，やがて循環血液量の喪失などにより心拍出量が低下し，ショックが進む．

●アナフィラキシーショック●

IgE抗体を介して肥満細胞などから放出される化学伝達物質（ヒスタミン，ロイコトリエンなど）により，血管抵抗が低下する．

●神経原性ショック●

精神的な驚愕や腹部への強い打撃など原因が一過性のものと，中枢神経系に作用する薬物や損傷などのように原因が続くものとがあるが，いずれも交感神経機能の低

表2.6-1 ● ショックの分類

分　類	原因疾患
循環血液量減少性ショック	出血 体液喪失（脱水など）
心原性ショック	■心筋障害 ・急性心筋梗塞 ・拡張型心筋症 ■機械的異常 ・僧帽弁閉鎖不全症 ・心室中隔欠損症 ・心室瘤 ・左室流出路閉鎖 ■不整脈
心外閉塞・拘束性ショック	心タンポナーデ 肺動脈塞栓症（広範囲） 緊張性気胸
血液分布異常性ショック	敗血症性ショック アナフィラキシーショック 神経原性ショック

plus α

血管床

毛細血管など，血管が無数に集まっているところ．

plus α

シャント

短絡ともいう．互いに異なった管腔系（ここでは血管）の間に本来はありえない交通ないし吻合があり，内部の体液（ここでは血液）がそれを通って，一方の腔（血管）から他方の腔（血管）に入る現象．

下により血管緊張が虚脱することによる．

2 病態生理（図2.6-1）

ショック状態になると，血液循環を十分に回復するための生理学的な反応（代償機序）が短時間のうちに起こる．しかし，ショックの状態が長く続くと不可逆的な変化が生じる．ショックは臨床所見から次の3段階に分類される．

(1) 第1段階（代償性ショック）

代償機序が働いて臓器灌流障害の所見がまだ明白でない段階．この時期には，軽度の血圧低下，脈圧減少，頻脈のみがみられる．血圧が下降すると，ホメオスタシス（恒常性）の回復のために次のような反応が起こる．

①血管収縮（a. 大動脈弓と頸動脈洞の圧受容体の刺激，b. 副腎への交感神経性の刺激によるアドレナリンやノルアドレナリンの分泌増加，c. 腎臓への血流減少によって引き起こされるレニン-アンジオテンシン系への刺激）

> **plus α**
> **前負荷，後負荷**
> 前負荷とは心室が収縮する前に加わる負荷のことをいい，心室拡張末期容量がこれに相当する．後負荷とは心室から血液を駆出する際に心筋に加わる負荷のことをいい，大動脈圧が高いと大きくなる．

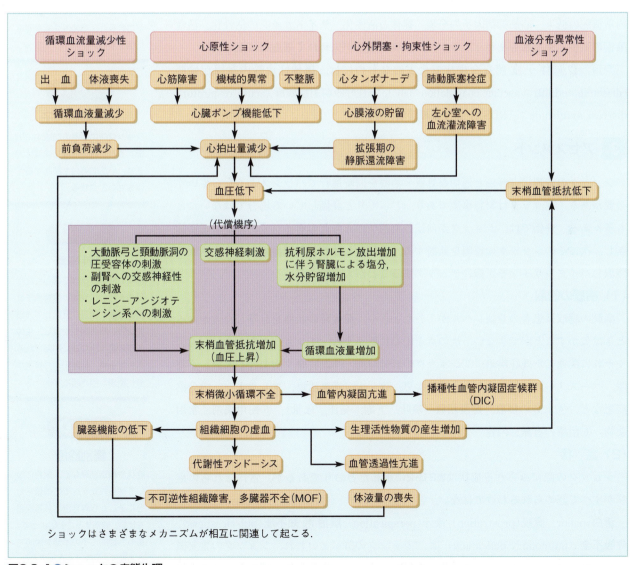

図2.6-1 ● ショックの病態生理

②交感神経刺激に伴う心拍数の増加

③抗利尿ホルモンの増加に伴う腎臓による塩分および水分の貯留の増加

これらにより末梢血管抵抗が増加し，循環血液量，心拍出量を増加させて血圧を上昇させる．

（2）第2段階（非代償性ショック）

血圧低下が進行し，臓器灌流障害の臨床的所見が明白になる段階．ショックが進行すると微小循環の異常により，体液量の喪失，サイトカインなど生理活性物質の産生増加，血管内凝固亢進などが生じ，ショック進行の悪循環が始まる．

（3）第3段階（不可逆的ショック）

組織の微小循環が極度に障害され，細胞膜の機能が失われて細胞死が起こる段階．この段階ではショックは不可逆的になり，**多臓器不全**（multiple organ failure：MOF）が進行して死に至る．ショックが進行すると，強い血管収縮に加えて血管内凝固が生じ，組織灌流をますます障害する．この時期には多臓器不全が生じ，消化管上皮の壊死による細菌の侵入や組織の嫌気性代謝によるアシドーシスが進行する．網内系機能の低下，心筋抑制因子の発現，補体の活性化，サイトカインの活性化，活性酸素の産生亢進なども加わり，やがて細胞膜の機能が失われて細胞死に至る．

ショックに伴う重篤な合併症で代表的なものには，播種性血管内凝固症候群（disseminated intravascular coagulation：DIC），急性呼吸窮迫症候群（acute respiratory distress syndrome：ARDS），急性尿細管壊死がある．

3 アセスメント

ショックの管理は，評価と適切な処置・治療を同時進行でバランスよく行っていく必要がある．ショックは緊急事態であり，じっくりと評価している場合ではないことも多々ある．評価では，ショックが前述した四つのうちどのタイプであるかを鑑別診断し，次にそのショックの原因を診断する．症状をしっかりと把握すること，病歴を聴取しバイタルサインを正確にチェックすることが大事である．

（1）病歴の聴取

病歴の聴取は患者の意識レベルが十分なときや，発症時の状態を目撃した者がいるときは欠かすことができない．次の点を中心に確認する．①ショックをきたした原因やそれに関連した既往疾患，②ショックの経過時間，③既往歴：虚血性心疾患，不整脈，ペースメーカー植え込み，大動脈疾患，胃・十二指腸潰瘍，アレルギー，内分泌疾患など，④水分の摂取，排泄状態（嘔吐，下痢，発汗，尿量），⑤使用薬剤，常用薬物，⑥治療の有無，内容．

（2）症　状

ショックの際にみられる症状は表2.6-2に示したとおりであるが，常にこれらの症状がすべて認められるわけではない．

蒼白（pallor），**虚脱**（prostration），**冷汗**（perspiration），**脈拍触知不能**（pulselessness），**呼吸不全**（pulmonary deficiency）は，"ショックの5Ps"といわれ，ショックの重要徴候とされている．ショックがある患者の対処において，病態生理を理解し，個々の患

---

plus α

網内系（細網内皮系）

異物貪食能，生体染色陽性などの機能的な部分が同様の性質を示す間葉系の細胞群を一つの機能系として，網内系という．リンパ節，脾の細網細胞およびリンパ洞，脾静脈洞，肝，骨髄，副腎，脳下垂体毛細血管の内皮細胞などがこれに属する．広義には，組織球，脾細胞，血液単球を含む．細網内皮系が広範に侵されると，細胞性免疫が極度に低下する．

---

plus α

心筋抑制因子

ショック時に患者の血漿中に出現するとされる特異な体液性因子で，心筋収縮力を抑制する作用をもつとされる．

---

plus α

活性酸素

通常の酸素に比べて著しく化学反応を起こしやすい酸素原子または分子．相互に反応して連鎖的に強い酸化剤を生成し，生体内で殺菌作用などに利用されるのみならず，無差別かつ有害な酸化反応を引き起こす．

---

plus α

鑑別診断

症状や検査結果など，患者について得られたすべての情報をもとにそこから導き出される疾患を比較，識別することによって，最も合理的にその本態を説明できる疾患を同定する作業のこと．

表2.6-2●ショック時によくみられる症状

症　状	病態生理	循環血液量減少性ショック[*1]	心原性ショック	心外閉塞・拘束性ショック	血液分布異常性ショック[*2]	備　考
血圧低下	心拍出量減少血管緊張低下	○	○	○	○	
脈圧減少	心拍出量減少	○	○	○	敗血症性ショックではみられないことが多い（特にショックの初期）	
心拍数増加	交感神経系の亢進	○	房室ブロックによるショックでは徐脈傾向になる	○	アナフィラキシーショックの一部，神経原性ショックでは徐脈傾向になる	
尿量減少	腎血流量減少ADH[*3]分泌亢進	○	○	○	神経原性ショックや利尿薬過量投与によるショックの初期では，正常または増加している場合もある	
皮膚温低下	末梢血管収縮心拍出量減少	○	○	○	敗血症性ショック，アナフィラキシーショックではみられないことが多い	
冷汗	皮膚温低下に伴い交感神経系が亢進し，発汗が加わる	○	○	○	敗血症性ショックではみられないこともある	
静脈虚脱	静脈還流減少	○	みられないこともある．特に心タンポナーデでは静脈の怒張がみられる	○	神経原性ショックではみられないこともある	
意識低下（不穏）(ふおん)	脳血流量減少低酸素血症	○	○	○	○	ショックの初期や軽症のショックでは代償機序が働き，意識レベルは保たれることが多い
頻呼吸	低酸素血症交感神経系の亢進	○	○	○	神経原性ショックでは呼吸数の減少がみられることが多い	ショックが進行し中枢に障害が及んだ場合や神経原性ショックの場合，呼吸抑制のため呼吸数が減少することが多い
チアノーゼ	低酸素血症末梢血管収縮	○	○	○	敗血症性ショックではみられないことがある	
代謝性アシドーシス	末梢血管収縮尿量減少	嘔吐等による多量の胃液喪失時ではみられないことがある	○	○	神経原性ショックではみられないことがある	

*1：出血性ショック，体液喪失性ショック／*2：敗血症性ショック，アナフィラキシーショック，神経原性ショック／*3：抗利尿ホルモン

者でみられる症状がどのような病態生理によるものかを考えることは，的確な診断，治療を行う上で重要である．

(3) 検査所見

●血液検査●

急性出血ではヘモグロビン（Hb），ヘマトクリット（Ht）は低下しないため，指標とし難い．白血球数はショックでは上昇していることが多いが，非特異的である．ショックが遷延すれば肝酵素の上昇，腎機能の悪化をみる．播種性血管内凝固症候群（DIC）の合併にも注意し，凝固検査を行う．敗血症を疑うときは原因菌を特定するために血液培養も行う．

●血液ガス●

呼吸機能と末梢循環のモニタリングにおいて不可欠な指標である．動脈血酸素分圧（PaO_2）は，心拍出量の減少，肺の換気−血流不均等など多くの原因で低下していることが多い．BE（base excess）の低下は，末梢循環不全およびショックの重症度の指標となる．ショックの進行により組織の循環不全が悪化すると嫌気性代謝が増加し，代謝性アシドーシスを悪化させる．

→BE（base excess）については，p.29参照．

●胸部X線写真●

心拡大や肺水腫を検出する最も簡便で有用な検査である．縦隔の拡大があれば急性大動脈解離を疑うが，縦隔の拡大をみないこともあり，心電図異常を伴わない原因不明の突然の胸痛や背部痛では造影CTを行う．

●心電図●

心電図の連続的モニタリングは，不整脈に由来する心原性ショックの診断および治療をする上で不可欠である．心原性ショックを合併する急性心筋梗塞での12誘導心電図では，広範な心電図変化を示すことが多い．

●血行動態モニター●

ショックの診断，重症度の判定，治療法の選択，治療効果の判定などに血行動態モニターは極めて有用である．

①観血的血圧測定法（直接法）：ショックの診断や重症度の判定には血圧値およびその変化を正確に把握する必要がある．重症ショックでは血管収縮が高度になるため，非観血的血圧測定法（間接法）では血圧測定が困難な場合が多い．カテーテルを経皮的に挿入して動脈圧のモニタリングを行う．直接法は動脈血のサンプリングが容易で，頻回に動脈血ガス分析をするのにも役立つ．

②スワンガンツカテーテルによる血行動態測定：スワンガンツカテーテルを肺動脈まで挿入することにより，右房圧，肺動脈圧，肺動脈楔入圧を測定し，心拍出量を測定することができる．心原性ショックの適切な治療，予後の推定，心室中隔穿孔や僧帽弁逆流といった合併症の診断には有用である．

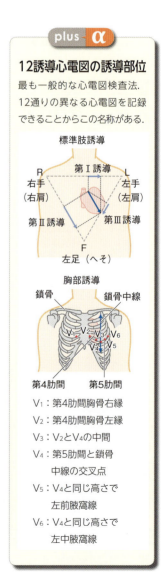

plus-α

12誘導心電図の誘導部位

最も一般的な心電図検査法．12通りの異なる心電図を記録できることからこの名称がある．

V_1：第4肋間胸骨右縁
V_2：第4肋間胸骨左縁
V_3：V_2とV_4の中間
V_4：第5肋間と鎖骨中線の交叉点
V_5：V_4と同じ高さで左前腋窩線
V_6：V_4と同じ高さで左中腋窩線

4 ケア

(1) 処 置

●静脈還流量を増やす●

ショックの原因,循環動態により異なるが,頭部を低くしたり,両下肢を挙上した体位をとらせる(図2.6-2).末梢臓器や静脈に停滞している血液を心臓に戻りやすくし,静脈還流量を増やして十分な前負荷を与えることを目的としている.

●酸素投与●

多くの場合PaO_2は低下しているため,酸素投与が必要である.効果的に酸素投与を行うためには,吸気・呼気時に陽圧にできるバイパップ(BiPAP)マスクなどが有用である.初期の段階ではパルスオキシメータを付けたほうがよいが,末梢血管が収縮して測定に使用できない場合もある.高流量の酸素投与にもかかわらず$PaO_2<60Torr$であったり,換気不全(呼吸性アシドーシスや$PaCO_2$上昇)があれば,気管挿管が必要である.

●尿量のチェック●

腎血流量減少により尿量が減少するため,尿量をチェックする.必要ならば膀胱留置カテーテルを挿入する.尿量は臓器循環不全を評価する指標として重要である.腎動脈壁にはα受容体が豊富に分布しており,わずかな腎血流量減少に対しても鋭敏に反応し血管収縮を生じる.腎はどの内臓臓器よりも早く反応するため,腎血流が保たれていれば,他臓器血流も維持されていると考えてよい.

●鎮痛薬・鎮静薬の投与●

ショック患者では疼痛や興奮状態にあることが少なくない.疼痛や興奮は血行動態を悪化させるため,鎮痛薬や鎮静薬が必要になる.最も効果があるのはモルヒネであるが,血圧低下,呼吸抑制,徐脈に注意を要する.

(2) 治療と看護

ショックの治療の原則は,全身管理と原因となった基礎疾患に対する治療である.

●輸液・輸血●

ショックと診断したら,静脈ルートを確保して直ちに輸液を開始する.特に出血や体液喪失では大量の迅速な輸液が必要であり,そのためには太い針(18 G以上)でルートを確保する.ルートを複数確保することが必要になる場合もある.

輸液はまず最大速度で開始し,血圧,脈拍数,頸静脈の状態,皮膚所見,尿量を観察しながら必要な量を判断する.迅速さが重要なため電解質溶液で開始するが,必要であればアルブミンを加える.デキストランも有用である.出血が原因であれば輸血に変更する.出血性ショックでは,Htが30%以上を維持するように努める.

●カテコールアミンの投与●

カテコールアミン投与の目的は,心拍出量を増加させ,血流を再分布して心臓や脳への血流量を増加させることにある.血圧維持は重要であるが,血管収縮作用が強く,強心作用がない薬剤はショック治療に適さない.強い血管収縮は,後負荷を増加

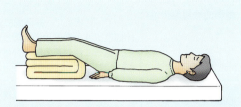

臥位の状態で下肢を挙上することによって,下肢での血流うっ滞を軽減し,頭部への血流を確保する.

図2.6-2 ●ショック時の体位

---

plus α

バイパップ

BiPAP.鼻マスク式の補助人工呼吸器.気管切開のような侵襲的な行為をせずに呼吸の手助けができる.

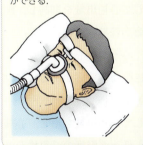

plus α

G(ゲージ)

針の太さを示す.1インチ(25.4mm)の何分の1かを表しており,数字が小さいほど内径が大きい.18Gであれば,1/18インチ(約1.4mm)となる.

plus α

ヘマトクリット値(Ht)の基準範囲

ヘマトクリット=血液中に占める赤血球の容積パーセント.男性では40.0〜52.0%,女性では34.0〜45.0%が基準範囲.

表2.6-3●ショックの治療

循環血液量減少性ショック	最も重要なことは早急に輸液を行い，十分な循環血液量を回復することである．輸液が早急に行われず循環血液量の回復が遅れると，組織の代謝障害が進み，ショックの改善は困難になる．速やかな輸液ができない場合，一時的に血管収縮薬を用いることがあるが，これは末梢組織の循環を犠牲にしてでも血圧維持を行おうとするもので，できるだけ短時間にとどめるべきである． 出血性ショックは出血源の止血さえすれば管理は容易だが，そのコントロールが不良で時間的経過が長い場合や，患者に合併疾患などが併発するような場合には，多臓器不全に陥ることもある．血圧の維持と早期の止血が大切である．
心原性ショック	心臓のポンプ作用を改善させると同時に，上昇している末梢血管抵抗を低下させる．しかし，末梢血管を拡張させることによって血圧をさらに低下させる可能性もあるため注意が必要である．
心外閉塞・拘束性ショック	緊張性気胸では胸腔ドレーンを挿入し，胸腔内の排気を行う．肺動脈塞栓症では血栓を溶解，場合によっては血栓を除去する手術を行うこともある．
血液分布異常性ショック	①敗血症性ショック：根本的治療として，抗生物質の選択が重要である．原則として殺菌的抗生物質の静注投与を選択する． ②アナフィラキシーショック：まれにみられる激しい末梢循環の虚脱で，しばしば激しい気管支収縮を伴うため，適切な気道確保をしなければならない．治療にはアドレナリンが用いられ，補助薬として副腎皮質ステロイド，抗ヒスタミン薬なども併用されるが，後者は効果の発現が遅く，緊急時の適応とはならない． ③神経原性ショック：通常，一過性で予後はよい．治療としては循環血液量の調節が重要で，緊急処置として臥位・脚部上昇などの体位（図2.6-2）をとらせる．血管収縮薬が用いられるのは，この種のショックの場合のみといえる．また，副交感神経遮断薬としてアトロピンも使用される．

して心拍出量を抑制し，臓器循環をかえって悪化させる．

●血管拡張薬●

心不全や心原性ショックなどで，肺うっ血があり，血圧低下が軽度の場合には血管拡張薬の適応がある．硝酸薬など静脈血管を拡張させる薬剤は静脈還流量を減少させ，肺動脈楔入圧(せつにゅうあつ)を低下させ，肺うっ血を改善する．動脈血管拡張薬は，後負荷を減少して心拍出量を増し，心筋酸素需要を減少して心筋虚血を改善する．血管拡張薬は血圧低下が軽度の心原性ショックの治療に用いられる．ショック患者では，血管拡張薬はしばしばカテコールアミンと併用される．

●補助循環装置●

心原性ショックでは大動脈内バルーンパンピング（intraaortic balloon pumping：IABP）をよく用いる．胸部大動脈内に挿入したバルーンを拡張期に膨らませることにより，大動脈起始部の血圧を上昇させて冠血流量を増し，さらに収縮期にバルーンの圧を抜くことにより，収縮早期の後負荷を減少させて心拍出量を増す効果がある．特に，心室中隔破裂や僧帽弁閉鎖不全症がショックに関与しているときには，大きな効果が期待できる．

一方，開胸術で患者の心室に並列させるように装置を取り付け，拍出力を補助する補助人工心臓（ventricular assist device：VAD）や，心臓と肺の機能を一時的に補助する経皮的心肺補助装置（percutaneous cardiopulmonary support：PCPS）によって心原性ショックに対処することもある．

●原因療法●

ショックの原因となった基礎疾患の治療と，腎不全，肝不全，DICといった多臓器不全に対する治療も行う（表2.6-3）．

---

plus α

補助人工心臓（VAD）

機能の低下した心臓の拍出量を補助する人工心臓．2011年に植込型左心補助人工心臓（LVAD）の実施施設認定が始まり，2014年までの4年間に33施設が認定された．

考えてみよう　臨床場面とのつながり

1. ショック状態を見過ごしてはいけないのはなぜでしょうか.
2. ショックの可能性があるときに予測すべき変化には，何があるでしょうか.
3. ショックの可能性がある患者さんに対して，まずすべきことは何でしょうか.
4. ショックの患者さんに対する一連の処置やケアのために，どんな準備をしますか.

重要用語

循環血液量減少性ショック	敗血症性ショック	不可逆的ショック
心原性ショック	アナフィラキシーショック	微小循環
心外閉塞・拘束性ショック	神経原性ショック	多臓器不全
血液分布異常性ショック	代償性ショック，非代償性ショック	

学習達成チェック

☐ ショックとは何かを説明できる.

☐ ショックの原因を分類できる.

☐ ショックの段階を説明できる.

☐ ショック時の観察ポイントを説明できる.

☐ ショックへの対応の流れと治療の原則が説明できる.

リンク G 栄養代謝機能障害

7 腹痛

1 腹痛とは

腹痛とは腹部領域に感じられる疼痛の総称であり，その多くは腹部臓器への刺激が原因であるが，狭心症や心筋梗塞など心疾患の関連痛によることもある．疼痛の性状により疝痛（せんつう），持続性鋭痛，鈍痛に分類される．疝痛は周期的に繰り返す激痛であり，管腔臓器の攣縮（れんしゅく）に起因することが多い．持続性鋭痛は腹膜の炎症や急性膵炎などで出現する激痛である．鈍痛は持続する軽い疼痛で，最も高頻度であり，原因は多様である．

2 病態生理

腹痛は発生機序により**内臓痛，体性痛，関連痛**に分類される．

（1）内臓痛

消化管や実質臓器の刺激により生じる疼痛である．これらの臓器の平滑筋層や被膜には無髄性知覚神経の自由終末が分布し，平滑筋の伸縮や被膜の伸展により刺激される．刺激は求心性内臓神経から脊髄神経節（後根神経節），後角，脊髄視床路，視床，視床皮質路を経て中心後回の知覚野に伝わり，疼痛を自覚する．消化管粘膜には知覚神経は分布しないが，粘膜に炎症があるときには平滑筋の痛覚閾値（いきち）が下がり，腹痛が生じやすくなる．痛みは鈍痛または疝痛で，腹部の正中線上で感じることが多い．

（2）体性痛

壁側腹膜（へきそく）に対する刺激が原因となる．壁側腹膜には皮膚や筋肉と同じ脳脊髄性の知覚神経が分布し，有髄性求心線維から脊髄神経節，後角を経て内臓痛と同一の伝達路を経由して中心後回の知覚野に至る．突然起こり，持続性の刺すような鋭い痛みで，痛む場所が明確である．体位変換や体動により痛みは増強する．

（3）関連痛（放散痛）（図2.7-1）

激しい内臓痛はそこから離れた体表面で痛みを感じることがある．求心性内臓神経は同一レベル体性求心神経と同じ脊髄神経節に入り，共通の脊髄視床路を上行して中枢に向かう．このため求心性内臓神経からの痛覚刺激を大脳では体性領域からの刺激として認識し，体表に痛みを感じることが

plus α
七転八倒の痛み
古くから激痛を表現する言葉として用いられているが，これは痛いから転げ回るというより，体位変換により痛みが軽減することを意味する．急性膵炎や腹膜炎のときの持続性激痛ではみられず，腸閉塞や胆石発作による疝痛のことが多い．

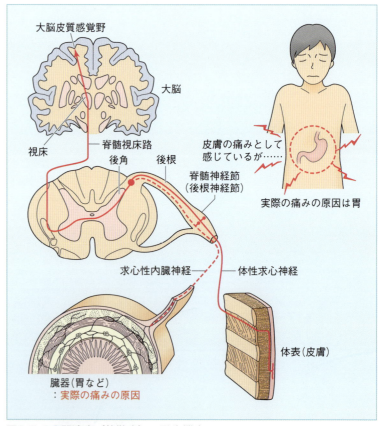

図2.7-1 ● 関連痛（放散痛）の発生機序

成因と考えられている．関連痛が腹部以外で感じられるときは放散痛と呼ぶ．

3 アセスメント

(1) 問 診

疼痛の部位，食事や排便との関連，発症の型，痛みの性状，経過と持続期間，嘔吐・嘔気の併発，発熱の有無等の聴取は腹痛の原因疾患を推定する手掛かりとなる．女性患者の場合，月経歴の聴取は必須である．

(2) 身体所見

● 視 診 ●

顔貌，ベッド上での体勢，呼吸状態，全身状態などを観察する．腹部では膨隆の有無や手術瘢痕の有無に注意する．

● 触 診 ● (図2.7-2)

限局する圧痛はその近くに病変があることを示唆する．虫垂炎での圧痛点としては，マックバーニー点（McBurney点）とランツ点（Lanz点）が知られている．広範囲の圧痛は汎発性腹膜炎で認められる．腹壁を押して素早く離すと，押したときよりさらに強い痛みが出現する**反跳痛**は**腹膜刺激症状**の一つである．直腸指診での圧痛は骨盤腹膜炎でみられる．

触診時，腹筋の緊張により硬く触れることを**筋性防御**と呼ぶ．これは罹患臓器を外力から保護する防御反応である．

● 聴 診 ●

腹部の聴診は主に腸蠕動音の聴取を目的としている．腸蠕動音は一般に正常，減少，消失，亢進に分類される．麻痺性イレウスでは腸蠕動音が減少または消失し，「チャップン」といった振水音を，機械的イレウスでは腸蠕動音が亢進し，かつ「カンカン，キンキン」といった金属性の雑音を聴くことが多い．

plus α

腹膜刺激症状
腹膜に細菌感染，外傷，化学的刺激などが加わったときにみられる症状で，圧痛，筋性防御，反跳痛などの徴候をいう．

→麻痺性イレウス，振水音，機械的イレウスについては，2章16節「腹部膨満」(p.175)参照．

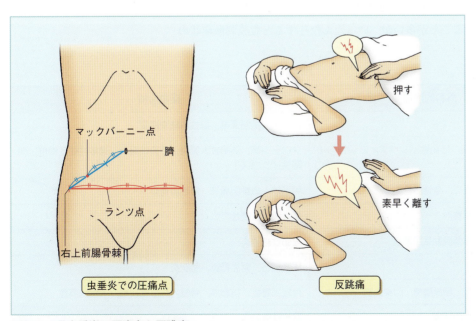

図2.7-2 ● 虫垂炎の圧痛点と反跳痛

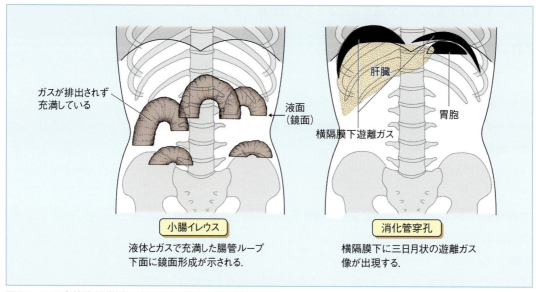

図2.7-3 ● 立位腹部単純X線写真におけるガス像と病態

（3）検査

白血球数, 白血球分画, CRP, 尿, ビリルビン, アミラーゼ等の血液検査を行う. 立位および臥位での腹部単純X線検査により, 腸管ガスの形状と腹腔内遊離ガスの有無を調べる. 立位X線写真で腸管ガスの**鏡面形成**が認められれば**腸閉塞（イレウス）**があり, 横隔膜下に遊離ガスがみられれば**消化管穿孔**があることを意味する（図2.7-3）.

CT検査は, 腹腔内のさまざまな臓器, および血管系の全貌を, 身体を侵襲することなく概観できるという利点がある.

4 ケア

原因別にみた腹痛の治療を, 外科的治療と薬物治療とに分けて表2.7-1に示した. 対症療法として鎮痛薬を投与することが多いが, いったん投与すると腹膜刺激症状の

plus α

鏡面形成
ニボー（niveau）とも呼ばれる. 膨張した腸管に分泌液とガスが貯留し, 立位では液面が水平の線（鏡面）を形成する.

表2.7-1 ● 腹痛の原因部位と治療

臓器・器官	外科的治療	薬物治療
胃・十二指腸	穿孔性潰瘍	胃・十二指腸潰瘍, 急性胃粘膜病変
小腸・大腸	腸管穿孔, 虫垂炎, 絞扼性イレウス, 嵌頓性ヘルニア	クローン病, 潰瘍性大腸炎, 感染性腸炎, 過敏性腸症候群, 閉塞性イレウス
胆道系	胆石症, 急性胆嚢炎, 急性胆管炎	胆石症, 急性胆嚢炎, 急性胆管炎
膵臓	重症膵炎, 偽性膵囊胞	急性膵炎, 慢性膵炎
血管	大動脈瘤破裂, 腸間膜動脈閉塞症	虚血性結腸炎
腎・泌尿器	尿管結石	尿管結石, 腎盂腎炎, 膀胱炎
女性生殖器	子宮外妊娠, 卵管・卵巣膿瘍, 卵巣嚢胞	月経困難症, 排卵痛, 骨盤内炎症性疾患, 子宮内膜症
腹膜	腹腔内出血, 腹腔内膿瘍	結核性腹膜炎

有無等，診断上重要な他覚所見が不明瞭となるため，十分な診察が終わるまでは投与を待つべきである．**急性腹症**の多くは，緊急の外科的治療の対象となる．

> **plus-α**
>
> **急性腹症**
> 突然の腹痛で発症し，嘔吐・腹部膨満などを伴い，緊急に外科的処置を必要とする病態，または，これと鑑別を要する状態のこと．

考えてみよう　臨床場面とのつながり

1. 突然，腹痛が出現した患者さんにまず行う画像検査は何でしょう．
2. 突然，腹痛が出現した患者さんに鎮痛薬を直ちに投与してはいけないのはなぜでしょう．
3. 腹痛の患者さんの問診における質問事項を挙げましょう．
4. 体性痛と内臓痛との違いを説明しましょう．

重要用語

内臓痛　　　　　　　腹膜刺激症状　　　　　消化管穿孔
体性痛　　　　　　　筋性防御　　　　　　　急性腹症
関連痛　　　　　　　鏡面形成
反跳痛　　　　　　　腸閉塞（イレウス）

学習達成チェック

☐腹痛の分類と発生機序を説明できる．

☐体性痛と内臓痛とを鑑別できる．

☐急性腹症について説明できる．

☐腹膜刺激症状を説明できる．

☐腹痛をきたす病態で緊急に外科的手術が必要な疾患を説明できる．

☐腸閉塞のX線所見について説明できる．

☐消化管穿孔のX線所見について説明できる．

リンク G 栄養代謝機能障害

8 肥満

BMI（body mass index）25以上を**肥満**と定義し，BMI25以上，かつ表2.8-1のいずれかの条件を満たす場合を**肥満症**として取り扱う．肥満症とは肥満に起因する健康障害を合併し，医学的に減量を必要とする状態をいい，疾患として取り扱う．

BMI＝体重（kg）÷［身長（m）］²

1 原因と分類

食欲は，視床下部の**満腹中枢**と**摂食中枢**がつかさどっており，このバランスが保たれることによって適切な体重が維持されている．しかし，多くの因子によって摂取エネルギーが消費エネルギーを上回ると血中の脂質や糖質が増加し，身体に脂肪の蓄積が起こる（図2.8-1）．

肥満の原因には次のようなものがある．

① 食習慣：夕食や夜食の過量摂取，脂質や糖質が多く，高エネルギーであるファストフード類の多食，多量飲酒など．これらは，仕事や地位などの社会的な環境因子に影響を受けることが多い．

② 精神的因子：精神的ストレス，不安やうつ状態にあると，それらの解消手段が食欲に転換されて過食となり，肥満に結びつくことがある．

③ 体質：肥満が家族性に認められる例が多いことから，肥満の因子として体質の可能性があるが，似通った食習慣や環境の影響のほうが大きい．

④ 運動不足：運動量が少なく，消費エネルギーが摂取エネルギーを下回ると体脂肪として蓄積される．

⑤ 中枢性因子：視床下部の摂食中枢と満腹中枢のバランスが崩れ，過食に陥る場合で，視床下部付近の腫瘍，頭部外傷，まれではあるが遺伝性疾患などがある．

⑥ 代謝性因子：ホルモンの分泌異常，脂質代謝異常などがある．

①〜④は単純性肥満，⑤⑥は二次性肥満（症候性肥満）とも呼ばれる．

表2.8-1● 肥満症の診断

1) 肥満に起因ないし関連し，減量を要する（減量により改善する，または進展が防止される）健康障害を有するもの
2) 健康障害を伴いやすい高リスク肥満
ウエスト周囲長のスクリーニングにより内臓脂肪蓄積を疑われ，腹部CT検査によって確定診断された内臓脂肪型肥満

肥満症：肥満と判定されたもの（BMI≧25）のうち，上記のいずれかの条件を満たすもの．
日本肥満学会．肥満症診療ガイドライン2016．

plus α

生活習慣病

糖尿病・脂質異常症・高血圧など，生活習慣が発症に深く関与していると考えられる疾患の総称．肥満（内臓脂肪の蓄積）に，これらの疾患を合併していることを**メタボリックシンドローム**という．腹囲が男性85cm以上，女性90cm以上で，かつ血清脂質，血圧，血糖のうち2項目以上の検査値異常があるときは，メタボリックシンドロームと診断される．

plus α

肥満をきたす主な代謝性疾患，内分泌性疾患

・下垂体前葉機能低下
・甲状腺機能低下症
・クッシング症候群
・糖尿病
・膵ランゲルハンス島腫瘍
・性ホルモンの分泌不全症

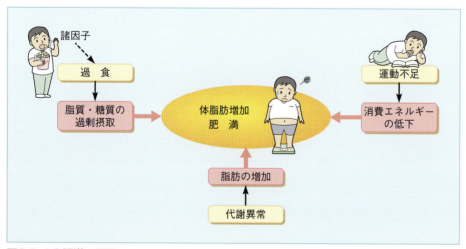

図2.8-1● 肥満の原因

2 病態生理

(1) 肥満の性質

肥満にはさまざまな原因があるが、肥満の状態を細胞レベルで観察すると、脂肪細胞の数が増加する**脂肪細胞増多型**と、脂肪細胞が大きくなる**脂肪細胞肥大型**に分けられる（図2.8-2）。

●脂肪細胞増多型●
若年で発症する肥満で，生後1年未満では脂肪細胞の増加が活発になることと，思春期における過剰なエネルギーの摂取が重要な因子となる．多くの例で肥満の改善は難しい．

●脂肪細胞肥大型●
成人に発症する肥満で，過剰なエネルギーの摂取や運動不足などが重要な因子となる．

(2) 肥満における体脂肪の分布

蓄積した体脂肪の分布の違いにより，**皮下脂肪型肥満**と**内臓脂肪型肥満**とに分けられ，腹部CTで判定する．肥満はさまざまな疾患に罹患する危険因子となるが，特に内臓脂肪型肥満では糖質代謝異常，脂質代謝異常をしばしば合併し，生活習慣病を併発しやすい．

(3) 肥満が生体に及ぼす影響

●ADLへの影響●
肥満のため日常生活にさまざまな悪影響が現れる．例えば外見のコンプレックスがあると，精神的な苦痛をもたらす．また，肥満によって膝関節への負担が増加すると関節痛が生じ，さらに身体活動性が低下して肥満が助長されるという悪循環が生じる．

●二次的な疾病の合併●
肥満から心・循環器系，代謝系を中心としたさまざまな異常が併発し，命に関わる悪影響を及ぼすこともしばしばある（表2.8-2）．

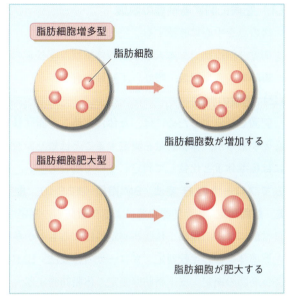

図2.8-2●肥満時の脂肪細胞

plus α

脂肪組織と慢性炎症

肥満の脂肪組織では軽度の慢性炎症が起きていることが知られており，近年そのメカニズムが解明されてきた．急性炎症とは違い，慢性炎症では組織の線維化や，マクロファージなどの炎症細胞の浸潤が増加することにより細胞が肥大・増殖して構造が変わり，脂肪組織の機能障害を引き起こすことがある．機能障害の例として，メタボリックシンドロームへの進展などが報告されている．

plus α

肥満患者の手術

脂肪沈着のため腹壁，胸壁，腹膜が肥厚し，閉腹や閉胸，また臓器の切除や吻合に支障をきたす．

表2.8-2●肥満に伴う合併症

心臓	肥満によって心臓からの送血量が増加し，心臓に負担がかかり心肥大を招く．
血管系	血中コレステロールが増加して血管壁へ沈着し，動脈硬化や高血圧をもたらす．
肝臓	脂肪肝から肝機能障害を起こす．また脂肪，コレステロール代謝障害からコレステロール系胆石，胆嚢炎などを起こしやすい．
糖代謝	肥満によるインスリン必要量の増加からインスリン不足の状態を招く．その結果，耐糖能の低下，さらには2型糖尿病（インスリン非依存性糖尿病）に進展することもある．
呼吸器	胸腔，縦隔，横隔膜，腹腔，腹壁などに脂肪が沈着し，肺の拡張障害を招く．その結果，肺機能低下，睡眠時無呼吸症候群や肺炎などを起こしやすくなる．
生殖器	卵巣機能異常，不妊症，性欲減退，妊娠・分娩時合併症などを起こしやすくなる．
骨格	体重増加により変形性膝関節症を発症しやすくなる．
皮膚	湿疹，陰部瘙痒症，多汗症などを招く．

3 アセスメント

（1）肥満に関する情報の収集

次の点を中心に確認する.

①病歴・治療歴，②本人と家族の体重歴，③日常の食事量，食事時間，食事回数，嗜好，④減量の有無

（2）肥満の判定

肥満を判定するためには，身体に蓄積した脂肪量を測定する必要があるが，体脂肪量を測定することは難しいため，一般的には標準体重と比較して判定している場合も多い．測定方法としてブローカの桂変法，BMI指標（表2.8-3），皮下脂肪厚測定，腹囲測定，体脂肪測定器による体脂肪率の測定などがあり，日常的にはBMI指標，体脂肪測定器によるものが多い.

①標準体重との比較判定：ブローカの桂変法，BMI指標

②体脂肪の測定：皮下脂肪厚測定，体脂肪測定器

表2.8-3●BMIによる肥満度の判定

BMI	肥満度判定
18.5以上25未満	正常
25以上30未満	肥満度1
30以上35未満	肥満度2
35以上40未満	肥満度3
40以上	肥満度4

上記は，日本肥満学会肥満症診断基準による判定である．
BMIは体脂肪量と比例するといわれている.

plus-α

腹囲測定

生活習慣病の病態の基本である内臓脂肪の蓄積は，多数のCT画像検査の研究結果により臍で測定した腹囲と相関することがわかり，腹囲から内臓脂肪の過剰蓄積を判断する方法がとられるようになった．実際には，臍の位置で測り，男性は85cm未満，女性は90cm未満を正常とする.

ブローカの桂変法

欧米人に適応されているブローカ法を基に日本人に合うように考案された方法.

標準体重（kg）＝［身長（cm）－100］×0.9

標準体重±10%を正常，＋11～19%を肥満傾向，＋20%以上を肥満とする.

皮下脂肪厚測定

上腕三頭筋中央部，肩甲骨下端部，上腕伸展側中央部の皮下脂肪厚をキャリパーで計測し，体脂肪率算出式に代入して体脂肪率を求める方法である．簡便法では，合計が男性40mm以上，女性50mm以上を肥満とする.

体脂肪測定器

インピーダンス法（体内を電流が通る際の抵抗値を参考に算出する方法）を応用した簡易測定器が普及している．指で測るもの，手で測るもの，体重計のように測定器の上に乗るものなどがあり，メーカーごとに数値が異なるため判定の際は注意する.

（3）臨床検査

血圧，心拍数，呼吸数，コレステロール，トリグリセリド，血清タンパク，血糖，尿酸，肝機能，心電図，肺機能，腎機能，各ホルモン（コルチゾール，インスリンなど），腹部CT撮影などを実施する.

4 ケ ア

治療の目的は減量にある．目標を標準体重に定め，健康的な減量として，約3カ月で現在の体重の約5%の減量を目指す．急激な体重減少は臓器機能障害に陥る可能性があるため控える.

(1) 食事療法

●正しい食事の指導 （表2.8-4）●

肥満による弊害を説明し，減量の目的を知ってもらい，正しい食事のとり方を指導する．

●食事制限●

食事の制限は肥満に対して重要な治療法となる．糖尿病の食品交換表を使用して，1日当たり25kcal×標準体重（kg）程度を指示する．食事内容の基本として，高タンパク・低糖質・低脂肪を厳守する．減量が期待どおりに得られない場合には，さらに摂取カロリーを制限するが，基礎代謝に必要な900〜1,000kcalは最低限摂取させる．食事制限の継続は難しいが，一般的に表2.8-5のような症例では成功しやすい．

(2) 運動療法

肥満の原因の一つである運動不足を解消するために，運動が勧められる．しかし，運動によるエネルギー消費量は少ないため，あくまでも食事療法の補助的手段として実施する．脂肪を燃焼させ，継続的に実施できる運動として効果的なものに，軽いジョギング，自転車，水泳などの有酸素運動がある．

なお，肥満者では心肺機能の低下をきたしている場合が多いため，運動はメディカルチェックを行ってから実施する．

(3) 薬物療法

肥満が生命に重大な影響を及ぼさない限り薬物を使って減量することはない．かつては食欲抑制薬などが使用されたこともあるが，投与終了後のリバウンド現象や副作用があるため現在ではほとんど用いられない．また，甲状腺ホルモン製剤は代謝を促進し減量が期待できるが，多くの副作用があり，使用は慎むべきである．

！考えてみよう　臨床場面とのつながり

1. 肥満はどのような方法を用いて判定しますか．
2. 肥満を改善するために，どのような指導を行いますか．

重要用語

満腹中枢，摂食中枢	脂肪細胞増多型，脂肪細胞肥大型	BMI指標
生活習慣病	皮下脂肪型肥満，内臓脂肪型肥満	皮下脂肪厚測定
メタボリックシンドローム	ブローカの桂変法	腹囲測定

学習達成チェック

☐肥満とはどういう状態かを説明できる．

☐肥満の原因を説明できる．

☐肥満による身体への悪影響について説明できる．

☐肥満の判定法について説明できる．

☐肥満の検査が理解できる．

☐肥満の治療の原則が説明できる．

表2.8-4●食事のとり方

- 3食を定時的に摂取する．
- 時間をかけて摂取する．
- 食事量が1食（特に夕食）に偏ることなく，3食ともバランスよく摂取する．
- 就寝前の大量摂取は控える．
- 高タンパク・低糖質・低脂肪食を心掛ける．
- 嗜好品（甘いもの，アルコール等）を控える．
- ファストフードを控える．

表2.8-5●食事制限の成功例

- 情緒的に安定している．
- 肥満が身体に及ぼす影響について理解している．
- コミュニケーションがとれる．
- 成人になってからの肥満例である．
- 食事内容を正確に把握できている．

plus α

有酸素運動

生体のエネルギーは，酸素を必要とする有酸素性反応系と，酸素を必要としない無酸素性反応系によって産生される．前者のほうが効率がよく，長時間の運動は有酸素性反応系が使われるため，有酸素運動という．

リンク G 栄養代謝機能障害

9 | やせ

やせ（るいそう）とは，体脂肪が著しく減少し，そのため体重が著明に減少している状態をいう．

1 原因と分類

やせは，摂取エネルギー量よりも消費エネルギー量が多いために，栄養状態低下をきたして起こる．やせは主に，①食物摂取の不足，②消化・吸収の異常，③栄養の利用障害，④代謝亢進状態，⑤栄養分の喪失によって起こる．それぞれに関連する病態を表2.9-1に示す．

plus α

「やせ」と「るいそう」

標準体重の−10%以下に体重が減少したとき，またはBMI 18.5以下をやせという．疾患に伴って起こるやせを，るいそうと呼ぶ．

表2.9-1●やせの原因と関連する病態

原　因	関連する病態
食物摂取の不足	貧困による飢餓やダイエット，消化管通過障害，嚥下障害，消化器疾患による食欲不振，神経性食欲不振など
消化・吸収の異常	胃切除後，小腸切除後，下痢をきたす疾患，膵炎など
栄養の利用障害	1型糖尿病，肝障害など
代謝亢進状態	甲状腺機能亢進症，発熱，妊娠，過激な運動，悪性腫瘍など
栄養分の喪失	手術や熱傷時の体液の喪失，糖尿病や腎疾患によるアルブミンの喪失，嘔吐・下痢など

2 病態生理

エネルギー不足に陥ると，肝臓や筋肉に貯蔵されていたグリコーゲンがエネルギー源として利用されるが，数時間で消失してしまう．そこで筋肉の分解が始まり，糖原性アミノ酸からグルコースが産生され，エネルギー源となる．しかし，筋肉の分解が長時間続くと筋組織の萎縮につながり，生命にも危険を及ぼすため，代わりに体脂肪が利用されるようになる．体脂肪が分解されて脂肪酸とグリセロールになり，脂肪酸は肝臓において糖新生に使われエネルギー源となる．この代謝の過程で大量のケトン体が生成され，脳や心筋のエネルギー源となる．以上のような過程が続き，栄養補給が行われないと体脂肪は減少し，るいそうが著明となってくる．るいそうが高度になると生命の危機につながる．

3 アセスメント

（1）問　診

患者や家族からるいそうに至った経過を聴取し，その原因を探る．疾患が原因で起こっている場合には，専門医の治療が必要となる．社会的・経済的因子による場合には，ソーシャルワーカー，福祉事務所などとの連絡・調整，情報の共有なども必要になる．間違った食事制限や食事内容については，管理栄養士などの協力を得て，正し

い方法を指導する.

(2) 症　状

　るいそう時には，エネルギー不足や筋力低下による無気力や活動の低下をはじめ，表2.9-2のような症状や身体所見がみられる．特に，皮下脂肪の消失により，骨による皮膚への圧迫が強くなって**褥瘡**（じょくそう）がみられることがあり，この場合，栄養不足のため治癒が難しい．また，免疫力の低下によって容易に感染しやすくなる.

(3) 検　査

　バイタルサイン，血圧，心電図，腱反射，血液検査，尿検査によって表2.9-2のような異常を発見する.

表2.9-2●るいそう時の所見

症状や身体所見	検査所見
倦怠感	貧血
易疲労	低血圧
無気力	徐脈
皮膚の乾燥	腱反射低下
口角炎・口内炎	免疫力低下
歯肉出血	出血傾向
骨の弯曲	低血糖
浮腫	低タンパク血症
筋力低下	血清脂質の低下
身体活動の低下	血中・尿中のケトン体出現
気温の変化に対する適応力低下	
月経不順	
皮膚の壊死（褥瘡等）	

4　ケ　ア

(1) 早期発見のための観察

①自ら体重を測ってもらい，やせを自覚してもらう.
②表2.9-2の症状に注意する.
③血液検査で栄養状態を把握する（表2.9-3）.

(2) 食事の指導

①高エネルギー，高タンパク，高ビタミン類の食品を紹介する.
②食欲が低下しているときには，好きなものから摂取することを勧める.
③1回の食事量が少ない場合には，分食を指導する.
④消化・吸収の効率を高めるために，食後1時間程度の安静を勧める.

(3) 生活上の注意

①消費エネルギーを少なくするため運動量を減らし，場面によっては身の回りのことも家族に援助してもらう.
②感染症を防ぐために身体を清潔に保つ.
③寒冷時においては，体温低下を防ぐために室温を適切な温度に保つ.
④転倒しやすいため外出は控え，ベッドからの転落防止に柵などを用意する.

(4) 褥瘡予防

　褥瘡ができやすい部位（褥瘡好発部位）を観察し，同部の清潔保持，マッサージ，体位変換を援助する．また，クリームなどで皮膚を保護する.

(5) 栄養補給

　るいそうのため臓器機能低下がみられるときには，速やかに**経管栄養**や**高カロリー輸液**などで栄養を補給する.

●経管栄養●

　一般的には鼻腔を経由して栄養チューブの先端を胃または空腸内に挿入し，自然流

表2.9-3●栄養状態を把握するための血液検査

ヘモグラム 赤血球，白血球，ヘモグロビン（Hb），ヘマトクリット（Ht）
血清タンパク 血清総タンパク，アルブミン，グロブリン
血清脂質 トリグリセリド，コレステロール，HDLコレステロール，LDLコレステロール，リポタンパク
血糖，ケトン体
電解質
尿素窒素

plus α

褥瘡ができやすい部位
肩甲骨部，仙骨部，踵部（しょう）など，骨が突出し，病床で圧迫される部位にできやすく，特に仙骨部に多い.

動食や人工流動食を注入することが多い.

　ただし，食道や胃に狭窄などの病変が存在するときには，経鼻的なルートは用いられない．食道に狭窄が存在するときは，開腹手術や内視鏡によって体外から胃内に栄養チューブを挿入する**胃瘻**を，胃に狭窄が存在するときは，開腹術によって空腸内に栄養チューブを挿入する腸瘻を造設する.

　小腸・大腸閉塞があるときには，経管栄養は禁忌となる.

●高カロリー輸液（total parenteral nutrition：TPN）●

　上大静脈などの比較的太い静脈に輸液チューブを挿入し，水分，電解質，ブドウ糖，アミノ酸や脂肪乳剤などを注入する．中心静脈栄養（intravenous hyperalimentation：IVH）とも呼ばれ，経口摂取や経管栄養ができない例に用いられる．持続注入であるため，カテーテルの留置による感染や血栓症の合併，および高濃度の注入液による高血糖や高浸透圧利尿が起こる危険性に注意する.

---

plus α

自然流動食と人工流動食

消化管の消化吸収力が正常の場合，全粥をミキサーにかけて作ったミキサー食に，牛乳や果汁などを混ぜた自然流動食を使用する．低残渣が望ましい場合および消化管の消化吸収力が低下している場合には，各栄養素が消化された形の人工流動食を用いる．栄養素がある程度消化されたもの（半消化態栄養剤）と完全に消化されたもの（成分栄養剤）を病態によって使い分ける．欠点として，浸透圧が高いため，下痢，腹痛などを訴える場合がある.

---

plus α

中心静脈栄養（IVH）

末梢静脈からの輸液では，濃度10％以上のブドウ糖を注入すると容易に静脈炎を起こすため，十分な栄養を補給することはできない．中心静脈栄養では，輸液が太い静脈を通過するため高濃度でも炎症を起こさず栄養を持続的に注入できる.

！考えてみよう 　**臨床場面とのつながり**

1. るいそうは身体のどのような部位や状態を観察したらよいのでしょうか.
2. るいそうの存在する患者さんに対して，食事や生活上の注意としてどのような指導を行いますか.

重要用語

るいそう　　　　　　　　　　経管栄養　　　　　　　　　　胃瘻
褥瘡　　　　　　　　　　　　高カロリー輸液

学習達成チェック

☐ やせとはどういう状態かを説明できる.

☐ やせの原因を説明できる.

☐ やせによる身体への悪影響について説明できる.

☐ やせの観察点が理解できる.

☐ やせの治療の原則が説明できる.

10 食欲不振

1 食欲不振とは

（1）食欲と食欲不振

食欲は，間脳の視床下部にある，食欲を亢進させる**摂食中枢**と，食欲を抑制する**満腹中枢**によって調節されている（図2.10-1）．食欲を調節する因子の一つである血糖値が食後に上昇すると，満腹中枢が機能し，食べたい気持ちがなくなる．また，活動により血糖値が低下してくると，遊離脂肪酸が血液中に増加し，摂食中枢が刺激され，食欲が出てくる．しかし，食欲を調節するしくみについては，まだ詳細にはわかっていない．

食欲不振とは，食べたいという欲求が低下，または消失した状態である．さまざまな原因疾患の自覚症状として現れ，精神的な因子によっても生じる．

（2）食欲不振の原因と分類

食欲不振は原因によって，①内臓性食欲不振，②中枢性食欲不振，③中毒性食欲不振，④欠乏性食欲不振に大きく分類できる（表2.10-1）．また，食欲不振をきたす主な疾患は，消化器系の疾患だけでなく，循環器，呼吸器，血液，神経・精神などの疾患や，感染症，薬剤性のものなど多岐にわたる（表2.10-2）．

2 病態生理

（1）内臓性食欲不振

肝疾患では，解毒機能が低下するため中毒物質が増加し，食欲不振が生じる．急性肝炎では，前駆症状として強い食欲不振があり，慢性肝炎や肝硬変では，食欲不振は主な自覚症状である．

胃炎では，舌苔が生じ，口内が苦く，不快な口臭があり，食物の味がおいしくないように感じられ，食欲がなくなる．胃癌と食欲不振には，p.149 図2.10-2のような関

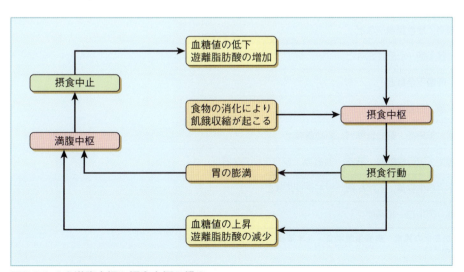

図2.10-1 ●満腹中枢と摂食中枢の働き

表2.10-1●食欲不振の原因（Hornerによる分類）

内臓性食欲不振	アレルギー	腸管痙攣，充血，浮腫などにより神経末端を刺激して求心性に食欲中枢を抑制する．
	便秘	糞便の蓄積により，直腸や結腸からの内臓反射が起こり，食欲を抑制する．
	胃疾患	胃壁の緊張低下，粘膜の浮腫，うっ血，神経末端の刺激，内臓反射，栄養素の欠乏，精神的な抑制などの因子により食欲を抑制する．
	その他の内臓疾患	肝臓では代謝障害や解毒機能の低下により，心不全では内臓のうっ血，腎疾患では糸球体の濾過や尿細管の再吸収不全による塩類代謝障害などにより起きると考えられる．
中枢性食欲不振	神経・精神疾患	抑うつや幻覚，妄想が食欲低下をもたらす．
	急激な情動の変化	大脳辺縁系からの刺激，アドレナリンの分泌，交感神経の緊張が視床下部を刺激し，食欲不振をもたらす．
	暑熱	精神的な中枢への影響と，高温環境時の代謝を抑制する働きにより，食欲中枢を抑制する．
	頭蓋内圧の上昇	頭蓋内圧の上昇が直接食欲中枢を抑制する．
	口腔内の疾患	味覚の障害や口腔内の不快感などが食欲中枢を抑制する．
中毒性食欲不振	薬物	薬物による視床下部への刺激，胃粘膜への作用により起きる．
	急性熱性疾患	発熱や病原細菌の毒素によって，食欲中枢や自律神経に変調をきたして起きる．
欠乏性食欲不振	ビタミン欠乏症	ビタミンB群（サイアミン，リボフラビン，ニコチン酸，ピリドキシン，コバラミンなど）の欠乏は消化機能を低下させ，便秘や腸管運動の低下と舌炎，口内炎，貧血，代謝障害を起こし，二次的に食欲不振を生じさせる．
	内分泌障害	下垂体前葉の機能低下，甲状腺機能低下，副腎皮質機能低下により，ホルモンが直接また間接的に食欲中枢を抑制し，食欲低下を起こす．

野中廣志．看護に役立つ「なぜ・何」事典．照林社，1998，p.67．を元に作成．

表2.10-2●食欲不振を示す主な疾患

消化器疾患	食道…食道炎，食道潰瘍，食道癌など 胃…胃炎，胃潰瘍，急性胃粘膜病変，胃癌など 腸…腸炎，潰瘍性大腸炎，吸収不良症候群，大腸癌など 肝臓…肝炎，肝硬変，肝癌など 胆道…胆石症，胆嚢炎，胆嚢癌など 膵臓…膵炎，膵癌など 腹膜…がん性腹膜炎，急性腹膜炎など
循環器疾患	高血圧，心不全，狭心症，心筋梗塞など
呼吸器疾患	気管支炎，肺炎，呼吸不全など
血液疾患	貧血，悪性リンパ腫，白血病など
神経・精神疾患	神経性食欲不振症，神経症，脳血管障害，脳腫瘍など
感染症	急性化膿性扁桃腺炎，流行性感冒，麻疹，猩紅熱，ジフテリアなど
薬剤性疾患	鎮痛薬，モルヒネ，抗生物質，抗がん薬，ジギタリスなど
その他	妊娠高血圧症候群，アルコール過飲

高橋信一．"摂食・消化・吸収の異常"．からだの異常：病態生理学Ⅲ．北本清編．日本看護協会出版会，2000，p.18，（シリーズ看護の基礎科学，5）．

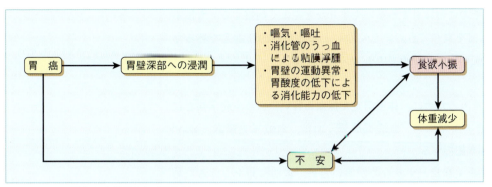

図2.10-2 ● 胃癌と食欲不振の関連図

連がある．胃癌が胃の幽門部で大きくなると，胃内容物が停滞して食欲不振になる．がん悪液質の状態では，食欲不振の症状が持続する．胃癌患者は「食欲がなく食べられず，急にやせた」と不安を訴える場合がある．

胆囊炎，胆石症では，脂肪が含まれた食事をとると，胆汁が胆囊や胆管を刺激して疼痛が誘発され，嘔気・嘔吐とともに食欲不振となる．

うっ血性心不全は，消化管のうっ血を引き起こし，その結果，粘膜が浮腫をきたすことによって食欲不振が生じる．

→がん悪液質については，p.79 plusα「悪液質」参照．

(2) 中枢性食欲不振

脳内圧が上昇すると食欲中枢が抑制され，食欲不振が起こると考えられている．口腔内の疾患では，味覚の障害や不快感などが食欲中枢を抑制する．神経性食欲不振症では，食習慣の異常などとともに極端な体重減少がみられる．

(3) 中毒性食欲不振

薬物が視床下部を刺激し，かつ直接胃粘膜に作用した場合，食欲不振が起こる．中毒性食欲不振を起こす薬物としては，鎮痛薬，抗菌薬，抗がん薬，ジギタリスなどがある．また感染により生じた毒素が脳に運ばれて摂食中枢を抑制し，食欲不振が起こる．

plus α
ジギタリス
心筋の収縮力を強め，心拍出量を増やす作用をもつ製剤 (p.24参照)．

(4) 欠乏性食欲不振

ビタミン類の欠乏，内分泌腺の機能不全によるホルモンの不足などによって，食欲不振が生じる．

3 アセスメント

(1) 病歴の聴取

食欲不振の原因は多様なため，問診をしっかり行い，体重減少の程度や食事の摂取量・内容などを聴取する．併せて，腹痛，下痢，黄疸，嘔気・嘔吐，発熱などの所見に注意する．人間関係のストレスから食欲不振になる場合があるため，職場や家庭での精神状態を把握する．

(2) 観察のポイント

● 症　状 ●

食欲不振の随伴症状として，体重の減少や体力の低下が生じ，倦怠感が出現する．したがって，やる気がなくなり集中力が低下してくるため，日常生活にどのような支

障をきたしているか，またそのことに対する不安や焦りなどをよく観察する．食欲不振は，「食欲がわかない」「何を食べてもおいしくない」など主観的な訴えであるため，摂取量や食べている状況の実際と併せてアセスメントする.

●検　査●

食欲不振による栄養状態をみるために，体重測定や採血を行い，血液生化学検査により血清総タンパク，血清アルブミン，血清電解質，血糖，血液尿素窒素（blood urea nitrogen：BUN）などを把握する.

消化器疾患には食欲不振を主症状とするものが多いため，鑑別診断をつけるために，消化管造影や内視鏡検査，腹部超音波，腹部CTなどが実施される．また，食欲不振がみられる疾患と関連して，頭部CTやMRI，髄液検査や脳血管造影，動脈血ガス分析，心電図などが行われる.

4 ケ　ア

食欲不振をきたしている原疾患の治療や，対症療法として薬物療法（中枢性胃腸機能調整薬：メトクロプラミドなど），経静脈栄養などが行われるため，それに対する処置やケアが必要である.

食欲不振の原因となる痛み，口内炎，嘔気・嘔吐，腹部膨満感などの身体的苦痛を除去するよう援助する.

嗜好を取り入れたり，食べやすくしたりするなど，食欲が出るように工夫する.

！ 考えてみよう　臨床場面とのつながり

1. 食欲不振の原因として，何が考えられるでしょうか.
2. 食欲不振の患者さんが食事をおいしく食べられるようになるためには，どのようにしたらよいでしょうか.

引用・参考文献

1）野中廣志．看護に役立つ「なぜ・何」事典．照林社，1998.
2）高橋信一．"摂食・消化・吸収の異常"．からだの異常：病態
生理学Ⅲ．北本清編．日本看護協会出版会，2000，p.18，（シリーズ看護の基礎科学，5）.

重要用語

摂食中枢	内臓性食欲不振	中毒性食欲不振
満腹中枢	中枢性食欲不振	欠乏性食欲不振

学習達成チェック

☐食欲不振とは何かを説明できる.
☐食欲を調節するしくみを説明できる.
☐食欲不振の原因を分類し，説明できる.
☐食欲不振時の観察ポイントを説明できる.

リンク G 栄養代謝機能障害，脳・神経機能障害／感覚機能障害

11 | 嚥下障害

1 嚥下障害とは

食べる行為は，食物を認知して（**先行期**），それを口腔へ取り込み咀嚼して食塊を形成し（**準備期**），嚥下することをいう．嚥下の過程は，舌運動によって食塊を咽頭方向に送り込む**口腔期**，咽頭粘膜の感覚受容体から感覚入力され，嚥下反射が引き起こされて食塊が咽頭を通過し食道入口部に送り込まれる**咽頭期**，食道に入った食塊が蠕動運動によって胃に送り込まれる**食道期**の3段階に区別できる．

嚥下障害とは，口腔期，咽頭期および食道期のいずれかに一つ以上の機能障害をきたすことをいう．

> **plus α**
> **嚥下運動**
> 期（stage）は嚥下運動の時間的推移を表し，相（phase）は食塊の移動を示す．後者では，第1相（口腔咽頭相），第2相（咽頭食道相），第3相（食道相）と分類されることもある[1]．

2 病態生理

咽頭の構造と各部の名称，ならびに正常嚥下における喉頭挙上時の状態を図2.11-1に示した．また，咽頭を後方からみた図を図2.11-2に示した．

次に，咀嚼が口腔期に影響することから，準備期を加えて，口腔期，咽頭期，食道期ごとに正常な機能を図示し，続いて，その部位の機能障害とその結果引き起こされる障害，障害間の相互関係を関連図として示した（p.153 図2.11-3）．

（1）準備期・口腔期

準備期・口腔期は随意運動である．顎関節運動によって開口し，口腔内に食物を取り込むと口唇が閉鎖され，下顎と歯牙による咀嚼運動に伴う頬筋と舌可動部の協調運動によって食塊が形成される．その運動の制御には口腔内感覚が関わっている．咀嚼の間，食塊は口腔内に保持されているが，これには口唇閉鎖と舌口蓋閉鎖が関与している．食塊が形成されると順次，中咽頭に送り込まれる．

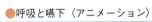呼吸と嚥下〈アニメーション〉

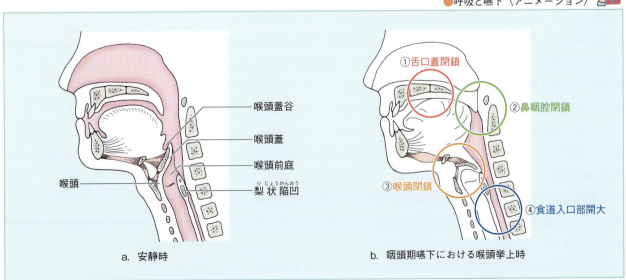

図2.11-1 ● 安静時の咽頭（a）と喉頭挙上時の咽頭（b）

準備期・口腔期では，**食塊形成不全**および**食塊保持・送り込み障害**が問題となる．口唇閉鎖不全，歯牙の喪失，顎の運動障害，頬筋・舌の運動障害などによって食塊形成不全が生じる．また，舌口蓋閉鎖不全によって食塊を口腔内に保持できなければ，嚥下反射が引き起こされる前に咽頭流入が生じ，**嚥下前誤嚥**につながる．舌の運動障害によって食塊を咽頭方向へ送り込むことができないと，口腔内に食塊が残留する．

(2) 咽頭期

食塊が舌運動によって咽頭へ送り込まれ，咽頭粘膜の感覚受容体から刺激が入力されると，反射期としての咽頭期が引き起こされる．入力された刺激は舌咽神経，上喉頭神経あるいは迷走神経咽頭枝を経て，延髄網様体の孤束核(こそくかく)で統合されて嚥下パターン形成器（central pattern generator：CPG）に伝わり，嚥下運動のプログラムが決定される．すなわち，一定のパターンの時間的序列をもつ嚥下関連筋の運動が引き起こされる．このとき，大脳皮質など上位中枢は，嚥下反射の起こりやすさを調節していると考えられている．

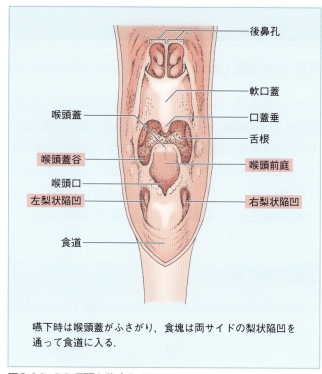

嚥下時は喉頭蓋がふさがり，食塊は両サイドの梨状陥凹を通って食道に入る．

図2.11-2● 咽頭を後方からみた図

咽頭期が引き起こされると，舌が硬口蓋に密着することによる舌口蓋閉鎖（図2.11-1①），軟口蓋が挙上し咽頭後壁が膨隆することによる鼻咽腔閉鎖（同図②），喉頭挙上による喉頭閉鎖（同図③）によって，咽頭腔が閉鎖空間となる．同時に，舌根の後方運動と咽頭収縮によって食道方向への圧力（嚥下圧）が形成される．その結果，食塊は喉頭蓋谷から喉頭蓋によって左右に分けられ，左右の梨状陥凹(りじょうかんおう)（図2.11-2）を経て，食道入口部へ到達する．このとき，上部食道括約筋が弛緩して食道入口部が開大している（図2.11-1④）ため，食塊は圧力の低い食道内へ流入する．

咽頭期では，**嚥下圧形成不全**，**咽頭クリアランス低下**および**誤嚥**が問題となる．舌口蓋閉鎖不全，舌根の後方運動の不足，鼻咽腔閉鎖不全によって嚥下圧形成不全となる．これに咽頭収縮の減弱が加わると咽頭クリアランスの低下が引き起こされる．その結果，喉頭蓋谷，梨状陥凹，喉頭前庭に食塊が残留し，嚥下運動後に吸気が後続すると**嚥下後誤嚥**が引き起こされる．また，咽頭期の誘引が遅延すると，喉頭閉鎖不全となり**嚥下中誤嚥**が引き起こされる．喉頭挙上の不足は，喉頭閉鎖不全のみならず食道入口部開大不全を引き起こし，咽頭クリアランスの低下につながる．

(3) 食道期

食塊が食道に入りきると上部食道括約筋が収縮し，食塊は噴門方向への食道の蠕動波によって移送される．下部食道括約筋が弛緩し，食塊が胃に入りきると下部食道括約筋が収縮する．

食道蠕動運動減弱，上下部食道括約筋機能不全によって**胃食道逆流**につながる．これによって**嚥下後誤嚥**の危険が生じる．

---

plus α

嚥下パターン形成器（CPG）

咽頭期の嚥下運動は反射性に引き起こされ，嚥下関連筋は再現性のある一定のパターンで駆動される．これは延髄の嚥下中枢におけるCPGによる運動出力と考えられ，運動核内のニューロンが順次駆動される[2]．

plus α

咽頭クリアランス

咽頭から食道へ食塊を送り込む能力を表す．嚥下圧形成と食道入口部開大状況が影響する．咽頭クリアランスの低下は，咽頭における食塊の残留状態によって判断する．

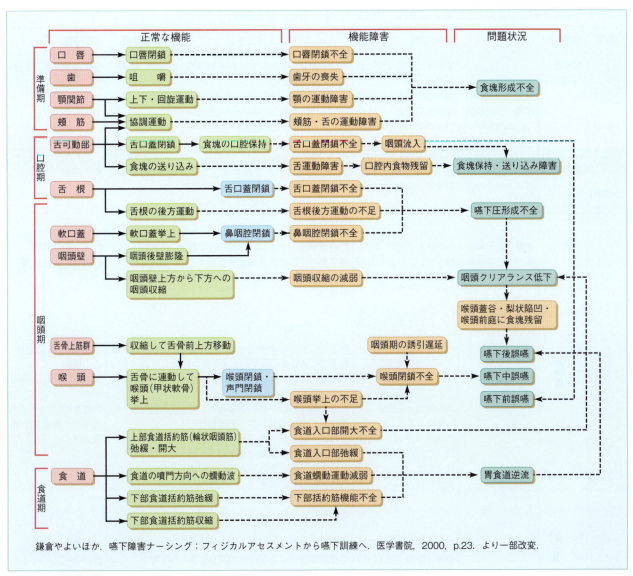

図2.11-3 ● 嚥下障害の主な病態

3 アセスメント

　患者の訴えなどの主観的情報と，脳神経系フィジカルイグザミネーションによる客観的情報を収集して，嚥下機能をアセスメントする．準備期，口腔期，咽頭期，食道期ごとに，観察部位，関与する主な神経，観察すべき情報とそのアセスメントについて表2.11-1に示した．

　このフィジカルアセスメントに加えて，機器を用いた検査によって，表2.11-1に示した嚥下機能の障害が客観的に評価されるようになった．その診断のための検査には，**嚥下造影検査**（videofluoroscopic examination of swallowing：VF），**嚥下内視鏡検査**（videoendoscopic evaluation of swallowing：VE）がある．また，摂食嚥下障害のスクリーニングテストとして，反復唾液嚥下テスト（repetitive saliva swallowing test：RSST）や改訂水飲みテスト（modified water swallowing test：

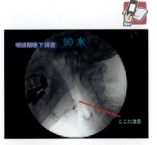

● 嚥下障害（嚥下造影検査；VF）〈動画〉

表2.11-1●嚥下障害の各期ごとの必要な情報，アセスメント，基礎・摂食訓練

嚥下	観察部位	主な神経	客観的情報・主観的情報	アセスメント	嚥下障害	基礎訓練・摂食訓練
準備期	顎関節咀嚼筋	運動：三叉神経 感覚：三叉神経	顎関節による上下・回旋運動 噛みしめたときの両側咀嚼筋の収縮 口が開けにくい／開かない	開口，閉鎖できないなどがあれば顎の開口障害を疑う．咀嚼筋の収縮に左右差がある場合，収縮しない側の咀嚼筋の障害を疑う．	顎の開口障害 咀嚼障害	顎の運動（開口練習） 食物形態の変更
	頬筋	運動：顔面神経 感覚：三叉神経	表情（額の皺，閉眼，鼻唇溝，口角等の対称性）	表情が左右非対称で鼻唇溝が浅い，口角が下がるなどがあれば顔面神経の障害が疑われ，咀嚼や口唇閉鎖に影響する．	頬筋の運動障害	頬の運動
	口唇	運動：顔面神経 感覚：三叉神経	口唇運動（開閉，突出，横引き），口唇音（パ行）の発音 口角からの唾液などの漏れ 口から食物がこぼれる	口唇運動ができない，口唇音が不明瞭であり，口角から唾液や食物がこぼれることがあれば，口唇閉鎖不全を疑う．	口唇閉鎖不全	口唇，頬の運動 口唇音の構音訓練
口腔期	舌	運動：舌下神経 感覚：三叉， 舌咽神経	嚥下前のむせ 飲み込もうとする前にむせる	嚥下前にむせがある場合は，舌の運動障害による舌口蓋閉鎖不全を疑う．	舌口蓋閉鎖不全	奥舌音の構音訓練，舌の運動
			舌の偏位，舌運動（前後，上下，左右）舌尖音（タ行）・奥舌音（カ行）の発音 水分が飲み込みにくい 食物が飲み込みにくい	舌突出時に偏位があれば偏位側の舌下神経の障害が疑われ，舌運動ができない，舌尖音・奥舌音が不明瞭である場合，舌の運動障害を疑う．時として水分などを飲み込みにくい場合は，舌の運動障害によって食塊が形成されにくく，送り込みにくいことも考えられる．	舌運動障害	舌の運動 舌尖音・奥舌音の構音訓練
			口腔内の食物残渣の有無・部位（舌上，口腔前庭，頬等） 食物がいつまでも口の中に残る	口腔内に食物残渣がある場合は，舌の運動障害による咽頭への送り込み障害があることを疑う．	咽頭への送り込み障害	舌の運動 頸部後屈位 体幹後屈位 食物形態の変更
咽頭期	軟口蓋	運動：舌咽， 迷走神経 感覚：舌咽神経	発声時の軟口蓋の挙上，口蓋垂の偏位，開鼻声 食物や水分が鼻に逆流する	発声時に口蓋垂の偏位があれば反対側の一側性軟口蓋麻痺が，軟口蓋が挙上しなければ両側性軟口蓋麻痺が疑われ，開鼻声や食物や水分が鼻に逆流するなどがあれば，鼻咽腔閉鎖不全を疑う．	鼻咽腔閉鎖不全	ブローイング
	嚥下反射		嚥下反射 食物がなかなか飲み込めない	嚥下反射の遅延／減弱・消失，喉頭挙上に時間がかかり，食物がなかなか飲み込めない等の訴えがあれば咽頭期惹起遅延を疑う．	咽頭期惹起遅延	冷圧刺激（thermal tactile stimulation），think swallow（嚥下の意識化） 頸部前屈位

154

		運動／感覚				
咽頭期	咽頭	運動：舌咽, 迷走神経 感覚：舌咽, 迷走神経	発声時のカーテン徴候 嚥下直後の呼気時の頸部聴診 食物が喉に引っかかる 食物が喉に残る	カーテン徴候があれば，一側性咽頭麻痺を疑う．頸部聴診により湿性音，嗽音，液体の振動音があり，食物が喉に残る，引っかかるなどの訴えがあれば喉頭蓋谷・喉頭前庭・梨状陥凹に食塊が残留していることが考えられ，咽頭クリアランスの低下を疑う．	咽頭クリアランスの低下（喉頭蓋谷・喉頭前庭・梨状陥凹に食塊残留）	患側へ頸部回旋 交互嚥下 複数回嚥下
			湿性嗄声 食後にガラガラ声に変わる 嚥下後のむせ 嚥下した後にむせる	特に湿性嗄声や食後ガラガラ声に変わることがあれば，喉頭前庭に食塊が残留していることを疑う．嚥下後にむせることがあれば，残留した食塊が気管内に侵入したことが考えられる．		
	喉頭	運動：迷走神経 感覚：迷走神経	喉頭運動 食物がなかなか飲み込めない	喉頭挙上に時間がかかる，喉頭挙上の不足があれば喉頭挙上の障害を疑う．喉頭挙上が不足することで食道入口部開大不全をきたすことがある．	喉頭挙上の障害	メンデルソン手技 頭部挙上訓練
			嚥下中のむせ 飲み込んだときにむせる 水分を飲み込むときにむせる 食物を飲み込むときにむせる	喉頭挙上の障害や嚥下中にむせることがあれば，喉頭閉鎖不全を疑う．水分を飲み込むときにむせることがあれば，嚥下前・嚥下中の誤嚥を疑う．食物を飲み込むときにむせることがあれば，嚥下中・嚥下後誤嚥を疑う．	喉頭閉鎖不全	スープラグロティックスワロウ（supraglottic swallow），頸部前屈位
	声帯		嗄声	嗄声があれば一側性の喉頭麻痺が疑われ，加えて，嚥下中にむせることがあれば声門閉鎖不全を疑う．	声門閉鎖不全（喉頭麻痺）	声門内転訓練
食道期	食道	運動：迷走神経, アウエルバッハ神経叢 感覚：迷走神経	酸っぱい液や食物が胃から喉に戻ってくる 胸やけがする	酸っぱい液や食べ物が胃から喉に戻ってきたり，胸やけがする，それが仰臥位になるとひどくなる場合などは胃食道逆流を疑う．食べ物が胸につかえることがあれば食道内への食塊貯留を疑う．	胃食道逆流	食事中・後に体幹を起こす

MWST），フードテスト（food test：FT）が標準化された．これらのテストは摂食嚥下障害の初期評価として簡便に行うことができる．

4 ケア

嚥下障害には，誤嚥のリスク，肺炎のリスク，栄養摂取量不足のリスク，体液量不足のリスクが常に伴う．そのため，嚥下障害の治療では，これらのリスク管理が重要である．まず，誤嚥性肺炎を予防するために，常に口腔内を清潔に維持すること，訓練時には吸引器の準備など緊急時に備えた環境を整えることが必要である．さらに，呼吸音を観察し，栄養状態や水分出納も観察しなければならない．

訓練は，食物を用いずに行う基礎訓練（間接訓練）と食物を用いる摂食訓練（直接訓練）に分けられる．アセスメントに基づく基礎・摂食訓練[4]を表2.11-1に示した．摂食訓練は，意識が覚醒，全身状態・呼吸状態が安定，嚥下反射があり，口腔内が清

---

plus α

嚥下造影検査（VF）

X線透視下で濃度や粘度の異なる造影剤を嚥下する透視画像（主に側面像）をビデオに記録する検査方法．

---

plus α

反復唾液嚥下テスト（RSST）

30秒間に空嚥下の最大努力を促し，3回未満の場合に陽性と判断する．

潔で湿潤していることを前提条件として開始する．また，訓練中は覚醒状態，呼吸状態，嚥下状態（特にむせの有無）および摂食状況を観察し，中断すべきかどうかを評価することが必要である．

> **plus α**
>
> ### 改訂水飲みテスト（MWST）
>
> 3mLの冷水を口腔底に注ぎ嚥下を指示する．嚥下後，反復嚥下を2回行わせる．評価項目として，嚥下とむせの有無，呼吸状態などがあり，総合的に5段階で評価する．

> **plus α**
>
> ### フードテスト（FT）
>
> 約4gのプリンを舌背前部に置き嚥下を指示する．嚥下後，反復嚥下を2回行わせる．MWSTの評価項目に口腔内残留を加え，同様に総合的に5段階で評価する．

! 考えてみよう　臨床場面とのつながり

1. 嚥下障害はなぜ見過ごしてはいけないのでしょうか．
2. 摂食嚥下の問題状況があるときに，予測すべき機能障害は何でしょうか．
3. 嚥下障害の可能性がある患者さんに対して，まず観察すべき客観的・主観的情報は何でしょうか．

引用文献

1）真島英信．生理学．第18版．文光堂，1989，p.437-438.
2）進武幹．嚥下の神経機序とその異常．耳鼻と臨床．1994，40，p.296-362.
3）鎌倉やよいほか．嚥下障害ナーシング：フィジカルアセスメントから嚥下訓練へ．医学書院，2000，p.19-23.
4）日本摂食嚥下リハビリテーション学会医療検討委員会．訓練法のまとめ（2014版）．日本摂食嚥下リハビリテーション学会雑誌．2014，18(1)，p.55-89.

重要用語

先行期，準備期
口腔期，咽頭期，食道期
舌口蓋閉鎖，鼻咽腔閉鎖，喉頭閉鎖
嚥下前誤嚥，嚥下中誤嚥，嚥下後誤嚥
嚥下造影検査（VF）
嚥下内視鏡検査（VE）

学習達成チェック

☐嚥下の各期の名称を挙げ，その説明ができる．

☐嚥下障害とは何かを説明できる．

☐嚥下障害に伴うリスクを説明できる．

☐嚥下の各期に起こりうる障害について観察項目とアセスメントを説明できる．

☐嚥下の各期の障害に対する基礎・摂食訓練を説明できる．

12 | 嘔気・嘔吐

1 嘔気・嘔吐とは

嘔気（悪心）とは，前胸部や心窩部の不快感で，「吐きそう」「むかむかする」「気持ちが悪い」といった差し迫った感覚である．吐き気ともいう．嘔吐とは，胃内容物が食道，口腔を介して急激に吐き出される現象であり，「吐いた」「もどした」「酸っぱいもの／苦いものがあがってきた」などと表現される．

2 病態生理

延髄網様体にある**嘔吐中枢**が刺激され，その刺激が嘔吐を起こす閾値に達しない場合は嘔気のみが起こり，閾値に達すると引き続いて嘔吐が発現する（図2.12-1，図2.12-2）．突然に起こる中枢性疾患による嘔吐では，嘔気を伴わないこともある．嘔吐中枢への刺激には，①頭蓋内圧亢進などによる直接刺激，②感情や感覚などの大

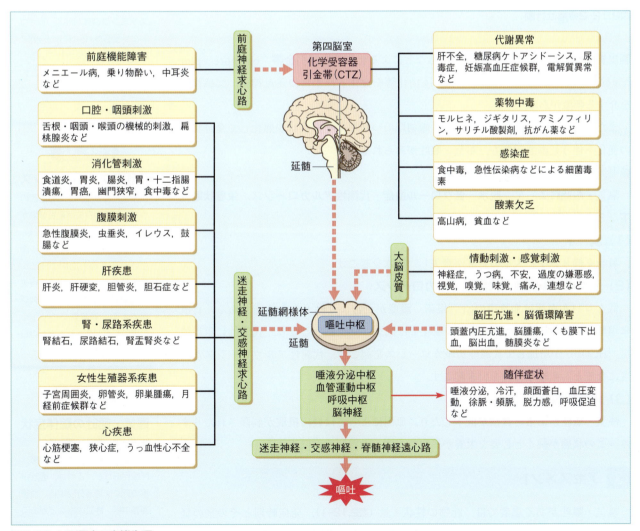

図2.12-1 ● 嘔吐の病態生理

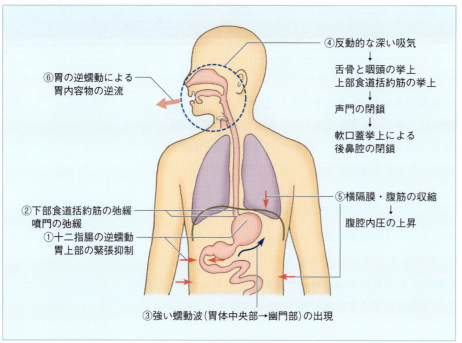

図2.12-2●嘔吐行動

脳皮質を介する刺激，③代謝異常，中毒などによる**化学受容器引金帯**（chemoreceptor trigger zone：**CTZ**）を介する刺激，④消化管や身体各部からの迷走神経，交感神経を介する刺激がある．

また，原因は明らかではないが，妊娠初期のつわりやその症状が悪化して全身状態の変化を伴う妊娠悪阻でも，嘔気・嘔吐がみられる．

●嘔気・嘔吐による全身への影響●

嘔気・嘔吐によって，**脱水**，**低クロール血症・代謝性アルカローシス**，**栄養状態低下**などを生じる．

（1）脱　水

嘔吐を繰り返すと大量の胃液が喪失し，脱水を起こす．

（2）低クロール血症・代謝性アルカローシス

低クロール血症は血漿中のCl^-（塩素）濃度が正常より低下した状態である．胃液は塩酸（HCl）を含むため，頻回の嘔吐では低クロール血症となり，代償的に重炭酸塩（HCO_3^-）が増加して代謝性アルカローシスを起こす．代謝性アルカローシスが高度になると，痙攣や昏睡を引き起こす．

（3）栄養状態低下

嘔気・嘔吐があると食欲が低下したり，原因によっては経口摂取が制限されたりする．この状態が続くと必要な栄養が摂取できず，栄養状態が低下する．

3 アセスメント

嘔気・嘔吐がある患者では，吐物の性状・量（表2.12-1），発症時期とその後の経過，随伴症状の有無，発症の誘因，発現時間・食事との関係（表2.12-2），既往歴，

---

plus α

化学受容器引金帯（CTZ）

CTZは第四脳室底部にあり，体内の有害物質がこれを直接刺激して嘔吐を起こす．また，めまいや乗り物酔いなどでは，刺激が迷路前庭核を経て小脳内に入り，CTZを通って嘔吐中枢に至り，嘔吐が起こる．

plus α

神経伝達物質受容体

嘔吐に関与する中枢伝達経路には神経伝達物質受容体として，①アセチルコリン受容体（M_1），②ドパミン受容体（D_2），③ヒスタミン受容体（H_1），④セロトニン受容体（5-HT_3，5-HT_4）の存在が明らかにされている．抗がん薬による嘔気・嘔吐には，5-HT_3が関与しているといわれている．

plus α

代謝性アルカローシス

代謝性アルカローシスの原因のうち，胃液の喪失は最も頻度が高い．胃液が体外に失われても，胃粘膜でHCO_3^-が持続的に産生されるため，血中のHCO_3^-は上昇する．また，胃液の喪失は細胞外液量の減少，Cl^-欠乏をきたし，尿細管でのHCO_3^-の再吸収が促進されてアルカローシスが維持される．

plus α

嘔気・嘔吐の随伴症状

唾液分泌，発汗，顔面蒼白，血圧変動，徐脈・頻脈，脱力感，呼吸促迫など．これは，嘔吐中枢の近くに唾液分泌中枢，血管運動中枢，呼吸中枢などがあるからである（図2.12-1）．

表2.12-1●吐物の性状・量と病態

吐物の性状・量	疑われる疾患・状態
大量の胃液	十二指腸潰瘍，ゾリンジャー・エリソン症候群
少量の粘液と胃液	慢性胃炎，鼻咽頭炎，妊娠悪阻
大量の粘液と胃液	胃内容のうっ滞，胃炎，胃癌
大量の胆汁	大十二指腸乳頭部以下の閉塞（イレウス，腸重積など）
糞便臭	イレウス，腹膜炎

表2.12-2●食事時間と嘔吐

食事時間	疑われる疾患・状態
早朝空腹時	アルコール性胃炎，妊娠悪阻，尿毒症
食直後	胃炎，食道炎
食事の数時間後	消化性潰瘍，胃癌，幽門狭窄
夜間空腹時	十二指腸潰瘍

表2.12-3●嘔気・嘔吐のアセスメント

目的	項目	観察項目／観察の視点
症状の把握	吐物の性状・量	・量，色，臭気，食物残渣の有無，血液・胆汁・薬物の混入の有無
	発症時期とその後の経過	・いつから，どれくらい続いているか ・脱水の程度（水分出納，尿の色・比重，口渇の有無，皮膚の乾燥状態，体重）
	随伴症状の有無	・症状の変化の有無 ・発熱，悪寒，戦慄（ふるえ），腹痛，下痢，頭痛，意識レベル，運動障害・知覚障害，めまい，視力障害など
誘因・原因の把握	発症の誘因	・きっかけ，どのように起こったか，前駆症状の有無 ・食べたもの，アルコール，服薬などとの関係
	発現時間・食事との関係	・早朝，食事との関係（空腹時・食直後・食間）
	既往歴	・過去の嘔気・嘔吐の経験 ・治療中の疾患の有無と治療内容 ・腹部手術の既往の有無 ・消化器疾患，高血圧，心疾患，腎疾患，糖尿病，耳疾患，中枢神経系疾患，精神疾患などの既往の有無
	生活歴	・睡眠状態，悩みやストレスの有無
	その他	・周囲の環境：有機溶剤，化学薬品，強い臭気など ・月経，妊娠などとの関係

診断に必要な検査：血液一般検査，血液生化学検査，尿検査，血液ガス分析，腹部単純X線検査，腹部超音波検査，頭部CT検査，心電図検査など

生活歴などを確認し，血液検査や画像検査の結果に着目して，嘔気・嘔吐の症状と，誘因・原因を把握する（表2.12-3）．激しい嘔吐や長期間の嘔吐，あるいは急性腹症や脳圧亢進が疑われる場合は，緊急処置が必要となる．バイタルサインを確認するとともに，迅速な判断と処置を行わなければならない．

4 ケア

嘔吐時は誤嚥しないよう注意し，嘔気・嘔吐による身体的苦痛の軽減に努め，原因に対する処置・治療を行う．

（1）嘔吐時の処置

①体位：座位または側臥位（そくがい）．臥位の場合は顔を横に向けて誤嚥を予防する．

②気道の確保：口腔内の吐物が排出されない場合は，口腔内を吸引する．また，必要時に気管内挿管ができるよう準備しておく．

（2）消化管の安静

①飲食の中止：消化管の閉塞や食道・胃粘膜の異常が原因であると考えられる場合は，飲食によって嘔吐が誘発されるため，飲食を中止する．

②胃内容物の除去：胃内容物が胃内に停滞しているときは，胃管を挿入して胃内容を吸引し，必要であれば胃洗浄を行う．

（3）水分・電解質バランスの保持と栄養補給

①輸液管理：激しい嘔吐の場合は代謝性アルカローシスをきたすため，アルカリ成分を含まない生理食塩液によって細胞外液を補充する．

②栄養管理：経口摂取が可能であれば，消化のよい食物や嘔気・嘔吐を誘発しにくい食物を勧める．経口摂取が不可能な場合は，輸液による栄養補給を行う．

（4）薬剤の使用

①**中枢性制吐薬**：嘔吐中枢やCTZに対して抑制作用がある．フェノチアジン系薬，抗ヒスタミン薬など．

②**末梢性制吐薬**：消化管刺激などの反射性嘔吐を遮断（しゃだん）する．胃粘膜局所麻酔薬，副交感神経遮断薬，胃腸機能調整薬など．

③中枢性・末梢性制吐薬：中枢性と末梢性の両方の機序で作用する．ドパミン受容体拮抗薬，**5-HT$_3$受容体拮抗薬**など．

④その他：嘔吐の原因が心因性であると考えられる場合は，抗不安薬を用いる．

！ 考えてみよう　臨床場面とのつながり

1. 幽門狭窄によって起こる嘔気・嘔吐のメカニズムと必要な治療は何でしょうか．
2. くも膜下出血の際に起こる嘔気・嘔吐のメカニズムと必要な治療は何でしょうか．
3. 食中毒の際に起こる嘔気・嘔吐のメカニズムと必要な治療は何でしょうか．

重要用語

嘔吐中枢	低クロール血症	末梢性制吐薬
化学受容器引金帯（CTZ）	代謝性アルカローシス	5-HT$_3$受容体拮抗薬
脱水	中枢性制吐薬	

学習達成チェック

☐ 嘔気・嘔吐とは何かを説明できる．

☐ 嘔気・嘔吐の原因と機序を説明できる．

☐ 嘔気・嘔吐のある患者の観察ポイントを説明できる．

☐ 嘔気・嘔吐のある患者に対する治療を説明できる．

---

plus α　気道閉塞，誤嚥性肺炎

嘔吐時には反射的に声門が閉鎖し，吐物が気道に入るのを防止している．しかし，意識障害や球麻痺があるとこのような反射は低下し，気道の閉塞や誤嚥を起こしやすい．消化液を含む吐物による誤嚥性肺炎は化学性肺炎であり，治りにくい．

→制吐薬の作用機序については，『臨床薬理学』8章も参照．

plus α　5-HT$_3$受容体拮抗薬

5-HT$_3$受容体拮抗薬は，抗がん薬による嘔気・嘔吐に使用される．抗がん薬の投与により小腸粘膜の内分泌細胞から放出されたセロトニンが，消化管の求心性腹部迷走神経末端に存在する5-HT$_3$受容体に結合するのを選択的に阻害し，強力な制吐作用を発揮する．

13 吐血・下血

上部消化管から大量出血した血液を嘔吐することを**吐血**といい，上・下部消化管から出血した血液が肛門から排泄されることを**下血**という．

1 原因と分類（図2.13-1）

(1) 吐血

吐血は**トライツ靱帯**より口側の消化管に出血がある場合にみられ，各部位に次のような疾患があるときに起こる．
①食道：食道静脈瘤破裂
②胃・十二指腸：胃・十二指腸潰瘍，**急性胃粘膜病変**，マロリー・ワイス症候群

頻度的に多いのは胃・十二指腸潰瘍であり，出血量が多いものは食道静脈瘤破裂，胃・十二指腸潰瘍などである．

(2) 下血

下血はすべての消化管出血で起こりうる．下血の性状から，消化液の作用でコールタールのように真っ黒に変色した**タール便**（黒色便），鮮紅色の下血，暗赤色の下血，粘液が混在する粘血便などがある．

> **plus α**
> **トライツ靱帯**
> 十二指腸空腸曲部にある靱帯で，同部を後腹膜に固定する．同部が空腸の起始部となる．

> **plus α**
> **食道静脈瘤破裂**
> 肝硬変などによって門脈圧亢進症が発生すると，門脈系から上大静脈系への側副血行路の一つとして食道静脈に血液が流れ込む．その結果，食道静脈は拡張・蛇行し，食道静脈瘤が形成される．固形食の接触によって容易に破れる．

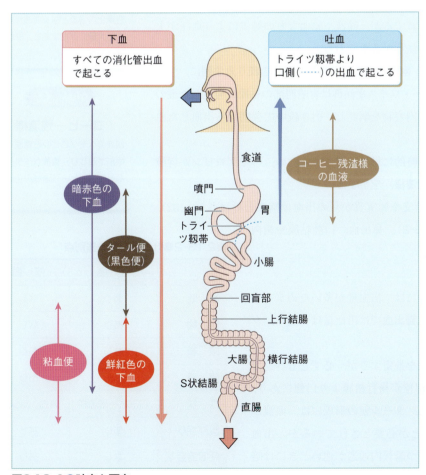

図2.13-1 ● 吐血と下血

表2.13-1●下血を起こす主な疾患

性　状	主な疾患
タール便	胃・十二指腸潰瘍，急性胃粘膜病変
鮮紅色の下血	直腸癌，横行・下行結腸癌，大腸ポリープ，虚血性大腸炎，直腸炎，痔核
暗赤色の下血	大量の上部消化管出血（食道静脈瘤破裂，胃・十二指腸潰瘍）や下部消化管出血（上腸間膜動脈虚血，上行結腸癌）
粘血便	潰瘍性大腸炎，感染性腸炎（赤痢菌，サルモネラ菌等）

下血が起こる代表的な疾患を表2.13-1に示す.

一方，下血とは異なり肉眼的に血液の存在が不明で，便の潜血検査で初めて判明する潜血便があり，上部消化器癌からの慢性的な微量出血の場合にみられる.

2 病態生理

(1) 吐　血

食道静脈瘤破裂や胃・十二指腸潰瘍などでは吐血量が多く，循環血液量が減少してショックに陥る可能性がある. また，いったん出血すると**肝性昏睡**に移行しやすい.

胃・十二指腸潰瘍では，胃酸によって侵食された胃壁の血管から出血が起こる. 失血により血圧が低下すると出血は軽減するが，輸液や輸血などの処置により血圧が上昇してくると，再出血が起こるため注意が必要である.

まれではあるが，飲酒後や食中毒，幽門狭窄などで激しい嘔吐を繰り返す例に，マロリー・ワイス症候群がある. マロリー・ワイス症候群は胃噴門部の粘膜に発生した縦の裂創から出血する病変で，最初は胃内容物を嘔吐し，引き続いて裂創から出血した血液が吐物に混入して嘔吐される.

食道や胃から出血した血液は，一時的に胃に貯留されるため，ヘモグロビンが胃酸により酸化して黒褐色（**コーヒー残渣様**）を呈する.

一方，呼吸器官である気管・気管支や肺実質からの出血は**喀血**と呼ばれ（p.102），吐血との鑑別が重要である（表2.13-2）. 鼻出血，口腔粘膜や歯肉からの出血は鮮血である.

(2) 下　血

上部消化管出血による下血の場合には，出血量が多いためショックに陥る可能性が高いが，**下部消化管出血**では出血量は少なく，ショックに至る例はほとんどない.

下血の性状から大まかな出血部位を推定するが，必ずしも容易ではない. 一般的にタール便は出血部位が横行結腸より口側にあり，鮮血便では肛門側にある場合が多い. タール便の形成には，血液が腸内に8～10時間以上停留することが必要とされているが，出血部位が上部消化管でも，大量出血かつ腸管内通過が速いときには暗赤色の下血がみられる.

---

plus α

便潜血検査

便の中にヘモグロビンが混入しているかどうかを免疫学的に測定する方法. 肉食等の食事制限も必要なく，鋭敏な検査である. がんのスクリーニング検査（検診など）に取り入れられている.

plus α

肝性昏睡

肝硬変など肝不全状態においては，肝の解毒機能が低下する. そのため，腸管その他からの窒素化合物（アンモニア等）が脳神経系に蓄積して脳症（異常行動，精神障害，昏睡）を起こす. 窒素化合物源となる血液が腸管内に大量に存在すると，肝性昏睡は助長される.

plus α

コーヒー残渣様

血液のヘモグロビンと胃酸（塩酸）が混じり，塩酸ヘマチンとなってコーヒー残渣様の色調を呈する.

表2.13-2●吐血・喀血の鑑別点*

	吐　血	喀　血
嘔　吐	あり	なし
吐　物	あり	なし
咳　嗽	なし	あり
喀　痰	なし	あり
性　状	コーヒー残渣様	鮮血，泡沫状
腹部症状	あり	なし
呼吸器症状	なし	あり

＊p.106 表2.1-4も参照.

粘血便は，血液に粘液と膿を混ぜたトマトケチャップ様の下血で，大腸粘膜に炎症が存在する潰瘍性大腸炎，感染性腸炎などにみられ，多くは下痢を伴う．

3 アセスメント

吐血や下血は出血であるため，出血量が多いとショックに陥る．このため，迅速な評価や処置・治療が必要である．バイタルサインのチェックとともに，患者や家族から吐血・下血したときの状況，既往歴，治療歴を正しく聴取しなければならない．

(1) 観察のポイント
吐血・下血時の観察のポイントを表2.13-3に示した．

(2) 症　状
吐血・下血の際には，原疾患の症状が認められるが（表2.13-4），出血量が多いとショック症状（蒼白，虚脱，冷汗，脈拍触知不能，呼吸不全）が全面に現れる（2章6節「ショック」参照）．

食道静脈瘤破裂では前触れなく大量に吐血し，ショックに陥りやすく，肝性昏睡に移行すると精神症状，異常行動が起こり昏睡状態となる．吐血・下血例で最も多い胃・十二指腸潰瘍では，出血後，循環血液量の減少に伴ってめまいや動悸が起こり，それとともに腸管に溜まった血液によって腸管容積が増え，便意を催し，下血直後に失神することも多い．

(3) 検　査

●血液検査●
出血直後では貧血の所見は現れにくいが，時間の経過とともに貧血像がみられてくる．一方で，白血球は出血当初から増加してくるため出血の目安となる．

●内視鏡検査●
上部消化管または大腸からの出血では，内視鏡を用いて出血点の確認を行う．また，胃・十二指腸潰瘍からの出血には，止血治療としても内視鏡が用いられる．

●特殊な検査●
感染性大腸炎では糞便からの菌の分離と，摂取食品からの菌の検出を行う．上腸間膜動脈虚血では，上腸間膜動脈造影で上腸間膜動脈の閉塞像と，腹部単純Ｘ線撮影に

plus α　治療歴
非ステロイド性抗炎症薬や抗菌薬などを服用している場合には，急性胃粘膜病変（潰瘍やびらん）によって出血することがある．このため，内服している薬物について聴取する．

plus α　内視鏡的止血術
内視鏡で血液が噴出している血管を確認し，クリップや電気焼灼などの手技を用いて止血する．

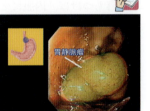

●内視鏡的食道静脈瘤結紮術（EVL）による内視鏡的止血術〈動画〉

表2.13-3●吐血・下血の観察のポイント

吐　血	下　血
①既往歴や治療歴	①既往歴や治療歴
②吐血が始まった時間	②通常の排便習慣
③吐血前の症状	③下血が始まった時間
④食事摂取との関係	④下血前の症状
⑤吐血したときの状況や場所	⑤食事摂取との関係
⑥嘔吐物の内容	⑥下血の色調や性状
⑦吐血の色調や性状	⑦下痢の合併の有無
⑧吐血量	⑧下血量

表2.13-4●吐血・下血を起こす疾患と主な症状

疾　患	症　状
胃・十二指腸潰瘍，急性胃粘膜病変，上行・横行・下行結腸癌，潰瘍性大腸炎，感染性腸炎，虚血性大腸炎，上腸間膜動脈虚血	腹痛
上行・横行・下行結腸癌，直腸癌	便通異常
潰瘍性大腸炎，感染性腸炎	下痢
痔核	排便痛
潰瘍性大腸炎，感染性腸炎	発熱

よって腸管麻痺による麻痺性イレウス像が認められる．

4 ケア

吐血や下血が起こると不安が高まるため，精神的な支援が重要である．出血量が多く，ショックに陥りやすい上部消化管出血に対するケアについて述べる．

(1) 処 置

吐血・下血の処理として重要なことは，循環血液量減少性ショックの防止またはショックからの改善である．そのためには，循環血液量の補充と止血処置が大切である．出血量は，吐血量または下血量から判断することは難しく，胃や腸管内にとどまっている血液もある．バイタルサインや，輸液量，輸血量からみた血圧の改善状況によって判断する．

●基本的な処置●

バイタルサインのチェック

ショック状態を迅速に発見するために，血圧低下，微弱な脈拍，浅呼吸，尿量減少，顔色蒼白などに注意する．

静脈路確保

静脈を確保した後，速やかに輸液を開始し，出血量やバイタルサインの状況に応じて輸血する．中心静脈圧（central venous pressure：CVP）を測定すると，循環血液量の減少がより正確に把握できる．なお，胃・十二指腸潰瘍からの出血の場合には，塩酸の分泌を抑える**H₂受容体拮抗薬**や**プロトンポンプ阻害薬**を輸液から投与し，状態が落ちつけば，内服に変更する．

> **plus α**
>
> **H₂受容体拮抗薬，プロトンポンプ阻害薬**
>
> 胃の壁細胞からの塩酸分泌を抑制する薬物であり，今日では消化性潰瘍の第一選択治療薬として使用されている．

中心静脈圧（CVP）

上大静脈または右心房圧を中心静脈圧といい，末梢静脈から右心房に戻ってくる血液によって圧が示される．基準値は4〜8mmHg（5〜10cmH₂O）であり，その低下は循環血液量の減少を，上昇は心不全あるいは循環血液量の増大を示唆する．測定は，トランスデューサーやマノメーターを接続したカテーテルを末梢静脈から上大静脈に挿入して行い，0点（目盛りの基準点）は右心房の高さに置く（図）．近年では，高カロリー輸液時のカテーテルを利用して測定する場合が多い．

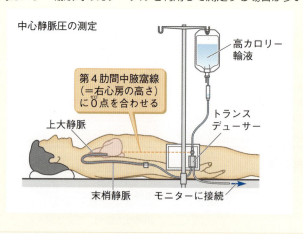

中心静脈圧の測定

●特殊な処置●

胃チューブの挿入

　胃・十二指腸潰瘍からの出血では鼻から胃チューブを挿入し，胃内容を吸引して血液の有無を確認する．出血している場合には冷水で胃洗浄を行い，血管を収縮させて止血を図る．

緊急内視鏡的止血術

　胃・十二指腸潰瘍からの出血では，全身状態が比較的安定してから内視鏡検査で出血点を確認し，**内視鏡的止血術**（p.163 参照）を行う．

緊急手術

　急性大量出血例や内視鏡的止血術で止血できない場合には，開腹術による胃切除術を行う．

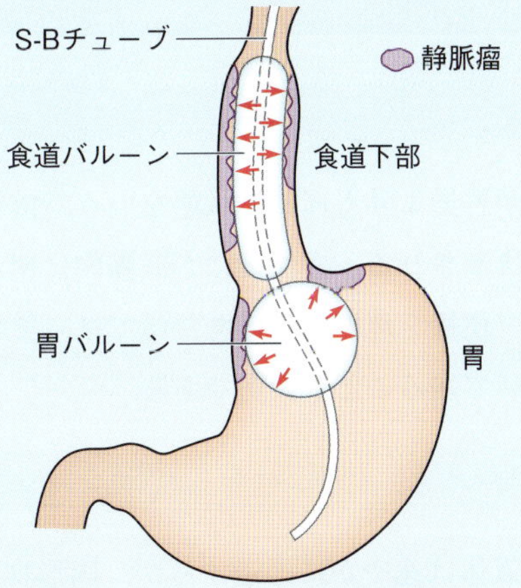

S-Bチューブの挿入と食道静脈瘤硬化療法

　食道静脈瘤破裂においては，緊急的にS-Bチューブを挿入し，食道下部や胃上部の出血部を圧迫止血する（図2.13-2）．出血が止まり全身状態が安定すれば，内視鏡によって静脈瘤またはその周囲に硬化剤を注入し，静脈瘤の硬化を図る（食道静脈瘤硬化療法）．

食道バルーンにより食道静脈瘤を，胃バルーンによって食道胃接合部の静脈瘤を圧迫止血（→）する．

図2.13-2●S-Bチューブによる圧迫止血

---

plus α

胃切除術

潰瘍は，胃体部より下方，または十二指腸球部に多いため，幽門側胃切除術が一般的である．再建術にはビルロートⅠ法やビルロートⅡ法があるが，前者が生理的であり，多く施行されている．

plus α

S-Bチューブ

Sengstaken-Blakemore tube（ゼングスターケン・ブレークモア管）．二重バルーンのついたチューブを経鼻的に挿入し，静脈瘤を直接圧迫して止血する．

plus α

食道静脈瘤硬化療法

食道静脈瘤に対して行う内視鏡的止血法である．内視鏡下に直接静脈瘤を穿刺したり，または静脈瘤の周囲を穿刺してオレイン酸エタノールアミンなどの硬化剤を注入する．再出血では繰り返し行う．

！ 考えてみよう　臨床場面とのつながり

1. 吐血や下血はなぜ見過ごしてはいけないのでしょうか．
2. 吐血や下血のときにはどのような変化に注意を払って観察すべきでしょうか．

重要用語

トライツ靱帯	コーヒー残渣様	プロトンポンプ阻害薬
急性胃粘膜病変	喀血	内視鏡的止血術
タール便	上部消化管出血，下部消化管出血	S-Bチューブ
肝性昏睡	H₂受容体拮抗薬	

H_2受容体拮抗薬

学習達成チェック

□吐血・下血とはどういう状態かを説明できる．

□吐血・下血の原因を説明できる．

□大量吐血・下血を起こす疾患について説明できる．

□吐血・下血が起こったときの治療について説明できる．

リンク **G** 栄養代謝機能障害

14 | 便 秘

1 便秘とは

便秘とは，大腸内の糞便の通過が普通よりも遅れる状態をいう．排便の回数が異常に少ない，水分の少ない硬い便が排泄される，排便後にも直腸内に便が停滞している感じがある場合などを便秘と呼ぶ．便秘を理解するにあたっては，まず消化管の中の食物通過状況や排便のしくみについて知ることが大切である．

2 食物の通過状況（図2.14-1）

胃に入ってきた飲食物のうち，液体は速やかに通過するが，固形物では食後平均3～4時間経たないと胃袋は空にはならない．脂肪分の多い食物は6時間以上胃内に残ることもある．胃を出た食物は，比較的短時間で小腸を通過し，2～3時間ほどで回腸の終末端の回盲弁（バウヒン弁）に達する．回盲弁を通過した腸の内容物が大腸内に停留する時間は10～20時間，平均で15時間ほどである．このようにして，口から入った食物は約1日かけて肛門から排泄されることになる．

大切なのは，食事を摂取するためにはそれ以前に食べたものが肛門のほうへ移動することによって，胃袋や腸管に次の食物が入ってくるスペースを用意しておく必要があるということである．そのために，腸管の反射や蠕動運動というしくみが備わっている．

通常，前の食事で食べたものは，次の食事の前までには回腸の終わりに到達している．胃袋に食物が入ると，胃から回盲部に向かって，胃回盲反射が起こり，回盲弁が緩むことで内容物は回盲弁を通過して結腸内へ送られる．同様の反射が胃から大腸に向かっても起こり，横行結腸からS状結腸にかけて強い蠕動運動が急に起こる．この胃大腸反射（あるいは胃結腸反射）によって，結腸の内容物は直腸に押しやられる．

小腸は絶えず蠕動運動をしているため，器質的な狭窄がない限り便秘の直接の原因とはならない．一方で大腸の運動はいつも一定ということはなく，普段は連続した蠕動運動はしていない．食事中と食後は大腸全体で活発な蠕動運動をする．特に朝食後の蠕動運動が1日の中で最も強いため，朝食後に便通のある人が多い．

3 排便のしくみ（メカニズム）（図2.14-1）

結腸の内容物が直腸に送られ直腸内にたまってくると，直腸の内圧が高まり直腸壁を伸展させる．直腸壁に分布している骨盤神経を介して伸展刺激が脊髄および大脳に伝えられ，いわゆる便意が起こる．次いで反射的に直腸の蠕動，内肛門括約筋の弛緩が起こり，随意的に外肛門括約筋を弛緩させることで糞便が体外に排泄される．このように，便意が生じて糞便が排泄される一連の反射的な活動を，**排便反射**という．

4 原因と分類

排便の一連のメカニズムのいずれかに支障をきたすと便秘となるが，その成因によって，大きく**器質的便秘**と**機能的便秘**に分けることができる（表2.14-1）．

plus **α**

回盲弁（バウヒン弁）
回腸と大腸（上行結腸）の境にあり，大腸の内容物が小腸へ逆流しない構造になっている．

● 消化器系〈3D回転モデル〉

2-14 便秘

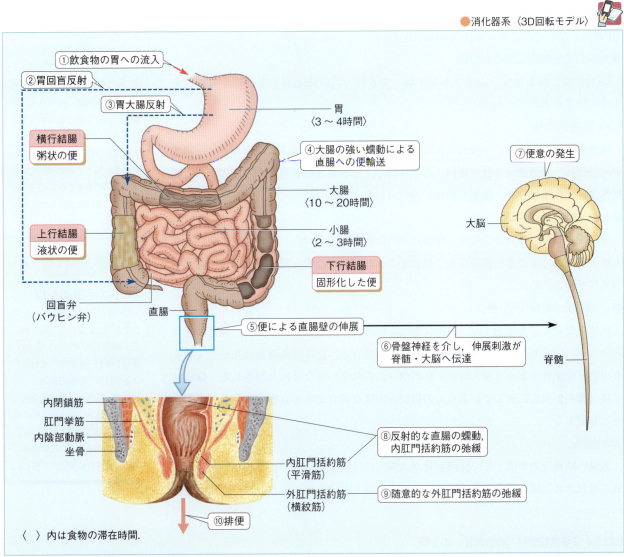

図2.14-1 ● 食物の通過状況と排便のしくみ

(1) 器質的便秘

器質的便秘は腸内容の通過障害によるもので，腸管や腹腔内の内臓異常により二次的に生じている場合と，先天的・後天的に腸管の形態異常が起きている場合とがある．

● 腸管内の通過障害によるもの ●

大腸癌や大腸ポリープのように腸管管腔内を狭くする場合や，潰瘍性大腸炎，感染性腸炎，憩室炎のような炎症とその瘢痕形成に基づく腸管伸展性が制限される場合などである．急性のものは**腸閉塞（イレウス）**と呼ばれ，腸管が完全に閉塞した場合には排ガス（おなら）が認められなくなる．閉塞があるにもかかわらず強い蠕動運動が生じると，疝痛様の腹痛が起こり嘔吐をきたす．これが続くと，最後には糞臭を伴った腸内容物を嘔吐する．

● 腹腔内臓器疾患によるもの ●

肝腫瘍，腎腫瘍，脾腫，妊娠子宮，子宮卵巣腫瘍などによる直接の圧迫や，悪性腫瘍の骨盤内・腹腔内転移や，腹膜炎などによる腹膜癒着といった腸管に対する機械的

表2.14-1 ● 便秘の成因別分類

器質的便秘
腸管内の通過障害によるもの 腹腔内臓器疾患によるもの 大腸の形態異常によるもの

機能的便秘
一時的な便秘（一過性単純性便秘） 慢性的な便秘〔常習便秘（慢性便秘）〕 ・弛緩性便秘 ・痙攣性便秘 ・直腸性便秘

→腸閉塞（イレウス）については，p.176 図2.16-2参照．

167

（物理的）な圧迫により，腸管内容物の通過が障害される．

●大腸の形態異常によるもの●

巨大結腸となるヒルシュスプルング病，先天性S状結腸過長症などにより便秘をきたす場合がある．

（2）機能的便秘

機能的便秘はさらに，一時的な便秘と慢性的な便秘とに分類され，それぞれ**一過性単純性便秘**，**常習便秘**（慢性便秘）と呼ばれる．常習便秘はさらにその成因から，**弛緩性便秘**，**痙攣性便秘**，**直腸性便秘**に分けられる（表2.14-2）．

●一過性単純性便秘●

生活環境や食事の急激な変化，緊張状態の持続などによって，一時的に排便のリズムが障害されて起こる便秘のこと．原因となった状況が改善・解除されれば，便秘も自然に解消される．

●常習便秘（慢性便秘）●

日常において最も遭遇する，長期にわたる慢性的な便秘のことを指す．腸管の運動状況の違いにより，腸管の蠕動運動が低下する場合と，逆に蠕動運動は亢進しているものの，痙攣性であって腸内容物が肛門側へ送られない場合とに大別される．臨床的には，糞便が直腸に達しているものの排便が困難な場合である直腸性便秘も，常習便秘に分類する．

弛緩性便秘

大腸の蠕動運動が低下して腸内容物が大腸内に停留する時間が長くなり，水分が過剰に吸収されて硬い便となる．腹痛はあまりないものの，ガス（おなら）の発生は多

---

plus-α

ヒルシュスプルング病

先天性巨大結腸．直腸および結腸の先天的な壁内神経叢（アウエルバッハ神経叢とマイスナー神経叢）の神経節細胞欠如のため，その部分の蠕動運動欠如による通過障害をきたし，口側の腸管の二次的な拡張をきたす疾患である．

plus-α

S状結腸過長症

S状結腸が正常範囲を超えた長さであることをいう．腸が長い分，糞便やガスが多く貯留され，便秘や腹部の膨満感，それに伴う不快感や下腹部の痛みを引き起こす．慢性的な便秘の原因になる．無症状の場合は，他の腸疾患（腸捻転，神経系障害，炎症，腸間膜の癒着など）との合併によって発見されることが多い．

表2.14-2●常習便秘（慢性便秘）の分類

	弛緩性便秘	痙攣性便秘	直腸性便秘
特徴	・腹痛はあまりないがガス（おなら）の発生が多い（腹部膨満感） ・高齢者に多い ・食物繊維の少ない食事習慣の人にみられる ・運動不足の人にみられる	・下痢と交代性に出現することがある ・糞便が兎糞状の小さな塊のことがある ・しばしば残便感を訴える ・頭痛，めまい，疲労感がある ・若者に多い	・便意を我慢する生活習慣 ・痔などのために排便をこらえる ・腹圧をかけられない（高齢者や長期臥床患者，脊髄損傷者など）
原因	大腸の蠕動運動の低下が原因で，腸内容物が大腸内に停留する時間が長くなり，水分が過剰に吸収されて硬い便となる．	副交感神経の過剰な緊張により蠕動運動が痙攣性となり，腸内容物がスムーズに肛門側へ送られなくなる．	排便反射の低下により，直腸内に糞便が貯留しても排便が起こらない．

く，腹部膨満感，食欲不振，胸やけ，胃もたれ，倦怠感などを訴えることもある．

　高齢者や胃下垂，内臓下垂などがみられる人に多い．また，下剤や副交感神経の活動を抑制する抗コリン薬の常用が誘因となる．便意を我慢しすぎる人や，糞便成分となる食物繊維の少ない食事習慣の人にもみられる．

　ほかの疾病に伴う場合もある．原因となる疾患としては，甲状腺機能低下症，下垂体機能低下症，糖尿病などの内分泌疾患や自律神経失調症などがある．モルヒネ，コデイン，ニコチン，鉛，有機リンなどの中毒症でも認められる．

痙攣性便秘

　蠕動運動は副交感神経によって促進されるが，副交感神経の緊張が過剰になると，蠕動運動は亢進しているものの痙攣性となり，腸内容物がスムーズに肛門側へ送られなくなる．このような異常な運動状態による便秘を痙攣性便秘という．蠕動運動自体は亢進しているために，しばしば便秘と下痢が交代性に出現することもあり，便秘と自覚しているにもかかわらず，便自体は軟らかかったり下痢様であったりする．腸管の痙攣収縮により，糞便は兎糞状の小さな塊であることもある．

　下腹部不快感や鈍痛といった腹部についての訴えは排便により一時的に軽快する．実際には，十分な排便量もなく残便感を訴えることがしばしばある．

　腸壁の炎症・潰瘍，下剤の乱用などによって腸粘膜が局所刺激に過敏になる，あるいは胆嚢疾患，十二指腸潰瘍，虫垂炎の存在が，反射的に大腸を支配する副交感神経を異常に興奮させることも原因となる．

　腹部膨満感・圧迫感，食欲不振，嘔気などの腹部症状だけではなく，頭痛，めまい，疲労感などを訴える場合も少なくなく，神経症的な性格傾向をもつ若者に多くみられる便秘のパターンである．自律神経失調症，極度のストレス状況なども誘因となる．

直腸性便秘

　排便反射の低下により，直腸内に糞便が貯留しても排便が起こらずに引き起こされる便秘のこと．普通であれば糞便は排便直前のみに直腸内に認めるが，直腸内には常に糞便を認め，しかも便意がない．直腸に至るまでの腸内容物の輸送時間は正常だが，糞塊による直腸粘膜への刺激に対する骨盤神経由来の反射が鈍くなっている．このために直腸の容積は正常の4〜5倍となり，貯留している便も硬くなる．

　便意を我慢する生活習慣を送る職業（例：運転手，警察官など）や，痔などのために排便をこらえる人，腹圧をかけられない高齢者や長期臥床患者，脊髄損傷者などにもみられる．

5 アセスメント

（1）観察のポイント

①便秘の状態：便秘を自覚した時期，排便の頻度，便の硬度・状態，排便困難の有無・
　程度，正常健康時の便通の状態について問診を行う．
②随伴症状：腹痛，腹部膨満，腹部圧痛，発熱，脈拍の変化，頭痛，めまい，嘔吐，
　頭重，腹鳴，皮膚の変化など，消化器系の諸症状をはじめ，全身状態を観察する．
③その他：食事習慣，心理的背景を含めた生活像，服薬薬剤，既往歴などを詳細に聞く．

(2) 身体所見

まず，臥位で腹部全体を観察する．次いで腹部を触診し，横行結腸および下行結腸部に便を触れるなら弛緩性便秘を考え，仮性イレウス様に腹部膨満，腸蠕動音の亢進を認める場合には，結腸および直腸癌による狭窄状態を考える．また，便秘の診断上最も重要なことは，直腸診を行い，直腸部に便があるかないかを調べることである．宿便を触れる場合は弛緩性便秘を考える．

(3) 検　査

便やガスの貯留状態，腸管の伸展状態，腸管自体の状態を観察するためには腹部単純X線撮影が有用である．便の性状を確認し，粘血便を認める場合には結腸および直腸癌を考える．さらに大腸ファイバースコープなどによる検査も必要である．

> **plus α**
>
> **宿　便**
> 腸管内に停留している，圧縮された，あるいは硬くなった便．

6　ケ　ア

(1) 治　療

器質的原因による便秘では原因疾患の治療を行う．

便秘の症状を緩和するためには，内服薬として下剤を用いる．催下（さいげ）を目的として坐薬や浣腸を用いることもある．

(2) 看　護

便秘の原因を判断し，原因の除去に努める．排便習慣，食事内容，運動習慣を見直し，生活環境を整えることが大切である．

①食事療法：食物繊維の多い食品を摂取する．経口摂取により水分負荷を増やす．

②排便習慣を調整する．

③生活環境を調整する：精神的な動揺を避ける．生活環境の変化，習慣の破綻（はたん）を最小限にとどめる．

④適度な運動，特に全身運動，腹筋運動を行うよう援助する．

⑤腰背部の温罨法（おんあんぽう）

⑥腹部マッサージ

⑦摘便

> **！考えてみよう　臨床場面とのつながり**
>
> 1．便秘はなぜ好ましくないのでしょうか．
> 2．便秘を疑わせる所見には何があるでしょうか．

重要用語

排便反射	一過性単純性便秘	痙攣性便秘
器質的便秘	常習便秘（慢性便秘）	直腸性便秘
機能的便秘	弛緩性便秘	

学習達成チェック

☐食物が消化管内を移動するためのしくみを二つ挙げることができる．

☐便秘の成因による分類について述べることができる．

15｜下痢

下痢とは，水分量の多い泥状または水様状の糞便の排泄をいう．下痢の場合には，通常1日の排便回数と排便量が多くなる．

1 原因と分類

消化管内の水分は，消化液（約8L）と飲食物（約2L）の水分に分けられ，小腸でその80％が，大腸で残りの大部分が吸収され，糞便中には100mL程度の水分が含まれる．しかし，さまざまな原因によって，腸管内水分量の増加と腸管運動の亢進が起こると下痢が始まる（図2.15-1）．

下痢は，発生機序から，**分泌性下痢**，**滲出性下痢**，**浸透圧性下痢**，**腸管運動性下痢**に分類される（表2.15-1）．

2 病態生理

一般的に，下痢が数回起こっても重篤な状態に陥ることは少ないが，全身状態が低下している場合や頻繁に下痢が続く場合には，脱水や電解質喪失（主にNa^+，Cl^-）などによってショックなどの危険な状態に陥ることがある．

（1）分泌性下痢

食中毒を引き起こす細菌の毒素，ホルモン産生腫瘍から多量に分泌されるホルモン，薬物などの作用によって，腸管壁に炎症やアレルギー反応が発生し，腸管細胞か

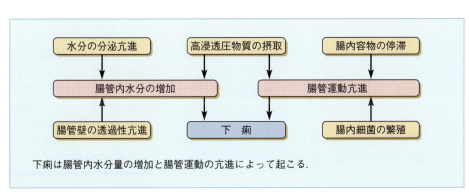

図2.15-1 ● 下痢の病態生理

表2.15-1 ● 下痢の分類と原因

下痢の種類	原因
分泌性下痢	毒素産生性大腸菌*・黄色ブドウ球菌・コレラ菌等の感染性腸感染，WDHA症候群*，ヒマシ油*の摂取など
滲出性下痢	潰瘍性大腸炎，クローン病，放射線腸炎，赤痢菌・サルモネラ菌等による感染性腸炎など
浸透圧性下痢	下剤，慢性膵炎，膵切除，大量小腸切除，回盲部切除，乳糖不耐症など
腸管運動性下痢	過敏性腸症候群，甲状腺機能亢進症，糖尿病，膠原病，腸狭窄，大腸憩室など

＊：p172参照．

plus α

高浸透圧物質

高浸透圧物質の具体例を以下に示す．
①マグネシウム含有薬品（下剤，制酸薬等）
②乳糖不耐症における乳糖
③消化酵素の欠如時（慢性膵炎等），腸内に停滞する消化不十分な脂肪成分
④大量小腸切除後に消化・吸収されない各栄養成分
⑤回盲部切除後に吸収されない胆汁酸
⑥腸内の正常な細菌叢の破壊をもたらす抗生物質（乱用によって発生）
⑦主に高齢者が摂取する濃厚な流動食品
⑧過剰に摂取した難消化性糖類（菓子類に含まれる，ソルビトール，マンニトール等）
⑨その他

plus α

腸管壁の透過性亢進

腸に炎症が起こると腸管壁の透過性が高まり，そこから体液，タンパク質，粘液，血液などが滲み出て，便の水分量が増える．また，腸からの水分吸収も低下する．

ら能動的に水分や電解質が多量に分泌されて起こる下痢である.

①細菌毒素として，コレラ菌，毒素産生性大腸菌，黄色ブドウ球菌（エンテロトキシン）などによるものが代表であり，毒素を腸管外に早く排泄しようとする生体防御反応として起こる腸管運動の亢進と連動して下痢となる.

②多量に分泌されたホルモンによって下痢を起こす代表的な疾患には，血管作動性腸管ポリペプチド（vasoactive intestinal polypeptide：VIP）を分泌するWDHA症候群（watery diarrhea/hypokalemia and achlorhydria syndrome），胃酸分泌亢進作用のあるガストリンを分泌するゾリンジャー・エリソン症候群がある.

③そのほか，トリグリセリドを含むヒマシ油は，腸管の粘膜を刺激して腸液の分泌を亢進させる.　ヒマシ油は，その作用を利用して瀉下薬に使用されている.

（2）滲出性下痢

炎症性腸疾患や感染性腸炎によって腸管の粘膜が障害され，水分の吸収障害や滲出液の排泄が起こって生じる下痢である.

①炎症性腸疾患である潰瘍性大腸炎，クローン病，放射線腸炎などでは，腸粘膜の障害のため滲出液が分泌され，下痢となる.　細菌毒素による下痢は，原因が除去できれば軽快するが，炎症性腸疾患の場合には慢性的に下痢が続く.　また，潰瘍性大腸炎では，粘膜のびらんや潰瘍から持続的な出血が起こり，血液と粘液などが混入した下痢（**粘血便**）が特徴の一つである（p.162参照）.

②赤痢菌やサルモネラ菌などによる**感染性腸炎**では，菌が腸管の細胞を障害して下痢が起こる.

（3）浸透圧性下痢

腸管内に高浸透圧で吸収されにくい物質が存在するために，浸透圧を下げようとして，腸管壁から多量の水分が引き出されて起こる下痢である.　浸透圧性下痢は，腸内の物質が排出されれば軽快する.

①塩類下剤やソルビトール，ラクツロースなどの，吸収されにくい糖類が腸管内に存在すると下痢が起こる.

②慢性膵炎や膵切除後などにみられる脂肪の消化・吸収不良，小腸大量切除後の各栄養の吸収障害，回盲部切除後の胆汁酸吸収障害，乳糖不耐症による乳糖の消化不良などによって下痢が起こる.

（4）腸管運動性下痢

腸管運動が亢進して，内容物の腸内通過時間が早まり，水分が十分に吸収されずに起こる下痢である.　一方，腸管運動の低下によって腸内容の停滞が起こる場合も，腸管壁への刺激や腸内細菌の異常繁殖により，下痢が起こる.

①過敏性腸症候群や甲状腺機能亢進症など，腸管運動の亢進によって下痢が起こる.

②腸狭窄，大腸憩室や糖尿病下痢症など，腸内容物の停滞や腸内細菌の繁殖によって下痢が起こる.

---

plus α

毒素産生性大腸菌

大腸菌群の一つで，血便と下痢を主とする出血性大腸炎を引き起こす.　タイプとしてO-157が多いが，ほかに，O-26，O-111，O-145なども知られている.　日本では1996（平成8）年に大流行したことで本菌の感染症は指定伝染病となった.　菌がベロ毒素を産生するため，腸管上皮細胞に壊死が起こり，下痢と血便が生じる.　小児や高齢者では，腎不全に陥る溶血性尿毒症症候群を合併し，脳症を併発して死に至る例もある.

plus α

血管作動性腸管ポリペプチド（VIP）

血管拡張，膵液・腸液分泌促進，胃液分泌抑制，糖分解促進，インスリン分泌促進などの作用があるホルモン.

plus α

WDHA症候群

多量の水様性下痢，低カリウム血症，胃無酸症を主徴とする.　成人では膵ランゲルハンス島腫瘍，小児では神経芽腫群腫瘍などの腫瘍が産生する多量のVIPの作用によって起こる.

plus α

ゾリンジャー・エリソン症候群

膵ランゲルハンス島のガストリン産生腫瘍から多量に分泌されたガストリンという消化管ホルモンにより，胃酸が過剰に分泌されて下痢が起こる.　胃酸過剰分泌のため難治性，再発性の消化性潰瘍が生じる.

3 アセスメント

下痢はさまざまな原因で発生するが，最近の生活歴や既往歴の聴取，症状から，原因をある程度特定することができる．

（1）病歴の聴取

①外国への旅行歴，集団発症などは感染性腸炎を強く疑う．

②胃切除，小腸切除，膵切除，回盲部切除，腸管狭窄，炎症性腸疾患や過敏性腸症候群，甲状腺機能亢進症，糖尿病，膠原病などの治療歴から下痢の原因を疑う．

（2）症　状

下痢に腹痛，発熱，下血などを合併するかどうかは，原因疾患によって異なる．また下痢が長期に及ぶと，脱水や電解質喪失によって脱力感，倦怠感が出現する．

4 ケ　ア

（1）脱水・電解質の補正

下痢が長期にわたると，脱水やNa^+，Cl^-を中心とした電解質バランスの失調が生じるため，血液検査によってこれらの状態をチェックする．**低ナトリウム血症**（p.21参照）による脱力感・倦怠感などが強ければ，経口摂取で，あるいは経静脈的に水分・電解質を補充する．

（2）食　事

下痢中の食事内容は原疾患によって異なるが，基本的には，脂肪や繊維の多い食事は下痢を助長させるため控える．

（3）薬物治療

●止瀉薬●

対症療法として止瀉薬の投与が行われる．止瀉薬には腸管運動抑制薬，吸着薬，収斂薬，乳酸菌製剤（整腸製剤）など多くのものがあり，下痢の発症機序と病態生理を考慮して投薬する必要がある（表2.15-2）．

表2.15-2●止瀉薬の種類

種　類	作　用	薬品名	主な下痢の種類
腸管運動抑制薬	腸管の末梢神経に作用して，腸蠕動を抑える．	副交感神経遮断薬など（ブスコパン®，アトロピン等）	腸管運動性下痢
吸着薬	細菌毒素などを吸着して，腸粘膜を保護する．	ケイ酸アルミニウムなど（アドソルビン®等）	分泌性下痢，滲出性下痢
収斂薬	腸粘膜と結合し，腸粘膜を覆うことにより，水分の分泌を抑える．	タンニン酸アルブミンなど（タンナルビン等）	分泌性下痢，滲出性下痢
乳酸菌製剤（整腸製剤）	乳酸で腸内を酸性にし，病原性大腸菌などの増殖を阻止する．アンモニアの産生も抑える．	ビオフェルミン®，ラックビー®等	分泌性下痢

---

plus α

胆汁酸吸収障害

胆汁酸は回盲部で吸収され再利用される．そのため回盲部切除後に胆汁酸の吸収障害が起こる．

plus α

乳糖不耐症

乳糖を摂取すると，下痢，嘔気・嘔吐，腹痛，鼓腸などの症状をきたすものをいう．先天的に乳糖分解酵素活性の低下がある場合や，胃切除，小腸大量切除，抗生物質投与などが原因で，続発性に腸管の乳糖分解酵素の活性が低下して発病するものもある．

plus α

糖尿病下痢症

糖尿病性神経障害を合併し，インスリンでコントロールされている糖尿病患者において，コントロールの不良状態が続くと下痢を訴える．これは，消化管の働きを調整している自律神経の障害（糖尿病性神経障害）によって，正常な胃腸運動が鈍くなり，腸内（特に小腸上部）に腸内細菌（特に悪玉菌）の異常な増殖をきたして，腸内で発酵したガスが腸を刺激するために起こる．

●抗菌薬●

感染性腸疾患による下痢の場合は，有害なものを排除しようとする自己防衛的な反応であるため，みだりに止瀉薬を服薬させず，病原菌に応じた抗菌薬を選択する（表2.15-3）．

表2.15-3●感染性腸疾患と抗菌薬

コレラ：テトラサイクリン，エリスロマイシン（小児）など
MRSA*：バンコマイシンなど
出血性大腸炎（O-157）：ホスホマイシンなど

＊：メチシリン耐性黄色ブドウ球菌

！ 考えてみよう　臨床場面とのつながり

1. 頻繁な下痢はなぜ見過ごしてはいけないのでしょうか．
2. 下痢の原因を探るために，患者さんから聴取すべきことは何でしょうか．

重要用語

分泌性下痢　　　　　　　腸管運動性下痢　　　　　　低ナトリウム血症
滲出性下痢　　　　　　　粘血便
浸透圧性下痢　　　　　　感染性腸炎

学習達成チェック

☐ 下痢の発生機序について説明できる．

☐ 下痢の分類を四つ挙げ，それぞれの原因について説明できる．

☐ 下痢が身体へ及ぼす影響について説明できる．

☐ 下痢の治療について説明できる．

16 | 腹部膨満

1 原因と分類

腹部膨満には，腹部全体の膨満と局所的な膨隆とがある．

(1) 腹部全体の膨満 (表2.16-1，図2.16-1)

①腸内ガスの貯留（鼓腸）：腸管内のガス貯留は**鼓腸**と呼ばれ，腹部膨満の原因としては最も頻度が高い．繊維性食品などを摂取した場合に多く，この場合，膨満は一般に不快感として感じられ，体重増加を伴わない．症状の持続時間は短く，膨満の程度は軽い．**空気嚥下症**では，食物の摂取時以外にも多量の空気を無意識に飲み込み，膨満感や嘔気などを訴える．**腸閉塞（イレウス）**（図2.16-2）や**巨大結腸症**による腸管内ガス貯留，および**消化管穿孔**による腹腔内ガス貯留も腹部膨満をもたらすが，この場合の主症状は腹痛や嘔吐などである．

②水の貯留（腹水）→2章17節「腹水」(p.179) 参照．

③脂肪組織の増加（肥満）：肥満は脂肪の沈着部位によって，内臓脂肪型肥満（中心性，リンゴ型）と皮下脂肪型肥満（末梢性，洋梨型）に分類される（図2.16-3）が，腹部膨満は主に内臓脂肪型でみられる．

④臓器の腫大と妊娠：肝臓や脾臓などの腹腔内実質臓器の高度な腫大や妊娠では，腹部全体の膨満がみられる．

表2.16-1●腹部膨満をきたす主な疾患

腸内ガスの貯留	腸閉塞 空気嚥下症 巨大結腸症 消化管穿孔
水の貯留	腹水（肝硬変など） 巨大嚢胞
脂肪の沈着	中心性肥満
臓器腫大	高度肝腫大 巨大脾腫
（妊　娠）	

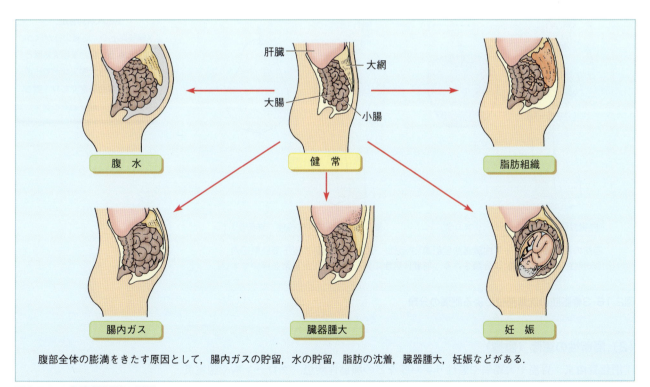

腹部全体の膨満をきたす原因として，腸内ガスの貯留，水の貯留，脂肪の沈着，臓器腫大，妊娠などがある．

図2.16-1●腹部膨満の原因

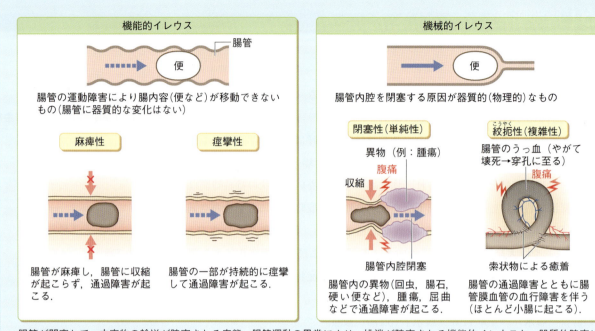

図2.16-2●腸閉塞（イレウス）の病態

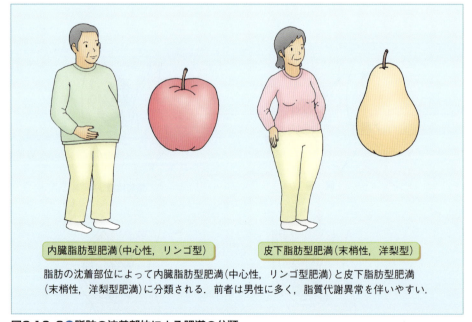

図2.16-3●脂肪の沈着部位による肥満の分類

> **plus α**
> **巨大結腸症**
> X線写真上で，結腸の径が6cm以上となった場合を巨大結腸と呼ぶ．潰瘍性大腸炎などで出現する重篤な合併症であり，直ちに外科的な治療が必要となる．

（2）局所性の膨隆（腫瘤）

①消化管由来：胃癌や大腸癌や悪性リンパ腫などの腫瘍性疾患，クローン病や憩室炎などの炎症性疾患，宿便などで局所的な膨隆を認めることがある．

②肝臓由来：びまん性肝腫大をきたす疾患としては，肝炎，脂肪肝，うっ血肝，糖原

病，アミロイドーシスなどがあり，限局性の腫瘤を形成する病態として，良性疾患では肝血管腫，肝嚢胞，肝膿瘍などが，悪性疾患では原発性肝癌や転移性肝癌などがある．

③胆道系由来：総胆管下部の閉塞をきたす胆管癌や膵頭部癌では腫大した胆嚢を触知する（**クールボアジェ徴候**：図2.16-4）．

④脾臓由来：脾腫はウイルス感染などの感染症，肝硬変をはじめとする門脈圧亢進症，骨髄線維症などによる異所性造血，白血病による腫瘍細胞の浸潤などで出現する．

⑤膵臓由来：巨大な嚢胞性疾患や，るいそう（p.144参照）の激しい膵癌において，まれに局所的な膵臓由来の膨隆をみることがある．

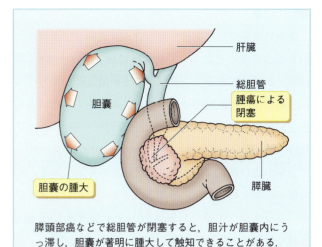

膵頭部癌などで総胆管が閉塞すると，胆汁が胆嚢内にうっ滞し，胆嚢が著明に腫大して触知できることがある．

図2.16-4 ●クールボアジェ徴候

2 病態生理

①腸内ガス：健常者においても，消化管内には飲み込んだ空気（呑気）と腸内細菌が産生した少量のガスが存在する．細菌代謝によるガスは，主に繊維性食品を分解する際に発生するH_2やCO_2であり，結腸で産生される．

②腹水貯留→2章17節「腹水」（p.179）参照．

③脂肪蓄積：皮下組織，腸間膜，大網（p.175 図2.16-1）など，脂肪細胞の集簇する組織を脂肪組織という．内臓脂肪型肥満では，腸間膜および大網の脂肪組織が増大する．

3 アセスメント

病歴の聴取と注意深い身体所見の診察により，原因を知る手掛かりが得られる．

(1) 病歴の聴取

腹部全体の膨満においては，体重増加の有無，発症の様式，継続期間，腹痛や嘔吐・嘔気の有無，排便回数，食事内容などについて聴取する．

(2) 身体診察

● 視　診 ●

腹部の輪郭を視診し，局所性の膨隆か腹部全体の膨満かを区別する．肥満は視診と問診だけで診断できる．

● 打診・聴診 ●

打診によってガスの貯留と腹水との鑑別は容易に行える．ガスの貯留では**鼓音**を示すことが特徴であり，腹水では**濁音**を示す．腸閉塞（イレウス）では聴診上，金属性の**腸雑音**や振水音が聞かれる．肝細胞癌では，まれに外表面で粗い血管雑音を聴取することがある．

---

plus α

大　網

胃の大弯から垂れ下がり，途中で折れ曲がって上行し，横行結腸の前面に癒着する，袋状の移動性に富む腹膜である（p.175 図2.16-1）．脂肪組織とリンパ球などの細胞成分で構成され，黄色調を呈する．脂肪の蓄積に関係するが，炎症部を包んでその波及を防止する働きもある．

plus α

鼓音，濁音

打診では，対象部分の空気含有量に比例した振幅をもつ音が聴取される．振幅が大きい音が鼓音と清音であり，小さいものが濁音である．鼓音と清音とは対象臓器の緊張度の差を反映しており，鼓音はガスの貯留した腸管で（振動が規則的で短音に近い），清音は肺野で聴取される．濁音は空気を含まない肝臓などで聞こえる．

●触 診●

腫瘤性病変では充実性か嚢胞性か，表面が平滑か不整か，呼吸性移動があるかないかを触診することにより，病変臓器および質的診断に関する情報が得られる．肝臓，脾臓，胆嚢は横隔膜の下側にあるため吸気時に下方へ移動する．呼吸性移動を認めない腫瘤は後腹膜腔臓器に由来する．限局性の圧痛がある場合には，膿瘍などの炎症性病変が疑われる．

（3）検 査

立位および臥位での腹部単純X線は不可欠である．ガス貯留の有無だけでなく，ガス像の形状と局在から，腸閉塞（イレウス）や消化管穿孔などの質的診断が可能となる（2章7節「腹痛」p.136参照）．超音波検査やCT検査は，腹水の検出，腫瘍の確定，肝臓や脾臓の大きさの評価に重要である．

plus-α

振水音

胃内または腸管内に大量の液体が貯留したとき，聴診器を腸壁に当てて腹部を揺り動かすと，空気と水によって「チャップン，チャップン」という音が聞こえる．これを振水音という．腹水では聴取しない．

4 ケ ア

ガス貯留の原因が腸閉塞の場合，絞扼性であれば外科的な処置が必要であるが，閉塞性の場合は鎮痛薬投与等の対症療法が行われる．空気嚥下症は不安や緊張といった心因性のものが多く，心理的なカウンセリングが有効なことがある．単なる鼓腸であれば，食事内容の見直しや適度な運動を勧める．内臓脂肪型肥満による腹部膨満に対しては，食事ならびに運動療法による減量が重要であり，特に糖質を摂りすぎないよう指導する．

! 考えてみよう　臨床場面とのつながり

1. 腹部膨満を主訴とする患者さんに対して，病歴聴取の際，どんな質問をしますか．
2. 急激な体重増加を伴う腹部膨満では，どんな疾患が考えられますか．
3. 激しい腹痛と腹部膨満に対して，まず行う検査は何ですか．
4. 腹痛がなく腹部膨隆が認められる患者さんのフィジカルアセスメントで，重要な点は何ですか．

重要用語

鼓腸	巨大結腸症	クールボアジェ徴候
空気嚥下症	腹水	鼓音，濁音
腸閉塞（イレウス）	肥満	腸雑音

学習達成チェック

☐ 腹部膨満の原因を五つ挙げることができる．

☐ 腹部膨満の原因となる疾患は何かを述べることができる．

☐ 腹部膨満を訴える患者の病歴聴取のポイントを説明できる．

☐ 身体診察から鼓腸，腹水，肥満を鑑別診断できる．

17 腹水

1 腹水とは

腹腔内には生理的に30〜40mLの体液が存在するが，なんらかの異常でそれ以上の液体が貯留したとき，この液体を**腹水**と呼ぶ（p.175 図2.16-1参照）．その性状から，淡黄色透明の**濾出液**と，混濁した**滲出液**とに分類される（表2.17-1）．前者は肝硬変やネフローゼ症候群などが，後者はがん性腹膜炎や細菌性腹膜炎などが原因となる．

表2.17-1●腹水の性状

区分	濾出液	滲出液
主な基礎疾患	肝硬変，ネフローゼ症候群	がん性腹膜炎，細菌性腹膜炎
外観	無色〜淡黄色，透明	淡黄色，混濁，時に血性
比重	1.015以下	1.018以上
タンパク濃度	2.5g/dL以下	4.0g/dL以上
細胞成分*	少（中皮細胞，組織球）	多（好中球，リンパ球）
細菌	陰性（無菌）	陽性のことあり

＊：炎症の有無を表す一つの判断基準となる．

2 病態生理（図2.17-1）

腹水貯留の成因として，**門脈圧亢進，低アルブミン血症，高アルドステロン血症，リンパ液漏出，腹膜の炎症**などが挙げられる．

（1）濾出液

●門脈圧亢進●

門脈血流量の増加と肝内門脈系血管抵抗の増大に起因する．肝硬変では，肝内動脈と門脈のシャント（短絡）形成も腹水の貯留に関与する．

> **plus α**
> **アルドステロン**
> 副腎皮質球状層から分泌されるホルモン．遠位尿細管におけるNa⁺の再吸収とK⁺の排泄を促進し，Na⁺と水を体内に貯留させる．分泌刺激物質はアンジオテンシンⅡだが，副腎皮質刺激ホルモン（ACTH）にもその作用がある．

●腹水〈動画〉

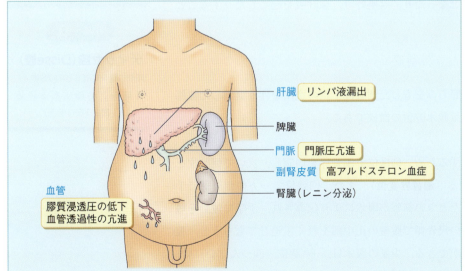

図2.17-1●腹水の成因

●低アルブミン血症●

血漿の**膠質浸透圧**は主にアルブミン（血漿中のタンパク質の一つ）により維持される．肝硬変では肝臓におけるタンパク質合成能の低下によって，ネフローゼ症候群では尿中へのタンパク漏出によってそれぞれ低アルブミン血症をきたし，膠質浸透圧が低下するため血管内から間質，さらに腹腔内への水分の移行が起こる．

●高アルドステロン血症●

腹水貯留により体全体の体液量が増加する一方，血管外へ水分が漏出するため有効循環血液量は減少し，血圧が下がる．その結果血圧を上げるために腎臓の傍糸球体装置からレニンが分泌され，レニン－アンジオテンシン－アルドステロン系が作動する．これによってアルドステロンの分泌が増加する．さらに，肝臓でのアルドステロン不活性化の低下も加わって，二次性アルドステロン症（続発性アルドステロン症）がもたらされる．

●リンパ液漏出●

肝硬変では血液の流出が障害されるため，類洞内圧が上昇し，類洞内の大量の水分がディッセ腔を介してリンパ管に入る．そのため，肝表面やリンパ路から水分の漏出が起こる．

（2）滲出液

●腹膜疾患●

結核性腹膜炎などの感染性腹膜炎や，がん性腹膜炎，悪性中皮腫などの悪性疾患では，腹膜が炎症を起こすため主に血管透過性（毛細血管や細動脈の壁を通じて行われる物質の移動）が亢進して滲出液が貯留する．

3 アセスメント

（1）自覚症状

腹部膨満感と，体重や腹囲の急激な増加によって気付くことが多い．腹水の貯留によって横隔膜が挙上し呼吸困難となったり，起座呼吸，頻呼吸を起こしたりすることもある．

（2）他覚症状

●視 診●

きつく引き伸ばされた皮膚，膨らみをもった側腹部，臍の突出を伴う緊満した腹部膨隆は，**カエル腹**と呼ばれ，大量腹水貯留の徴候である．

●打 診（図2.17-2）●

腹水貯留部は打診上**濁音**を呈するため，仰臥位で濁音界を同定し，次いで側臥位をとると，濁音界の位置が変化する（**濁音界変位**）．また，仰臥位で一方の側腹部に手掌を当て，他方の側腹部を叩いたときの衝撃が腹水により伝導され，手掌に**波動を触知**する．このとき，介助者に手の尺骨側で腹壁の正中部を軽く圧迫してもらうと，腹壁を通じての波動を避けることができる．少量の腹水は，肘膝位（四つんばい）で，腹部中央部を下から打診することにより証明できる．

→膠質浸透圧については，1章 1節「体液の異常」p.17参照．

---

plus α

類 洞

肝細胞索の間を走る毛細血管で小葉間動脈と門脈枝に由来する血液が流れる．一般の毛細血管に比べて基底膜の発達が悪く，内皮細胞には無数の小孔がある．

門脈枝／類洞／動脈枝／肝細胞／小葉間胆管／中心静脈

〈肝小葉〉

---

plus α

ディッセ腔（Disse腔）

類洞の壁を形成する内皮細胞と，肝細胞との間にある隙間（p.183 図2.18-1参照）．

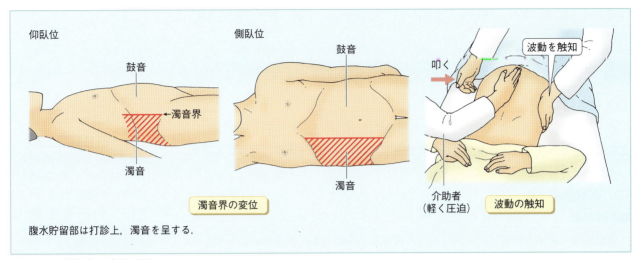

図2.17-2●腹水の身体所見

(3) 合併症

●肝性胸水●

　腹水貯留患者に胸水を認めることがある．ほとんどが右側であり，胸水の性状は腹水と同様である．これは，腹水が横隔膜を貫くリンパ管または直接小孔を介して，陰圧である胸腔内に吸引されるためである．肝性胸水があるときは腹水は少量のことが多い．

●特発性細菌性腹膜炎●

　肝硬変でみられる感染症であり，腹水から腸内細菌であるグラム陰性菌が検出される．主症状は発熱と腹痛で，発熱は38℃以上となることが多い．腹水は黄色で混濁し，腹水中に多数の白血球を認めることと，培養検査で細菌を証明することで確定診断が得られる．腸内細菌が多く証明されることから，細菌は腸管から侵入していると考えられている．

●急性腎不全●

　腹水が貯留する慢性肝不全患者において，急性腎不全を合併することがあり，肝腎症候群の一つとされている．腎皮質部の虚血による糸球体機能不全が成因で，腎臓に器質的障害がない腎前性腎不全である．濃縮尿や低Na尿を特徴とする乏尿（400mL/日以下）がみられ，血液尿素窒素（BUN）や血清クレアチニン（Cr）が日ごとに上昇する．

(4) 検　査

●腹水穿刺●

　採取した腹水について，色調を観察し，比重，タンパク濃度，生化学検査，細菌検査，細胞診などの検査を行う．種々の疾患における腹水の性状は，p.179 表2.17-1に示したとおりである．肝細胞癌の病巣が破裂すると腹水は血性となる．

●画像検査（図2.17-3）●

　腹部単純X線検査では，腹部全体のX線の透過性が低下し，腸腰筋

plus α

非代償性肝硬変

肝硬変によって肝機能が低下し，腹水，黄疸，発熱などの症状がみられる病態をいう．これに対し，肝予備能が保持され無症状のものを代償性肝硬変という．

plus α

肝腎症候群

末期の肝硬変や劇症肝炎といった重篤な肝疾患に，急速な進行を特徴とする腎不全を併発した状態，かつ，その腎不全の成因が見受けられない場合をいう．

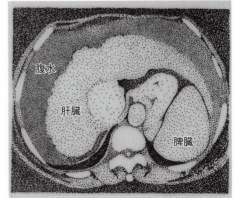

図2.17-3●萎縮性肝硬変と腹水のCT所見

の陰影は不鮮明になる．腹部超音波検査やCT検査では，少量の腹水（100mL以上）の検出が可能である．

4 ケ　ア

（1）生活指導

水・食塩制限とカリウム（K$^+$）補給を指導する．これは，アルドステロンの分泌亢進によってカリウムの排泄が進むためである．高アンモニア血症のとき以外はタンパク制限は行わない．

（2）薬物療法

●利尿薬●

腎尿細管に対する作用機序と作用部位の異なる2種類の利尿薬を併用投与する．一つがヘンレの係蹄上行脚に作用するフロセミド等の**ループ利尿薬**であり，ほかは遠位尿細管終末部および集合管に作用する**スピロノラクトン**である．本剤はアルドステロンによるNa$^+$の再吸収とK$^+$の排泄に拮抗する形で作用することから，肝硬変による腹水には第一選択薬である．経口薬が無効のときは，注射薬を投与する．

●アルブミン製剤●

低アルブミン血症が高度で，利尿薬で効果が得られないときには，ヒトアルブミン製剤を経静脈的に投与する．

（3）直接穿刺排液

薬物の効果が全く得られないときは，腹水の直接穿刺排液が行われるが，大量の電解質やタンパク質の喪失，肝性脳症の誘発，腎機能への悪影響などを考慮し，排液量は1回1,000 mL以下とする．

> **plus-α**
>
> ### 肝性脳症
>
> 急性肝不全，慢性肝不全のそれぞれに対応して，急性型肝性脳症および慢性型肝性脳症と呼ばれる．いずれも可逆性の中枢神経障害であり，両者同様の精神神経症状が出現するが，経過や予後は異なる．急性型は肝臓機能の荒廃によって生じた代謝障害が直接的・間接的に中枢神経系に影響を及ぼし意識障害を生じたもので，原疾患が難治性であることから，治療が難しい．一方，慢性型は肝内・肝外の門脈・体循環のシャント（短絡）形成が主因であり，シャントにより肝臓で処理を受けなかった物質（特にアンモニア）が中枢神経に作用して生じる．治療の効果は期待できるが，再発もしやすい．

！考えてみよう　臨床場面とのつながり

1. 腹水貯留と鼓腸との，身体所見上での鑑別点は何ですか．
2. 腹水穿刺排液の適応と，1回の排液量の上限について述べなさい．
3. 腹水の患者さんに起こりうる合併症は何ですか．

重要用語

濾出液，滲出液	カエル腹	特発性細菌性腹膜炎
門脈圧亢進	濁音界変位	肝腎症候群
高アルドステロン血症	波動の触知	ループ利尿薬，スピロノラクトン
膠質浸透圧	肝性胸水	

学習達成チェック

☐腹水貯留の原因となる疾患を説明できる．

☐腹水の性状による分類について説明できる．

☐フィジカルアセスメントでの腹水貯留所見について説明できる．

☐腹水貯留の病態生理が説明できる．

リンク G 栄養代謝機能障害

18 黄疸

1 黄疸とは

黄疸とは，血清ビリルビン濃度の上昇により，ビリルビンが結合組織に沈着し，皮膚や粘膜が黄染した状態である．したがって，黄疸は疾患名でなく症状であり，その原因は多様である．

2 病態生理

(1) ビリルビンの代謝 (図2.18-1)

非抱合型ビリルビン（間接ビリルビン）の大部分はヘモグロビンの分解によって生成される．非抱合型ビリルビンは，血中ではアルブミンと結合しているが，肝内でアルブミンと解離し，肝細胞内に取り込まれる．次いでグルクロン酸抱合を受け，水溶性の**抱合型ビリルビン**（直接ビリルビン）となって毛細胆管内の胆汁中へと移行し，肝内・肝外の胆管および胆囊を経由して小腸内に排泄される．

(2) ビリルビンとタンパクとの結合

非抱合型ビリルビンは血中では運搬体タンパク質のアルブミンに結合しているため，尿中には排泄されない．一方で，水溶性の抱合型ビリルビンは遊離した状態で血中に存在し，腎から排泄される．このため，抱合型ビリルビン値が上昇すると，尿は濃染しビリルビン尿となる．

(3) 黄疸の成因 (図2.18-1～図2.18-3)

黄疸の原因は，a. ビリルビンの過剰産生，b. 肝細胞におけるビリルビンの抱合・排泄の低下，c. 胆汁流出障害のいずれかである．

plus α ビリルビン
ヘモグロビン，ミオグロビン，呼吸酵素（シトクロム，カタラーゼなど）からくるヘムの最終産物．ビリルビンの約80％は成熟赤血球が脾臓で破壊されてできたヘモグロビン由来のものである．

plus α 非抱合型ビリルビン（間接ビリルビン）
ビリルビンは水に溶けにくい化合物で，血液中ではアルブミンと結合し，肝臓に運ばれる．これを非抱合型あるいは間接ビリルビンという．

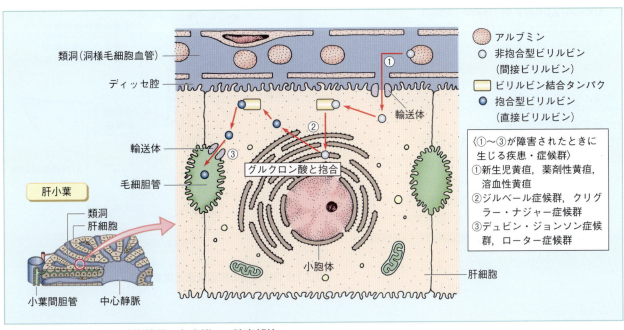

図2.18-1● ビリルビン代謝機構と各病態での障害部位

〈①～③が障害されたときに生じる疾患・症候群〉
① 新生児黄疸，薬剤性黄疸，溶血性黄疸
② ジルベール症候群，クリグラー・ナジャー症候群
③ デュビン・ジョンソン症候群，ローター症候群

183

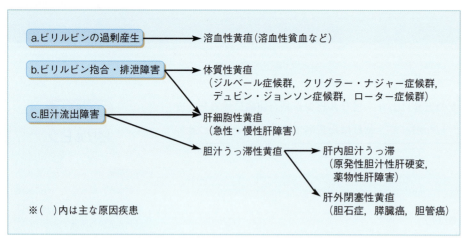

図2.18-2●黄疸の成因と分類

グルクロン酸抱合

グルクロン酸は，肝臓で生成されるグルコース（ブドウ糖）の酸化産物．グルクロン酸と結合する反応をグルクロン酸抱合と呼ぶ．

溶血性黄疸は，赤血球の破壊が亢進してビリルビンが過剰に産生されて起こる（a）．**体質性黄疸**は，ビリルビン抱合能または排泄能の先天的異常である（b）．ウイルス性肝炎などでみられる**肝細胞性黄疸**は，肝細胞におけるビリルビン抱合・排泄障害（b）と，胆汁流出障害（c）の両者が原因となる．胆汁流出路の閉塞を原因とする**胆汁うっ滞性黄疸**（c）は，**肝内胆汁うっ滞**と**肝外閉塞性黄疸**とに分類され，肝内胆汁うっ滞はさらに，薬剤起因性に代表される急性と，**原発性胆汁性肝硬変**に代表される慢性とに亜分類される．

原発性胆汁性肝硬変
（primary biliary cirrhosis：PBC）

中年以降の女性に好発し，生化学的には胆道系酵素の上昇，血清学的には抗ミトコンドリア抗体（AMA）の出現，組織学的には特異の胆管病変と門脈域に肉芽腫を認める慢性肝疾患である．多くは無症候性であり，胆汁性肝硬変に進行するのは一部に過ぎない．

日本においてはまれと考えられていたが，検診の普及で無症候性PBCという潜在例が多数発見されてきており，慢性肝疾患の中ではウイルス疾患，アルコール性疾患に次ぐ頻度となっている．病因は不明であるが，血清学的ならびに病理学的所見から，自己免疫疾患として位置付けられている．

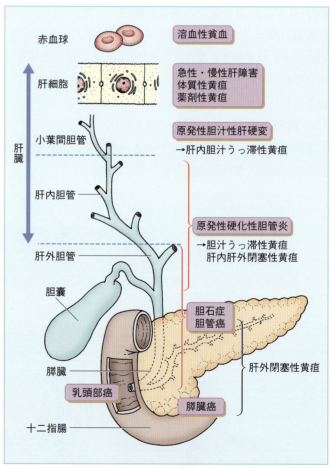

図2.18-3●黄疸の原因疾患と病変部位

3 アセスメント

(1) 自覚症状

閉塞性黄疸では，黄疸に先行して**皮膚瘙痒感**が出現し，次いで尿の濃染や灰白色便がみられる．胆道疾患や膵臓疾患による黄疸では，腹痛を伴うことが多く，胆道感染を合併すると発熱がみられる．

(2) 他覚所見

●皮膚・粘膜●

視診上，血清総ビリルビン値が3 mg/dL以上になると眼球結膜の黄染が認識でき，5 mg/dL以上になると黄色調の皮膚が確認できる．皮膚の色調は，軽度黄疸時には淡い黄色調であり，中等度になるとオレンジ色，さらに高度になると緑色調を帯びてくる．皮膚の引っ掻き傷は瘙痒感を示す他覚所見として重要である．

●腹部所見●

胆汁うっ滞や急性肝炎では肝臓が腫大する．このとき表面が平滑で弾性軟の肝を触知でき，圧痛や叩打痛を認める．総胆管下部の閉塞性黄疸では腫大した胆嚢を右下肋部に触知することがあり，これを**クールボアジェ徴候**と呼ぶ（p.177 図2.16-4参照）．胆嚢炎がある場合には，右下肋部圧痛や**マーフィー徴候**（図2.18-4）が認められる．肝不全（肝細胞性）による黄疸では肝臓の縮小により肝濁音界が縮小し，腹水が出現する．

→腹水については，p.179参照．

plus α

デュビン・ジョンソン症候群

肝細胞から抱合型ビリルビンを排泄する機構が障害される，常染色体劣性遺伝の遺伝性疾患である（p.183 図2.18-1参照）．毛細胆管の細胞膜にある輸送体の異常により，抱合型ビリルビンを毛細胆管内に十分に排泄できず，血中へ抱合型ビリルビンが逆流することが基本病態である．病理学的には，肝細胞への褐色顆粒沈着による黒色肝を特徴とする．予後は良好で治療は要しない．

(3) 検査所見

●血液検査●

血清総ビリルビン値で黄疸の程度を知り，非抱合型ビリルビンと抱合型ビリルビンのいずれが優位かにより，原因疾患を絞り込むことができる．ジルベール症候群（Gilbert syndrome）などの体質性黄疸ならびに溶血性貧血では非抱合型ビリルビンが上昇するが，この場合，ビリルビン値は4〜5 mg/dL以上にはならない．閉塞性黄疸やデュビン・ジョンソン症候群（Dubin-Johnson症候群）などの体質性黄疸では抱合型ビリルビンが上昇し，肝細胞性黄疸では両者とも上昇する．抱合型ビリルビンが高度に上昇すると，一部はアルブミンなどのタンパクと強く結合し血中に長く残存するため，急性肝炎では病態回復期になっても黄疸が持続する．

閉塞性黄疸ではALPなどの胆道系酵素が上昇する．AST・ALTは，溶血性黄疸や体質性黄疸では基準範囲にあり，胆汁うっ滞時に軽度上昇し，肝細胞性

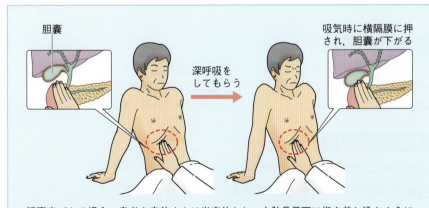

図2.18-4●マーフィー徴候

胆嚢炎がある場合，患者を座位または半座位とし，右肋骨弓下に指を差し込むように圧迫して深呼吸を指示すると，痛みのために吸気が十分できない．

黄疸では高値となる．長期間の胆汁うっ滞は**脂溶性ビタミン**であるビタミンKの吸収障害をきたし，プロトロンビン時間（PT）の延長を認める．慢性の肝内胆汁うっ滞である原発性胆汁性肝硬変では，IgM（免疫グロブリン）の上昇や自己抗体である抗ミトコンドリア抗体が検出される．

●画像検査●

超音波検査またはCT検査などの非侵襲的な画像検査により，胆汁うっ滞の原因が肝内性か肝外性かを鑑別できる．さらに肝外性の場合には，閉塞部位を同定するだけでなく成因を特定することができる．すなわち，これらの検査により肝内胆管の拡張が認められると閉塞性黄疸が確定し，さらに胆石や膵臓癌といった黄疸の原因を推定することができる．閉塞部位や閉塞範囲をより確実にするためには，内視鏡的逆行性胆管膵管造影（ERCP）や経皮経肝胆管造影（PTC），または非侵襲的なMR胆管膵管撮影（MRCP）が行われる．PTCに引き続き，黄疸を軽減するためのインターベンション治療（IVR治療）として胆道ドレナージ（PTCD）が施行される．

4 ケ ア

体質性黄疸は予後良好であり治療の必要はない．肝細胞性黄疸や急性肝内胆汁うっ滞は一般に一過性で予後良好であるが，まれに重症化や遷延化をきたすことがあるため，急性期には安静や栄養管理が重要である．慢性肝内胆汁うっ滞に対しては，一般にウルソデオキシコール酸の投与と脂溶性ビタミンの定期的非経口投与が行われる．本症においては，黄疸の出現前に瘙痒感を訴えることが多い．瘙痒の部位と程度は皮膚の引っ掻き傷から知ることができる．薬物療法である程度コントロールできるが，皮膚を清潔に保ち，乾燥を防ぐケアも重要である．

---

plus α

脂溶性ビタミンと水溶性ビタミン

脂肪の吸収には胆汁酸が必要であり，胆汁うっ滞時に腸管への胆汁酸排泄が欠落すると，脂肪と同時に脂溶性ビタミン（A，D，E，K）の吸収も障害される．脂溶性ビタミンを過剰に摂取すると脂肪細胞に蓄積し，ビタミン過剰症を生じる．一方，水溶性ビタミン（BやC）は過剰に摂取しても排泄されるため，過剰症とはならない．

plus α

IVR治療

interventional radiology．X線やCT，超音波などの画像診断装置を用いて病変部の様子を確認しながら，体内に挿入した特殊な器具（カテーテルやガイドワイヤー，穿刺針など）を操作して治療すること．

！ 考えてみよう 臨床場面とのつながり

1. 黄疸の患者さんでは，どのような画像検査を行いますか．
2. かゆみを伴う黄疸は，どのような病態で出現しますか．
3. 黄疸の有無やその程度を評価するには，身体のどこを診ますか．
4. 長期胆汁うっ滞の患者さんに不足するビタミンは何ですか．

重要用語

ビリルビン代謝	肝細胞性黄疸	原発性胆汁性肝硬変
溶血性黄疸	胆汁うっ滞性黄疸	クールボアジェ徴候，マーフィー徴候
体質性黄疸	肝内胆汁うっ滞，肝外閉塞性黄疸	脂溶性ビタミン

学習達成チェック

☐ ビリルビン代謝について説明できる．

☐ 黄疸の原因と分類について説明できる．

☐ 黄疸をきたす疾患を四つ挙げることができる．

☐ 閉塞性黄疸の臨床症状を説明できる．

☐ 生化学検査から黄疸の原因を推定できる．

リンク **G** 造血機能障害／免疫機能障害

19│貧 血

1 貧血とは

貧血とは，末梢血中の**赤血球数**（RBC）ないし**ヘモグロビン**（Hb）**濃度**が低下した状態である．一般の人が「貧血を起こした」というめまい，立ちくらみなどの症状は，正確には「脳貧血を起こした」とでもいうべきものである．たしかに真の貧血があると脳貧血を起こしやすいが，全く貧血がなくても循環不全などで脳貧血を起こすことがある．

したがって，貧血があるかないかは，血液検査を行って，表2.19-1の基準範囲よりもRBCあるいはHbが低下しているかどうかで判断する．

表2.19-1●赤血球関連の検査値（基準範囲）

検査項目	男 性	女 性
RBC（/μL）	425万～570万	375万～500万
Hb（g/dL）	13.5～17.5	12.0～15.5
ヘマトクリット値（Ht）（%）	40.0～52.0	34.0～45.0

2 原因による分類

（1）赤血球産生低下による貧血

種々の原因により，骨髄での赤血球産生が低下することで貧血となるものである．

●骨髄の異常●

骨髄の造血幹細胞の減少ないし異常，あるいは骨髄微小環境の異常により，赤血球，白血球（特に好中球），血小板の産生が低下して，3系統の血球の減少（汎血球減少）をきたすものである．代表的な疾患は**再生不良性貧血**で，原因不明の特発性と，薬剤や放射線などの原因による二次性がある．多くは特発性で，重症のものでは出血や重症感染症を起こしやすく，予後が悪い．

再生不良性貧血を起こす可能性のある薬剤には多くのものがあり，最も高頻度に起こす薬剤としては抗生物質のクロラムフェニコールが知られているが，現在，使用は制限されている．放射線によるものでは，原爆や原発事故による被曝のほか，放射線治療の副作用としても起こる．急性白血病における貧血も，骨髄が白血病細胞（芽球）で占拠され，赤血球産生が低下することによる．

●赤血球産生の材料不足●

鉄欠乏

赤血球内のヘモグロビンは，ヘムとグロビンの2種のタンパクからなり，ヘムの主成分が鉄である．なんらかの理由で鉄が不足すると，**鉄欠乏性貧血**（iron deficiency anemia）となる．普通の食事をしていると1日約1mgの鉄分が経口摂取され，便・尿・汗などに1日約1mgの鉄分が排泄される．つまり，鉄の出納は入りと出がほぼ等しいため，極端な偏食や持続する出血があれば，容易に鉄欠乏をきたす．

鉄欠乏性貧血では，初期にはHbは低下するがRBCは正常であるため，RBCのみで貧血の有無を判断してはならない．すなわち軽症の鉄欠乏性貧血では，鉄不足のためヘモグロビンが減少して，小型で扁平な赤血球が正常に近い数だけ産生される．**平均赤血球容積**（MCV）は低値（80 fL未満）となり，**小球性貧血**と呼ばれる．さらに鉄

plus α

汎血球減少

pancytopenia．末梢血で赤血球数，白血球数，血小板数がいずれも減少したもので，再生不良性貧血，骨髄異形成症候群（MDS），発作性夜間血色素尿症（PNH），肝硬変症などでみられる．

plus α

平均赤血球容積（MCV）

$MCV = Ht (\%) \times 10 / RBC (10^6/\mu L)$

fL（フェムトリットル）で表し，基準値は80～100である．f（フェムト）は10^{-15}を表す接頭辞記号．

187

欠乏が高度になるとHb，RBCともに低下して，明らかな貧血となる．

ビタミンB12，葉酸欠乏

ビタミンB12，葉酸はDNA代謝に重要なビタミンである．なんらかの原因でこれらが欠乏すると骨髄での赤血球産生の異常が起こり，大型で核構造の異常な巨赤芽球（megaloblast）が産生される．この異常赤芽球の一部は赤血球まで成熟できずに骨髄内溶血を起こして大球性の貧血をきたし，**巨赤芽球性貧血**（megaloblastic anemia）と呼ばれる．

ビタミンB12は，胃の壁細胞から分泌される内因子と結合して吸収されるが，抗内因子抗体や抗壁細胞抗体の存在によってビタミンB12の吸収が障害され巨赤芽球性貧血をきたすものが**悪性貧血**（pernicious anemia）で，巨赤芽球性貧血の代表的疾患である．このほか，胃癌などで胃全摘出術を受け数年経過すると，巨赤芽球性貧血をきたすことがある．これは内因子の分泌が不能となり，ビタミンB12欠乏を起こすためである．葉酸欠乏は慢性アルコール中毒や妊婦などで起こることがあり，巨赤芽球性貧血を引き起こす．

●エリスロポエチンの不足●

慢性腎不全では，腎機能の低下に伴ってRBCおよびHbの低下がみられるが，これを腎性貧血と呼ぶ．これは腎機能不全によりエリスロポエチンの分泌不全をきたすためで，人工透析では貧血の改善はみられず，リコンビナント・エリスロポエチンの注射や腎移植などによって改善がみられる．

（2）赤血球破壊の亢進による貧血

なんらかの原因によって赤血球が破壊され，正常では120日の赤血球寿命が短縮したために起こる貧血を**溶血性貧血**（hemolytic anemia）という．溶血の原因が赤血球自体にある**内因性溶血性貧血**と，原因が血漿側にある**外因性溶血性貧血**とがある．

●内因性溶血性貧血●

赤血球自体に溶血の原因がある溶血性貧血で，多くは先天性である．代表的疾患は遺伝性球状赤血球症（hereditary spherocytosis：HS）である．赤血球が円盤状を維持するのに重要なタンパク質や，赤血球の細胞骨格タンパクが先天的に欠損しているため，赤血球が球状となり，脾臓で処理されるため，貧血となるものである．このほか，遺伝性楕円赤血球症などの赤血球形態異常を呈するものや，ピルビン酸キナーゼ欠乏症などの酵素異常症でも溶血性貧血となる．これらの疾患では溶血が亢進していても，骨髄での代償的な造血の亢進により貧血とならない場合があり，遺伝的溶血性疾患と呼ばれることもある．

後天的な内因性溶血性貧血としては発作性夜間血色素尿症（paroxysmal nocturnal hemoglobinuria：PNH）がある．膜の異常のために補体感受性が高く，抗体の結合がなくとも補体の結合のみで赤血球の血管内溶血を起こす疾患で，好中球や血小板でも類似の機序で破壊が起こり，汎血球減少をきたす．

●外因性溶血性貧血●

血漿側に原因があり溶血性貧血をきたすもので，代表的な疾患としては自己免疫性溶血性貧血（autoimmune hemolytic anemia：AIHA）が挙げられる．これは自己免

---

plus α

リコンビナント・エリスロポエチン

遺伝子組換えで作られたエリスロポエチンが治療薬として用いられている．主に腎性貧血の治療に用いられる．

---

plus α

自己免疫疾患

自己の細胞や組織に対して抗体（自己抗体）が産生され，細胞や組織が障害される疾患の総称．SLE，自己免疫性溶血性貧血，特発性血小板減少性紫斑病などが代表的．

疫疾患の一つで，赤血球に対する自己抗体（クームス抗体）が産生され，赤血球表面に結合すると，脾臓のマクロファージによって処理・破壊されることで溶血の亢進が起こるものである．薬剤の投与によっても溶血性貧血を起こすことがある．

●出血による貧血●

胃潰瘍などからの急性出血による貧血と，大腸癌や痔などに伴う慢性出血による貧血がある．急性貧血では，出血直後のRBCやHbの検査所見からは，出血量を把握できないことに注意する．これは，出血では赤血球などの血球と血漿がともに失われるため，出血直後の検査値は大きな減少を示さず，血管外から組織液が血管内に入り循環血液量の是正が起こるとともに，RBCやHbは低下するからである．また，慢性出血では次第に鉄欠乏となるため，小球性の鉄欠乏性貧血となる．

●脾腫による貧血●

肝硬変やバンチ症候群などで脾腫が著明になると，脾臓に蓄えられている赤血球数が増大し，貧血となる．白血球および血小板でも同様のことが起こるため，汎血球減少を呈する．

●二次性貧血●

がん，結核などの慢性感染症，関節リウマチなどの慢性炎症で貧血となることがある．赤血球産生低下や溶血亢進などの複合的な原因により起こっていることが多い．

3 病態生理

なんらかの原因で貧血，すなわち赤血球数が減少すると，酸素運搬能が低下して諸臓器が酸素不足（虚血）に陥る．腎臓が酸素不足になるとエリスロポエチンの産生が亢進し，骨髄を刺激して赤血球の産生が高まり，貧血を改善しようとする．貧血になると，代償作用として心臓は心拍数を増やして血液の循環を高め，血液粘度は低下するため，血液は循環しやすくなり酸素供給に有利となる．また，貧血が進むと赤血球内の2,3-ジホスホグリセリン酸（2,3-DPG）が増加して，組織での酸素解離が高まり，酸素が供給されやすくなる．このように，貧血時には種々の代償作用が働いて，貧血での不利をできるだけ軽減しようとするメカニズムが働く（図2.19-1）．

4 アセスメント

（1）病歴の聴取

貧血の原因や進行速度を知るには，病歴を把握することが重要である．再生不良性貧血や急性白血病では貧血症状に加えて，発熱や皮下出血などの出血傾向を伴うことが多い．悪性貧血では若年性白髪や歩行困難などの神経症状を伴うことがある．幼年期から黄疸がみられる場合や，貧血，黄疸，若年からの胆石の家族歴がある場合には，遺伝性球状赤血球症など先天性の溶血性貧血が疑われる．

（2）症　状

貧血による症状は，貧血による組織の酸素不足を反映した症状と代償作用に関連した症状がある．前者には，めまい，立ちくらみ，耳鳴，全身倦怠感，易疲労感などがあり，後者には，動悸，息切れなどがある．

---

plus α

バンチ症候群

原因不明の脾腫，門脈圧亢進，貧血をきたすもので，突発性門脈圧亢進症とも呼ばれる．汎血球減少は脾臓摘出（摘脾）により改善する．

---

plus α

2,3-ジホスホグリセリン酸（2,3-DPG）

直接ヘモグロビンと結合して，赤血球の酸素親和性を低下させ，組織への酸素の供給を促す重要な機能をもつ物質．

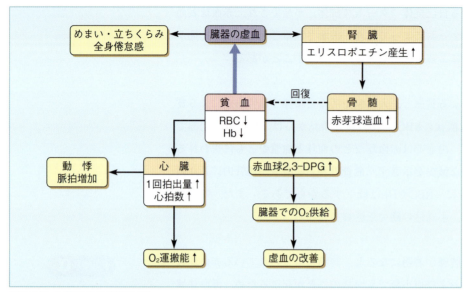

図2.19-1 ● 貧血の病態生理

また，原因によって特異的な症状もある．鉄欠乏性貧血では爪が割れやすくなり，鉄欠乏が高度になると嚥下困難をきたす．悪性貧血では下肢のしびれ感や歩行困難を訴えることがある．再生不良性貧血や急性白血病では，発熱や皮下出血などの出血傾向を伴うことが多い．

(3) 検査所見

貧血および原因の診断に血液検査は欠かせない．赤血球系の検査では，RBC，Hb，ヘマトクリット値（Ht）の三者をセットで検査する必要がある．まず，貧血は前述したようにRBCないしHbの低下で判定する．貧血があればRBCとHtからMCVを求め，MCVの値から**小球性貧血**（microcytic anemia），**正球性貧血**（normocytic anemia），**大球性貧血**（macrocytic anemia）に大別する．MCVが80 fL未満であれば小球性貧血とし，日本であればほとんどが鉄欠乏性貧血と考えられる．血清鉄の低下と不飽和鉄結合能（UIBC）の増加を認めると診断できる．もし未治療時に血清鉄が高値であればサラセミアの可能性があり，赤血球の形態を観察すると標的赤血球（的状赤血球）が増加している．

MCVが100 fL以上であれば大球性貧血とし，悪性貧血などの巨赤芽球性貧血や肝性貧血が疑われる．ともに白血球数と血小板数は軽度に減少して，いわゆる汎血球減少を呈する．巨赤芽球性貧血では，末梢血で好中球の核の分葉数が5～6以上に増加する過分葉などの異常があることで疑われ，骨髄検査で巨赤芽球を認めることで診断される．巨赤芽球性貧血で，血清検査で抗内因子抗体や抗壁細胞抗体を認めビタミンB_{12}の低下があれば悪性貧血と診断される．妊娠時やアルコール中毒による葉酸欠乏から，あるいは胃癌などで胃の全摘出術を行った4～5年後にビタミンB_{12}欠乏から巨赤芽球性貧血を起こすこともある．肝性貧血では通常，肝機能検査で肝硬変のパターンを示す．

MCVが80～100 fLの場合，正球性貧血といい，再生不良性貧血や溶血性貧血（ともに大球性となることもある），急性白血病，腎性貧血，二次性貧血などがこれに該

plus α

サラセミア

先天性溶血性貧血の一つで，グロビン鎖の遺伝的な合成障害が原因である．日本ではまれであるが，地中海沿岸，アフリカ全土，東南アジアに多い．小球性低色素性貧血を呈し，標的赤血球（的状赤血球）が出現する．

当する．骨髄の赤芽球は脱核し網赤血球となって末梢血に入り，1〜2日間で成熟した赤血球となる．末梢血で網赤血球数を数えると骨髄での赤血球造血の程度を知ることができる．溶血性貧血では網赤血球は増加し，再生不良性貧血では減少する．腎性貧血では，血清クレアチニンの上昇（腎機能の低下）に伴って赤血球数は低下していく．

5 ケア

貧血の治療法は，原因によって異なる．RBCの結果のみで**輸血**の必要を判断してはならない．貧血の程度が同じであっても，一般に進行が早ければ貧血症状は強く現れ，緩徐であれば症状は軽度である．

（1）輸血療法

従来は貧血患者にも全血輸血がなされていたが，現在は必要な成分のみを輸注する成分輸血が勧められている．強度の貧血，あるいは止血困難な出血で貧血が進行する場合の治療には，濃厚赤血球が用いられる．

（2）薬物療法

●鉄　剤●

鉄欠乏性貧血の診断が確定すると，鉄剤の経口投与を行う．有効であれば7〜10日で網赤血球の増加がみられ，その後Hbが増加する．鉄剤投与により嘔気や上腹部痛などの消化器症状を呈することが多いが，数日間の服用で慣れる場合が多く，食後や就寝前に服用することで症状の軽減を図れる．消化器症状が強ければ，鉄剤の静脈投与を行う．静脈投与の場合には，過剰投与にならないよう投与計画を立てる必要がある．経口投与では，吸収されなかった鉄により便が黒色になることを患者に説明しておく．

●ビタミンB$_{12}$●

悪性貧血その他の巨赤芽球性貧血では，ビタミンB$_{12}$の非経口投与（筋肉内注射または静脈注射）を行う．

●副腎皮質ステロイド●

自己免疫性溶血性貧血の治療の第一選択は，抗体産生を抑制する目的で行う副腎皮質ステロイドの投与である．最初は1日当たり1mg/kgの比較的大量を投与し，効果がみられたら少しずつ減らしていく．大量の長期投与では，胃潰瘍，糖尿病などの副作用に十分に注意が必要である．

●タンパク同化ステロイド●

再生不良性貧血の治療に用いられ，特に赤血球造血の促進に有効な場合がある．肝障害，糖尿病，女性の患者では男性化などの副作用がある．

●その他●

急性白血病に伴う貧血では数種類の抗白血病薬を組み合わせた多剤併用療法が重要で，完全寛解に入ると貧血も改善する．また，急性白血病や再生不良性貧血では，時に骨髄移植が必要な場合がある．

---

plus α

成分輸血

以前は赤血球，白血球，血小板，血漿がすべて含まれた全血輸血が行われていたが，最近は必要な成分のみの赤血球製剤，血小板製剤，血漿製剤などの成分輸血が行われる．一人の献血で三つ以上の目的の輸血ができる利点がある．患者にとって不必要な成分が輸血されないで済むため，循環器（心臓や腎臓など）の負担が少ない．

---

plus α

完全寛解

complete remission（CR）．急性白血病などの治療後に骨髄および末梢血ともほぼ正常となり，明らかな臓器浸潤も消失した状態をいう．ただし，体内の白血球細胞（腫瘍細胞）が完全に消失したことを意味するわけではないことに注意．

! 考えてみよう　臨床場面とのつながり

1. どのようなときに貧血が疑われるのでしょうか.
2. 貧血が疑われた場合には，どのような検査が必要でしょうか.
3. 貧血の患者さんに必要なケアは何でしょうか.

重要用語

赤血球数（RBC）　　　　　　巨赤芽球性貧血　　　　　　　小球性貧血，正球性貧血，大球性貧血
ヘモグロビン（Hb）　　　　　悪性貧血　　　　　　　　　　輸血
鉄欠乏性貧血　　　　　　　　溶血性貧血

学習達成チェック

☐貧血とは何かを説明できる.

☐貧血の原因を分類できる.

☐貧血の症状，異常検査所見を説明できる.

☐貧血の治療の原則を説明できる.

リンク Ｇ 造血機能障害／免疫機能障害

20 出血傾向

1 出血傾向とは

ヒトの止血機構は**血小板**が主体の**一次止血**と，**凝固**が主体の**二次止血**とに分けて考えられる．これらの止血機構に異常が起こったために，頻回に出血を起こしたり止血困難を起こしたりした状態を**出血傾向**という．

（1）一次止血

血管が破綻して出血が起こると，血小板は速やかに血管内皮下にあるコラーゲン線維に粘着する．これにより血小板は活性化し，顆粒内に含有しているセロトニンやアデノシン二リン酸（ADP）を放出する．これらの生理活性物質によって周囲の血小板が活性化して，粘着している血小板に凝集して血小板凝集塊（血小板血栓）をつくり，血管の穴をふさいで一次止血を終える（図2.20-1）．

血小板減少や，血小板の粘着・放出・凝集などの機能が低下すると，皮下出血や鼻出血などの浅在性出血傾向を呈する．

（2）二次止血

二次止血の主体となる凝固反応は，酵素などからなる**血液凝固因子**（以下，凝固因子）の連動により，血小板膜上にフィブリンが形成される反応である．

血管破綻による出血では，血液中の凝固因子の一つである第XII因子がコラーゲンに接触することで活性化され，内因系凝固が始動する．また血管外から組織液に含まれる組織因子（TF）が血管内に流入し，第VII因子と結合して外因系凝固が活性化される．これらの内因系および外因系の凝固反応により，最終的にフィブリノゲン（第I因子）からフィブリンへの変換が起こる．この結果フィブリン網が血小板凝集塊を取り囲み，フィブリン血栓（凝固血栓）が形成されて二次止血が完了する（図2.20-1，図2.20-2）．

これらの凝固反応に関係する種々の凝固因子が欠乏すると（表2.20-1），筋肉内出血，関節内出血，臓器出血（血尿，脳出血など）といった深在性出血傾向を呈する．

2 病態生理

（1）血小板系の異常

血小板の減少や機能異常では，紫斑，点状出血，鼻出血，歯肉出血などの出血傾向がみられる．

●血小板減少症●

血小板数の基準範囲は$15 \sim 35 \times 10^4/\mu L$であり，$10 \times 10^4/\mu L$以下の状態を**血小板減少症**（thrombocytopenia）と呼ぶ．血小板数と出血の度合いの関係は，血小板が減る原因によって異なるが，一般には$5 \sim 7 \times 10^4/\mu L$以下から軽度の出血傾向が現れ，$3 \times 10^4/\mu L$以下で中等度，$1 \times 10^4/\mu L$以下では高度の出血傾向となると考えられる．具体的な出血傾向として，皮下出血や鼻出血などがみられる（軽度と高度では皮下出血の数などが異なる）．

血小板減少症は，原因によって次の三つに大別される．

---

plus α

血液凝固因子

血液の凝固機能に関与する血中の因子．1～13番まで番号が付けられているが通常3，4，6は用いられない．

1：第I因子（フィブリノゲン）
2：第II因子（プロトロンビン）
3：第III因子（トロンボプラスチン）
4：欠番
5：第V因子
6：欠番
7：第VII因子
8：第VIII因子
9：第IX因子
10：第X因子
11：第XI因子
12：第XII因子
13：第XIII因子

193

●血液の凝固と線溶〈アニメーション〉

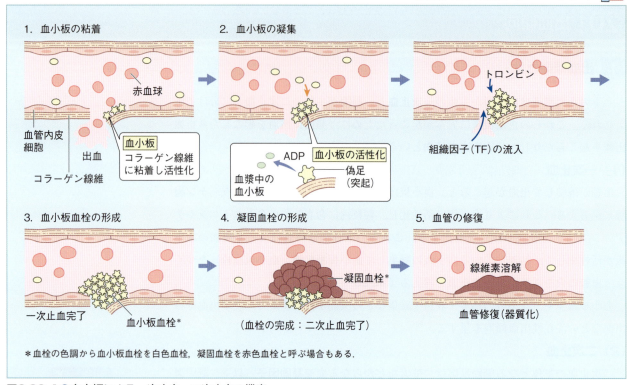

図2.20-1●血小板による一次止血・二次止血の機序

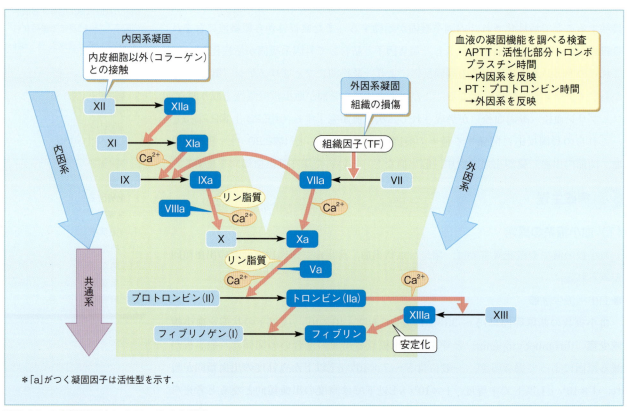

図2.20-2●凝固反応による二次止血機序

表2.20-1●プロトロンビン時間（PT）と活性化部分トロンボプラスチン時間（APTT）

	分　類	概　要	正常値	時間の延長で欠乏が疑われる凝固因子
PT	外因系凝固のスクリーニング検査	血漿に組織トロンボプラスチンとカルシウムの混合液を加えてからフィブリンが生成されるまでの時間	約10〜12秒（試薬により異なる）	第Ⅶ・Ⅹ・Ⅴ・Ⅱ因子およびフィブリノゲン
APTT	内因系凝固のスクリーニング検査	血漿に活性化剤を添加した後，カルシウムとリン脂質を加えてからフィブリンが生成されるまでの時間	約26〜38秒（試薬により異なる）	第Ⅻ・Ⅺ・Ⅸ・Ⅷ・Ⅹ・Ⅴ・Ⅱ因子およびフィブリノゲン

①血小板産生低下による血小板減少：骨髄の巨核球の減少により血小板の産生が低下する．**再生不良性貧血**は，骨髄系幹細胞の異常あるいは骨髄微小環境の異常によって幹細胞の成熟障害が起こり，巨核球が減少して血小板減少となる．急性白血病では，骨髄内が白血病細胞で占拠されて巨核球が減少し，血小板減少を起こす．

②血小板の破壊，消費の亢進による血小板減少：**特発性血小板減少性紫斑病（ITP）**は，最も頻度の高い血小板減少症であり，血小板に対する自己抗体が産生されることによって，主として脾臓で血小板が破壊され，血小板が減少する．本症では通常血小板寿命が7日短縮する．凝固異常症の一つである**播種性血管内凝固症候群（DIC）**は，血小板減少と凝固低下により強い出血傾向を呈する（p.196）．

③局在の異常による血小板減少：体内の血小板は，約2／3は血液中を循環し，約1／3は脾臓などに蓄えられている．肝硬変やバンチ症候群などで脾腫が著明になると，脾臓に蓄えられている血小板数が増大し，末梢血中の血小板数は減少する．脾臓摘出によって血小板数は正常化ないし増加する．

→バンチ症候群については，p.189 plusα参照．

●血小板機能異常症●

まれな疾患であるが，血小板無力症やフォン・ウィルブランド病（von Willebrand病），ベルナール・スーリエ症候群（Bernard-Soulier症候群）のような**先天性血小板機能異常症**では，血小板減少がなくとも皮下出血や鼻出血などの出血傾向を呈する．

尿毒症では，尿中に排泄されるべき毒素が血中で血小板を障害することで機能異常が起こり，出血傾向が現れる．このほか，本態性血小板血症などの慢性骨髄増殖性疾患，多発性骨髄腫，全身性エリテマトーデス（systemic lupus erythematosus：SLE）などでも血小板機能異常から出血傾向を示しやすく，**後天性血小板機能異常症**と呼ばれる．

（2）凝固系の異常

凝固系異常による出血傾向は，先天性と後天性に分けられる．

●先天性凝固異常症●

血友病Aおよび血友病B

第Ⅷ因子の凝固活性が低下する**血友病A**，および第Ⅸ因子の凝固活性が低下する**血友病B**は，ともに伴性劣性遺伝をする先天性疾患で，圧倒的に男児（男性）に多い（p.84 図1.8-6）．関節内出血や筋肉内出血などが特徴的で，凝固検査ではPTは正常，APTTは延長する．血友病AかBかは第Ⅷ因子および第Ⅸ因子の凝固活性の定量検査で診断される．

その他の凝固因子欠乏症

先天性無フィブリノゲン血症をはじめ，すべての凝固因子において先天性欠乏症が

plus α

先天性血小板機能異常症

血小板無力症では血小板膜のGPⅡb/Ⅲaに異常がありフィブリノゲンが結合できないため，血小板凝集が障害される．フォン・ウィルブランド病は血漿中のフォン・ウィルブランド因子（vWF）の異常，ベルナール・スーリエ症候群は血小板膜のGPⅠbの異常で血小板粘着が障害されているため，血小板血栓の形成が不十分で出血傾向となる．

あり得るが，第XII因子欠乏症などでは出血傾向がみられないことが多い．

●後天性凝固異常症●

肝疾患による凝固異常

　肝硬変や劇症肝炎では著明な出血傾向がみられる．これは多くの凝固因子が肝細胞で産生されるためである．肝障害が強いと特にフィブリノゲン，第II，V，VII，IX，X因子は欠乏し，さらに血小板減少，線維素溶解（線溶）亢進が加わって出血傾向を呈する．

播種性血管内凝固症候群（DIC）

　DICは，がん，白血病，重症感染症，前置胎盤早期剥離などの産科疾患，重症熱傷などを基礎疾患として発症する重症の出血傾向である．これらの疾患では凝固亢進をきたし，血管内に微小血栓が形成されるため循環不全に陥って無尿（腎不全），黄疸（肝不全），呼吸不全などの症状を生じる．また，微小血栓の形成により凝固因子や血小板が消費されて，凝固低下および血小板減少をきたすとともに，血栓を溶解する線溶亢進が起こるため，激しい出血傾向を呈する．早期に診断して凝固亢進を抑える治療を行うことが重要である．

ビタミンK欠乏

　凝固第II，VII，IX，X因子はビタミンK依存性に肝細胞で産生され，なんらかの原因でビタミンK欠乏をきたすとこれらの凝固因子活性が低下して出血傾向を呈する．出生7日目くらいの新生児にみられる新生児メレナ（真性メレナ）や，中心静脈栄養を続けている患者が感染症を併発し，大量の抗生物質を投与された場合にみられる腸管出血や腎出血などがある．ビタミンKの筋肉注射など非経口投与によって容易に改善する．

凝固インヒビター

　凝固因子に対する自己抗体が生じて出血傾向を呈することがあり，これを凝固インヒビターあるいは循環抗凝血素と呼ぶ．SLEなどの自己免疫疾患や慢性リンパ性白血病（chronic lymphocytic leukemia：CLL）などのリンパ増殖性疾患，あるいはがんなどを基礎疾患として発症するほか，出産後や高齢者などでも起こる．血友病などの先天性凝固因子欠乏症と類似した症状や検査所見がみられる．特に第VIII因子に対するインヒビター（阻害物質）が出現することが多く，後天性血友病と呼ばれる．

---

plus α

新生児メレナ

新生児期にみられる消化管出血のことで，原因別に真性メレナ，仮性メレナ，症候性メレナの三つがある．真性メレナはビタミンK欠乏性の場合，仮性メレナは出生時に飲み込んだ母体血が吐物や便中に混じった場合，症候性メレナは種々の原因により消化管粘膜が障害された場合．

3　アセスメント

（1）病歴の聴取

　主訴が出血である場合，それが局所のみの出血なのか，出血傾向の一環としての出血なのかの鑑別が必要である．繰り返す鼻出血は片側からの出血のみであれば粘膜の傷などの局所的な出血の可能性が高いが，鼻出血に加えて皮下出血などがみられる場合は，出血傾向が疑われる．過去に，抜歯や手術後に輸血が必要になるほど止血困難な状況があれば，異常な出血傾向が強く疑われる．既往歴において小児期から出血傾向がみられる場合は先天性出血傾向を考える．先天性の出血傾向では家族歴の聴取が重要である．

（2）症　状

　出血症状が，点状出血や紫斑などの皮下出血，鼻出血，歯肉出血などの浅在性出血

傾向ならば，血小板減少症や血小板機能異常症が疑われる．関節部位を中心に皮下出血がみられる場合にはIgA血管炎（ヘノッホ・シェーンライン紫斑病）などの血管性紫斑病も考えられる．一方，関節内出血，筋肉内出血，血尿・脳出血といった臓器出血（深在性出血傾向）ならば，血友病などの凝固異常症が疑われる．

（3）検査所見

血小板系の出血傾向が疑われる場合には，血小板数の検査が重要である．血小板減少があれば，その原因を検索する．平均血小板容積（MPV）が高値であればITPのような血小板破壊・消費の亢進が疑われ，MPVが低値であれば再生不良性貧血のような血小板産生の低下を考える．時には骨髄検査が必要な場合もある．血小板数が正常でも出血時間が延長したり，血小板凝集能検査で異常がみられる場合には血小板機能異常症が考えられる．

凝固異常が疑われる場合には，凝固のスクリーニング検査であるPT，APTTおよびフィブリノゲンの検査と，線溶のスクリーニング検査であるフィブリノゲン／フィブリン分解産物（FDP）の検査を行う（表2.20-2）．これらの検査がすべて正常であれば，凝固・線溶系は特に問題がないと考える．APTTが正常でPTが延長している場合には第Ⅶ因子欠乏症や，肝硬変，ビタミンK欠乏症の初期が考えられ，PTは正常でAPTTの延長がみられれば，血友病A，血友病B，第Ⅻ因子欠乏症，第Ⅺ因子欠乏症が疑われる．PTおよびAPTTがともに延長している場合には，フィブリノゲン欠乏症，第Ⅱ因子欠乏症，第Ⅴ因子欠乏症，第Ⅹ因子欠乏症あるいはDICなどが疑われる．DICでは，FDPおよびフィブリンが分解される際に生成されるDダイマーの高値が特徴的である．このほか，表2.20-3の診断基準のような多彩な異常検査所見を呈する．なお2017年6月に，日本血栓止血学会から新しいDIC診断基準が発表された．

4 ケ ア

（1）治 療

●局所的処置●

局所的な止血が可能であれば試みる．通常，圧迫止血ができれば行う．例えば，鼻

> **plus α**
>
> **IgA血管炎（ヘノッホ・シェーンライン紫斑病）**
>
> アレルギー性紫斑病とも呼ばれ，なんらかの免疫異常が疑われる．足首などの関節部位を中心に紫斑がみられることが多く，血尿などの腎障害や腹痛などの腹部症状を伴うこともある．ほとんどの血小板・凝固検査は正常である．

表2.20-2●凝固スクリーニング検査で異常がみられる疾患

PTのみ延長する疾患	先天性第Ⅶ因子欠乏症／異常症，第Ⅶ因子に対する循環抗凝血素，肝硬変（重症ではAPTTも延長），ビタミンK欠乏症，ワルファリン服薬中（重症ではAPTTも延長），Xa阻害薬服薬中（高濃度ではAPTTも延長）
APTTのみ延長する疾患	血友病A，血友病B，先天性第Ⅺ・Ⅻ因子欠乏症，先天性高分子キニノゲン欠乏症，先天性プレカリクレイン欠乏症，第Ⅷ・Ⅸ・Ⅺ・Ⅻ因子に対する循環抗凝血素，ループスアンチコアグラント，ヘパリン治療中，経口トロンビン阻害薬（高濃度ではPTも延長）
PT・APTTともに延長する疾患	先天性フィブリノゲン血症，異常フィブリノゲン血症，先天性プロトロンビン欠乏症，先天性第Ⅴ・Ⅹ因子欠乏症，プロトロンビン・第Ⅴ・Ⅹ因子に対する循環抗凝血素
フィブリノゲンの減少する疾患	肝硬変，播種性血管内凝固症候群（DIC），先天性フィブリノゲン血症，異常フィブリノゲン血症（この場合，免疫学的測定では正常）
フィブリノゲンの増加する疾患	感染症，悪性腫瘍，妊娠，重症熱傷

表2.20-3●DIC診断基準（厚生労働省，1988年改訂）

Ⅰ. 基礎疾患	得点
あり	1
なし	0
Ⅱ. 臨床症状	
1) 出血症状（注1）	
あり	1
なし	0
2) 臓器病状	
あり	1
なし	0
Ⅲ. 検査成績	
1) 血清FDP値（μg/mL）	
40≦	3
20≦ ＜40	2
10≦ ＜20	1
10＞	0
2) 血小板数（×10^4/μL）（注1）	
5≧	3
8≧ ＞5	2
12≧ ＞8	1
12＜	0
3) 血漿フィブリノゲン濃度（mg/dL）	
100≧	2
150≧ ＞100	1
150＜	0
4) プロトロンビン時間 時間比（正常対照値で割った値）	
1.67≦	2
1.25≦ ＜1.67	1
1.25＞	0

Ⅳ. 判定（注2）
　　1）7点以上　　　DIC
　　　　6点　　　　　DICの疑い（注3）
　　　　5点以下　　　DICの可能性は少ない
　　2）白血病その他注1に該当する疾患
　　　　4点以上　　　DIC
　　　　3点　　　　　DICの疑い（注3）
　　　　2点以下　　　DICの可能性は少ない

Ⅴ. 診断のための補助的検査成績，所見
　　1）可溶性フィブリンモノマー陽性
　　2）Dダイマーの高値
　　3）トロンビン・アンチトロンビンⅢ複合体の高値
　　4）プラスミン・α_2プラスミンインヒビター複合体の高値
　　5）病態の進展に伴う得点の増加傾向の出現．特に数日内での血小板数あるいはフィブリノゲンの急激な減少傾向ないしFDPの急激な増加傾向の出現．
　　6）抗凝固療法による改善．

Ⅵ.　注1：白血病および類縁疾患，再生不良性貧血，抗がん薬投与後など骨髄巨核球減少が顕著で，高度の血小板減少がみられる場合は血小板数および出血症状の項を0点とし，判定はⅣの2）に従う．
　　　注2：基礎疾患が肝疾患の場合は以下の通りとする．
　　　　a. 肝硬変および肝硬変に近い病態の慢性肝炎（組織上小葉改築傾向を認める慢性肝炎）の場合には，総得点から3点減点した上で，Ⅳの1）の判定基準に従う．
　　　　b. 劇症肝炎および上記を除く肝疾患の場合は，本診断基準をそのまま適用する．
　　　注3：DICの疑われる患者でⅤのうち2項目以上満たせばDICと判定する．

Ⅶ. 除外規定
　　1）本診断基準は新生児，産科領域のDICの診断には適用しない．
　　2）本診断基準は劇症肝炎のDICの診断には適用しない．

出血では綿花等を詰め圧迫止血を図る．時にはトロンビン溶液に浸した綿花を詰める．

●血小板輸血●

　出血が出血傾向の一症状であれば，その原因に対応した治療が重要である．血小板減少症では，その原因が血小板の産生低下であれば，出血時には血小板輸血が有効である．DICでは，血小板輸血単独の治療は微小血栓形成の材料を補充するという意味で禁忌とされるが，ヘパリン治療などで過凝固を抑えながら不足している血小板を補うことは，出血の治療として有効である．ITPでは，激しい出血で止血が困難な場合以外，血小板輸血は行われない．

●副腎皮質ステロイド●

　ITPのように，血小板の抗体により血小板の破壊が亢進する場合は，第一選択として抗体産生の抑制を目的に，副腎皮質ステロイドの投与が行われる．最初に大量に投与して，血小板の増加がみられればゆっくりと減量する．

　副腎皮質ステロイドを大量・長期にわたり投与すると，胃潰瘍，糖尿病などの副作用が強く出るため，十分な注意が必要となる．少量の副腎皮質ステロイドの投与は血小板減少時の止血薬としても有効とされる．

●脾臓摘出（摘脾）●

ITPにおいて副腎皮質ステロイドの投与が無効であれば，摘脾を行う．摘脾によって薬剤の投与なしに血小板数が正常を維持できる症例があるほか，副腎皮質ステロイドが必要であっても量を減らせる例が多い．現在では，腹腔鏡下手術で摘脾を行える．

●凝固因子製剤●

血友病Aの治療には第Ⅷ因子製剤が用いられる．出血の際，必要に応じて第Ⅷ因子活性を30〜80％まで増加させて止血を図る．このとき，肝炎ウイルスやヒト免疫不全ウイルス（HIV）などへの感染と抗第Ⅷ因子インヒビターの産生が問題となる．最近はヒト血液由来の血液製剤のほか，リコンビナントの第Ⅷ因子製剤が登場している．血友病Bに対しては第Ⅸ因子製剤あるいはプロトロンビン複合体製剤（第Ⅱ，Ⅶ，Ⅸ，Ⅹ因子）が用いられる．

肝硬変で出血が激しいときには，フィブリノゲン製剤やプロトロンビン複合体製剤の輸注が用いられることがある．

●ヘパリン●

DICの治療の原則は，まず基礎疾患の治療を行うことで，次いでヘパリンの静注によって過凝固を抑え微小血栓の形成を抑制する．出血が強いときには，ヘパリン投与に血小板輸血やフィブリノゲン製剤の輸注を併用することがある．

(2) 看　護

出血傾向のある患者では，わずかな外力でも出血しやすく，一度出血すると止血が困難なことが多い．したがって，まず出血の予防が大事である．例えば，硬い毛の歯ブラシを使用すると歯肉出血を起こしやすいため，できるだけ柔らかい毛のものを使用する．また，転倒しやすいハイヒールあるいは底の高い靴は避ける．ひどい咳が続くと肺出血などを誘発するため鎮咳薬（ちんがい）を投与する．

出血時には，圧迫止血が可能な部位は圧迫を行うが，時に冷罨法（れいあんぽう）も有効である．できるだけ安静を図り，体位にも注意する．

---

plus α

リコンビナント

遺伝子組み換え型のことで，ヒトDNAをほかの細胞に組み込んで，ヒトのサイトカインや凝固因子などを作らせたもの．第Ⅷ因子製剤には，ヒト血漿由来のものとリコンビナントのものが使用されている．

！ 考えてみよう　臨床場面とのつながり

1. 出血の種類から原因を推定することができるでしょうか．
2. 患者さんの出血傾向から，どのような検査が必要でしょうか．
3. 出血している患者さんには，どのようなケアが必要でしょうか．

重要用語

血小板	血小板減少症	血友病A，血友病B
一次止血，二次止血	血小板機能異常症	後天性凝固異常症
凝固	先天性凝固異常症	播種性血管内凝固症候群（DIC）

学習達成チェック

☐ 止血機構を理解する．

☐ 出血傾向の原因を分類できる．

☐ 出血傾向の症状，関連する異常検査所見を説明できる．

☐ 出血傾向の治療の原則を説明できる．

リンク G 造血機能障害／免疫機能障害

21 リンパ節腫脹

　リンパ節腫脹（lymphadenopathy）とは，リンパ節が異常に大きくなったり硬くなったりする状態で，感染症，腫瘍の増殖によるもの，自己免疫疾患などがある．

1 リンパ節の構造と機能

　リンパ組織は，中枢性リンパ組織と末梢性リンパ組織に大別される．中枢性リンパ組織は上皮細胞に由来する．胸腺，虫垂，扁桃，腸管パイエル板などが含まれ，リンパ球の分化と初期の増殖に関与している．一方，末梢性リンパ組織は非上皮性に発生する．抗体産生と細胞増殖に関与し，全身のリンパ節や脾臓が含まれる（図2.21-1）．全身のリンパ節のうち，頸部，顎下，鎖骨上窩，腋窩，鼠径部など外表から容易に触知できるリンパ節を表在リンパ節と呼ぶ．

　リンパ節は被膜に包まれ，皮質，傍皮質，辺縁洞，髄索，髄洞などの構造からなり，数本の輸入リンパ管から流れ込むリンパ液中の細菌やがん細胞などの異物を濾過す

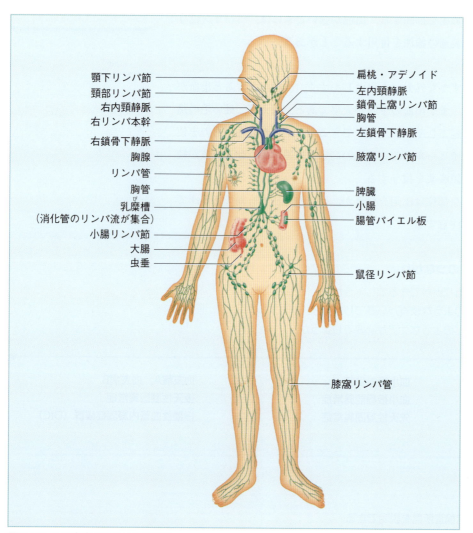

図2.21-1●全身のリンパ系組織

る．濾過された液は輸出リンパ管を通って血中に入る（図2.21-2）．リンパ節は，部位により主体の細胞が異なり，皮質にはB細胞を中心としたリンパ濾胞が多く存在し，傍皮質ではCD4陽性T細胞が主体と考えられている．髄洞にはマクロファージを中心とした食細胞が存在して異物の濾過に関与している．

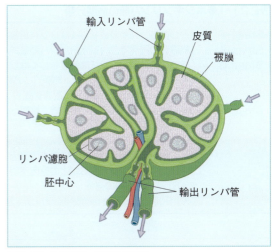

図2.21-2 ● リンパ節の構造

2 病態生理

リンパ節が腫脹する病態は，**感染性リンパ節腫脹**，**腫瘍性リンパ節腫脹**，および**反応性リンパ節腫脹**に大別される．

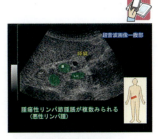

● リンパ節腫脹〈動画〉

(1) 感染性リンパ節腫脹

一般細菌や結核菌などの細菌感染やEBウイルス（*Epstein-Barr virus*），風疹，麻疹，サイトメガロウイルス，ヒト免疫不全ウイルス（HIV）などによるウイルス感染によって，局所性あるいは全身性リンパ節腫脹がみられる．これらの感染性リンパ節腫脹は，白血球の浸潤や充血および浮腫と，リンパ球やマクロファージの増殖によって，有痛性リンパ節腫脹となる．

細菌性リンパ節炎は，皮膚の感染，う歯，扁桃炎などから炎症が波及して所属のリンパ節が腫脹するもので，多くは局所性であり，発熱，疼痛を伴うことが多い．結核性リンパ節炎では肺に結核性病巣をもつことが多く，全身倦怠感や微熱などの全身症状を伴うこともある．ウイルス性リンパ節炎は小児期にみられることが多く，幼児期では重大な感染でなくともリンパ節腫脹を認めることが多い．

(2) 腫瘍性リンパ節腫脹

腫瘍性リンパ節腫脹は，**ホジキンリンパ腫**（Hodgkin lymphoma）と**非ホジキンリンパ腫**（non-Hodgkin lymphoma）からなる**悪性リンパ腫**（malignant lymphoma），白血病のリンパ節浸潤，およびがんのリンパ節転移に大別される．

悪性リンパ腫では，腫瘍細胞（リンパ腫細胞）の浸潤によってリンパ節の基本構造は破壊され，腫瘍細胞に置換されてリンパ節が腫脹する．本症では，病期の進行に伴って表在リンパ節の腫脹は拡大し，さらに脾腫，肝腫大から全身の臓器浸潤にまで及ぶ．表在リンパ節以外に腹腔内などの深部のリンパ節腫脹もみられるため，腹部超音波検査などの画像診断が重要となる．

特にホジキンリンパ腫では系統的にリンパ節腫脹は拡大するため，表2.21-1のような病期分類がなされており，これに対応した治療法が選択される．非ホジキンリンパ腫でもこれに準じて病期分類がなされるが，ホジキンリンパ腫とは異なり初発から全

表2.21-1●ホジキンリンパ腫の病期分類

Stage Ⅰ	一つのリンパ節領域もしくはリンパ組織（脾，胸腺，ワルダイエル輪など）への侵襲
Stage Ⅱ	横隔膜の同側で二つ以上のリンパ節領域もしくはリンパ組織への侵襲
Stage Ⅲ	横隔膜の両側のリンパ節領域もしくはリンパ組織への侵襲 Ⅲ 1：脾門部，腹腔動脈，門脈リンパ節までの侵襲 Ⅲ 2：傍大動脈，腸間膜，腸骨動脈リンパ節への侵襲
Stage Ⅳ	一つ以上のリンパ節以外の組織，臓器へのびまん性ないし播種性侵襲 A：全身症状のないもの B：以下の全身症状のうち一つ以上認めるもの 　1）検査時前6カ月で10%以上の原因不明の体重減少 　2）1カ月以内の38℃以上の原因不明の発熱 　3）1カ月以内の盗汗 X：Bulky disease（胸郭内径の1/3以上の縦隔腫瘤や最大径10cm以上のリンパ節腫瘤）

（Ann Arbor分類，Cotswolds修正）

身に及んでいることもある．胃や腸などの臓器から原発する非ホジキンリンパ腫もまれではない．白血病細胞の浸潤によるリンパ節腫脹は，慢性リンパ性白血病（chronic lymphocytic leukemia：CLL）や急性リンパ性白血病（acute lymphocytic leukemia：ALL）で高頻度にみられるが，急性骨髄性白血病（acute myelogenous leukemia：AML）などでもまれではない．がんの転移によるリンパ節腫脹は，通常，局所性のものであることが多い．

（3）反応性リンパ節腫脹

SLEなどの自己免疫疾患でもリンパ節腫脹を認めることがある．この場合は，特異的な皮疹や関節痛，発熱など，自己免疫疾患に特徴的な症状が現れる．

比較的若年の女性に好発する**壊死性リンパ節炎**（necrotizing lymphadenitis）は，頸部を中心としたリンパ節腫脹をきたす疾患で，発熱を伴い，原因は不明である．悪性リンパ腫との鑑別が重要であるが，壊死性リンパ節炎の場合，通常はゆっくりと縮小傾向を示す．遷延性の場合，最終鑑別はリンパ節生検によることもある．

サルコイドーシスは，胸部X線写真で両側肺門部リンパ節腫脹がみられた場合に疑われ，経気管支生検あるいは縦隔鏡下リンパ節生検で確定診断がなされる．

てんかんの痙攣発作を予防するフェニトインなどの薬剤投与でリンパ節腫脹が起こることもある．

3 アセスメント

（1）病 歴

まずリンパ節腫脹が痛みを伴うかどうかが重要である．局部に自発痛か圧痛を伴う有痛性リンパ節腫脹では，細菌性あるいはウイルス性などの感染性リンパ節腫脹や壊死性リンパ節炎などが疑われる．一方，無痛性のリンパ節腫脹では，腫瘍性あるいは自己免疫疾患を母体とする反応性リンパ節腫脹が考えられる．

また，リンパ節腫脹に伴うその他の自覚症状の有無が診断に役立つ．発熱は，細菌性，ウイルス性，結核性の感染性リンパ節腫脹，悪性リンパ腫，壊死性リンパ節炎，自己免疫疾患などでみられる．ホジキンリンパ腫では，38℃以上の発熱期と解熱期を繰り返すペル・エブスタイン熱（Pel-Ebstein fever, p.296参照）が有名である．

---

plus α

がんの転移

乳癌ではリンパ液の流れから同側の腋窩リンパ節，上腕リンパ節などの所属リンパ節にがんが転移しやすい．最初に腋窩リンパ節の腫脹に気付き，精査によって同側の乳癌が発見されることもある．また，胃癌が進行すると左鎖骨上窩リンパ節にがんが転移しやすく，これをウィルヒョウ（Virchow）のリンパ節転移と呼ぶ（p.76 図1.7-6）．

plus α

サルコイドーシス

原因不明の全身性疾患で，非乾酪性類上皮細胞肉芽腫形成を特徴とする．皮下結節のほか，頸部・腋窩・鼠径部などにみられる無痛性のリンパ節腫脹，胸部X線写真でみられる両側肺門部リンパ節腫脹が特徴的である．

EBウイルス感染症である伝染性単核症（infectious mononucleosis）は，18〜20歳くらいの若年者に好発し，38℃以上の発熱，咽頭痛，リンパ節腫脹の3徴候が特徴的である．結核性リンパ節炎では，全身倦怠感，微熱，盗汗などの全身症状に加えて，咳，痰などの呼吸器症状を伴うことがある．がんのリンパ節転移は進行がんに多いため，全身倦怠感，るいそうを伴うことが多い．自己免疫疾患では皮疹，関節痛，微熱などを伴うことが多い．

（2）症　状

病歴で自覚症状を丁寧に聴取するとともに，他覚症状（身体所見）もリンパ節腫脹の原因診断に有用である．まず，リンパ節の触診が重要である．ウイルス感染症では比較的軟らかいリンパ節腫脹が全身にみられ，圧痛は軽く，発赤や熱感はない．HIV感染は，鼠径部以外の2カ所以上に，直径1cm以上のリンパ節が3カ月以上にわたって持続して腫脹する場合に疑われる．細菌感染によるリンパ節腫脹は，局所の疼痛や圧痛を伴うことが多く，皮膚の発赤を伴うこともある．局所のリンパ節腫脹では，口腔内や皮膚などに感染源が明らかなこともある．結核性リンパ節炎は頸部に好発し，疼痛や発赤を伴わず，リンパ節同士が癒着したり周囲組織と癒着することが多く，時に潰瘍をつくり，破れて皮膚に瘻孔を形成することもある．

悪性リンパ腫では，リンパ節は弾性硬あるいはゴム様の硬さで，可動性があり圧痛はない．これに対してがんの転移によるリンパ節腫脹では，リンパ節は非常に硬く，圧痛はなく，周囲と癒着して可動性を欠くのが特徴である．壊死性リンパ節炎のリンパ節は1個ずつ分離して触知され，硬く，悪性が疑われることもあるが，発熱を伴い有痛性である．

（3）検査所見

悪性リンパ腫の診断は，最終的にはリンパ節生検（biopsy）の病理的診断による．生検は侵襲的であるため，生検の必要があるかどうかを判断するために血液・生化学検査や画像検査が用いられる．

●血液・生化学検査●

赤血球数(RBC)，ヘモグロビン濃度(Hb)，ヘマトクリット値(Ht)，白血球数(WBC)，血小板数の検査は，白血病の診断に必須であるとともに感染症の有無の診断にも重要である．細菌感染症では白血球数が10,000/μL以上に増加する．特に好中球の増加が著しく，未熟な好中球である桿状核球などの割合が増加する核の左方移動（p.298参照）が認められる．一方，ウイルス感染症でも白血球数が増加するが，特にリンパ球が増加し，異型リンパ球も出現する．結核性リンパ節炎では中等度以上の赤血球沈降速度（赤沈）の亢進がみられることが多い．壊死性リンパ節炎では，白血球数が減少することが多い．白血病や悪性リンパ腫の骨髄浸潤が疑われる場合には，骨髄吸引や骨髄生検といった骨髄検査が重要である．

悪性リンパ腫では進行に伴って血清LDHが上昇し，CRPは陽性となる．可溶性インターロイキン2受容体（sIL-2R）も高値となる．臓器浸潤が進むと肝機能や腎機能の異常が起こる．細菌感染症ではCRPは陽性となり，赤沈は亢進する．ウイルス感染症では，AST（GOT），ALT（GPT），LDHなどの肝機能の悪化を示す値が上昇する．

2-21
リンパ節腫脹

---

plus **α**

盗汗（寝汗）

睡眠中にみられる通常よりも多い全身性の発汗で，寝汗と同義である．睡眠中に微熱が続くことによって起こるため，結核の一症状としてみられることが多い．このほか，レム睡眠期の夢見といった精神活動の影響でもみられる．

---

plus **α**

可溶性インターロイキン2受容体

インターロイキン2（IL-2）はT細胞の分化・増殖に関与するサイトカインで，その受容体の細胞外ドメイン部分が血清中に遊離したもの．悪性リンパ腫や成人T細胞白血病で高値となり，これらの疾患の診断や治療の効果判定に用いられる．

203

伝染性単核症では，EBウイルスに対する抗体価（抗VCA抗体，抗EA抗体，抗EBNA抗体）の測定が重要である．

●画像検査●

悪性リンパ腫の診断および病期診断には，超音波検査，CT検査，MRI検査とともに，ガリウムシンチグラムなどの画像検査が有用である．脾臓への浸潤が明らかでないホジキンリンパ腫などでは，時に試験開腹による摘脾を行うことがある．結核が疑われるときには胸部X線写真が必要である．

4 ケア

リンパ節腫脹を主訴として患者が受診した場合，最も問題になるのは悪性リンパ腫などの腫瘍性リンパ節腫脹かどうかである．感染性リンパ節腫脹と鑑別するため，あるいはリンパ節生検を行う必要があるかどうかを鑑別するため，前述の各種血液検査を行う．細菌感染の可能性が少しでもあれば，検査結果を待つ間，約5〜7日間は抗生物質を投与する．もしリンパ節の縮小などなんらかの改善傾向がみられれば，細菌感染の可能性が考えられる．ウイルス感染症や壊死性リンパ節炎では，無治療でもゆっくりとリンパ節の縮小がみられることが多いため，経過を追うことが重要である．

悪性リンパ腫の診断ならびにホジキンリンパ腫と非ホジキンリンパ腫の鑑別には，リンパ節の病理学的な診断が必須である．無痛性のリンパ節腫脹に拡大傾向がみられればリンパ節生検が必要である．悪性リンパ腫の診断がついたら，直ちにCT，MRIなどの画像検査と骨髄検査で病期診断を行う．病期に応じて，外科的摘出のみ，放射線照射，抗がん薬の多剤併用による化学療法などの治療が選択される．近年では，自己骨髄を採取・保存した後に，超強力な化学療法とともに自家骨髄移植を行う治療により，悪性リンパ腫の治癒率が向上している．強力な治療によって白血球（好中球）減少や血小板減少をきたして，敗血症や肺炎などの重症感染症および出血が起こることがあるため，体温の変化や全身の出血傾向の出現に十分に注意する．

plus-α

ガリウムシンチグラム

クエン酸ガリウム（^{67}Ga）が悪性リンパ腫のリンパ節や肺癌などの悪性腫瘍，および炎症部分などに取り込まれるのを利用して，^{67}Gaを注射し，これを撮影する核医学検査である．

plus-α

自家骨髄移植

骨髄に浸潤のない悪性リンパ腫患者では，あらかじめ自己の骨髄血を採取した後に強力な化学療法を行う．その後，骨髄の抑制による汎血球減少が出現してくるが，これに対して採取し保存しておいた自己の骨髄を輸注する．

！ 考えてみよう　臨床場面とのつながり

1. リンパ節腫脹は，どのような病気で起こるでしょうか．
2. リンパ節腫脹がみられる患者さんでは，どのような検査が必要でしょうか．

重要用語

感染性リンパ節腫脹	細菌性リンパ節炎	ホジキンリンパ腫,非ホジキンリンパ腫
腫瘍性リンパ節腫脹	結核性リンパ節炎	悪性リンパ腫
反応性リンパ節腫脹	ウイルス性リンパ節炎	壊死性リンパ節炎

学習達成チェック

☐ リンパ節の構造と機能を理解する．
☐ リンパ節腫脹の原因を分類できる．
☐ リンパ節腫脹の治療の原則を説明できる．

リンク **G** 造血機能障害／免疫機能障害

22 | 皮膚瘙痒

1 皮膚瘙痒とは

　皮膚の**瘙痒感**，すなわちかゆみ感は，皮膚症状のうちで最もありふれた症状であり，皮膚を時々掻く程度の軽いものから，夜眠れないくらいの強いものまで，程度はさまざまである．また，瘙痒感が長く続くと患者に耐えられない苦痛を与えることにもなる．

　かゆみの化学伝達物質としてはヒスタミンが最もよく知られているが，このほかパパイン，トリプシン，プロテアーゼ，リソゾームなど各種のエンドペプチダーゼの関与が推定されている．これらが真皮－表皮接合部の遊離神経網を刺激し，毛包を取り巻くC線維によって伝達されると考えられている．

2 病態生理

　瘙痒感が出現する病態としては，次の四つが考えられる．

(1) 皮疹に伴う瘙痒感

　いかなる皮膚疾患も瘙痒感を伴う可能性があり，湿疹，蕁麻疹，アトピー性皮膚炎など，日常頻繁に遭遇するものが含まれる（表2.22-1）．

　蕁麻疹（urticaria）は通常，一過性で境界明瞭の薄紅色の限局性膨疹であり，激しいかゆみを伴う．真皮にある肥満細胞から脱顆粒によって分泌されるヒスタミンが化学伝達物質として働き，真皮上層の小血管の拡張と透過性の亢進により浮腫を起こす．発症機序にはアレルギー性と非アレルギー性があり（表2.22-2），アレルギー性の発症機序にはIgEあるいは補体が関与する．アレルギーの原因物質としては，食物や薬物，かび，ダニなどがある．

　アトピー性皮膚炎（atopic dermatitis）は，ダニや花粉などの抗原に対するⅠ型アレルギーによって起こる．かゆみを伴う慢性かつ再発性の湿疹で，乳幼児期から学童期に多いが，最近は思春期や成人期まで続く症例も増えている．皮膚を掻くことによって，さらに病変部が拡大する傾向がある．

　後天性免疫不全症候群（acquired immunodeficiency syndrome：**AIDS**）ではかゆみを伴った皮膚病を合併することが多い．一つは脂漏性皮膚炎で，顔面，頭皮，胸部の広範な領域に多くの発疹が出現し，激しい瘙痒感を伴う．もう一つは好酸球性膿疱性毛包炎で，胸部を中心にかゆみを伴

plus α

エンドペプチダーゼ

タンパク質の内部のペプチド鎖を加水分解し，断片化するペプチダーゼの総称．

表2.22-1●瘙痒感を伴いやすい皮膚疾患，要因

鱗状丘疹性疾患	湿疹 アトピー性皮膚炎 扁平苔癬 脂漏性皮膚炎 乾癬
小水疱性疾患	疱疹状皮膚炎 多形滲出性紅斑
アレルギー性反応	接触性皮膚炎 全身性薬疹 蕁麻疹 光アレルギー
侵入性疾患	咬創（シラミ，ノミ，疥癬，南京虫，ダニ，蚊） 線虫（回旋糸状虫症など）
感染	細菌性（膿痂疹，毛包炎） ウイルス性（単純ヘルペス，水痘） 真菌性（白癬，カンジダ）
環境要因	羊毛，花粉，ほこり 汗疹（あせも） 日焼け
その他	色素蕁麻疹 原発性皮膚アミロイドーシス 肛門周囲瘙痒症，外陰部瘙痒症

205

表2.22-2●発症機序別にみた蕁麻疹の原因

アレルギー性	(1) 特異抗原 　1) 食物：卵，そば，魚介類，肉類，その他 　2) 薬物：抗生物質，非ステロイド性抗炎症薬，血清製剤 　3) 接触物質：動物の毛，化粧品，ハウスダスト，ダニ，かび，果物， 　　　　　　　　その他
	(2) 物理的刺激 　寒冷・温熱蕁麻疹，日光蕁麻疹，機械性蕁麻疹，圧迫蕁麻疹，その他
	(3) 感染症
	(4) 自己免疫機序 　全身性エリテマトーデス（SLE），血管炎，その他
	(5) 血管性浮腫
非アレルギー性	(1) 肥満細胞症 　1) 薬物：抗生物質，造影剤，その他 　2) 接触物質
	(2) 不耐症 　サリチル酸化合物，非ステロイド性抗炎症薬，その他

う紅斑性小胞性丘疹が認められる.

(2) 内科疾患に伴う瘙痒感

　発疹を伴わない内科疾患に伴う瘙痒感の診断は難しい．この理由は，真にかゆみを感じているかどうかの判断が難しいことと，心身症的なかゆみとの鑑別が難しいからである．瘙痒感を伴う内科疾患を表2.22-3に挙げる.

　発疹を伴わない瘙痒で最も頻度が高いのは，**皮膚の乾燥**によるかゆみである．これは加齢に伴う皮膚乾燥が原因の老人性瘙痒症，冬季の暖房による湿度の低下に関連した冬季瘙痒症，皮脂欠乏性瘙痒症などがあり，まとめて乾燥性皮膚瘙痒症などとも呼ばれる.

　肝疾患に伴う瘙痒症のほとんどは，胆汁の流れが障害される**閉塞性黄疸**によるものである．膵癌，胆嚢癌，胆道癌などの腫瘍による閉塞性黄疸の40〜45％に瘙痒を伴う．これは胆汁うっ滞により血清，皮膚，皮膚表層に胆汁酸が増加するからであり，特に胆汁酸性陰イオンが関与しているものと想像されるが，詳細な瘙痒の機序は解明されていない.

　尿毒症は瘙痒感の原因となることが多く，血中尿素窒素（BUN）が100mg/dL以上の慢性腎不全では約75％で瘙痒を訴える．腎透析でかえって瘙痒が増強することもあり，慢性透析患者では日常生活に支障をきたすほどの激しいかゆみを訴える場合がある．原因としてはカルシウム，リン，尿酸などの代謝異常が想定されているが，乾皮症の関与も疑われる.

　悪性リンパ腫，特に**ホジキンリンパ腫**では瘙痒感を訴えることが多く，初発症状の25〜30％を占める．このときの瘙痒感は血中キニノゲンの増加が原因とされる．類縁疾患である菌状息肉腫では紅斑様の発疹が特徴的であり，前駆症状としてかゆみを訴える.

---

plus α

ホジキンリンパ腫

Hodgkin lymphoma. 悪性リンパ腫の一種．痛みのないリンパ節腫脹が特徴とされる．リンパ節の生検（biopsy）でホジキンリンパ腫ないし非ホジキンリンパ腫の診断がなされる．p.201参照.

---

plus α

菌状息肉腫

mycosis fungoides. 皮膚に原発する，悪性のT細胞リンパ腫の一型．初期は紅斑落屑病変で，ほぼ10年の経過で菌（茸）状の腫瘤を形成する.

表2.22-3●瘙痒感を伴う内科疾患・状態

皮膚乾燥	老人性瘙痒症, 冬季瘙痒症, 皮脂欠乏性瘙痒症		
代謝・内分泌異常	・閉塞性胆管疾患	肝外性	1）総胆管結石 2）総胆管狭窄 3）胆管癌, 膵癌
		胆内性	1）胆汁性肝硬変 2）胆嚢癌 3）薬物性胆汁うっ滞 4）ウイルス性肝炎
	・尿毒症 ・甲状腺疾患 ・上皮小体機能亢進症 ・糖尿病 ・痛風		
悪性腫瘍	・造血器悪性腫瘍　　ホジキンリンパ腫, 菌状息肉腫, 急性白血病 ・癌腫 ・カルチノイド		
寄生虫症	・鉤虫症 ・蟯虫症		
薬　物	・アヘン ・ヒスタミン遊離体		
その他	・真性多血症 ・妊娠		

赤血球をはじめ，3系統すべての血球が増加する**真性多血症**では，20〜60％に瘙痒を伴う．

妊娠中の瘙痒は肝内の胆汁うっ滞によるものが多い．

また，原因はさまざまだが，薬剤によって瘙痒を起こすことがある．フェノチアジン系薬剤，トルブタミド，性ホルモン薬などでは胆汁うっ滞が，イソニアジド，クロルプロマジンなどではヒスタミン触媒酵素の阻害が，アスピリンなどでは肥満細胞からのヒスタミン遊離によってかゆみが引き起こされると考えられている．

（3）心身症的な瘙痒症

神経症患者の一部には，強度で頑固なかゆみを訴え，皮膚に引っ掻いた傷跡や皮膚潰瘍を認めることがある．かゆみの強さは神経緊張の程度と関連することが多いが，皮膚の傷跡を自分が引っ掻いたものと認めない患者もいる．一部の精神疾患では，「虫や寄生虫が皮膚の中を這い回るため激しいかゆみが現れる」と訴える場合があり，寄生虫症妄想やダニ恐怖症などと呼ばれる．精神科治療が必要だが，治りにくい例が多い．

（4）神経疾患や循環障害による瘙痒症

皮膚の知覚異常，知覚鈍麻や知覚過敏を伴う神経疾患では，まれにこれらの異常感覚をかゆみとして感じることがある．神経学的検査によって診断する．また，心血管疾患によって引き起こされる循環障害により，まれではあるが下肢などにかゆみを感じることがある．

3 アセスメント

(1) 病　歴

　瘙痒の原因で最も頻度の高いものの一つである蕁麻疹には，多彩な原因が関与している可能性があるため，綿密に病歴を聴取することが重要である．例えば，食物，最近服用した薬物，皮膚に触れる衣服，昆虫による刺傷，精神的ストレスなど，種々の情報が必要である．

(2) 症　状

　皮膚病変を伴った瘙痒では，皮膚病変を詳細に観察して診断を確定することが重要である．全身の皮膚の乾燥がみられるか，黄疸があるか，リンパ節腫脹があるかなどの身体所見が診断に役立つ．

(3) 検査所見

　病歴や身体所見のみで瘙痒の原因を診断できる例は多いが，原因がはっきりしない場合には，表2.22-4のような検査を行って原因を鑑別する．肝疾患や腎疾患の有無を鑑別するために，GOT，GPT，LDH，総ビリルビン，アルカリホスファターゼなどの肝機能検査と，BUN，クレアチニンなどの腎機能検査が必要である．

　アレルギーが関与していれば，好酸球数の増加がみられる．アレルギーが原因の瘙痒で，食事や吸入性のアレルゲンが疑われる場合には，特異的IgE（RAST）抗体の

表2.22-4●原因不明の瘙痒症の診断のための検査

血液学的検査	赤血球数，ヘモグロビン濃度，ヘマトクリット，白血球分類 赤血球沈降速度（赤沈） 好酸球数
消化器系検査	肝臓画像検査：超音波検査，腹部CT，MRI検査 胆嚢・胆道検査：超音波検査，腹部CT，MRI検査 血清アミラーゼ 検便：虫卵，寄生虫 肝生検
内分泌検査	血糖，ブドウ糖負荷試験（GTT） 甲状腺機能検査 血清カルシウムおよびリン
泌尿器・生殖器系検査	検尿 腎機能検査：BUN，クレアチニン，クレアチニンクリアランス 画像検査：腹部超音波検査，腎盂造影
悪性腫瘍検査	リンパ節生検 腹部X線検査 上部消化管検査 注腸バリウム検査，大腸ファイバースコープ検査 マンモグラフィ パパニコロー検査 骨X線検査 血清PSA*検査
その他	妊娠検査など

＊ PSA：前立腺特異抗原．前立腺癌の腫瘍マーカーの一つ．

検査や皮内テストが行われる.

4 ケ ア

　皮膚乾燥による瘙痒感が疑われるときには，毎日15 ~ 20分間，浴槽に1カップの食塩を加えた微温湯に入浴して皮膚を潤すことにより，症状を軽減させることができる.

　一部の蕁麻疹のように原因が明らかな場合には，原因の回避が原則である.　例えば，卵やそばなどの原因食物を避ける，抗生物質などの薬剤を中止する，動物の毛やダニなどとの接触を避ける，などである.

　薬物治療では，かゆみの伝達物質の一つであるヒスタミンを抑制する抗ヒスタミン薬，特にH_1受容体拮抗薬の使用が瘙痒感を軽減する.　狭い範囲のかゆみであれば軟膏の形で投与し，全身のかゆみであれば抗ヒスタミン薬を経口投与する.　かゆみが強い場合には単独では不十分であることも多い.　マイナートランキライザーの単独あるいは抗ヒスタミン薬の併用が有効な場合もある.　抗ヒスタミン薬が無効あるいは効果が不十分な場合には，副腎皮質ステロイドの外用あるいは経口投与が行われる.

　内科疾患による瘙痒は，基礎疾患の治療が重要であるが，コレスチラミン（高コレステロール血症治療薬）の投与や中波長紫外線照射などが有効な場合もある.

！考えてみよう 臨床場面とのつながり

1. 瘙痒をきたす主な皮膚疾患には，どのようなものがあるでしょうか.
2. 瘙痒をきたす主な内科疾患には，どのようなものがあるでしょうか.
3. 瘙痒を訴える患者さんに対して，どのようなケアが必要でしょうか.

重要用語

瘙痒感	アトピー性皮膚炎	閉塞性黄疸
蕁麻疹	後天性免疫不全症候群（AIDS）	尿毒症

学習達成チェック

☐ 皮膚の瘙痒の原因を分類できる.

☐ 瘙痒を伴う主な内科疾患を説明できる.

☐ 瘙痒の原因を診断するための主な検査を列挙できる.

☐ 皮膚瘙痒の治療の原則を説明できる.

リンク ⓒ 造血機能障害／免疫機能障害

23 | レイノー症状

1 レイノー症状とは

レイノー症状はレイノー現象とも呼ばれ，冷水などの寒冷にさらされた場合に，発作性に四肢末端に虚血状態が起こり，皮膚が蒼白になった後，紫色のチアノーゼ（cyanosis）となり，回復期には逆に充血と紅潮が起こる現象をいう．

蒼白期では主に動脈側の収縮が起こり，このほか動静脈吻合，毛細血管および静脈も収縮していることが多く蒼白となる．これがチアノーゼ期に入ると毛細血管と静脈が拡張し，さらに紅潮期になると動脈と動静脈吻合が拡張してくる（図2.23-1）．

チアノーゼは，皮膚や粘膜が紫色を呈する徴候で，酸素を結合していない還元ヘモグロビンが増加した場合や，異常ヘモグロビンが存在して全身にチアノーゼがみられるものを中枢性チアノーゼという．また，動脈血酸素飽和度が正常であるが，末梢における毛細血管内の血液うっ滞により組織に多量の酸素が放出されて還元ヘモグロビンが増加し，局所にのみチアノーゼがみられるものを末梢性チアノーゼという．レイノー症状は，末梢性チアノーゼの一つで，末梢動脈の一時的な収縮，すなわち攣縮（スパスム：spasm）によるものと考えられる．

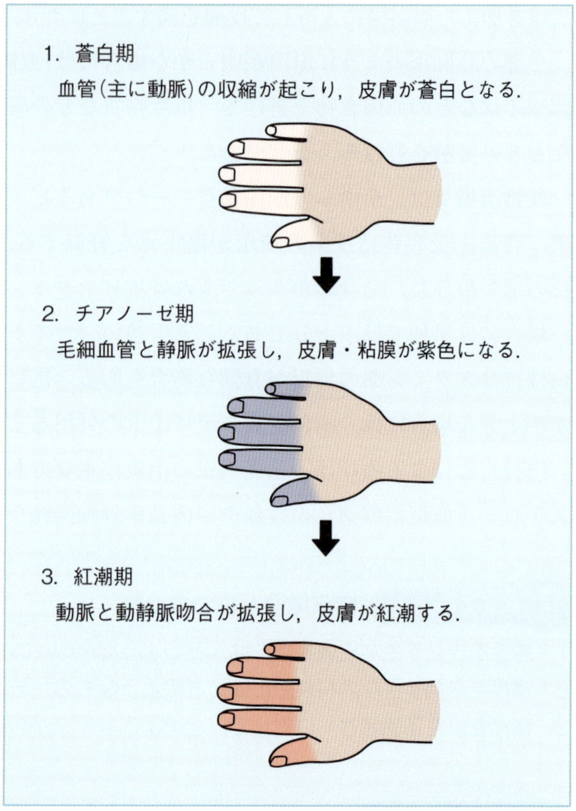

1. 蒼白期
血管（主に動脈）の収縮が起こり，皮膚が蒼白となる．

2. チアノーゼ期
毛細血管と静脈が拡張し，皮膚・粘膜が紫色になる．

3. 紅潮期
動脈と動静脈吻合が拡張し，皮膚が紅潮する．

図2.23-1●レイノー症状でみられる皮膚の色の変化

健常者でも寒いときや冷水に手を浸したときに指先が白く冷たくなるが，これは交感神経の興奮によって末梢血管が収縮するためで，四肢の血液量を減らして皮膚からの熱の放散を少なくし，体温の保持に努める防御反応と考えられる．この反応が過剰に起こったものがレイノー症状と考えられ，これには交感神経の機能亢進や血管の過敏反応などが関与していると推定される．

2 病態生理

特に原因がなくレイノー症状がみられるものを，特発性レイノー現象（原発性レイノー現象），あるいはレイノー病（Raynaud's disease）と呼ぶ．本症は若い女性に多くみられ，精神的ストレスなどが引き金になることが多い．

これ以外はなんらかの原疾患を伴う二次性レイノー現象で，基礎疾患には全身性エリテマトーデス（SLE）などの膠原病，クリオグロブリン血症，閉塞性動脈疾患，および頸肋，前斜角筋症候群，神経血管圧迫症候群などがある（表2.23-1）．

進行性全身性硬化症（progressive systemic sclerosis：PSS）やSLEなどの膠原病は最も頻繁にレイノー症状がみられる疾患群である（表2.23-2）．PSSでは初発症状としてレイノー症状がみられることが多く，通常，ほかの症状よりも数カ月ないし数

plus α

頸肋

胎生期の下位頸椎（第7頸椎）から出ている，肋骨が遺残したもので，上肢のしびれや疼痛，易疲労などの症状を伴う．胸郭出口症候群の原因の一つ．

表2.23-1●レイノー症状をきたす疾患

特発性（原発性）レイノー現象	レイノー病
二次性レイノー現象	（1）膠原病 　　1）進行性全身性硬化症（PSS） 　　2）混合性結合組織病（MCTD） 　　3）全身性エリテマトーデス（SLE） 　　4）皮膚筋炎（DM），多発性筋炎（PM） 　　5）関節リウマチ（RA） 　　6）その他
	（2）外傷性 　　1）職業関連 　　　　振動病，タイピスト，ピアニストなど 　　2）血管損傷 　　　　外傷および手術に続発
	（3）閉塞性動脈疾患
	（4）神経血管圧迫症候群
	（5）薬剤 　　エルゴタミン（片頭痛薬） 　　β-ブロッカー 　　抗がん薬（ブレオマイシン，シスプラチンなど） 　　避妊用ピル
	（6）血液異常 　　クリオグロブリン血症
	（7）その他

表2.23-2●膠原病におけるレイノー症状の頻度

疾患名	レイノー症状の頻度
進行性全身性硬化症（PSS）	高い
全身性エリテマトーデス（SLE）	中等度
皮膚筋炎（DM）／多発性筋炎（PM）	低い
関節リウマチ（RA）	まれ
血管炎症候群	なし

年先行する．PSSを全経過にわたってみると，90％以上の症例にレイノー症状が出現する．PSSのレイノー症状は程度が強く持続的で，手指末端や指関節背面に小潰瘍や小瘢痕を認める．また，**混合性結合組織病**（mixed connective tissue disease：MCTD）の診断にレイノー症状は必須である．

　クリオグロブリンは血清を37℃以下の低温状態に置くと沈殿あるいはゲル化し，37℃に戻すと再溶解するタンパク質であり，クリオグロブリンが血中で増加した状態を**クリオグロブリン血症**と呼ぶ．特に基礎疾患をもたないものを本態性クリオグロブリン血症といい，多発性骨髄腫や原発性マクログロブリン血症などのタンパク異常症，

---

plus α

進行性全身性硬化症（PSS）

皮膚の硬化を特徴とする強皮症で，特に皮膚のみではなく，肺・消化管・心臓・腎臓・関節など，全身の諸臓器に病変がみられるものをいう．

plus α

混合性結合組織病（MCTD）

SLE様，強皮症様，皮膚筋炎・多発性筋炎様の各所見が同一患者に同時にあるいは経過とともに認められ，血清に抗U1-RNP抗体が高力価に認められる．

感染症，自己免疫疾患，リンパ増殖性疾患，糸球体腎炎，肝疾患などによっても起こる．これらのクリオグロブリン血症の約半数にレイノー症状がみられ，初発症状であることが多い．低温でゲル化しやすいクリオグロブリンの増加がレイノー症状の発症に関与していると考えられる．

3 アセスメント

（1）病 歴

レイノー症状が起こる際の様子を詳細まで聞く必要がある．症状が出現した部位，頻度，持続時間，随伴症状などの聴取が特に大事である．症状の引き金としては寒冷曝露（ばくろ）が多いが，精神的ストレスやニコチンの摂取なども誘因となる．

（2）症 状

寒冷にさらされた後，手指，足趾が境界鮮明に蒼白となり，引き続きチアノーゼとなり，およそ15分後に発赤をきたす．部位としては手指が最も多いが，第1指や踵（かかと）には少なく，まれに耳朶（じだ），鼻の先端，口唇でもみられることがある．左右対称で緩徐な発症は特発性レイノー現象が，非対称的で長期，強い痛みを伴った場合には二次性レイノー現象が疑われる．

（3）検査所見

レイノー症状の診断に決め手となる検査はない．寒冷誘発試験として，手指を4℃の冷水に1～2分間浸し，手指が蒼白となった場合に陽性とする．指尖（しせん）容積脈波の波高の低下および回復の遅延もみられる．

二次性レイノー現象が疑われる場合には，原疾患特定のために，血球算定，赤血球沈降速度（赤沈），抗核抗体などの検査が必要である．血管閉塞が疑われる場合には血管造影を行う．

4 ケ ア

寒冷曝露が引き金になることが多いため，寒い場所に出たり，冷房にさらされたり，冷水に手を入れたりするのを避ける．局所の保温も有効である．その他のレイノー症状の引き金である精神的ストレス，喫煙なども避けたほうがよい．

二次性レイノー現象では，基礎疾患の治療が重要である．

（1）副腎皮質ステロイド

SLEをはじめとした膠原病治療の第一選択は，強力な抗炎症作用と免疫抑制作用をもつ副腎皮質ステロイドの投与である（ただし，関節リウマチやその他の関節炎では少量の使用が原則である）．プレドニゾロンを1日20～60mg投与し，効果があれば少しずつ減らしていく．進行例ではメチルプレドニゾロンのパルス療法が行われる．胃潰瘍，糖尿病などの副作用に注意する．

（2）非ステロイド性抗炎症薬（NSAIDs）

非ステロイド性抗炎症薬（NSAIDs）は比較的軽症の膠原病治療に用いられる．

---

plus α

指尖容積脈波

赤外線を利用して，指先の末梢細動脈の血行動態を脈波として記録したもの．脈波の変化は局所における動脈血流入量と静脈血流量の差である．

---

plus α

パルス療法

大量の副腎皮質ステロイドを間欠的に静脈投与する治療法．一般的には3日連続でメチルプレドニゾロン1g/日を1時間以上かけて点滴静脈投与するなど．

（3）免疫抑制薬

免疫抑制薬はステロイドが無効な場合や，症状のコントロールに大量のステロイドが必要な場合に，ステロイドの減量のために併用する．

（4）血漿交換療法，血漿冷却濾過法（クリオフィルトレーション）

SLEなどの膠原病では各種の自己抗体，クリオグロブリン血症では血漿中のクリオグロブリンの除去を目的として，血漿交換療法ないし血漿冷却濾過法（クリオフィルトレーション）が行われる．

（5）血管拡張薬など

レイノー症状の改善に，血管拡張薬やビタミンE，ビタミンB$_{12}$あるいはプロスタグランジンE$_1$などの投与が行われる．

！ 考えてみよう　臨床場面とのつながり

1．どのような症状をみたらレイノー症状を考えますか．
2．レイノー症状に対してどのようなケアが考えられますか．

重要用語

チアノーゼ	末梢性チアノーゼ	進行性全身性硬化症
還元ヘモグロビン	特発性レイノー現象，レイノー病	混合性結合組織病
中枢性チアノーゼ	二次性レイノー現象	クリオグロブリン血症

学習達成チェック

☐レイノー症状とは何かを説明できる．

☐レイノー症状の原因を分類できる．

☐レイノー症状の治療の原則を説明できる．

リンク G 脳・神経機能障害／感覚機能障害

24 | 意識障害

　意識（consciousness）があるとは，周囲に起こっている状況を認知し，適切な反応ができる状態のことである．**意識障害**（disturbance of consciousness）とは，周囲に起こっている状況が思考と理解の障害により認知できなくなり，適切に反応できなくなる状態をいう．

1 原因と分類

　意識障害を起こす原因は，頭蓋内の病変で発生するものと，頭蓋外の病変による副次的障害で発生するものに大別できる．頭蓋内の病変による意識障害は，**髄膜刺激症状**と**神経学的局所症状**（特に**片麻痺**）の出現の有無により，さらに二つに分けることができる（表2.24-1）．

（1）頭蓋内に原因がある意識障害

●神経学的局所症状が必ず起こる意識障害●

　意識障害の上に神経学的局所症状が出現する疾患は，主に頭蓋内の大脳皮質部・脳幹部の病変で発症する．髄膜刺激症状は出現するものと出現しないものがある．発生する状況や付随する臨床症状の有無により，四つに分類できる．

①突発的に発症するもの：発症直後から意識を消失することが特徴で，原因疾患としては，脳塞栓，脳血栓，脳出血がある．このときの特徴的な症状は，片麻痺（片側上下肢の運動障害）の出現である．前駆症状（前兆）の発現の有無で分けると，前駆症状の出現が極めてまれである脳出血と，前駆症状が1カ月〜1年以上続いた

表2.24-1●意識障害の原因別分類

主原因の病変部位	主な出現症状	主な症状の発現の様子	原因疾患
頭蓋内	髄膜刺激症状：なし 神経学的局所症状：あり 意識障害：あり	突発的に発症する	脳塞栓，脳血栓，脳出血
		徐々に発症する	脳腫瘍，慢性硬膜下血腫
		外傷と関係する	頭部外傷，硬膜下血腫，硬膜外血腫
		発熱が先行する	脳膿瘍，脳脊髄炎
	髄膜刺激症状：あり 神経学的局所症状：なし 意識障害：あり	突発的・激しい頭痛で発症	くも膜下出血（脳動脈瘤，脳動静脈奇形）
		発熱が先行する	髄膜炎，脳炎
頭蓋外	髄膜刺激症状：なし 神経学的局所症状：なし 意識障害：あり	血圧が低下しショック症状が出現する	低血糖，心筋梗塞，肺梗塞，大出血
		黄疸がある	肝性昏睡
		チアノーゼがある	肺性脳症（CO_2ナルコーシス）
		高熱がある	重症感染症，熱中症，バセドウ病クリーゼ
		尿に異常所見がある	尿毒症・糖尿病性昏睡，急性ポルフィリン症
		中毒が考えられる	一酸化炭素・アルコール・麻薬・睡眠薬・ガスなどによる
		低体温である	アルコール中毒

後に発症する脳梗塞（脳塞栓・脳血栓）に分けられる．

②徐々に発症するもの：発症までに最低1～3カ月以上を要するもので，特徴は症状が徐々に進行することである．患者自身は発症に気付かず，生活をともにする家族が行動の異変に気付き，病院で検査を受けて指摘されることが多い．原因疾患としては脳腫瘍，慢性硬膜下血腫などがある．

③外傷に伴い発生するもの：転倒や交通事故による頭部あるいは全身の打撲が原因で，頭蓋に外傷をきたし，発症する．頭蓋内に起こる外傷は，頭蓋内の損傷部位によって，頭部外傷，硬膜下血腫（出血），硬膜外血腫（出血）に分けられる．頭部外傷では，臨床症状のみによる分類法で荒木の分類がよく用いられる．無症状型・脳震盪型・脳挫傷型・頭蓋内出血型の4型がある．

④発熱が先行するもの：なんらかの原因菌により，頭蓋内に炎症をきたし，発症する．感染経路は，頭皮損傷時の直接細菌汚染，遠隔部感染創からの血行性感染などがある．主な疾患には脳膿瘍，静脈洞血栓症，脳脊髄炎がある．

●髄膜刺激症状が著明に出現する意識障害●

髄膜刺激症状とは，項部硬直やケルニッヒ徴候（Kernig徴候）（図2.24-1），ブルジンスキー徴候（Brudzinski徴候）を起こしている状態をいう．くも膜下出血急性期の脳脊髄液は，血性またはキサントクロミーを呈する．

①髄膜刺激症状が著明で強度の頭痛を伴うもの：脳動脈瘤，脳動静脈奇形などが原因で，くも膜下出血が起こって生じる．

②髄膜刺激症状と発熱を伴うもの：原因疾患には髄膜炎，脳炎がある．

（2）頭蓋外に原因がある意識障害

この病態の特徴は，髄膜刺激症状も神経学的局所徴候もなく，意識障害の原因が頭蓋外に発生することである．なんらかの毒素が全身に循環することにより中枢神経も侵され，最も脆弱な機能である大脳半球の機能が障害された結果，意識障害が出現する．症状により下記のように分類できる（表2.24-1も参照）．

①血圧が低下しショック症状が出現する，②黄疸がある，③チアノーゼがある，④高熱がある，⑤尿所見異常がある，⑥中毒の原因が考えられる，⑦低体温である．

plus α 項部硬直
体位変換させようと頭部を持ち上げると，明らかな抵抗があったり，患者が痛みを訴え，首が屈曲できなかったりする状態で観察できる．

plus α ブルジンスキー徴候
仰臥位で頭部を前傾させると，股関節と膝関節が自動的に屈曲する反射．看護師は体位変換や食事介助時に，この病的徴候に気付く．

plus α キサントクロミー
出血やタンパクの異常な増加により，脳脊髄液が黄色を呈する状態．出血では，2～4週で消失する．

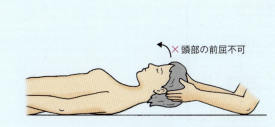
a．項部硬直
頸部を他動的に動かしたとき，頭部を前屈できず，上体が挙上してしまう．

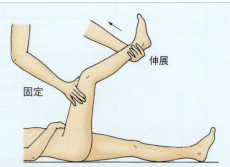
b．ケルニッヒ徴候
股関節と膝関節をほぼ90°に曲げ，下腿を矢印の方向に伸展させると，疼痛を伴うといった抵抗を感じて十分（135°以上）に伸ばすことができない状態．髄膜刺激による膝の屈筋の痙攣が原因．

図2.24-1●髄膜刺激症状

2 病態生理

　意識障害とは，**意識水準**（意識レベル，覚醒度）**の低下**もしくは**意識内容が障害された状態**をいい，意識水準の低下は脳幹部周辺部位の病変によって生じ，意識内容の障害は大脳皮質部位の病変によって生じる．

　覚醒度は100〜0％の範囲で連続的に推移し，清明・傾眠・昏迷・昏睡・深昏睡に分類される．

　意識内容の障害とは，考えることを休止する，あるいは反対に過激な状態を指し，外観の観察では，うつや不穏状態，質問に対する患者の回答の様子と内容によって観察できる．この意識内容にさらに付加する因子としては，個別にもち合わせた知識・感情・意思（意欲）があり，感情は大脳辺縁系，意欲は間脳が関与すると考えられている．

（1）頭蓋内病変

　意識障害のうち，脳幹部の組織損傷を伴う覚醒の障害においては，脳組織損傷をきたし，血液脳関門（blood-brain barrier：BBB）が破壊され，**脳浮腫**，**脳ヘルニア**（図2.24-2）を発症する．脳の神経細胞は，障害を受けると極めて短時間で不可逆性に変化する．また，頭蓋内は骨組織で覆われているため，一定容積の中で脳組織の損傷と脳浮腫をきたす．さらに脳血液循環・脳脊髄液循環障害は，**頭蓋内圧亢進**（図2.24-3）という悪化の道をたどり，最後には脳ヘルニアによって脳幹部が圧迫され，脳組織の死，つまり脳死に至る．

> **plus α**
> **血液脳関門（BBB）**
> 脳組織と血液の間の水分・電解質・アミノ酸などの出入りをコントロールし，脳組織の機能を一定に保つ働き．解剖学的には存在しない．

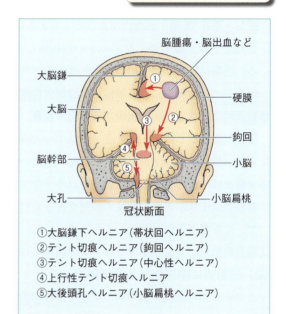

①大脳鎌下ヘルニア（帯状回ヘルニア）
②テント切痕ヘルニア（鉤回ヘルニア）
③テント切痕ヘルニア（中心性ヘルニア）
④上行性テント切痕ヘルニア
⑤大後頭孔ヘルニア（小脳扁桃ヘルニア）

図2.24-2●脳ヘルニアの状態

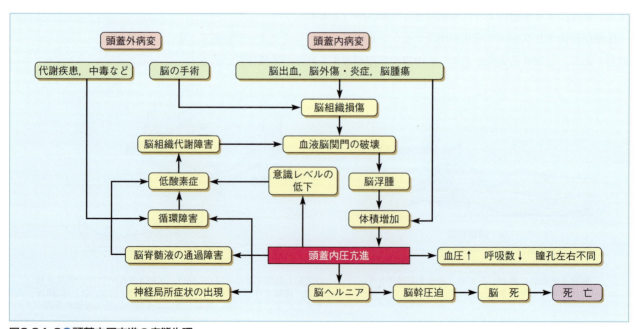

図2.24-3●頭蓋内圧亢進の病態生理

脳ヘルニアに至っていても短時間のうちに治療を開始すると脳組織の死には至らずに済むため，脳ヘルニア進行を予知し，脳ヘルニアに至る前に治療やケアを実施できるよう，24時間患者を観察することが大切である．頭蓋内圧が亢進すると意識レベルが徐々に低下し，悪化していく．意識レベルと頭蓋内圧は正の相関を示すことが多いため，意識レベルをモニターすることで，頭蓋内の悪化を予測できる．

(2) 頭蓋外病変

頭蓋外の疾患による意識障害は，なんらかの毒素が全身を循環することにより，最も脆弱な大脳半球の機能が障害されて出現する．全般的に大脳の機能が低下して起こる脳症が病態である．うっ血乳頭や瞳孔の対光反射異常を起こすことはない．原因となっている頭蓋外疾患の治療を行うことで，意識レベルは回復する．

3 アセスメント

意識障害がある患者の管理で，何よりも優先して観察すべき項目は呼吸状態であり，これを回復・改善させるためのケアを実施する必要がある．その理由は，意識レベルの低下による呼吸障害（呼吸数の低下や換気障害）は血中酸素濃度を低下させ，脳に二次的損傷を起こし，意識障害を促進させるためである（図2.24-3）．このため，意識障害時の看護においては，アセスメントとケアを同時進行でバランスよく実施する必要がある．特に，急激な意識レベルの低下は緊急を要する事態であるため，まず呼吸状態を改善するためのケアを実施した後，意識障害の原因をアセスメントし，根本的なケア方法を考えなければならない．

(1) 観察のポイント

急激な意識レベルの低下をきたす病態は，頭蓋内に原因疾患の存在が考えられ，頭蓋内圧亢進の有無をモニターすることが大切となる（図2.24-4）．意識障害の評価は，臨床症状の推移や治療法の評価において重要な情報で，正確な観察が患者の予後に直

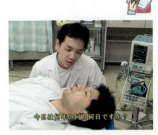
●ジャパン・コーマ・スケール〈動画〉

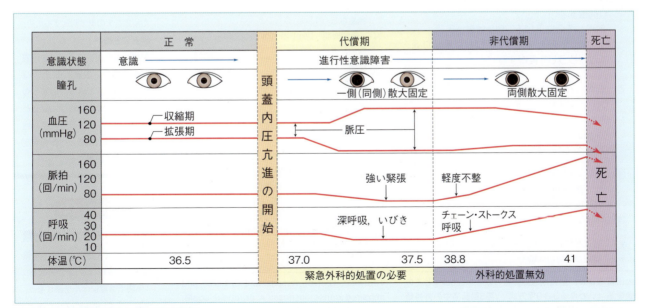

図2.24-4●頭蓋内圧亢進の臨床徴候

結する．さらに，呼吸・血圧・脈拍・瞳孔の対光反射の有無・**瞳孔不同**の有無などを併せて観察し，呼吸数の異常（10回/min以下）や高血圧（最大血圧が180～200mmHg以上），脈拍数の低下（60回/min以下），対光反射の消失，瞳孔不同の出現など，脳ヘルニア徴候を早期に見いだすことが大切である．

●病歴聴取（治療までの観察ポイント）●

次に挙げる点に注意して観察する．

①いつ発症したのか，②その後は進行性か，③意識障害の程度の推移，④呼吸状態は正常か，⑤その他の頭蓋内圧亢進症状の有無，⑥意識障害以外の症状の有無，⑦医学的診断（意識障害の原因の探索），⑧治療方法は何を選択するのか．

●意識障害時の評価●

意識レベルについては，覚醒レベルと意識内容を観察する．**ジャパン・コーマ・スケール**（Japan Coma Scale：**JCS**）や**グラスゴー・コーマ・スケール**（Glasgow Coma Scale：**GCS**）は，いずれも外界からの刺激に対する患者の反応様式を判定する評価法である（表2.24-2）．メイヨー・クリニックの分類（Mayo Clinicの分類）も知られている．どの評価法を用いても，評価法の特徴を理解して使いこなす知識が必要である．さらに，意識レベル判定時には，高い点数をつけるときはそれより点数の

表2.24-2●ジャパン・コーマ・スケール（JCS）とグラスゴー・コーマ・スケール（GCS）

ジャパン・コーマ・スケール（JCS）

Ⅰ．覚醒している
　1．だいたい清明だが，今一つはっきりしない
　2．時・人・場所がわからない（見当識障害）
　3．名前，生年月日が言えない

Ⅱ．刺激すると覚醒する*1
　10．呼びかけで容易に開眼する
　　動作（例：右手を握れ，離せ）を行うし言葉も出るが，間違いが多い*2
　20．大きな声または体をゆさぶることにより開眼する
　　簡単な命令に応じる．例えば離握手*2
　30．痛み刺激を与えつつ呼びかけを繰り返すとかろうじて開眼する

Ⅲ．刺激しても覚醒しない
　100．はらいのける動作をする
　200．少し手足を動かしたり，顔をしかめる（除脳硬直を含む）
　300．全く動かない

（付）R：不穏
　　　I：糞尿失禁
　　　A：自発性喪失
（表記例）30-R，3-I，20-RI

＊1：刺激をやめると眠り込む
＊2：開眼が不可能な場合

グラスゴー・コーマ・スケール（GCS）

A．開眼　eyes open
　自発的に（4）
　音声により（3）
　疼痛により（2）
　開眼せず（1）
B．発語　best verbal response
　指南力良好（5）
　会話混乱（4）
　言語混乱（3）
　理解不明の声（2）
　発言なし（1）
C．運動機能　best motor response
　命令に従う（6）
　疼痛部認識可能（5）
　四肢屈曲反応
　　逃避（4）
　　異常（3）
　四肢伸展反応（2）
　全く動かず（1）

〔注〕1）A・B・C各項の評価点の総和をもって意識障害の重症度とする．最重症3，最軽症15
　　　2）B・C項目を繰り返し検査したときは，最良の反応を評価点とする．

太田富雄ほか．急性期意識障害の新しいGradingとその表現法（いわゆる3-3-9度方式）．第3回脳卒中の外科研究会講演集．1975，p.61-68．より一部改変．

Teasdale, G.et al. Assessment of coma and impaired consciousness. A practical scale. Lancet. 1974, 2, p.81-84.

---

plus α

ジャパン・コーマ・スケール（JCS）

3-3-9度方式とも呼ばれる．刺激がなくても覚醒している状態（Ⅰ桁），刺激すると覚醒する状態（Ⅱ桁），刺激しても覚醒しない状態（Ⅲ桁）の大きく3群に分け，さらに各群を外界からの刺激に対する反応によって3段階に分け，意識清明状態を0として合計10段階に分類する単純尺度方式．

利点：意識清明～軽症～重症の段階に分かれ，一般の人にわかりやすい．

欠点：「だいたい」「容易に」など，人によって解釈の違いが生じやすい形容詞を用いているため，検者の主観が入りやすい．

---

plus α

グラスゴー・コーマ・スケール（GCS）

グラスゴー方式とも呼ばれる．意識レベルの反応を，開眼・発語・運動機能の3様式から別々に観察・評価し，合計3～15点の総合評価を行う．

利点：各項目について，得られた反応をそのまま判定するため，検者の主観が入りにくい．

欠点：①全失語による言語障害がある場合，言語反応で1～2点の評価しかできず，必ずしも合計点がその総合評価になるとは限らない．②3項目の組み合わせによって意識レベルを判定するため，複雑である．

---

plus α

メイヨー・クリニックの分類

錯乱・傾眠・昏迷・昏睡・深昏睡の5段階1尺度方式からなる．1単語で意識レベルを表せるが，判定しにくいという欠点がある．

低い項目はすべて満たしている，運動反応時は反射と混同せずに最良運動を評価する，という原則を守って評価にあたる必要がある．

●意識レベルの確認法●

昏睡〜深昏睡の患者においては疼痛刺激を行い，四肢の動き方から運動の状態を観察することで意識を確認できる．刺激の程度の違いで意識レベルの変動（悪化・回復）があると判定するのは間違いとなるため，病棟や病院内で刺激確認方法を統一する．重症患者の意識レベルの判定には，図2.24-5のように患者の手の爪床を鉛筆かボールペンを転がしながら圧迫する方法を用いる．この方法の利点は，患者に紫斑を残さず常に同じ強さの痛み刺激を加えられることである．上下肢の内側皮膚をつねる，乳頭をつねるなどの行為は慎むべきである．

意識障害が軽度な場合の観察では，場所・時間・自分自身の見当識の確認のために何度も同じ内容の質問を行うと，自尊感情を傷つけられたと感じる人もいる．無用な誤解を避けるため，前もって時間ごとの観察のために行っていること，この観察が意識レベルの指標となることを説明した上で，協力をお願いすることが必要である．

4 ケア

意識障害時のケアの原則は，頭蓋内圧を亢進させないようにすることである．

(1) 看　護

●呼吸状態の安定●

①気道を確保する（経鼻・経口エアウェイの挿入，下顎の挙上，項部後屈，肩枕の使用．図2.24-6）
②酸素投与（酸素マスク，経鼻カニューレ）
③気道内分泌物の吸引（咽頭部・喉頭部・気管の喀痰吸引）
④低侵襲の呼吸理学療法〔背部・胸部のタッピング，用手的呼吸補助，上半身（頭部）の挙上〕
⑤気管挿管（経鼻・経口），気管切開
⑥自発呼吸の消失または過呼吸時の人工呼吸器装着による呼吸補助

上記①〜④のような，呼吸状態を安定させるためのケアを実施する．⑤，⑥の処置については医師の判断に基づいて実施するが，設定された状態が維持できるように管

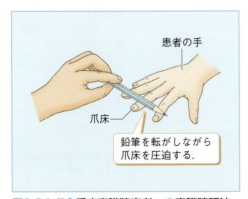

図2.24-5●重症意識障害者への意識確認法

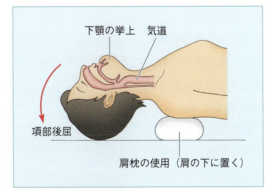

図2.24-6●気道の確保

理することが大切である．気道を確保し，十分に酸素投与し，脳内の酸素低下をきたさないようにする．

●種々の合併症予防●

運動麻痺に伴う関節拘縮と筋萎縮の予防

ベッド上で臥床中であっても，1日3回，1回に10回程度，肩関節・肘関節・膝関節・手関節・足関節など各関節の可動域を痛みがない程度に動かす．

皮膚の循環障害（褥瘡）の予防

褥瘡の発生要因には，知覚の認知低下，可動域の低下，活動性の低下，湿潤の増加，摩擦・ずれの増加，栄養低下の6項目がある．意識障害患者は，意識障害に伴い運動障害・感覚麻痺・嚥下障害・排泄障害を有することが多く，褥瘡を発生しやすい．皮膚の定期的な除圧，関節可動域の維持，定期的なスキンケア，栄養補給で発生を予防できる．

肺梗塞の予防

意識障害患者では，長期臥床によって肺梗塞を起こしやすい．下肢の挙上，腓腹筋の圧迫，足関節の背底屈運動といった低侵襲理学療法を行うことで予防できる．

●意識レベルを回復させるための感覚刺激の実施●

呼吸・循環状態が落ち着いてからは，意識レベルを回復させるケアに取り組む．具体的な感覚刺激方法としては，聴覚（話しかける），視覚（テレビや写真を見せる），味覚（嚥下障害がなければ経口摂食させる）などのほかに，皮膚深部感覚（入浴），運動感覚（車椅子への移乗）などへの刺激がある．患者の状態に合わせて種々の感覚刺激を組み合わせ，意識レベルを回復させるケアを実施するとよい．

（2）治　療

頭蓋内病変が原因となる意識障害の治療の原則は，付随して出現する脳浮腫・循環障害・水頭症・脳ヘルニアへの対症療法を行うことである．頭蓋外の病変で起こる意識障害は，頭蓋外の基礎疾患を治療することで回復する．

●非観血的治療法●

頭蓋内圧亢進による脳ヘルニアや脳浮腫に対する保存的治療には，ステロイド・浸透圧利尿薬の投与がある（表2.24-3）.

ステロイド（デキサメタゾン）の作用機序は，髄液産生の抑制による頭蓋内圧の低下，細胞膜透過性を減少させることによる血液脳関門（BBB）の安定化などがある．大量に投与するときは，副作用として消化管出血が出現する恐れがあるため，注意が必要である．

D-マンニトールや濃グリセリンといっ

---

plus α

肺梗塞

塞栓子が肺動脈あるいはその分枝を閉塞すると肺循環障害が起こり，肺塞栓をきたす．この結果，肺組織が出血性壊死を起こし，肺梗塞となる場合がある．

表2.24-3●脳浮腫の改善薬の種類と副作用

作用目的	一般名	商品名	使用量，副作用など
髄液産生抑制 脳浮腫の改善	デキサメタゾン	デカドロン	8〜20mg/日 消化管出血に注意．
浸透圧利尿 脳浮腫の改善	D-マンニトール	マンニトール	1回300〜500mL 100mLを3〜10分で急速滴下． リバウンド現象と電解質バランスに注意．
	濃グリセリン	グリセオール®	1回200〜500mL 500mLを2〜3時間で滴下． D-マンニトールよりリバウンド現象は少ない．
脳代謝低下 脳浮腫の改善	チオペンタール	ラボナール®	患者が深昏睡となるため注意が必要．
	チアミラール	イソゾール チトゾール	

た浸透圧利尿薬の作用機序は，血漿浸透圧を上昇させ，細胞内の水分を移動させることで脳容積を減少することである．D-マンニトールは特にリバウンド現象が大きいため，投与後の観察が必要である．

チオペンタールやチアミラールは脳代謝を低下させ，脳のエネルギー消費を減少させることで脳浮腫の発生を少なくする．この方法をバルビツレート療法という．

●観血的治療法●

頭蓋内圧の低下を目的として一時的に行われる手術療法で，外減圧術・内減圧術・脳室ドレナージの3種類がある．外減圧術（図2.24-7）は，頭蓋骨の一部を切除し頭蓋内腔を広げることで頭蓋内圧を下げる．通常，病変のある側の前頭から側頭骨の一部を切除し，時期をみて修復手術が行われる．内減圧術は頭蓋内容の一部を除去することで頭蓋内圧を低下させる手術で，脳室ドレナージは，脳室内にチューブを挿入して脳脊髄液を持続的に体外に流出させる治療法である．チューブ挿入後は，サイフォンの原理で，持続的に脳脊髄圧を維持できる．脳室内の髄液通過障害による頭蓋内圧亢進には非常に有効な治療法である．

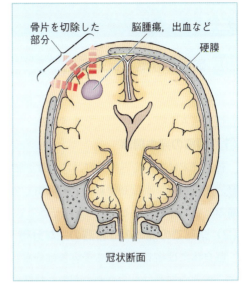

図2.24-7●外減圧術

plus α
リバウンド現象
強力な脳浮腫の改善の後，いっそう浮腫が増強する現象．

考えてみよう　臨床場面とのつながり

1. なぜ意識障害のある患者さんを見過ごしてはいけないのでしょうか．
2. 意識障害が発生し徐々に悪化しつつあるとき，どのようなケアが必要ですか．
3. 頭蓋内圧亢進をきたす意識障害では，意識レベルの低下のほかにどのような観察が必要ですか．
4. なぜ意識障害のある患者さんの呼吸の観察は大切なのでしょうか．

重要用語

髄膜刺激症状　　　　脳浮腫　　　　　　　ジャパン・コーマ・スケール（JCS）
項部硬直　　　　　　頭蓋内圧亢進　　　　グラスゴー・コーマ・スケール
脳ヘルニア　　　　　瞳孔不同　　　　　　　（GCS）

学習達成チェック

☐ 意識障害とは何かを説明できる．
☐ 意識障害の原因を分類できる．
☐ 意識障害の頭蓋内病変と頭蓋外病変の違いを説明できる．
☐ 意識障害の評価法を説明でき，意識状態を判定できる．
☐ 意識障害の治療，看護の原則が説明できる．

リンク ⊖脳・神経機能障害／感覚機能障害

25｜頭　痛

1　定義と分類

頭痛は「顔面，上項部を含む頭部に感じる痛みで，創による表在性の痛みを除くもの」と定義される．

（1）頭痛の発生機序

神経終末にある痛みの受容器に刺激が加わり，三叉神経，舌咽神経，迷走神経，上位頸神経などを経由して中枢に伝達され，頭の痛みとして感じている．

（2）頭部での痛みの受容器の主な分布

脳自体には痛覚を感じる受容器は分布しておらず，①②に分布する痛覚受容器になんらかの刺激や負荷がかかることで頭痛が発生すると考えられている．例えば，激しい頭痛で発症するくも膜下出血は，出血によって脳を包む髄膜や血管の痛覚受容器が強い刺激を受けることで激しい痛みが起こると考えられる．

①頭蓋外：表皮，帽状腱膜，側頭筋などの筋肉や筋膜，骨膜，血管など．

②頭蓋内：硬膜，脳底部のくも膜，硬膜動脈，一部の主要脳動脈，静脈では静脈洞やこれに流入する架橋静脈など．

頭痛が起こる原因は非常に多彩であり，国際頭痛学会により国際頭痛分類第3版が作成されている．本分類は頭痛を100種類以上に細かく分類しているが，詳細を覚える必要はない．階層的な分類体系となっており，まず**一次性頭痛**，**二次性頭痛**，有痛性脳神経ニューロパチー・その他の頭痛・**顔面痛**の三つに大別し，これらの下層に14の細分類がある（表2.25-1）．一次性頭痛は頭痛の背景に器質的異常を伴わない症状としての頭痛（機能性頭痛）である．二次性頭痛は主として器質的異常から起こる頭痛（症候性頭痛，続発性頭痛）である．

表2.25-1●国際頭痛分類第3版による14の細分類

一次性頭痛（機能性頭痛）
①片頭痛
②緊張型頭痛
③三叉神経・自律神経性頭痛
④その他の一次性頭痛

二次性頭痛（症候性頭痛，続発性頭痛）
⑤頭頸部外傷による頭痛
⑥頭頸部血管障害による頭痛
⑦非血管性頭蓋内疾患による頭痛
⑧物質またはその離脱による頭痛
⑨感染症による頭痛
⑩ホメオスタシスの障害による頭痛
⑪頭蓋骨，頸，眼，耳，鼻，副鼻腔，歯，口あるいはその他の顔面・頸部の構成組織の障害に起因する頭痛あるいは顔面痛
⑫精神疾患による頭痛

有痛性脳神経ニューロパチー・その他の頭痛・顔面痛
⑬有痛性脳神経ニューロパチー
⑭その他の頭痛

2　病態生理

（1）一次性頭痛

●片頭痛●

片頭痛は痛みの程度が強く，日常生活に支障をきたす頻度が高い一次性頭痛の一つである．日本における有病率は8.4％と報告され，若年女性に多い．最も有病率の高いのは30歳代女性で，約20％に達する．

頭痛の性状は，主に側頭部に感じるズキズキとした拍動性の痛みで，片側性のことも両側性のこともある．頭痛の前に視覚異常などの前兆を認めることがあり，典型的なものでは，頭痛の数十分前に一側の眼がチカチカしたり（閃輝暗点），暗く感じたりする．これらの症状は頭痛が始まると消失する．

片頭痛の発生機序には諸説あり，完全には解明されていないが，近年では三叉神経，

plus α

閃輝暗点

視野の一部，特に視野の中心付近に閃光を感じ，それがきらきらした光の波となって，次第に同名半盲（両眼の同じ側が見えなくなる症状）のように視野周辺に向かって広がっていき，その内部が見えなくなる現象．頭痛に移行することが多い．

222

脳幹，視床といった中枢神経レベルにおいて，痛みを伝達する神経回路についての理解が深まりつつある．

また，片頭痛の発生にセロトニンの関与を示す知見は多い．機序として，ストレスなどをきっかけとして血小板から大量のセロトニンが放出され，これが脳血管平滑筋のセロトニン受容体に作用して脳血管の収縮が起こる（閃輝暗点などの前兆症状との関連が示唆される）→セロトニンが出尽くしてしまうと，今度はセロトニンの分解に伴い反動として脳血管の急激な拡張が起こる→血管壁を取り巻く三叉神経終末の痛覚受容器が刺激され激しい頭痛を感じる，といったことが考えられている．

片頭痛治療薬であるトリプタン製剤は，セロトニン受容体に作用して脳血管を収縮させる作用があり，頭痛の原因となる脳血管の急激な拡張を抑制することで症状を緩和する．

●緊張型頭痛●

日常診療で最も頻度の高い頭痛であり，一般集団における生涯有病率は30 〜 78%と高い．この頭痛の発症には，精神的要因や筋肉の緊張といった因子の関与が大きい．多くは精神的ストレスなどが原因で，側頭筋，後頸筋群などが持続的な緊張状態となって筋肉内の循環障害が起こり，その結果，乳酸やセロトニンなどの発痛物質が蓄積され，知覚神経を刺激して頭痛を発生させると考えられている．

頭を締め付けられるような痛みが通常両側性に起こり，痛みの性質は鈍痛で持続性である．患者は肩こりを訴えたり，精神的ストレス，悩み，不安を抱えていたりすることが多い．うつ症状との関連も強い．痛みはどこにでも起こりうるが，しかめっ面が習慣になっている人は側頭筋の緊張で前頭側頭部に，肩こりのある人は後頭部に痛みを感じることが多い．

●三叉神経・自律神経性頭痛●

通常一側性の頭痛で，頭痛と同じ側に眼球結膜の充血，流涙，鼻汁，鼻閉，顔面の発汗，眼瞼浮腫，縮瞳などの自律神経症状を伴うという特徴をもつ．三叉神経・自律神経性頭痛には，群発頭痛や短時間持続性片側神経痛様頭痛発作などが含まれる．

群発頭痛は眼窩周辺から側頭部にかけて起こる，短時間のキリキリと刺すような発作性の激しい頭痛で，1回の発作持続時間は15 〜 180分，頻度は2日に1回〜1日8回で，数週間〜数カ月間にわたって持続する．また，頭痛と同側に眼球結膜の充血，流涙やホルネル症候群を認めることがある．男性に多い．

発生機序は十分に解明されておらず諸説がある．これまで，自律神経症状を伴うという特徴から内頸動脈周囲の交感神経叢の障害に起因するという説があり，片頭痛と同様に脳血管の拡張を基盤とした機序が考えられてきたが，近年，中枢神経系における痛みの伝達についての理解が深まり，視床下部の機能異常をきっかけとして三叉神経の過剰興奮が起こり，さらに頭蓋内の大血管や涙腺・鼻粘膜に至る副交感神経に興奮が波及することで，頭痛，流涙・鼻汁などの一連の症状を呈する，とする説が有力視されている．

●その他の一次性頭痛●

運動などにより誘発される頭痛などがある．

---

plus α

セロトニン

血小板に多く含まれていて，血管収縮作用がある神経伝達物質．

plus α

ホルネル症候群

瞳孔の縮小，眼瞼裂の狭小，眼球後退を三大症候とする．交感神経系の障害により起こる．

（2）二次性頭痛

なんらかの器質異常によって生じる症候性の頭痛と，器質異常がなくともアルコール摂取などの要因に引き続いて起こる続発性の頭痛を含む．器質異常により生じる症候性の頭痛は，頭痛の起きるメカニズムから，主に**牽引性頭痛**と**炎症性頭痛**に大別される．

閉鎖空間である頭蓋内に腫瘍や出血などの占拠性病変が発生すると，頭蓋内圧の亢進を招き，静脈洞や流入静脈の偏位や牽引が起こる．これらには痛み受容器が存在するため，頭痛を感じる．このような頭痛を牽引性頭痛という．また，微生物感染や出血によって脳を包む髄膜に存在する痛み受容器が刺激を受け，髄膜刺激症状として生じる激しい頭痛を炎症性頭痛という．

●頭頸部外傷による頭痛●

頸椎捻挫に起因する続発性の頭痛や，慢性硬膜下血腫などの外傷性頭蓋内血腫によって牽引性頭痛を生じることがある．

●頭頸部血管障害による頭痛●

代表的な疾患はくも膜下出血で，もともと存在していた脳血管の異常箇所（主に脳動脈瘤，ほかに脳動静脈奇形など）の破裂により，くも膜下腔に出血が起こる．ポイントは突然発症する激しい頭痛である．時にバットで後頭部を殴られたような痛み，過去に経験したことのないような頭痛と形容されるほどの激痛である．嘔吐を伴うこともあり，患者は項部硬直などの髄膜刺激症状を呈する．出血の程度が強いと意識障害をきたすこともあり，致死率の高い疾患である．高血圧を有する中高年に多い．

→髄膜刺激症状については，p.215参照．

●非血管性頭蓋内疾患による頭痛●

脳腫瘍などの頭蓋内腫瘍によって頭蓋内圧が亢進すると，牽引性頭痛を生じる．脳腫瘍患者では，臥位によりさらに頭蓋内圧が亢進し，頭痛が悪化することがある．このため，患者はしばしば早朝に頭痛を訴える（morning headache）．頭痛に嘔吐を伴うことも多い．特に小児では，頭痛と嘔吐が3週間以上続く場合，脳腫瘍の存在を疑うべきである．

●物質またはその離脱による頭痛●

アルコール，食品，食品添加物，薬物の摂取や離脱は，感受性の強い人には頭痛を誘発することが知られている．これらは原因物質による二次性頭痛に分類される．

●感染症による頭痛●

髄膜炎，脳炎による頭痛は，髄腔内への微生物感染による炎症性頭痛で，細菌，ウイルス，真菌などが原因となる．通常，高熱を伴い，髄膜刺激症状として項部硬直を示す．インフルエンザなどの全身性感染症による発熱が頭痛を生じるメカニズムは完全には解明されていないが，感染性微生物の作用で頭痛誘発物質が放出される可能性や，血管拡張作用をもつ物質の産生により頭部血管の拡張が起こり，頭痛に結びつく可能性が考えられている．

●ホメオスタシスの障害による頭痛●

低酸素血症，高炭酸ガス血症，血圧異常，内分泌機能障害，絶食時など，身体の恒常性の変化による頭痛を指す．高山病（低酸素血症），ダイバーや睡眠時無呼吸患者

の朝型の頭痛（高炭酸ガス血症），高血圧患者などに生じる頭痛などがこれにあたる．血中の炭酸ガス濃度の上昇は，血管拡張を起こすため頭痛の原因となる．

● 顔面・頭蓋の構成組織の障害に起因する頭痛あるいは顔面痛 ●

緑内障，副鼻腔炎，歯周炎など目，耳，鼻，歯の疾患で生じる頭痛や顔面痛．各部の治療により改善する．

● 精神疾患による頭痛 ●

うつや不安，パニック障害の患者に伴う頭痛などがある．

（3）有痛性脳神経ニューロパチー

典型的な三叉神経痛，舌咽神経痛では，主に蛇行した脳血管が三叉神経や舌咽神経を圧迫することで激しい痛みを生じる．この群にはほかに帯状疱疹後の三叉神経痛などが含まれる．

3 アセスメント

まずは，頭痛が器質的な異常を伴うものかどうかの鑑別が重要である．鑑別には頭部CTなどの画像診断や腰椎穿刺による髄液検査が必要だが，頭痛の性状を詳しく聴取することでかなりの情報が得られるため，まず重要なのは問診である．

（1）特徴的な症状

①髄膜刺激症状：激しい頭痛に，項部硬直やケルニッヒ徴候といった髄膜刺激症状を伴う場合は，くも膜下出血や髄膜炎を疑う．

②頭蓋内圧亢進症状：嘔吐（嘔気を伴うことなく嘔吐することがある），うっ血乳頭．

（2）検査所見

①画像検査：頭部CTやMRI．くも膜下出血，脳腫瘍，脳出血，慢性硬膜下血腫などの症候性頭痛の鑑別のために必要な検査である．

②眼底検査：うっ血乳頭の有無．

③腰椎穿刺（図2.25-1）：髄膜炎では細胞数の増加を認める．くも膜下出血では血性髄液，あるいはくも膜下出血発症後数日経過している場合は黄褐色（キサントクロミー）となる．CTでくも膜下出血の確定診断が得られればあえて腰椎穿刺を行う必要はないが，出血が非常に少量であったり，くも膜下出血発症後数日経過しているとCTで描出しにくいこともあり，そのような場合は診断を確定する上で重要な検査である．

（3）問診のポイント

各疾患の頭痛の特徴を把握した上で，痛みの始まり方と経過，痛みの程度，痛みの部位，痛みの性質などについてアセスメントし，患者の訴える頭痛がどのタイプのものかを判断する（表2.25-2）．

・痛みの始まり方と経過：突然起こったのか，慢性的にあったものか．発作性に反復するものか，持続するものか．

・痛みの程度：今まで経験したことのない痛みやだんだん悪化する痛みは，症候性頭痛を疑う．

---

plus α

うっ血乳頭

脳圧亢進により，両側視神経乳頭に強い浮腫がみられる状態．

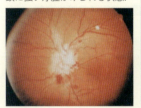

（徳島県立海部病院脳神経外科 影治照喜先生提供）

plus α

腰椎穿刺と頭痛の関係

腰椎穿刺は侵襲的な検査であり，検査後に強い頭痛が起こることがある（髄液採取によって低髄圧になり，牽引性頭痛をきたすため）．このため，頭痛の診断においては髄膜炎やくも膜下出血が疑われる以外，積極的に行う検査ではないが，髄液の性状を調べるためには重要である．

plus α

突然発症と急性発症の違い

突然発症：突発的に起こる．くも膜下出血では「急に頭をバットで殴られたような」と形容されるほどである．

急性発症：数時間から1日程度といった短時間のうちに症状が強まって顕在化する．

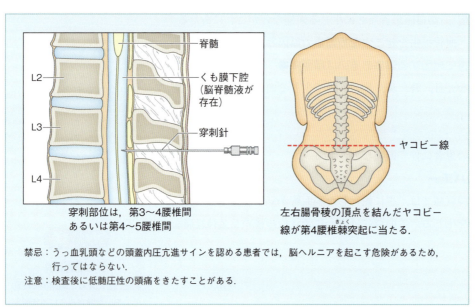

図2.25-1 ● 腰椎穿刺

表2.25-2 ● 頭痛のアセスメント

出現パターン	時期・持続時間	性状・程度	痛みの部位	特徴・前駆症状・随伴症状	疾患
発作性・反復性	持続時間は数時間～1日程度	ズキズキした拍動性の痛み	片側・両側側頭部	前兆，閃輝暗点	片頭痛
	1時間程度の発作性 1日に1回～数回起こる	強烈	眼の周囲	結膜充血・流涙・ホルネル症候群	群発頭痛
慢性・持続性	1日中	締め付けられるような鈍痛・頭重感	頭全体・前頭部・後頭部	ストレス・肩こり	緊張型頭痛
	だんだん悪化する 早朝に強いことがある	鈍痛	頭全体	嘔吐あるいは麻痺などの神経症状を伴うこともある	脳腫瘍 慢性硬膜下血腫
突然発症	発症後持続	今までに経験したことのない激痛	頭全体	項部硬直，嘔吐，意識障害	くも膜下出血
		激痛	眼部	視力障害・眼圧亢進	緑内障
急性発症	発症後持続	激痛	頭全体	発熱・項部硬直	髄膜炎

4 ケア

(1) 一次性頭痛

　一次性頭痛（機能性頭痛）は器質的異常を伴わないため主な治療は薬物による痛みのコントロールである．

①片頭痛：トリプタン製剤やエルゴタミン製剤など血管収縮作用のある薬が効果的である．

②緊張型頭痛：ストレスの緩和が重要である．適度の休養，気分転換を指導する．内

服薬は，消炎鎮痛薬，筋緊張を緩和する薬，抗不安薬や抗うつ薬などを使用する．肩こりが強い場合は湿布，マッサージなどを活用する．
③三叉神経・自律神経性頭痛：強烈な痛みを訴える群発頭痛の発作時は，即効性のある酸素吸入を行う．

(2) 二次性頭痛

頭痛の原因となる器質的異常が存在する場合は，それに対する治療を行う．

①くも膜下出血：治療は出血源の異常血管（脳動脈瘤や脳動静脈奇形など）を根絶することである．脳動脈瘤破裂の場合，開頭手術にて動脈瘤にクリップをかけてつぶすクリッピング術や，血管内からカテーテルを入れ，動脈瘤の中にコイルを巻いて詰め込むコイル塞栓術などの方法がとられる（図2.25-2）．

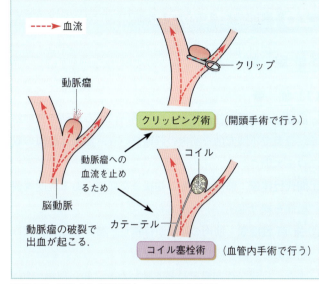

図2.25-2●くも膜下出血・動脈瘤の治療

これらの治療までに再出血を起こすと致命的なため，降圧薬を投与し血圧を下げる．また，激しい頭痛を緩和するため，鎮静薬を用いるなどの処置を行うとともにバイタルサインの変化に注意して慎重に観察する．

②髄膜炎：抗菌薬や抗ウイルス薬を投与する．治療に伴うケアとして，意識レベル，痛みの程度の変化，熱型などについて注意し，症状の悪化時は早期発見できるように努める．

③脳腫瘍，脳膿瘍，脳出血，慢性硬膜下血腫といった頭蓋内圧亢進をきたす器質的疾患では，手術による病巣の摘出やドレナージを行う．外科的病巣摘出のほかに，グリセオール®などの脳浮腫治療薬を投与し，脳圧を下げる．病室でのケアとしては頭の位置を高位に保ち，頭蓋内圧の低下を促す．

> **考えてみよう** 臨床場面とのつながり
> 1. 激しい頭痛を訴える患者さんが救急車で搬送されてきました．何に注意して，どういった処置，検査を行いますか．
> 2. 頭痛外来で患者さんに問診すべき内容は何ですか．

重要用語

一次性頭痛，二次性頭痛　　片頭痛　　牽引性頭痛，炎症性頭痛
顔面痛　　　　　　　　　　緊張型頭痛

学習達成チェック

☐ 主な疾患の頭痛の特徴を説明できる．
☐ 各頭痛について，原因と治療の流れを説明できる．
☐ 頭痛患者の問診のポイントを説明できる．

リンク ◉脳・神経機能障害／感覚機能障害

26 | 痙攣とてんかん

1 定義

(1) 痙攣

痙攣(けいれん)とは，脳の神経細胞から骨格筋に至る運動神経経路の異常な興奮によって起こる，急激で不随意的な筋肉の収縮をいう．痙攣は筋肉の収縮のパターンにより以下の二つに大別される．

①間代性(かんだい)痙攣：筋肉が収縮と弛緩を交互に，ある程度規則的に反復し，四肢は伸展と屈曲を繰り返す．

②強直性(きょうちょく)痙攣：筋肉の収縮が持続し，強直してこわばった状態になる．四肢は強く屈曲あるいは伸展したままになる．

また，痙攣発作が異常に長く続いたり，短い間隔で頻発する状態を**痙攣重積**(じゅうせき)状態といい，認知症などの後遺症が残る，あるいは死に至る，ということもある．

(2) てんかん

一方，てんかんは，神経細胞の異常な興奮が一斉に起こることで発症し，意識消失や痙攣などを発作性に繰り返し起こす慢性の病態をいう．通常，脳の中で異常な興奮を起こす部位は患者ごとに決まっており，個々の患者の発作パターンはおおよそ決まっている．てんかん患者は人口の1％弱と推定されている．

2 病態生理

(1) 痙攣の発生機序

痙攣の発生機序は，十分には解明されていないが，おおよそ図2.26-1のように説明できる．

脳の複雑な働きは，神経細胞の発する電気的な信号の伝達で行われている．神経細胞は，普段は非常に弱い電気信号で情報の受け渡しをしている．正常な骨格筋の随意運動は，運動野の神経細胞から発せられたインパルス（情報）が神経線維を伝播して骨格筋に達し，筋収縮を起こすことでなされるが，なんらかの原因によって神経細胞に急激に強い電気的放電が起こると，異常な興奮が支配下の筋群に伝播して不随意的な筋肉の収縮が起こり，痙攣となる（図2.26-2）．さらに神経細胞の異常な興奮が全般化し，脳全体の異常な興奮に波及すると，意識障害を伴う強い発作となる．このような神経細胞の異常な興奮は，脳波検査によって異常な波（棘(きょく)波）として検出される．

(2) 痙攣をきたす疾患

痙攣の原因は多彩である（表2.26-1）．脳腫瘍，脳出血，脳挫傷(ざしょう)，皮質形成異常など，脳の病変は神経細胞の異常な興奮を起こすことがあり，痙攣の原因となりうる．こういった脳の器質的異常が原因で発作を繰り返す慢性の病態を**症候性てん**

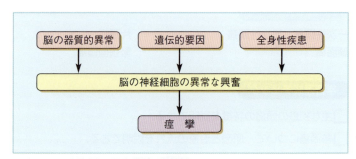

図2.26-1●痙攣の発生機序（概要）

● 痙攣のメカニズム〈アニメーション〉

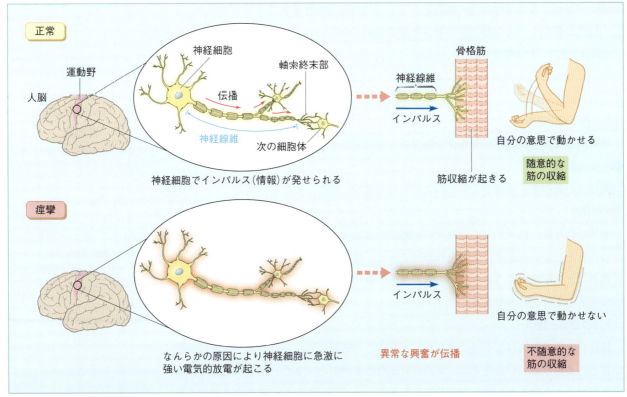

図2.26-2 ● 痙攣の発生機序

かんといい，脳に器質的異常を認めないが，発作を繰り返す病態を**特発性てんかん**という．その他，代謝異常などの全身疾患によって起こるてんかんや，特に幼児にみられる**熱性痙攣**のような非てんかん性の痙攣がある．

てんかんには異常な放電の起きるパターンによってさまざまな発作型があり，痙攣を伴わない発作もある．

(3) てんかんの発作型による分類と病態

てんかんは，発作が身体の一部から始まるか身体全体で始まるかによって，**部分発作**と**全般発作**に分けられる．さらに部分発作は，意識障害を伴うか否かで**単純部分発作**と**複雑部分発作**に分けられる．

● 部分発作 ●

①単純部分発作（意識障害を伴わない）

脳皮質局所の放電によって生じる発作で，放電が起こった脳の領域の働きに応じた発作症状を示す．意識障害は認めない．発作の症状として，主に以下のようなものがある．

a. ジャクソン発作：片側の手や足といった身体の一部からほかの部位に間代性痙攣が拡大する．

表2.26-1 ● 痙攣の原因

症候性てんかん	①脳腫瘍 ②脳血管障害：脳出血，脳梗塞，くも膜下出血，脳動静脈奇形，もやもや病など ③頭部外傷：脳挫傷 ④炎症性疾患：脳炎，髄膜炎など ⑤変性・脱髄性疾患：アルツハイマー病，ピック病，老人性認知症，多発性硬化症など ⑥遺伝性疾患：結節性硬化症 ⑦先天奇形 ⑧周産期脳損傷
特発性てんかん	①良性ローランドてんかん：遺伝性で良性のてんかんで，5〜12歳ごろまでに起こり成人するまでに消失する ②若年性ミオクロニーてんかん：ミオクロニー発作を示す，遺伝性のてんかん ③若年性欠神てんかん：欠神発作やミオクロニー発作を特徴とする遺伝的素因が示唆されるてんかん　など
全身疾患に伴うてんかん	低血糖，糖尿病昏睡，肝性脳症，電解質異常（低ナトリウム血症，低カリウム血症など），尿毒症，テタニー，低酸素血症，中毒（薬物，破傷風など）
非てんかん性の痙攣	熱性痙攣（幼児のひきつけ），解離性痙攣，過呼吸症候群

b. トッド麻痺：間代性痙攣後の徴候として一過性の運動麻痺を生じることがある.

c. 一過性全健忘：一定の期間の事柄を記憶できなくなる.

②複雑部分発作（意識障害を伴う）

　特徴は意識障害を認めることである（周囲の人との意思疎通ができなくなる）. 中でも自動症は複雑部分発作の9割以上に出現するといわれる代表的症状である.

③二次性全般化発作

　単純部分発作や複雑部分発作が全般発作に移行するもの.

●全般発作●

　両側性の発作で, 脳波上も左右の大脳半球で同時に起こる放電を認める.

①欠神発作

　欠神発作とは, 数秒から1分程度の短時間の意識障害発作をいう. 例えば, なんらかの作業をしていた患者に欠神発作が起こると, 患者は突然動作をやめ, 時が止まったかのごとく彫像のように立ちすくみ, 発作が終わると通常の作業に戻る. 軽度のものは見落とされることがある.

②ミオクロニー発作

　短時間の急速な筋収縮が起こる発作. 全身のどの筋群にも起こりうる. 全身の筋群が巻き込まれる激しい発作では, 突然倒れ込むことがある. また, 軽度のものであれば振戦のような動きとしてみられることもある. 多くのてんかん症候群に出現する発作型である.

③間代発作

　意識障害と間代性痙攣（p.228）を主体とする発作.

④強直発作

　意識障害と強直性痙攣（p.228）を主体とする発作.

⑤強直間代発作（大発作）

　強直性痙攣で始まり, 次第に間代性痙攣に移行する発作である. はじめに特定の筋群の緊張が起こり（強直相）, 続いて両側対称性の四肢のピクつきを生じる（間代相）. 大発作ともいう. 多くのてんかん症候群に出現する発作型である.

3 アセスメント

（1）発作型のアセスメント

　痙攣の性状や特異的な症候から発作の型を知る.

（2）発作原因のアセスメント

　てんかん性あるいは非てんかん性の痙攣かどうかをアセスメントし, てんかんによる痙攣であれば, 症候性てんかん, あるいは特発性てんかんかどうかを判断していく.

a. てんかん：発症年齢が非常に重要な要素になる（表2.26-2）.

b. 家族歴の聴取：特発性てんかんは遺伝性を示唆されるものが多い.

c. 既往歴の聴取：頭部外傷, 脳血管障害の既往や, 糖尿病,

---

plus-α

自動症

ある動作を行ってはいるものの, 周囲の人を正常に認知して反応することはできず, 発作中の記憶もない. 動作の特徴として, 口をモグモグさせるような自動咀嚼運動, 笑ったり泣き叫んだりする顔の運動, 性的なしぐさ, 突然走る（疾走発作）, 奇声を発するといった行動がみられる.

表2.26-2●てんかんの発症年齢と考えられる原因

乳幼児期	先天的な脳の奇形, 脳腫瘍, 熱性痙攣, 代謝異常, 出産時の障害, 特発性てんかんなど
青少年期	特発性てんかん, 脳腫瘍, 外傷など
成人期	脳腫瘍, 外傷, 中毒, 脳炎・髄膜炎など
中高年以上	脳血管障害, 脳腫瘍, 老年性てんかんなど

肝炎，慢性腎不全を患っていないか調べる．大酒家であったかや常用薬剤などの聴取も重要である．

(3) 検査
a. 脳波：てんかん性放電の確認．
b. 画像検査（頭部CT，MRI）：脳腫瘍，脳血管障害などの器質的異常の検索．
c. 血液検査・尿検査：代謝異常などの全身性疾患が背景にないかを調べる．

4 ケア

(1) 薬物療法
抗痙攣薬により発作をコントロールする．血中濃度の有効域，副作用に注意する（表2.26-3）．代謝異常などが発作の背景にある場合は，基礎疾患の治療を行う．

(2) てんかん患者と妊娠
てんかん患者が妊娠を望む場合，妊娠前には十分にカウンセリングする．てんかんの重篤度や本人の育児能力などを考慮し，妊娠・出産が現実的かどうか家族を含めてよく話し合った上で，最終的には本人と家族に妊娠を希望するかどうかを決めてもらう．妊娠希望の患者に対しては，抗てんかん薬は催奇形性があるため，複数の抗てんかん薬を内服している場合はなるべく単剤とし，妊娠前から葉酸を補充する．妊娠第1期（0～13週）におけるバルプロ酸ナトリウムの内服は，単剤であっても催奇形性が高いため避ける．

妊娠中は定期的な通院を勧め，胎児モニタリング，抗痙攣薬の血中濃度モニタリングを行う．全般性強直間代発作（大発作）を起こす症例では，切迫流産・早産に注意

plus α
催奇形性
妊娠中の女性を介して，胎児に奇形を起こす性質のこと．

表2.26-3● 主な抗てんかん薬と副作用

一般名／商品名	主な副作用	頻度は少ないが重大な副作用等，服薬上の注意点
フェニトイン／アレビアチン®	長期投与例で歯肉増殖，小脳萎縮，多毛	中毒性表皮壊死融解症，皮膚粘膜眼症候群[*1]，血球減少
カルバマゼピン／テグレトール®	眠気，めまい，発疹，肝障害	中毒性表皮壊死融解症，皮膚粘膜眼症候群，血球減少，急性腎不全
バルプロ酸ナトリウム／デパケン®	眠気，めまい，胃腸障害	肝障害，高アンモニア血症，血球減少，中毒性表皮壊死融解症，皮膚粘膜眼症候群
ゾニサミド／エクセグラン®	眠気，肝障害，食欲不振	中毒性表皮壊死融解症，皮膚粘膜眼症候群，血球減少
フェノバルビタール／フェノバール®	眠気	呼吸抑制，急性間欠性ポルフィリン症の患者は禁忌（ポルフィリン合成が増加し症状が悪化する恐れがある）
ガバペンチン／ガバペン®	眠気	急性腎不全，皮膚粘膜眼症候群
トピラマート／トピナ®	眠気，食欲不振，めまい	緑内障，腎結石，代謝性アシドーシス
ラモトリギン／ラミクタール®	発疹，めまい，胃腸障害	中毒性表皮壊死融解症，皮膚粘膜眼症候群，血球減少
レベチラセタム／イーケプラ®	上気道感染，眠気	中毒性表皮壊死融解症，皮膚粘膜眼症候群，血球減少，希死念慮[*2]

*1：スティーブンス・ジョンソン症候群とも呼ばれる．
*2：死にたいと思うこと．

が必要である．妊娠前に9カ月以上，無発作で経過している場合は，約90%の確率で妊娠中も発作が起こらないとされているため，無用に心配させないようにする．

　基本的に通常の分娩が可能であるが，抗てんかん薬を服用中の母親は，帝王切開や妊娠後期出血の危険性が2倍以上とされているため注意が必要である．また，新生児は出生時低体重のことが多い．抗痙攣薬の母乳移行については，フェニトイン，カルバマゼピン，バルプロ酸ナトリウムでは問題になる可能性は低く，授乳も可能である．

(3) 外科的治療

　難治性のてんかんでは，外科的に発作の焦点となる部分（異常な放電が起こるところ）を切除することが有効な場合がある．

(4) 痙攣重積状態の対処

　ジアゼパムを静脈注射し，痙攣を止める．また，気管挿管，アンビューバッグの準備をしておく．状況に応じて，気道吸引，エアウェイ挿入，バイトブロック挿入，血圧測定，心電図，静脈血・動脈血の採血等を行う．

！ 考えてみよう　臨床場面とのつながり

1. 痙攣重積に対して行うべき処置は何ですか．
2. 抗痙攣薬の使用において留意すべき点は何ですか．

重要用語

痙攣重積	熱性痙攣	単純部分発作，複雑部分発作
症候性てんかん，特発性てんかん	部分発作，全般発作	

学習達成チェック

☐ 痙攣とは何かを説明できる．
☐ 痙攣の原因となる疾患を説明できる．
☐ 痙攣の治療の流れを説明できる．

リンク **G** 脳・神経機能障害／感覚機能障害

27 運動麻痺

1 運動麻痺とは

（1）運動麻痺の定義

　筋肉もしくは筋肉を支配している神経系の機能障害によって随意的に筋肉を収縮させることができず，運動できなくなった状態を**運動麻痺**という．

（2）運動麻痺に関連する用語

　運動麻痺に関連する用語を表2.27-1に示す．

表2.27-1●運動麻痺に関連する用語

分　類	麻痺の種類	症　状	障害部位	備　考
障害部位による分類	筋性麻痺	筋肉の麻痺	筋肉	
	末梢神経性麻痺	筋肉の麻痺	末梢運動神経	
	下位運動ニューロン性麻痺	運動麻痺（弛緩性麻痺）	脳幹や脊髄の運動神経細胞	上位運動ニューロン　感覚神経　下位運動ニューロン　弾力がない
	上位運動ニューロン性麻痺	運動麻痺（痙性麻痺）	大脳の運動皮質もしくはそこから脳幹や脊髄の運動神経細胞に至る錐体部のどこか（図2.27-1）	こわばる
麻痺の部位による分類	片麻痺	右もしくは左の顔面・上下肢の筋肉の麻痺	①大脳皮質運動野②内包を含み，脳幹に至るまでの錐体路	麻痺
	対麻痺	両側の下肢の麻痺	頸髄もしくは胸髄	麻痺
	単麻痺	四肢のうち一肢だけの麻痺	①下位運動ニューロン②大脳皮質運動野など	麻痺
	交叉性片麻痺（交代性片麻痺）	一側の顔面と対側の上下肢の麻痺，あるいは一側の上肢と対側の下肢の麻痺	脳幹（中脳・橋・延髄）	麻痺　麻痺

233

分　類	麻痺の種類	症　状	障害部位	備　考
麻痺の程度の違いによる分類	完全麻痺	麻痺した筋肉を全く収縮させることができない（p.237 表2.27-2の等級0の状態）.		
	不全麻痺	麻痺した筋肉をいくらかでも収縮させることができる（p.237 表2.27-2参照）.		
麻痺の性質の違いによる分類	痙性麻痺	麻痺した筋肉を他動的にゆっくり伸展させると抵抗はないが，急激に伸展させると強い抵抗が生じる（痙縮*1）. cf. 固縮*2, 拘縮*3		例：脳梗塞後 腕の痙縮（屈曲位）
	弛緩性麻痺	麻痺した筋肉を他動的に伸展させたとき，その速度に関係なく抵抗が全く感じられない.		例：Werdnig-Hoffmann病 全身の筋トーヌスが低下 下肢の筋力低下

*1 痙縮：筋緊張が亢進した状態の一つ. ／*2 固縮：強剛. 痙縮と同様，筋緊張が亢進した状態の一つだが，他動的に伸展させようとすると伸展の速度に関係なく，一定の強い抵抗が生じる状態. まるで鉛の管を曲げているようなので鉛管現象（lead pipe phenomenon）と比喩されることもある. ／*3 拘縮：関節や筋が線維化して全く動かせない状態. 痙縮性の麻痺や固縮性の麻痺を放置して筋が線維化して伸展できなくなった状態が筋性拘縮，関節が固定された状態が関節拘縮である.

2 病態生理

（1）随意運動と不随意運動

　運動には，自分の意思で顔面や手足を動かす**随意運動系**と，歩行中に自然に腕が振られるといった**自動運動系**がある. 解剖学的には**錐体路系**が随意運動系に，**錐体外路系**が自動運動系に関与し，かつその異常で自分の意思に反して顔面や手足が勝手に動く**不随意運動**が発生すると考えられてきた. しかし，随意運動の遂行に錐体路系が不可欠である一方，錐体路系のみで複雑な随意運動を行うことは不可能で，錐体外路系も関与していることがわかってきた. 現在では，大脳の**運動皮質**に加えて，**運動前野**が随意運動に，**補足運動野**が自動運動に関与していると考えられている（図2.27-1，図2.27-2）.

（2）錐体路と麻痺

　随意運動の指令が運動皮質から脳幹や脊髄の運動神経細胞に伝えられる経路が錐体路であるが，顔面の随意運動に関与する錐体路は顔面神経核の存在する脳幹（橋）で，上下肢の随意運動に関与する錐体路は延髄で交叉している（図2.27-3）. しかし例えば，左前頭眼運動野の指令で頭が右へ向くためには左の胸鎖乳突筋が収縮する必要があり，この筋肉を支配する錐体路は交叉していない. したがって，左脳の障害で右の上下肢が麻痺する. また，左橋の障害では左の顔面と右の上下肢が麻痺し，延髄の錐体交叉部の障害では一側の上肢と対側の下肢が麻痺する.

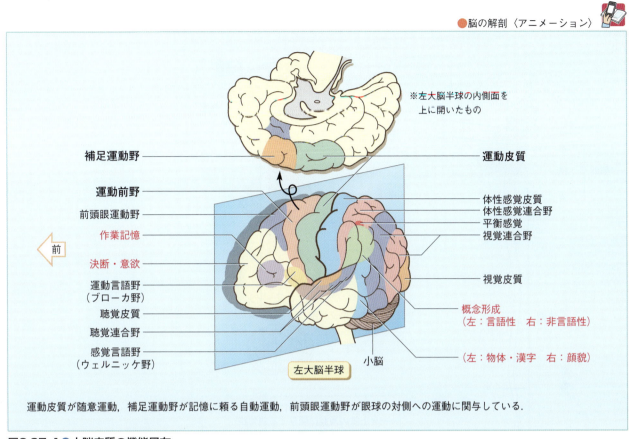

図2.27-1 ●大脳皮質の機能局在

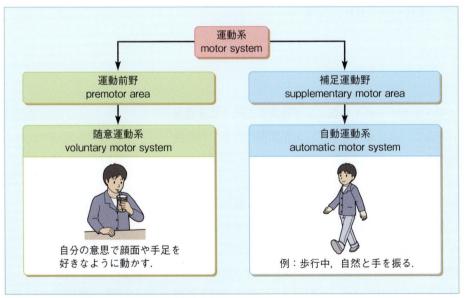

図2.27-2 ●随意運動系と自動運動系の由来

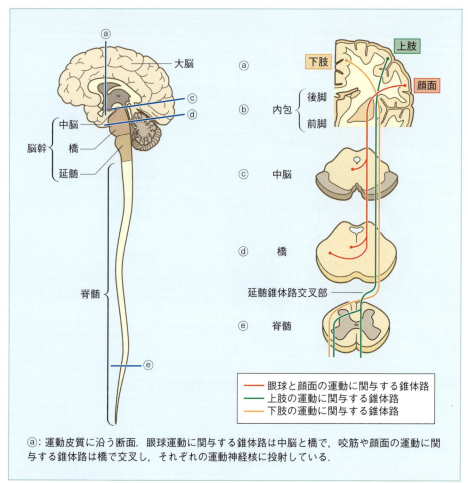

図2.27-3●錐体路系

(3) 運動神経核と麻痺

上肢筋を支配する運動神経核は第5頸髄から第1胸髄に，下肢筋を支配する運動神経核は第2腰髄から第1仙髄に分布している．したがって，上位頸髄の損傷で四肢麻痺が，胸髄の損傷で対麻痺が発生する．

(4) 脊髄反射弓と麻痺

筋肉は引っ張られると脊髄反射弓の働きで収縮する．このおかげで，私たちは無意識に姿勢を保持できる．しかし，随意運動の際には反射弓を抑制する必要がある．このため，錐体路は姿勢反射に関与する筋の反射弓に常時，強い抑制をかける．錐体路障害ではこの抑制が取れる（脱抑制）ために腱反射が亢進し，痙性麻痺（痙縮）が生じる．筋や末梢運動神経，脊髄運動神経核の障害では，反射弓自体が障害されるために弛緩性麻痺が生じる．ただし，運動皮質に限局した病変では，やはり弛緩性麻痺が発生する．

3 アセスメント

運動麻痺にはわずかな筋力低下から全く動かすことのできない完全麻痺まで，あらゆる程度がある．四肢の麻痺に関しては，通常表2.27-2のような段階に分けてアセス

plus α

反射弓

反射〔刺激に対する不随意（無意識の）反応〕が起こる際の，①受容器→②感覚神経→③反射中枢→④運動神経→⑤効果器という要素で構成される神経経路．③の反射中枢は，感覚系が運動系に切り替わる場所を指す．

表2.27-2●徒手筋力テスト（manual muscle testing：MMT）測定結果の表記

等　級[*1]	正常に対する割合	Lovettの分類	内　容
5/5	100%	normal（N）	強い抵抗[*2]を加えても，なお重力に抗して完全に動く．
4/5	75%	good（G）	軽い抵抗[*2]および重力に抗して運動が可能．
3/5	50%	fair（F）	抵抗を加えなければ，重力に抗して運動が可能．
2/5	25%	poor（P）	重力を除くと，関節運動が可能．
1/5	10%	trace（T）	関節運動はないが，筋収縮は認められる．
0/5	0%	zero（O）	筋の収縮が全く認められない．

[*1] 等級がはっきりしない場合は，中間表現としてマイナス（−）やプラス（＋）をつけて表現する．
[*2] 5と4の抵抗について，4の抵抗を検者の手の重さ，5をそれ以上の抵抗とすると解釈が容易である．

メントする．等級0が完全麻痺，1〜4が不全麻痺である．片麻痺の場合には，上下肢のいずれの麻痺がより強いのかも判定しておく．また，近位筋（上肢では肩，下肢では股）と遠位筋（手足の指）のいずれがより強く麻痺を起こしているのかも確認する．さらに，p.233 表2.27-1で解説した方法で，麻痺が痙性か弛緩性かを区別する．痙性の場合には腱反射が亢進する．

顔面の麻痺の有無は，目を強く閉じてもらう，歯を見せてもらうなどで，ある程度わかるが，軽い麻痺の存在は鼻唇溝（ほうれい線）の深さの左右差を見て判定する．眼球運動麻痺は，検者の指を患者の眼前に出し，指を見つめてもらいながら上，下，右，左と動かして検査する．

錐体路障害で下肢が麻痺している場合，足底の外側部を踵から小指のほうにこすると親指が背屈する．これをバビンスキー反射という（図2.27-4）．

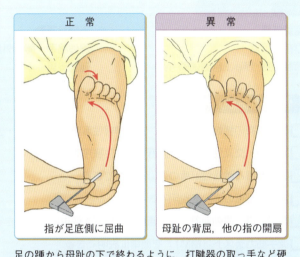

図2.27-4●バビンスキー反射

4 ケア

患者が最も心配するのは「完全に元通りに治るか」ということである．患者の質問に対する不適切・不用意な発言は患者の心を傷つける．うそをついてはいけないが，同時に患者の心を傷つけてもいけない．

回復の程度は原因疾患と障害部位による．神経細胞は再生しないが，末梢神経線維は，外傷で切断されても縫合すれば1日1mmの速さで再生する．

ウイルス感染後の顔面神経麻痺は，神経線維の障害ではなく髄鞘の脱落（脱髄）のため，速やかに回復する．小児麻痺は脊髄運動神経細胞が消失していることから回復しない．被殻に発生した脳出血は，内包の錐体路を圧迫している早期に血腫を除去すれば麻痺は完全に回復するが，内包の錐体路を破壊した後に血腫を除去しても麻痺

の回復は望めない．リハビリテーションによって少しの回復がみられるのは，錐体外路などを介しての機能代償の結果にほかならない．弛緩性上肢麻痺を放置すれば，重力によって上肢が絶えず下方に引っ張られるため，肩関節が脱臼して肩に強い痛みが発生する．

> **plus α**
>
> **弛緩性上肢麻痺の看護**
> リハビリテーションから病室に戻ったら三角巾などで腕を固定し，脱臼を予防することが重要である．現状では実施されていない施設が多い．

！ 考えてみよう　臨床場面とのつながり

1. 運動麻痺の存在とその程度をアセスメントする意義は何でしょうか．
2. 痙性麻痺と弛緩性麻痺の区別が必要なのはなぜですか．
3. 痙縮と固縮の区別が必要なのはなぜですか．

重要用語

運動麻痺　　　　　　　　　　　不随意運動　　　　　　　　　　運動前野
痙縮，固縮　　　　　　　　　　錐体路系，錐体外路系　　　　　補足運動野
随意運動（系），自動運動（系）　運動皮質

学習達成チェック

- [ ] 運動麻痺の種類（筋性麻痺，末梢神経性麻痺，下位運動・上位運動ニューロン性麻痺）を説明できる．
- [ ] 片麻痺，交叉性片麻痺，対麻痺の発生機序を説明できる．
- [ ] 痙性麻痺と弛緩性麻痺の違いを説明できる．
- [ ] 痙縮と固縮の違いを説明できる．
- [ ] 運動皮質，運動前野，補足運動野の機能を簡単に説明できる．
- [ ] 徒手筋力テスト（MMT）を簡単に説明できる．

28 | 運動失調

1 運動失調とは

(1) 運動失調の定義

複雑な運動行為を遂行するには，いくつかの筋群の運動プログラムが協調（coordination）することが必要である．運動プログラム自体の障害を**失行**（apraxia），プログラム遂行にあたっての協調の障害を**運動失調**（ataxia）と呼び，バランスが崩れれば姿勢にも異常をきたす．運動の協調に中心的役割を果たしているのが小脳で，小脳障害で最も顕著に運動失調がみられる．

(2) 運動失調に関連する用語

①**小脳徴候**：小脳の障害でみられるさまざまな症候（失調を含む）を総括する用語．

②**振戦**（tremor）：手足のふるえを振戦というが，小脳障害のみならずパーキンソン病や脳幹，大脳基底核などの病変でもみられる．パーキンソン病では安静にしているときに振戦がみられ，動作時には消失する．これに対して，小脳疾患では安静時には振戦はみられないのに動作時にみられるのが特徴である．動作の開始時よりも終了近くなったとき，例えば**指鼻指試験**（図2.28-1）において，目標の鼻の頭や検者の指に近づいたときに振戦が強くみられることから**終末時振戦**（terminal tremor）と呼ばれる．振戦は失調には含めない．

③**測定障害**（dysmetria）：手で物をつかもうとするときに手が目標より遠くに行き過ぎたり（測定過大，hypermetria），目標より手前をつかんだりする現象（測定過小，hypometria）を測定障害といい，小脳障害でみられる．

④**運動分解**（decomposition）：指鼻指試験において，患者が人差し指で検者の指を触り，次に自分の鼻を触るためには，指が空間を移動してくる間に検者に向けていた掌を自分のほうに方向転換する必要がある．正常では指が近づいてくる間にスムーズに掌の向きを変えることができるが，小脳疾患のある人はスムーズな方向転換ができず，途中で手の移動を止めて掌の向きを変えてから，指を自分の鼻に当てるといった動作をする．このように，一つのスムーズな運動が二つに分解されることを運動分解といい，小脳失調の特徴の一つである．

⑤**回内回外変換運動障害**（dysdiadochokinesia）：正常では手の回内回外変換運動を急速に行うことができるが，小脳障害があると軸が崩れてうまくできなくなり，パーキ

> **plus α**
> **パーキンソン病**
> 大脳基底核でのドパミンが不足した状態で，運動機能に障害が起こる．特有の前屈姿勢，振戦，全身の筋緊張が亢進する固縮があり，動作の開始が遅れたり，動作が緩慢になることが特徴．

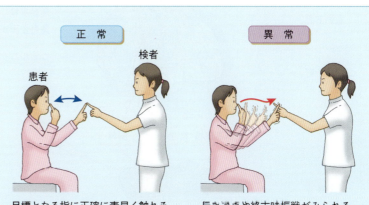

図2.28-1●指鼻指試験

目標となる指に正確に素早く触れることができる．

行き過ぎや終末時振戦がみられる．

患者と検者は向かい合う．患者は自分の鼻から検者の指へ素早く指を動かして触れ，指を自分の鼻先へ戻す．

ンソン病では2～3回ですくんで（slow down）できなくなる．
⑥**体幹失調**（truncal ataxia）：小脳障害の患者を背もたれのない状態で腰掛けさせると，開眼していても絶えず体幹が揺れる．これを体幹失調という．
⑦**ロンベルク徴候**：深部感覚の障害を調べる検査．起立位で開眼していれば静止しているが，閉眼させると倒れる場合をロンベルク（Romberg）徴候陽性という．脊髄後索からの深部感覚の入力障害で発生し，小脳症状である体幹失調とは区別される．

> **plus α**
> **深部感覚**
> 筋・関節などの深部組織にある深部受容器に起こる感覚．位置覚，振動覚など．位置覚，振動覚の伝導路は後索を通る．

2 病態生理

私たちは生後，新しい運動行為を学習し続けている．学習には運動前野→大脳基底核→小脳→視床→運動前野の回路が関与し，習得された運動プログラム（例：自転車に乗る）は補足運動野に記憶されると考えられている．この運動記憶機構が障害された状態が**失行**で，「何をどうやってよいかわからない」状態となる．「何をどうやるかはわかっているが，やろうとしてもうまくできない」のが運動失調である．これには錐体路から小脳を経由するバイパスが関与する（図2.28-2）．この回路網のどこが障害されても運動失調は発生しうる．

3 アセスメント

運動の失調とその程度は，p239「運動失調に関連する用語」で説明した方法でアセスメントする．

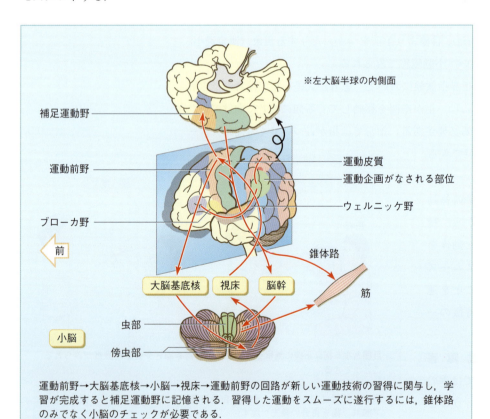

図2.28-2●運動神経回路網

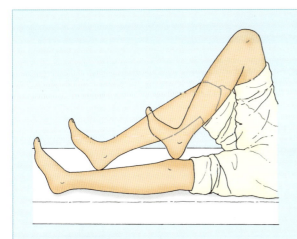

図2.28-3 ● 踵膝踵試験

　最も重要な検査は指鼻指試験と踵膝踵試験（図2.28-3）である．踵膝踵試験では，検査する足の踵を対側の下肢の膝に当て，すねの上を踵まで滑り下ろしてもらう．この検査のねらいは測定障害，運動分解，終末時振戦を検出することにある．

4 ケ ア

　治療は原因疾患の治療による．振戦に効果的な薬物はないが，定位脳手術による視床のVim核の破壊もしくは電気刺激は，あらゆる原因の振戦に極めて有効である．その他の小脳障害による症状の改善は大脳による機能代償に頼るしかなく，リハビリテーションを行っても完全回復は極めて困難である．

考えてみよう　臨床場面とのつながり

1. 運動失調を見過ごすと，看護上どのような事故が起こる可能性がありますか．
2. 測定障害の患者さんの看護には，どのような注意が必要ですか．
3. 振戦のある患者さんの看護には，どのような注意が必要ですか．

重要用語

失行	測定障害	ロンベルク徴候
運動失調	運動分解	指鼻指試験，踵膝踵試験
小脳徴候	回内回外変換運動障害	
振戦，終末時振戦	体幹失調	

学習達成チェック

☐ 失行と運動失調の区別を説明できる．
☐ パーキンソン病の振戦と小脳性振戦の違いを説明できる．
☐ 指鼻指試験を実施できる．
☐ 測定障害の有無をアセスメントできる．
☐ 体幹失調を検出できる．

リンク ⓖ脳・神経機能障害／感覚機能障害

29│歩行障害

1 歩行障害とは

（1）歩行障害の定義
　二本足歩行は，極めて複雑な神経回路網を介した学習の結果，可能となった行為であり，二本足での起立と歩行の障害によって各種の**歩行障害**が発生する.

（2）歩行障害に関連する用語
　歩行障害に関連する用語を，表2.29-1に示す.

表2.29-1●歩行障害に関連する用語

起立障害（立位保持障害）	小脳性起立障害	小脳疾患で体幹失調が発症していると，踵をそろえた立位を保持することができなくなり，両足を開いて立つ.
	脊髄後索性立位障害	体幹失調がない場合，開眼していれば立位を保持できるが，閉眼すると身体の動揺性が増大し転倒に至る（ロンベルク徴候陽性）.
	前庭性立位障害	一側の内耳または前庭神経の障害では，バランスが崩れて開眼していても障害側に倒れる.軽い場合には開眼でも閉眼でも立位は保持できるが，閉眼のまま50歩以上足踏みすると，右もしくは左へ身体の向きが回転する.
	パーキンソン病性立位障害	前かがみの姿勢で立位を保持するのが特徴で，上体を少し押しただけで倒れたり足を踏み出したりする突進現象がみられる.
歩行障害	麻痺性歩行	弛緩性麻痺や下肢の末梢神経障害による麻痺があると，足を上げたときに足先が垂れ下がるために，膝を高く上げて歩く鶏歩（steppage gait）となる.
	痙性歩行	痙縮や痙性麻痺があると膝を曲げるのが困難となるため，膝を伸ばしたまま足底を引きずりながら歩く.
	片麻痺性歩行	脳梗塞や脳出血で痙性片麻痺になると，麻痺側の上肢が屈曲し，下肢が伸展するウェルニッケ・マン型拘縮（Wernicke-Mann型拘縮）の肢位となり，下肢は膝の伸展のため尖足位のまま足を床から離して円を描くようにして歩く（円弧歩行：circumduction）.
	失調性歩行	小脳性失調の患者は両足を開いて左右によろめきながら歩く.軽症例は，直線上を継ぎ足（一側のつま先に対側の踵を接触させる）で歩いてもらうとわかる.一側の迷路障害では，障害側へそれていく.
	パーキンソン病性歩行	小さい歩幅で前かがみになって歩き，だんだん速くなって前に倒れやすい.病状が進行すると足が床に張りついたように離れず，膝をがくがく震わせるすくみ足がみられる.

242

歩行障害	間欠性跛行	一定の距離を歩くと下肢が痛んだり脱力が生じて歩行を続けることができなくなり，数分休むとまた歩けるようになる．下肢の動脈硬化，腰椎の脊柱管狭窄症，脊髄の動静脈奇形などが原因で起こる．
	逆説歩行（paradoxical gait）	無地の床の上では全く歩けないパーキンソン病の患者は，床の上に障害物を置くとそれを難なくまたいでしまう．また，床の上に，はしごのように横線を描くと，それをまたぎながら難なく歩く（図2.29-2）．
	解離性（転換性）障害による歩行障害	さまざまな起立や歩行障害を示す．ヒステリーの特徴的症状の一つである．誰も見ていないところではきちんと歩くことができる．

2 病態生理

従来，錐体路系が随意運動に，錐体外路系が自動運動に関与すると考えられてきた．しかし錐体路のみでは複雑な巧緻運動はできず，錐体外路系も関与していることが知られるようになった（p.234参照）．現在では図2.29-1に模式的に示すように，運動前野を介する随意運動系と補足運動野を介する自動運動系とに二分したほうが理解しやすい．

私たちが人と話をしたり携帯電話をかけたりしながら無意識に歩き続けられるのは，歩行が補足運動野を介する自動運動系によって自動的に行われているからである．しかし，障害物があれば眼で見ながら障害物を避けて歩く．このとき，外界からの視覚刺激に反応し，運動前野を介する随意運動系によって，方向転換，ないし迂回が随意的に行われている．

パーキンソン病の患者が無地の床上を歩けないのは，自動運動系による記憶に頼った自動的な歩行ができないからである．一方ではしご様の横線をまたいですたすたと歩けるのは，随意運動系を介して歩くからである（図2.29-2）．このような患者の視床下核に深部電極を植え込んでおくと，電流を流している間は無地の床上を歩くことができる．

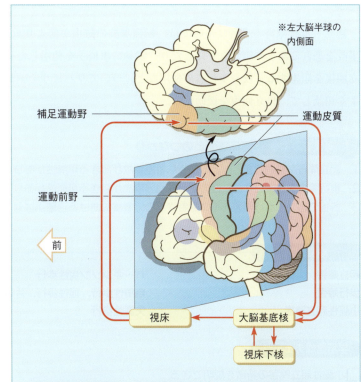

運動皮質が随意運動，補足運動野が記憶に頼る自動運動に関与している．これらの系はそれぞれ大脳基底核，視床下核，視床との間に極めて複雑な神経回路網を形成している．視床は大脳皮質へ，大脳皮質は大脳基底核へ投射しており，大脳基底核と視床下核の間には情報の交換がある．

図2.29-1●随意運動系と自動運動系の神経回路網

3 アセスメント

患者の起立・歩行障害は，歩行障害に関連する用語の解説（表2.29-1）をよく理解

すればアセスメントできる．病棟で患者を観察する機会の多い看護師は，患者の起立や歩行の状態をよく観察し，的確にカルテに記載しておく．特に解離性（転換性）障害の患者は医師の前ではさまざまな起立・歩行障害を提示する．医師がいないときの看護師の何気ない観察が，診断の決め手になることがある．

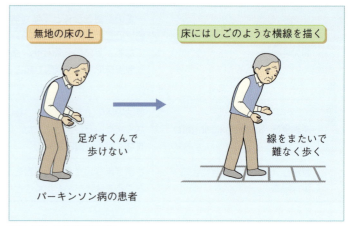

図2.29-2 ● 逆説歩行

4 ケア

起立・歩行障害の患者については，転倒事故の防止が何より重要になる．しかし，事故を恐れるあまり寝たきりにしたり，安易に車椅子を使用したりすると，患者の自立回復を阻害する．杖や歩行器の使用などについてリハビリテーションのスタッフとよく相談して，自立回復を援助する．

> **考えてみよう** 臨床場面とのつながり
>
> 1. 起立障害を見過ごすと，どのような看護事故が起きる可能性がありますか．
> 2. 歩行障害を見過ごすと，どのような看護事故が起きる可能性がありますか．
> 3. 各種の起立・歩行障害をもつ患者さんの，看護における注意点は何でしょうか．

重要用語

起立障害　　　　　　　　　パーキンソン病性歩行　　　　　　　間欠性跛行
歩行障害　　　　　　　　　麻痺性歩行，痙性歩行，片麻痺性歩行　逆説歩行
小脳性起立障害　　　　　　失調性歩行

学習達成チェック

☐ 小脳性起立障害の特徴を説明できる．
☐ ロンベルク徴候陽性の意味を説明できる．
☐ パーキンソン病患者の起立・歩行の特徴を説明できる．
☐ 麻痺性歩行と痙性歩行の違いを説明できる．
☐ 失調性歩行の特徴を説明できる．
☐ 間欠性跛行の原因を列挙できる．
☐ 逆説歩行について簡単に説明できる．

リンク ⓖ 呼吸機能障害／循環機能障害，脳・神経機能障害／感覚機能障害

30 | 嗄声

発声は呼気時に声帯が閉じ，ここを呼気が通り，声帯を振動させることによって起こる．**嗄声**（させい）は声帯の閉じ方が不完全なときに起こり，その原因は，喉頭の器質的病変，喉頭の機能性障害，および喉頭筋の運動を調節する神経の障害に大きく分類される．

1 原因と分類

嗄声の分類について表2.30-1に示す．

（1）喉頭の器質的病変

喉頭の器質的病変により声帯の性状が変化し，嗄声が起こる．外傷，急性喉頭炎および慢性喉頭炎，良性および悪性腫瘍によるものがある．特異的な慢性喉頭炎として**喉頭結核**があるが，原発性の喉頭結核はまれで，ほとんどが肺結核に続発したものである．喉頭結核では，声帯，喉頭粘膜に肉芽腫を形成する．**ポリープ様声帯**では声帯膜様部のほぼ全長にわたって，浮腫状あるいはポリープ状の腫脹を認める．原因は不明であるが，患者の大多数は喫煙者である．**声帯結節**は過緊張性の発声が原因である．

（2）喉頭の機能性障害

機能性の障害としては歌手，牧師，教師など声をよく使う職業の人にみられる発声器官の過労や解離性障害などの精神疾患によるものがある．声帯そのものには異常がみられない．

（3）喉頭筋支配神経の障害 （図2.30-1）

喉頭筋は迷走神経の分枝である左右の上喉頭神経，反回神経（下喉頭神経）により神経支配されている．喉頭筋自体が障害されることは少ないが，反回神経が障害されることは臨床的に多くみられる．

表2.30-1●嗄声の分類

	分 類	原 因	疾患など
成人	喉頭の器質的病変	外傷性 急性炎症 慢性炎症 腫瘍性 その他	異物，喉頭外傷，刺激ガス吸入 急性喉頭炎，化膿性扁桃炎，頸部蜂巣炎（ほうそう） 慢性喉頭炎，喉頭結核，梅毒 喉頭癌，声帯ポリープ，線維腫，肉芽腫 ポリープ様声帯，声帯結節
	喉頭の機能性障害	職業性 心因性	歌手，牧師，教師など 解離性障害
	喉頭筋支配神経の障害		表2.30-2を参照
小児		先天性 外傷性 感染性 腫瘍性	囊胞，奇形 異物 急性発疹，麻疹，喉頭気管炎，喉頭ジフテリア 多発性乳頭腫

245

小児にみられる嗄声には，先天性，外傷性，感染性，腫瘍性のものがある．先天性の原因としては囊胞や奇形，外傷性の原因としては喉頭の異物によるものが多い．感染性の原因には麻疹，喉頭気管炎，**喉頭ジフテリア**があり，腫瘍性の原因には多発性乳頭腫が多い．

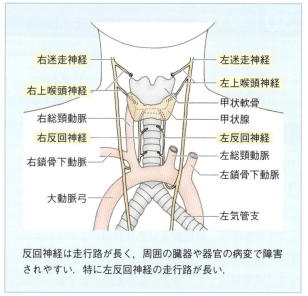

反回神経は走行路が長く，周囲の臓器や器官の病変で障害されやすい．特に左反回神経の走行路が長い．

図2.30-1 ● 喉頭筋の支配神経の走行

2 病態生理

嗄声の病態生理は，嗄声の発生機序により次の三つに分けられる．

（1）声帯の器質的変化

急性喉頭炎，慢性喉頭炎，良性喉頭腫瘍，悪性喉頭腫瘍，声帯の萎縮，声帯の緊張低下などが原因である．急性喉頭炎はウイルス感染が多く，続発性にインフルエンザ菌，肺炎球菌，溶血性連鎖球菌などの細菌感染も起こる．咽頭粘膜，声帯は発赤，肥厚する．慢性喉頭炎は急性喉頭炎の反復，上気道・下気道・副鼻腔からの炎症の波及，口呼吸，声帯の酷使，喫煙，塵埃などが原因となる．

（2）両側声帯間の異物

異物が喉頭に達するのは吸気時に吸引されるためであり，食事中の誤った吸引，睡眠，酩酊，てんかん発作などの意識喪失時，驚愕時のほか，姿勢，体位も関係する．**声帯ポリープ**の成因についてははっきりしないが，炎症の繰り返しにより結合組織の増生，周辺の浮腫などによって，腫脹ないし腫瘤が形成されていくと考えられている．

（3）喉頭筋支配神経の障害（図2.30-1，表2.30-2）

声帯の内転筋と外転筋は反回神経に支配される．反回神経は迷走神経の分枝であり，核は延髄の疑核にある．大脳皮質（中心前回）からは両側性の支配を受けるため，核上性の麻痺は極めてまれである．延髄を出た迷走神経は頸静脈孔を舌咽神経，副神経とともに通って，頭蓋の外へ出る．頭蓋から出た迷走神経は内頸静脈に接して頸部を下方に走り，下神経節の直下で上喉頭神経に枝分かれする．下走した迷走神経は，右では鎖骨下動脈の高さで，左ではいったん胸郭内に入り，大動脈弓の高さで反回神経に枝分かれする．反回神経はこれらの動脈を迂回し，気管と食道の間を上走して喉頭に達する．両側とも喉頭に入る前に甲状腺に近接して走り，輪状咽頭筋の下線から喉頭内に入る．

このように反回神経を構成する神経線維は延髄を出て喉頭に達するまでに長い経路

plus α
喉頭乳頭腫
ヒト乳頭腫ウイルス（human papillomavirus：HPV）の感染によって起こる良性の腫瘍．喉頭乳頭腫では，声帯の振動が妨げられることにより，嗄声が起こる．小児の場合は気道狭窄やチアノーゼを起こすこともある．

plus α
核上性の麻痺
迷走神経運動枝はほかの運動ニューロンと同様，上位ニューロンと下位ニューロンからなるが，上位ニューロンが障害される場合を核上性の麻痺という．

表2.30-2●喉頭筋支配神経の障害の原因

障害の部位	疾患など
延髄の疑核より中枢側の障害	仮性球麻痺（両側麻痺），両側人脳皮質・皮質延髄路の炎症
延髄の障害	脊髄性進行性筋萎縮症，循環障害（血栓，塞栓，出血），灰白髄炎，脳幹脳炎，腫瘍，延髄空洞症，外傷，小児ではギラン・バレー症候群，アーノルド・キアリ奇形，水頭症
頸静脈孔を通る部位での障害	頭蓋底骨折，腫瘍，動脈瘤，くも膜炎
頸部迷走神経の障害	外傷，手術，悪性腫瘍のリンパ節転移
胸部での障害	手術（心，肺，縦隔，胸腺，食道），大動脈瘤，胸腺腫，縦隔腫瘍，肺癌，食道癌，胸膜炎，縦隔炎，心膜炎，肺結核，先天性心疾患
頸部反回神経の障害	頸部外傷，手術（特に甲状腺手術），気管挿管，甲状腺癌，下咽頭・頸部食道癌
神経炎	ウイルス感染（かぜ症候群，インフルエンザ），ジフテリア，腸チフス，敗血症，猩紅熱などの感染症，アルコール，鉛・水銀などの中毒
特発性	

をたどり，種々の器官に近接して走るため障害を受けやすい．特に左側は右側に比べて長いため，左側の声帯麻痺の頻度は右側の約3倍である．

　反回神経麻痺の原因は多岐にわたる（表2.30-2）．血液透析患者の二次性副甲状腺機能亢進症の副甲状腺腺腫に，経皮的にエタノールを注入して腺腫を縮小させる経皮的エタノール注入療法（percutaneous ethanol injection therapy：PEIT）が行われるが，この合併症としても嗄声が起こる．

3　アセスメント

（1）病歴の聴取

　病歴の聴取に際しては，以下の点を明らかにしておく．

①発症様式：急性発症，慢性発症

②併発症状：感冒様症状，呼吸困難，精神的ショック

③喫煙，飲酒の習慣

④職業（声の多用），趣味嗜好（カラオケなど）

⑤既往歴：手術，結核，梅毒，有毒ガスの吸入歴，男性ホルモン服用の有無（女性の場合）

（2）症　状

　声帯の病変によって特徴がある．性状を詳細に聴取することが重要である．

①ガラガラした粗い声のときは，声帯ポリープ，声帯結節が疑われる．

②ガラガラして重苦しい声のときは，声帯全体が腫脹するポリープ様声帯が疑われる．

③ガラガラした粗い声に加えて，金属的な響きがあるときは，声帯が硬くなっておりがんの場合が多い．

④息もれがはなはだしく，苦しそうな声のときは，声帯が閉まらない状態で，反回神経麻痺を疑う．

　反回神経麻痺において，片側性麻痺の場合，声帯が正中位で停止していれば発声に

---

plus α

ギラン・バレー症候群

先行感染後，四肢の筋力低下をきたす多発性神経炎．末梢神経の髄鞘に対する自己免疫疾患と考えられている．

plus α

アーノルド・キアリ奇形

脳の先天異常に基づく水頭症の一種で，小脳と下部延髄が下方に位置し，その一部が上部頸椎椎管内にあるもの．

は異常がなく，呼吸困難もないため患者は病識がないこともある．少しでも正中より偏位して停止すると，嗄声となる．発声時間は短縮し，会話は断続的となる．患者は努力して話すようになり，疲れやすい．また声門閉鎖不全があると，飲食物（特に液体）の嚥下時，声門下に流入して誤嚥を起こすことがある．

両側性麻痺の場合は，声帯が正中より偏位して固定すれば，片側性閉鎖不全と同様，嗄声をきたす．正中位あるいはその近傍に固定されると呼吸困難を呈する．このような例では，発声機能は比較的よく保たれている．

(3) 検査所見

●間接喉頭鏡検査●

声帯の運動性と，声帯辺縁の性状および声門の状態をよく観察する．声帯の動きをさらに詳細に観察するには，喉頭ファイバースコープが用いられる．喉頭ファイバースコープは経鼻式なので，患者への負担も少なく，乳幼児や咽頭反射の強い人にも行うことができる．

●胸部X線撮影●

内視鏡検査で声帯に器質的な病変を認めず，声帯麻痺がみられるときは，甲状腺腫瘍，縦隔腫瘍，動脈瘤について検索する．胸部X線撮影では上縦隔に注目する．このとき側面像，斜位像も参考にする．頸部X線撮影で頸部の石灰化の有無をチェックする．

●CT，MRI検査●

詳細な情報を得るには頸部および胸部CT，MRIが必要である．

4 ケ ア

(1) 処 置

喉頭の炎症では熱い飲食物や刺激性の嗜好品，アルコール，たばこを禁止する．声帯を安静に保つため発声を控え，筆談する．抗生物質溶液，水溶性ステロイド製薬，血管収縮薬などをネブライザー法で投与するのも有効である．

(2) 治 療

喉頭の異物はハイムリック法（図2.30-2）により喀出させる．喉頭異物，喉頭ジフテリア，両側の反回神経麻痺で声帯が正中位のものでは，気管切開が必要なこともある．喉頭ポリープ，声帯結節では，初期の軽い病変の場合は沈黙療法を含む発声指導を行う．高度の病変や明らかな腫瘍形成がある場合は，手術（ラリンゴマイクロサージェリー）により切除する．ポリープ様声帯の場合もラリンゴマイクロサージェリーを実施する．悪性腫瘍，動脈瘤，心疾患によるものは基礎疾患の治療を行う．

---

plus α

ネブライザー法

薬液を超音波などで霧状の細かい粒子にして，喉頭などの局所に吸入散布する治療法．

plus α

ラリンゴマイクロサージェリー

金属の筒状の器械を喉頭に挿入し，声帯を直接明視下におき，双眼顕微鏡で拡大して，患部を切開あるいは切除する手術．

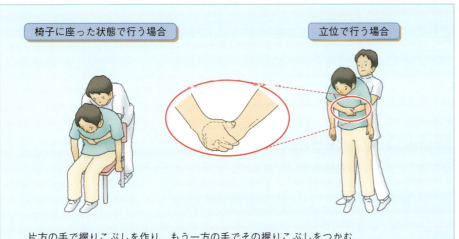

図2.30-2 ● ハイムリック法

> 片方の手で握りこぶしを作り，もう一方の手でその握りこぶしをつかむ．患者の下肋部を締め付け横隔膜を押し上げて気道内圧を急激に高め，異物を喀出させる．

考えてみよう　臨床場面とのつながり

1. 嗄声の患者さんにおいて，予測すべき変化には何があるでしょう．
2. 嗄声の患者さんに対して，まずすべきアセスメントは何でしょう．
3. 嗄声の患者さんの処置やケアのために，どんな準備をしたらよいでしょう．

重要用語

嗄声　　　　　　　　　声帯結節　　　　　　　　反回神経麻痺
喉頭結核　　　　　　　喉頭ジフテリア
ポリープ様声帯　　　　声帯ポリープ

学習達成チェック

☐ 嗄声とは何かを説明できる．
☐ 嗄声の原因を分類できる．
☐ 嗄声時の観察ポイントを説明できる．
☐ 嗄声の治療の原則が説明できる．

リンク G 脳・神経機能障害／感覚機能障害

31 めまい

1 定義と分類

めまいという言葉は通常，体の平衡感覚が乱れることを指し，日常でもよく用いられるが，症状を表す上では極めてあいまいな表現である．めまいは，症状によって二つに大別される．天井がグルグル回る感じを訴える**回転性めまい**と，ふわふわと宙に浮いている感じや目の前が暗くなる感じを訴える**浮動性めまい**である．

2 病態生理

（1）平衡感覚機能とめまいの関係

1861年，メニエール（Meniere, P.）が内耳の障害がめまいの原因になることを報告した．現在では，内耳に平衡感覚をつかさどる機能があることがわかっている．

内耳は骨半規管，前庭，蝸牛に分かれる（図2.31-1）．前庭の感覚受容器である平衡斑では体の直線加速度や頭の傾きを感じ，骨半規管膨大部では回転運動を感知する．これら平衡感覚受容器からの求心性神経は，前庭神経節を経て脳幹部の橋と延髄にまたがって存在する前庭神経核に入るが，一部の神経は前庭神経核に入らずに下小脳脚を通って小脳片葉，虫部垂に入る．小脳からも前庭神経核に投射があって連絡を取り合っている．これらの経路からは，視床を経て大脳への連絡もある．

plus α

メニエール
1799-1862年．フランス人医師．めまいを起こした後に亡くなった女性の解剖をしたところ，耳に異常があることを発見した．

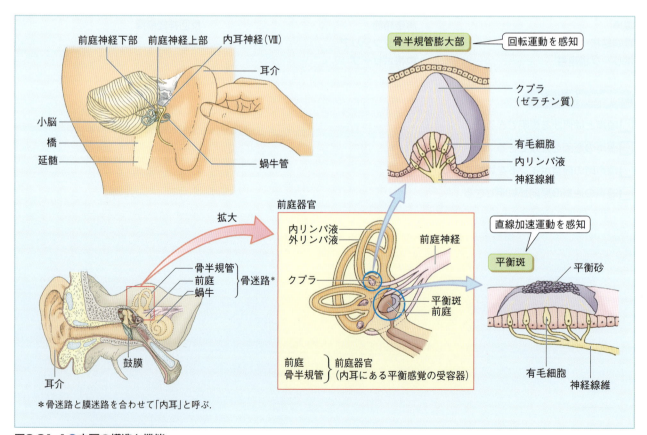

図2.31-1 ● 内耳の構造と機能

250

主に前庭-小脳系の障害で起こるめまいを**末梢性めまい**といい，患者は主に回転性めまいを訴える．これらの部位より高位の神経系の障害で起こるめまいは**中枢性めまい**といい，浮動性めまいを示すことが多い．

(2) めまいの原因となる主な疾患

めまいの原因となる疾患について，表2.31-1に示す．このうち，主に回転性めまいの原因となるのは①と②，浮動性めまいの原因となるのは②，③，④である．②では回転性めまいと浮動性めまいが混在する．例えば，小脳梗塞の急性期には回転性めまいを示し，慢性期には浮動性めまいに移行するなど，同一症例内であっても多様な症状が現れる．

●メニエール病●

内耳の外側は外リンパ液，内側は内リンパ液で満たされている．体が回転すると内リンパ液が動くことで，骨半規管内にあるクプラが変位し，膨大部稜にある有毛細胞が刺激されて，体の回転運動が感知される（図2.31-1）．なんらかの原因で内リンパ液がたまりすぎる（これを内リンパ水腫という）と，めまい，耳鳴，難聴が起きる．原因不明の内リンパ水腫を**メニエール病**という．ほかに内リンパ水腫をきたす疾患として，中耳炎などの炎症，膠原病などが知られている．

メニエール病のめまいは内耳障害であるから，グルグル回るような感じがする回転性のめまいであることが多く，突然起こり数十分から数時間持続し，耳鳴や難聴，耳閉感を伴う．嘔気や嘔吐を伴うこともある．

発作が治まると症状は消失し，普段通りとなる．発作は毎日起こる場合もあれば，数年経って再度起こる場合もある．メニエール病の多くはこうして発作を繰り返しながら，徐々に耳鳴や難聴が進行していく．

●前庭神経炎●

突然発症し，激しい回転性めまいに嘔気，嘔吐を伴う．前庭神経のみが侵され，聴神経は正常なため，難聴や耳鳴は生じないことが特徴である．発作性に繰り返すこともない．めまいは通常，数日で消失する．

原因は不明だが，先行する上気道感染を原因とする説もある．

●良性発作性頭位めまい●

寝返りをうつ，起き上がるといった頭位の変換に伴って起こる良性のめまいである．平衡斑の細胞変性やクプラの変性によって起こると考えられている．聴力の低下はなく，通常，嘔吐は伴わない．

●脳血管障害●

中高年以上で高血圧，糖尿病，脂質異常症などの危険因子を有する患者では，動脈硬化を基盤とした脳血管障害によってめまいをきたしている可能性が高い．

脳梗塞や脳出血が小脳に起こると，強い回転性めまい，嘔気，嘔吐が急激に出現する．緊急治療が必要であり，疑われる場合は至急，画像検査を行う．

●椎骨脳底動脈循環不全症●

椎骨脳底動脈領域の一時的な血行不全により，回転性めまい，あるいは浮

> **plus α**
>
> **膨大部と膨大部稜**
>
> 骨半規管の付け根は膨らんでおり，ここを膨大部という．膨大部にある感覚受容装置が膨大部稜で，ここにはクプラを有する有毛細胞が並んでいる（図2.31-1）．

> **plus α**
>
> **クプラ**
>
> 骨半規管を満たす内リンパ液内に穂先のような形状で存在する部位．頭の動きによって生じた内リンパ液の流れがクプラを刺激し，頭の回転運動を感知する（図2.31-1）．

表2.31-1●めまいの原因

①前庭障害
メニエール病
前庭神経炎
迷路炎，中耳炎
錐体骨折
薬物中毒
良性発作性頭位めまい

②脳幹または小脳の障害
脳血管障害（脳梗塞，脳出血）
椎骨脳底動脈循環不全症
鎖骨下動脈盗血症候群
脳腫瘍（聴神経腫瘍など）
多発性硬化症

③循環障害
高血圧
起立性低血圧
不整脈

④その他
貧血
低血糖
飲酒
心因性めまい
頸性めまい　など

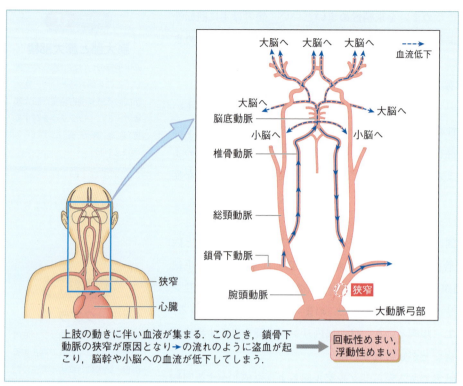

図2.31-2 ● 鎖骨下動脈盗血の機序

動性めまい，嘔気，嘔吐，四肢の不全麻痺，drop attack などの症状をきたす．

● **鎖骨下動脈盗血症候群** ●

鎖骨下動脈に閉塞があることで脳循環不全をきたす．障害側の上肢の運動で回転性めまい，あるいは浮動性めまいが誘発される（図2.31-2）．

● **脳腫瘍** ●

小脳橋角部に発生する腫瘍がめまいを起こすことがある．代表的なものは聴神経に発生する聴神経鞘腫で，初発症状は聴力障害，前庭機能障害である．腫瘍が大きくなるとほかの脳神経障害や小脳症状を起こす．めまいは回転性，浮動性ともに起こりうる．

3 アセスメント

（1）問診におけるポイント

めまいが末梢性のめまいなのか（その場合は原因が前庭系のみにあるのか，前庭神経および聴神経に障害があるのか，脳幹や小脳に病変があるのか），あるいは中枢性めまいであるのかを鑑別するために，次の点を評価することが大切である（表2.31-2）．

めまいの性状

グルグル回る感じの回転性のめまいなのか，ふわふわする感じの浮動性のめまいであるのかを評価する．回転性めまいは前庭系の異常，つまり末梢性めまいを示唆し，浮動性めまいは前庭-小脳系よりも高位の神経系の異常，つまり中枢性めまいを示唆する．

---

plus α

drop attack

転倒発作．起立歩行時に意識障害をきたすことなく，急に下肢の筋力が失われてしまう発作である．椎骨脳底動脈系の虚血症状の一つ．

plus α

盗血

奇形や狭窄などの血管病変が原因で，正常組織へ還流すべき血液が他の部位に流れてしまう．その結果，本来還流すべき正常組織への血流が低下してしまう現象．

表2.31-2 ● めまいの鑑別

性状	起こり方	随伴症状	疾患
主に回転性	数分〜数時間 長期にわたり発作性に繰り返す	耳鳴, 難聴を伴う	メニエール病
回転性	突発性で強い	聴力正常, 激しいめまい発作時には嘔吐を伴う	前庭神経炎
	特定の頭位により誘発, 繰り返す	聴力正常, 通常嘔吐なし	良性発作性頭位めまい
回転性あるいは浮動性	主に動脈硬化を有する中高年, 多くは一過性で繰り返す	四肢の脱力やしびれなどの神経症状を伴うことが多い	椎骨脳底動脈循環不全症
	中高年, 急な発症	嘔吐	小脳梗塞, 小脳出血
	緩徐進行性に悪化	ほかの脳神経障害 小脳症状	聴神経腫瘍
	交通事故などの外傷後	頭痛など	むちうち慢性期
浮動性			脳梗塞, 高血圧, 低血圧, 不整脈, 貧血など

めまいの起こり方

発作性のものか, 持続時間はどれくらいか, 繰り返していないか, 発作の誘因がないかを評価する. 発作性に繰り返し起こる回転性のめまいはメニエール病の可能性がある. 姿勢によって誘発される場合は良性発作性頭位めまいが疑われる.

めまいの随伴症状

耳鳴, 難聴を伴っているかどうか, またほかの脳神経障害の有無, 小脳症状の有無を確認することが重要である. ほかの脳神経障害や小脳症状の存在は, 脳幹や小脳の病変を示唆する.

既往歴

中耳・内耳疾患, 頭部外傷歴, 高血圧, 心疾患などがある場合は, 特に注意しながらアセスメントする必要がある.

(2) 検査

● 前庭機能検査 ●

まず眼振の有無を観察するため, カロリックテストを行う. 一方向性の水平性眼振がみられるときは, その急性相の方向の対側前庭の障害を示唆する.

● 画像検査 ●

脳腫瘍や脳梗塞などの器質的異常を鑑別するために, 頭部CT, MRIなどの画像評価も重要である.

4 ケア

① メニエール病：急性期はめまいと嘔吐に対する対症療法を行う. 規則正しい生活, 禁煙について指導する. 頭位変換性のめまいが残存する場合は, 抗めまい薬を内服する. 難治性の場合は, 内リンパ嚢開放術を行うこともある.

---

plus α

カロリックテスト

鼓膜穿孔がないことを確認した上で患者を仰臥位に寝かせ, 30℃の冷水20mLを外耳に10秒間で注入する. 正常であれば, 注入した側とは反対へ向かう眼振が起こる. また44℃の温水で同様の手技を行い, 今度は注入側へ向かう眼振が起これば正常である. 前庭神経障害があると, その側で反応が欠如する.

例：仰臥位で左耳に冷水（体温より低い温度）を注入

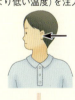

正常ならば注入側と逆方向への水平性眼振が起こる.

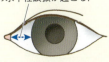

※温水（体温より高い温度）を注入した場合, 注入側への水平性眼振が起こると正常.

②前庭神経炎：根本的な治療法はない．急性期は対症療法と安静．

③良性発作性頭位めまい：軽いものは動作をゆっくりにして慣らしていくだけでよい．めまいが強い場合は，抗めまい薬を内服する．

④脳梗塞，脳腫瘍，高血圧など：基礎疾患の治療を行う．

　めまい患者の治療中のケアのポイントとして，姿勢によってめまいが増悪することがあるため症状が軽減される姿勢で患者が安静を保持できるように環境を整える．小脳出血などの脳卒中急性期では状態が急変するリスクがあることを念頭に置き，意識レベル，バイタルサインを注意深くチェックすることが重要となる．嘔気，眼振，聴力低下，小脳症状など随伴症状を認める場合にはこれらの症状変化に注意して観察を行う．嘔気のある患者には膿盆を準備し，医師に報告し，制吐薬投与の指示を受けることを考慮する．トイレへの移動などの際は，急に起きることは避け，ゆっくり動くよう指導し，必ず付き添って転倒防止に努める．

> **plus-α**
>
> **内リンパ嚢開放術**
> 内リンパ嚢に穴を開け，たまりすぎた内リンパ液を排出する手術．

！ 考えてみよう　臨床場面とのつながり

1. 患者さんがめまいを訴えた場合，どのようなことに注意して問診しますか．
2. めまいのある患者さんに行う検査には，どんなものがありますか．

重要用語

回転性めまい，浮動性めまい　　　　末梢性めまい，中枢性めまい　　　　メニエール病

学習達成チェック

☐ めまいの分類ができる．

☐ めまいの性状と病変部の関係を説明できる．

☐ めまいの原因となる主な病態と治療を説明できる．

リンク ⓒ 脳・神経機能障害／感覚機能障害

32 視力障害

視力障害は，視力の障害と視野の障害に大きく分類される．

視力の障害は光の通過経路である角膜，前眼房，水晶体，硝子体の透光性の低下，網膜（特に黄斑部）の障害によるものが多い（図2.32-1）．網膜の視細胞は，周辺部では密度が疎で，中心部（黄斑部）では密であるため，網膜周辺部に病変があっても黄斑部が障害されなければ，視力はほぼ正常である．

視野の障害は視神経の走行路に異常がある場合にみられる．また複視，眼瞼下垂による視力障害もある．

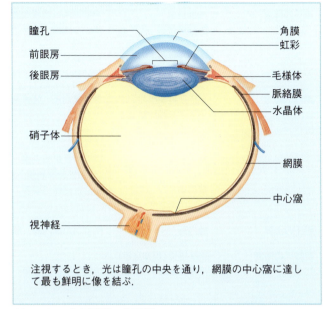

図2.32-1 ● 右眼球の水平断

1 原因と分類

視力障害の分類について表2.32-1に示す．

(1) 眼球の障害

眼球の透光性が障害されるものには角膜疾患，脈絡膜疾患，水晶体疾患，硝子体疾患がある．びまん性表層性角膜炎の原因はビタミンB_2複合体の欠乏，トラコーマ，流行性角結膜炎，外傷，腐食などがある．角膜の感染症にはヘルペスウイルス，結核，緑膿菌，角膜真菌症によるものがある．脈絡膜が広く炎症を起こせば，その影響は網膜にも及び，その影響が広範な場合は視力障害をきたす．臨床上，頻度が高いのはぶどう膜炎である．ぶどう膜炎は全身疾患の部分症として起こる場合が多く，日本ではベーチェット病，サルコイドーシス，原田病によるものの頻度が高い．**白内障**は水晶体が混濁した状態で，種々の原因があるが，加齢性のものが最も多い（表2.32-2）．**硝子体出血**は硝子体に進入した血管の破綻によるもので，若年性再発性網膜硝子体出血，糖尿病性網膜症，高血圧に伴って起こる．**硝子体混濁**は各種脈絡膜炎，ぶどう膜炎の後遺症によるものである．

(2) 網膜の障害

網膜の障害では黄斑部に病変が及ぶと視力障害が著しい．循環障害に伴うものとしては高血圧性網膜症，網膜中心動脈閉塞症，網膜中心静脈閉塞症がある．高血圧性網膜症には悪性高血圧，妊娠高血圧症候群に伴うものがある．**糖尿病性網膜症**は視覚障害の原因としては最も多く，単純型網膜症と増殖型網膜症に分けられる．増殖型網膜症では網膜上の血管新生，硝子体出血，新生血管緑内障を併発すると，視力障害を生じる．**網膜剝離**は視細胞外節と網膜色素上皮の間に液体が貯留し，両者が分離した状

---

plus α

ぶどう膜

虹彩・毛様体・脈絡膜を合わせて，ぶどう膜と呼ぶ．血管が極めて豊富で，眼房水の産生や網膜の栄養など眼内組織の代謝の維持に重要な組織である．虹彩や毛様体は対光反射や調節にも関与している．

plus α

ベーチェット病

口腔粘膜の再発性アフタ性潰瘍，結節性紅斑などの皮膚症状，ぶどう膜炎，外陰部潰瘍の四つの主症状を示す重篤な慢性再発性全身疾患である．東アジア，中近東，地中海沿岸諸国に多発するが，原因は不明である．

表2.32-1●視力障害の原因と分類

分　類		原因疾患
眼球の障害	角膜疾患 脈絡膜疾患	角膜混濁（角膜炎後角膜瘢痕，角膜の感染症） ぶどう膜炎（ベーチェット病，サルコイドーシス，原田病）
	水晶体疾患 硝子体疾患	白内障 硝子体出血，硝子体混濁
網膜の障害	高血圧性網膜症 網膜中心動脈閉塞症 網膜中心静脈閉塞症 糖尿病性網膜症 網膜剝離	悪性高血圧，妊娠高血圧症候群 裂孔原性網膜剝離（原発性），続発性網膜剝離（牽引性網膜剝離，浸出性網膜剝離）
	黄斑病変 網膜色素変性	中心性網脈絡膜症，加齢黄斑変性
眼圧の上昇	緑内障	閉塞隅角緑内障，開放隅角緑内障
視神経の障害	視神経炎（視神経症） 視神経萎縮	単純性視神経萎縮，炎症性視神経萎縮，緑内障性視神経萎縮
	うっ血乳頭	
大脳半球の障害		脳梗塞，脳出血，脳腫瘍
眼瞼の機能障害		重症筋無力症，眼瞼痙攣
外眼筋の機能障害		糖尿病，多発性硬化症，脳動脈瘤

表2.32-2●白内障の分類

分　類	原　因
先天性白内障	染色体異常，胎内感染(風疹，水痘，サイトメガロウイルス感染)
老人性白内障（加齢性白内障）	
併発白内障	ぶどう膜炎，緑内障，網脈絡膜炎，網膜色素変性，眼内腫瘍
代謝異常・全身疾患に伴う白内障	糖尿病，ガラクトース血症，ホモシスチン症
薬物性白内障	フェノチアジン，副腎皮質ホルモン
外傷性白内障	穿孔性外傷
物理化学的障害に伴う白内障	放射線，紫外線，赤外線，電撃
後発白内障	白内障術後

plus α

サルコイドーシス

細胞性免疫の低下を伴い，多臓器に類上皮細胞肉芽腫を形成する原因不明の全身疾患である．肺門リンパ節腫脹，ぶどう膜炎，皮膚病変，表在リンパ節腫脹，多臓器病変（唾液腺，神経系，心臓，肝臓，筋肉など）を発症する．

plus α

原田病

急性に発症する両眼性のぶどう膜炎，髄膜炎，感音性難聴などを呈する疾患である．メラニン色素細胞に対する自己免疫疾患が原因と考えられている．メラニン色素の多い組織である眼，耳，髄膜，皮膚，毛髪などに炎症が生じる．治療として副腎皮質ステロイドを投与する．

態である．裂孔原性網膜剝離（原発性）には加齢に伴うものと，近視に伴うものがある．牽引性網膜剝離には糖尿病性網膜症，穿孔性眼外傷，未熟児網膜症によるものがある．浸出性網膜剝離には網膜腫瘍（網膜芽細胞腫，悪性黒色腫），網膜血管腫，原田病によるものがある．網膜色素変性は常染色体優性（90%）・劣性遺伝，X連鎖劣性遺伝形式が知られている．

表2.32-3●視神経炎，視神経萎縮の原因・病態

	視神経炎の原因・病態		視神経萎縮の原因・病態
視神経炎	多発性硬化症，慢性副鼻腔炎などの眼窩内炎症，アルコール中毒，ビタミンB₁欠乏，スモン，薬物中毒（エタンブトール，一酸化炭素中毒，クロラムフェニコール，シンナー，有機リン）	上行性	網膜中心動脈閉塞症，網膜色素変性，ベーチェット病，乳頭浮腫
		下行性	下垂体腫瘍，髄膜炎，視神経管骨折，球後視神経炎，メタノール中毒，脊髄癆
虚血性	側頭動脈炎，高血圧，糖尿病	遺伝性	家族性視神経萎縮（レーバー病）

（3）眼圧の上昇

緑内障は眼圧上昇により視神経の軸索障害を生じ，緑内障性神経障害を発症する．原発性緑内障は，隅角の角度により開放隅角緑内障と閉塞隅角緑内障に分類される．

（4）視神経・大脳半球の障害

視交叉より前の病変では片眼性の視野障害が起こるが，視交叉部・視交叉後の病変では半盲などの特徴的な視野障害を呈する．視神経線維が炎症・脱髄・中毒などにより障害されたものを**視神経炎**（視神経症）と総称する．視神経炎の原因には種々のものがあるが（表2.32-3），視神経炎が長期に及ぶと炎症性視神経萎縮に移行する．虚血性視神経炎には側頭動脈炎，高血圧，糖尿病によるものがある．**視神経萎縮**は単純性視神経萎縮（腫瘍などによる圧迫障害など），炎症性視神経萎縮，緑内障性視神経萎縮に分類されるが，原因不明のものもみられる．大脳半球の障害では，大脳の後頭葉の視放線（視覚伝導路の一部）が脳梗塞，脳出血，脳腫瘍などにより障害される．

（5）眼瞼・外眼筋の機能障害

重症筋無力症では眼瞼下垂，複視がみられる．眼瞼痙攣では，まばたきがひどくなり，高度のものでは眼が開かなくなる．外眼筋の運動障害は複視をきたし，虚血性の動眼神経麻痺は糖尿病でよくみられる．外転神経麻痺，滑車神経麻痺もみられる．ほかには多発性硬化症，脳動脈瘤による圧迫障害によるものもある．

2　病態生理

（1）網膜の異常

網膜の障害には循環障害として出血（糖尿病性網膜症，悪性高血圧，網膜中心静脈閉塞症），網膜の虚血（網膜中心動脈閉塞症，一過性黒内障，片頭痛），網膜剥離，網膜の変性（網膜色素変性，加齢黄斑変性）がある．

（2）視野異常 （図2.32-2）

網膜の鼻側からの線維は視交叉で半交叉し，脳の左側は右視野を，脳の右側は左視野を受け持つため，視交叉以後の中枢性病変であれば，**同名半盲**を示す．

一方，下垂体腫瘍など脳腫瘍の好発部位の一つである視交叉部の病変では，交叉する耳側視野の線維が障害されるため，特徴的な両耳側半盲が生じる．大脳の視放線は，視野上方の線維は下のほうを通り，視野下方の線維はこの逆である．視放線上方損傷では右下方同名四半盲（1/4半盲，1/4盲ともいう）となるのに対し，視放線下方損傷では右上方同名四半盲となる．後頭葉病変では，黄斑回避がみられることが多く，

---

plus α

隅角

角強膜の移行部と虹彩根部のなす角度をいう．臨床的には20～45°を広隅角，0～10°を狭隅角と分類している．

---

plus α

一過性黒内障

内頸動脈の一過性虚血であり，網膜を灌流する眼動脈も虚血状態になり，一過性に片眼性の視力障害が生じる．

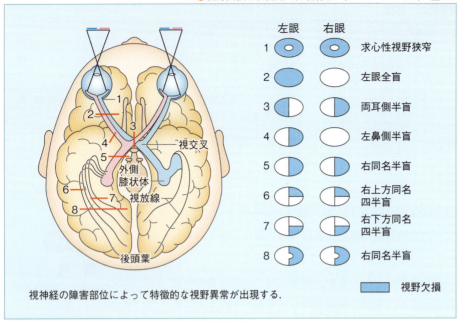

図2.32-2 ● 視神経の障害部位と視野異常

視野中心部が障害されずに残存する.

　緑内障の末期や網膜色素変性の比較的進行した段階では，求心性視野狭窄となる．これは杆体が障害され，錐体の多い視野中心部は最後まで残るためである.

3 アセスメント

　患者の症状は，「ぼけて見える」「かすむ」「だぶって見える」「膜がかかっているようだ」など，その表現はさまざまである．遠方あるいは近方のいずれかのみが見えにくい場合は屈折異常としての近視，遠視，乱視や調節異常としての老視が原因である．矯正しても遠方，近方のいずれも見えないのが真の視力障害である.

(1) 病歴の聴取
①視力障害の性質や片側性，両側性の区別
②発症形式：急性，亜急性，慢性
③経過：進行性，不変，改善，一過性，持続性
④既往歴：高血圧，糖尿病，外傷，内服薬
⑤家族歴

(2) 症状

　硝子体疾患では飛蚊症がみられる．網膜の黄斑病変は中心暗点をきたす．開放隅角緑内障は長期間高眼圧が続いた後に，極めてゆっくりと緑内障性視神経萎縮が起こるため，末期まで視力障害を生じない．これに対し閉塞隅角緑内障では眼房水の流出障害が起こりやすいため，眼圧の上昇は急激であり，眼痛を伴う（急性緑内障発作）．視神経の障害では，視交叉より前の病変では片眼性の視野障害が起こるが，視交叉部病変では耳側半盲および鼻側半盲，視交叉後の病変では同名半盲，大脳の後頭葉の視放線の障害では同名四半盲などの特徴的な視野障害がみられる（図2.32-2）.

---

plus α

錐体と杆体

網膜の視細胞には錐体と杆体の2種類がある．錐体は色覚，視力に密接に関係し，明所で働く．黄斑に多く存在する．杆体は主に周辺部に分布し，暗い所で光を感じる働きがある．

plus α

飛蚊症

目の前をごみや虫が飛んでいるように見え，視線を動かすと，それに従って動き回るように見える症状．硝子体混濁や網膜剝離の先駆症状として出現することが多い．本来透明である硝子体の中に混濁が生じ，その影が網膜に映ることで生じる．

（3）検査所見

●血液検査●

糖尿病では空腹時血糖，ヘモグロビンA1cが上昇する．ベーチェット病，サルコイドーシスでは炎症所見の亢進（CRP反応陽性，赤血球沈降速度の亢進），γグロブリンの相対的上昇がみられる．

●眼科的検査●

視力検査，眼底検査，細隙灯顕微鏡検査，眼圧測定を行う．細隙灯顕微鏡検査は角膜，前房，虹彩，水晶体，硝子体の前部の観察に適している．眼底の検査は直像鏡により乳頭部，黄斑部，眼底出血の有無を観察する．

●X線撮影●

眼窩，頭蓋骨骨折，副鼻腔の観察に用いる．下垂体腫瘍ではトルコ鞍の変形がみられる．サルコイドーシスでは胸部X線で両側肺門リンパ節腫脹がみられる．

●CT，MRI検査●

眼窩，頭蓋骨骨折，副鼻腔，腫瘍（眼内，頭部），視神経の観察に用いる．MRIは白質病変に多い脱髄巣の診断にも有効である．

●脳血管撮影●

脳動脈瘤，脳腫瘍の診断に用いる．MRアンギオグラフィ（MRA）は非侵襲的で患者への負担が少ない．造影剤を使わないため，糖尿病，腎不全，高齢者にも安全に行える．

4　ケ　ア

（1）処　置

糖尿病性網膜症は低血糖発作を起こすと増悪する傾向があるため，血糖値を良好に保つ．高血圧を合併すると細動脈硬化が著しく進行するといわれており，血圧のコントロールも大切である．緑内障では交感神経の興奮で眼圧が上昇するため，排便時の努責や咳嗽の連続，精神的ストレスや不眠，コーヒーや香辛料などの刺激物の摂取，塩分や水分の摂り過ぎを控える．

（2）治　療

●薬物療法●

散瞳薬は眼底観察，虹彩炎の癒着予防に使用される．緑内障の治療の原則は薬物療法であり，点眼薬が用いられる．縮瞳薬は眼房水の流出を促進して眼圧を下降させる．β遮断薬には眼房水産生抑制作用がある．角膜の感染症に対しては，抗生物質，抗ウイルス薬，抗真菌薬が使用される．白内障に対しては水晶体の代謝改善を目的に薬物が使用されるが，水晶体混濁を改善させる効果はなく，進行を遅延させる効果のみである．

●光凝固治療●

光凝固はレーザー単色光を瞳孔を通して眼底に向けて照射するものである．網膜色素上皮や脈絡膜にあるメラニン色素に照射エネルギーが吸収されると熱が発生し，組織のタンパクが凝固して照射された部位は瘢痕組織となる．照射エネルギーが適切な

らば，その変化を網膜外層に限局させ，網膜の病変の広がりを抑制することができる．網膜裂孔では網膜剝離の予防，糖尿病性網膜症では出血，浮腫の吸収促進，新生血管増殖の予防と抑制効果がある．網膜中心静脈閉塞症では，広範な血管床閉塞部から出る新生血管を抑制するのに有効である．

●手術療法●

　角膜混濁では角膜移植が行われる．角膜はほかの臓器移植と異なり，拒絶反応が少ない．通常，免疫抑制療法も行わない．また，患者と提供者の間でHLA（ヒト白血球抗原）の型合わせは行われない．白内障では水晶体摘出術，超音波乳化吸引術などの手術療法が行われる．緑内障では線維柱帯切除術が行われる．

●カテーテルインターベンション●

　脳動脈瘤では，コイル塞栓術（コイルを動脈瘤内に詰めて動脈瘤内を凝固させる手術）が行われる（p.227 図2.25-2参照）．クリッピング術ができない部位でも施行が可能であり，開頭しないため患者への負担が少ない．

---

plus-α

線維柱帯切除術

角膜と虹彩が接している部分には線維柱帯と呼ばれる網目様構造があり，この一部と虹彩の一部を切除して流水路を作り，眼房水を流出させて眼圧を下げる手術．

> **！ 考えてみよう** 　臨床場面とのつながり
>
> 1. 視力障害の患者さんにおいて，予測すべき変化には何がありますか．
> 2. 視力障害の患者さんに対して，まずあなたがすべきことは何ですか．
> 3. 視力障害の患者さんの処置やケアのために，どんな準備をしたらよいですか．

重要用語

角膜混濁	網膜剝離	半盲
ぶどう膜炎	眼圧	視野狭窄
白内障	緑内障	
硝子体出血，硝子体混濁	視神経炎，視神経萎縮	

学習達成チェック

☐ 視力障害とは何かを説明できる．

☐ 視力障害の原因を分類できる．

☐ 視力障害の発症機序を説明できる．

☐ 視力障害時の観察ポイントを説明できる．

☐ 視力障害の治療の原則が説明できる．

リンク G脳・神経機能障害／感覚機能障害

33 | 難 聴

1 難聴とは

聴覚低下のために音や声が聴こえにくいことを**難聴**（hearing loss）という．障害部位別によって**伝音難聴，感音難聴，混合難聴，機能性難聴**に分類される（p.262 図2.33-1）．この分類は難聴診療の基本であり，原因疾患の診断や治療をする上で重要である．

伝音難聴は，外耳から中耳伝音系までの障害で起こり，感音難聴は内耳から聴覚伝導路を経て聴覚中枢に至る部位の障害で起こる．混合難聴は，伝音系と感音系の両者の障害で起こり，機能性難聴は，聴器や聴覚伝導路に器質的障害がないのに難聴を自覚する場合である．非器質性，または心因性難聴とも呼ばれる．

難聴（聴覚障害）の程度は**軽度難聴，中等度難聴，高度難聴，重度難聴**に分類される．聴覚機能評価はオージオメーター（聴力計，p.263参照）によって検査されるが，純音聴力検査結果をもとに，会話に不可欠な音の周波数（500～3,000Hz）である言語帯域の聴力レベル値で区分する．難聴の程度はデシベル（dB）で表現される（表2.33-1）[1]．

2 病態生理

音や声が聞こえるしくみは次の通りである（図2.33-1，p.250 図2.31-1）．

音源から耳に到達した音波が，外耳道を通って鼓膜に伝えられ，鼓膜が振動する．この振動は中耳の鼓室にある耳小骨（ツチ骨，キヌタ骨，アブミ骨）を経て，最終的に前庭窓に伝えられる．内耳には聴覚と平衡覚の感覚受容器である前庭，骨半規管，蝸牛からなる骨迷路があり，外リンパ液で満たされている．前庭窓に伝えられた振動は内耳の前庭階の外リンパ，さらに蝸牛管の基底板を振動させ，有毛細胞は興奮し，それが蝸牛神経に伝えられる．平衡器官の骨半規管と前庭からの前庭神経と一緒になって内耳神経となり，延髄の内耳神経核に達する．聴覚伝導路は大部分が交叉して上行し，外側毛帯（橋），下丘（中脳），内側膝状体（視床後部）を経て，大脳側頭葉

表2.33-1●難聴（聴覚障害）の程度分類

難聴の程度	平均聴力レベル （dB：デシベル）	補 足
軽 度	25以上40未満	小さな声や騒音下での会話の聞き間違いや聞き取り困難を自覚する．会議などでの聞き取り改善目的では，補聴器の適応となることもある．
中等度	40以上70未満	普通の大きさの声の会話の聞き間違いや聞き取り困難を自覚する．補聴器のよい適応となる．
高 度	70以上90未満	非常に大きい声か補聴器を用いないと会話が聞こえない．しかし，聞こえても聞き取りには限界がある．
重 度	90以上	補聴器でも，聞き取れないことが多い．人工内耳の装用が考慮される．

日本聴覚医学会難聴対策委員会．"難聴（聴覚障害）の程度分類について．" 2014.

plus α

外側毛帯

延髄から下丘へ向って走る神経線維の束．

261

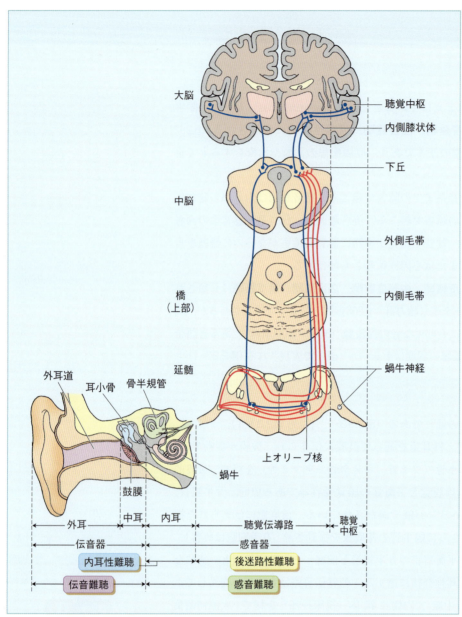

図2.33-1●聴器および難聴の分類

にある聴覚中枢に達する．この一連のしくみにより，音声が聞こえる．したがって，聴器から聴覚伝導路を経て聴覚中枢に至るどの部位が障害されても難聴は起こる．難聴の主な原因疾患を表2.33-2に示す．

3 アセスメント

難聴の有無，難聴があればその程度を評価し，伝音難聴か感音難聴かを明らかにして，原因疾患の検索と治療方針を立てる．

(1) 聴力検査

聴力には，気導聴力（音）と骨導聴力（音）がある．空気中を伝わってきた音が，外耳道から鼓膜を経て，耳小骨から内耳に伝導する経路を**気導**といい，頭蓋骨からの

表2.33-2●難聴の主な疾患・状態

難聴の分類		主な原因疾患
伝音難聴		外耳の疾患：耳垢栓塞，外耳道狭窄・閉塞症，外耳の腫瘍・損傷
		中耳の疾患：鼓膜穿孔，中耳炎，耳管狭窄症，滲出性中耳炎，耳硬化症，中耳の腫瘍・損傷，中耳奇形
感音難聴	内耳性（迷路性）難聴	老人性難聴 騒音性難聴：音響外傷（職業性難聴，爆発音，ヘッドホン難聴） 突発性難聴 薬剤性難聴：アミノ配糖体（ストレプトマイシン，カナマイシン），ループ利尿薬，一酸化炭素中毒，鉛，サリチル酸，水銀 全身性疾患：流行性耳下腺炎，麻疹，インフルエンザ，母胎内風疹感染，糖尿病，腎疾患，妊娠 耳科的疾患：内耳破裂（スキューバダイビング，いきみ），特発性両側性感音難聴，メニエール病，内耳炎，内耳梅毒 頭部外傷
	後迷路性難聴	聴神経腫瘍 ほかの小脳橋角部疾患 頭部外傷（頭蓋骨骨折，脳挫傷） その他：聴覚路の腫瘍性病変，血管障害，先天性遺伝性疾患，代謝性疾患，中毒性疾患，脱力性疾患（多発性硬化症など），脳・髄膜炎
混合難聴		
機能性（非器質性）難聴		心因性〔解離性（転換性）障害，精神的ショック〕

音の振動が内耳に直接伝導する経路を**骨導**という．骨導は外耳や中耳を介さずに伝導される．患者の難聴が伝音難聴か感音難聴かは，気導音と骨伝導音の聞こえ方の違いによって診断する．

●音叉を用いた検査●

C（中音）およびfis⁴（高音）の音叉を用いて行う．主な検査法にはリンネ法とウェーバー法がある（図2.33-2）．

①リンネ法（Rinne法）：音叉の柄を乳様突起に当て，振動音が響かなくなったら（骨伝導音），直ちに音叉を耳元に保持し，振動音が聞こえなくなるまでの時間を計る（気導音）．正常（陽性）では骨伝導音より気導音が長く聞こえる．気導音が骨伝導音より短く聞こえる場合は陰性である．

②ウェーバー法（Weber法）：手掌を叩いて振動させた音叉の柄を前頭部や頭頂部に当て，音が正中かどちらかに偏位して聞こえるかを調べる．

●オージオメーターを用いた検査●

①聴力検査：純音オージオメーターを用いて気導・骨導聴力を検査する．伝音・感音・混合・機能性の各難聴の鑑別に有用である．

②語音聴力検査：オージオメーターに再生装置を接続し，言葉を聞かせて語音の明瞭度をみる検査で，難聴の鑑別のみならず，日常生活における音声コミュニケーション障害の程度の判断に有用である．

●その他の聴力検査●

①インピーダンス・オージオメトリー：中耳の伝音機能をみる検査で，ティンパノメ

plus α

音叉を用いた検査

聴力検査に用いる音叉には，振動数の異なるA（108.75Hz），C（128〜240Hz），fis⁴（2,896Hz）などがある．A，C，fis⁴の音叉はそれぞれ低，中，高音域の検査に用いる．C音叉の場合，低音域にも近い128Hzの音叉がよく使われる．

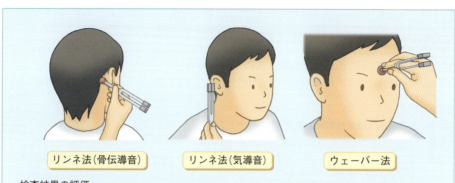
図2.33-2●聴力検査

トリー,アブミ骨筋反射検査がある.
②補充現象検査,自記オージオメトリー:内耳性難聴の診断に有用である.
③聴覚誘発反応検査:聴性脳幹反応(auditory brainstem response:ABR),蝸電図などがある.いずれも音刺激に対する電気生理学的反応を用いた検査法で,ABRは蝸牛神経から脳幹,聴覚中枢に至る聴覚伝導路の障害診断,蝸電図は蝸牛の機能診断に有用である.
④耳音響放射検査:内耳(蝸牛)から生じ,中耳,外耳道に放射される音響現象を用いた蝸牛機能を評価する検査法である.突発性難聴や新生児・幼児の聴覚障害のスクリーニングにも用いられる.

(2) 原因精査のための検査

聴覚機能検査により難聴およびその部位別診断ができたら,問診,耳鼻咽喉科的診察,神経学的診察に加え,血液検査,血液生化学的検査,さらに頭・頸部のX線写真,CT,MRI,MRA(MRアンギオグラフィ),PET検査を行って原因疾患を精査する.

先天性難聴の約半数に,GJB2遺伝子やGJB6遺伝子といった遺伝子の異常の関与が示唆されている.

4 ケア

難聴を起こす原因疾患を明らかにし,その根治療法を行う.一般的に聴覚神経が障害されたものは非可逆的で難治性のことが多いが,伝音難聴は中耳や外耳の障害によるものが多く,外科的治療などによって治療可能なものが多い.難聴そのものには,**補聴器,人工内耳**を用いる.その他,機能訓練などが行われる.

補聴器と人工内耳はともに聴覚障害の補助装置である.補聴器は音を増幅させ,中耳から内耳に音を伝える.30〜90dBまでの伝音難聴に有効で,人の声に近い音が聞こえる.人工内耳は,蝸牛に電極を挿入してラセン神経節に直接電気刺激を与え,音を感じるようにする方法である.内耳性難聴に有効であるが,補聴器に比べ機械音が

---

plus α

純音オージオメーター

防音室でヘッドホンをつけ,オージオメーターから発する音を聞かせて気導と骨導の聴力を検査し,結果をオージオグラムに記録する.オージオグラムは,横軸が各周波数(Hz),縦軸がそれを聞くことができる大きさ(dB),すなわち聴力レベルを表す.これに左右の気導・骨導聴力検査の結果を記載する.感音難聴では気導・骨導の聴力はともに低下する.伝音難聴では気導聴力は低下するが,骨導聴力は正常である.

plus α

聴覚補充現象

難聴(感音性)があるにもかかわらず,一定の音量以上の音が健常耳に比べて大きく激しく響いて聞こえる聴覚過敏症状.リクルートメント現象ともいう.

plus α

耳音響放射

自発的に,もしくは音刺激などによって,音が内耳(蝸牛)から外耳道に向かって放射される現象.

著しい．人工内耳は幼小児にも広く用いられており，適応となるのは，補聴器の効果が少ない90dB以上（小児は100dB以上）の重度難聴者である．

機能訓練は早期に行う．特に乳幼児期の言葉を覚える前に生じた難聴では，言語発達に影響を及ぼすため，早期の対応が極めて重要である．

難聴の機能訓練には**聴能訓練**，聴覚学習，発語訓練，補聴器活用，手話訓練などがあり，聴力・言語力の機能回復とともに，周囲とのコミュニケーション能力の回復や機能維持を図る．特別支援学校を含め種々の施設があり，言語聴覚士が指導する．

両耳の聴力レベルが70dB以上の者，または一側耳の聴覚レベルが90dB以上，他側耳の聴力レベルが50dB以上の者は，身体障害手帳の交付対象者になりうる．

> **plus-α**
>
> **聴能訓練**
>
> 聴覚の機能回復を目的に行う．聴覚口話法，単感覚法，多感覚法，トータルコミュニケーションなどがある．

❗ 考えてみよう 臨床場面とのつながり

1. 難聴はなぜ見過ごしてはいけないのでしょうか．
2. 患者さんにどのような症状，態度，しぐさや行動があるときに難聴を予測しますか．
3. 患者さんに難聴があるかどうかを簡単に調べるにはどうしたらよいでしょうか．
4. 難聴の患者さんに対して，まずあなたがすべきことは何でしょうか．

引用文献

1）日本聴覚医学会難聴対策委員会．"難聴（聴覚障害）の程度分類について．"2014．http://audiology-japan.jp/audi/?page_id=6254，（参照2018-11-16）．

重要用語

伝音難聴，感音難聴，混合難聴，機能性難聴　　　気導，骨導　人工内耳，補聴器　　　聴能訓練

学習達成チェック

☐ 難聴とは何かを説明できる．

☐ 難聴を障害部位別に分類できる．

☐ 程度により難聴を区分できる．

☐ 難聴を起こす主な原因疾患を説明できる．

☐ 主な聴力検査について説明できる．

リンク 🟢 脳・神経機能障害／感覚機能障害

34│耳 鳴

1 耳鳴とは

　耳鳴（耳鳴り，tinnitus）は外部からの音ではなく，一側，または両側の耳や頭蓋内に内部（聴覚）から発生した音が感じられることである．音は連続性，間歇性，あるいは拍動性である．ほとんどの人が耳鳴を感じるが，頻度や性状は人によってさまざまで，それが気になったり，不愉快になったりする場合に医療の対象になる．

　耳鳴は，発症のしかたで**急性耳鳴，慢性耳鳴**，難聴の有無により**無難聴性耳鳴，難聴性耳鳴**，本人のみか，他人も聞くことができるかによって**自覚的耳鳴，他覚的耳鳴**に分類される．自覚的耳鳴は音響刺激がなくても本人のみに聞こえる聴覚異常感である．他覚的耳鳴は，血管や筋肉から発せられる雑音によって生じる耳鳴である．頻度は少ないが，本人のみならず他人も聴診器などで聞くことができる．

　耳鳴の頻度は，一般住民の10〜15％である．男性にやや多く，加齢とともに増加する．

2 病態生理

　耳鳴の主な原因疾患を表2.34-1に示す．耳鳴の多くは自覚的耳鳴である．内耳神経（蝸牛神経）の過敏性によるものか，ほかのなんらかの刺激によって蝸牛神経が興奮し，それが中枢で感知されているのではないかと推測されているが，成因はいまだ解明されていない．しかし，自覚的耳鳴を起こす原因疾患には，外耳，中耳，耳管，内耳，蝸牛神経，中枢神経系を障害する種々の疾患がある．すなわち耳鳴は，聴器から

表2.34-1●耳鳴の主な原因疾患・状態

耳鳴の種類	障害部位	難聴の分類*	主な疾患
自覚的耳鳴 （非振動性耳鳴，真性耳鳴）	外耳	伝音難聴	外耳炎，耳垢栓塞，外耳道内異物
	中耳	伝音難聴	中耳炎，耳硬化症，中耳外傷，上鼓室炎
	耳管	伝音難聴	耳管炎，耳管狭窄症
	内耳	感音難聴 （内耳性難聴）	老人性難聴，突発性難聴，メニエール病，内耳振盪症，外リンパ瘻，内耳炎，薬物中毒（ストレプトマイシン，サリチル酸，キニーネ，ヒ素，水銀，ニコチン，エタンブトール，フロセミドなど），内耳外傷，音響外傷，騒音性難聴，急性音響性障害
	後迷路 脳幹 大脳	感音難聴 （後迷路性難聴）	聴神経腫瘍，くも膜炎，髄膜炎，脳炎，脳動脈瘤，動静脈奇形，脳腫瘍
	全身疾患		貧血，糖尿病，甲状腺腫，関節リウマチ，高血圧，低血圧，妊娠，心臓疾患
他覚的耳鳴 （振動性耳鳴）	筋肉性雑音		耳小骨筋・口蓋帆張筋・咽頭筋の攣縮，鼓膜音
	血管性雑音		脳動静脈奇形，グロムス腫瘍，頸静脈憩室・高位頸静脈球腫瘍，重症貧血のコマ音（静脈雑音），血管腫，脳底部動脈瘤

*難聴を伴う場合の分類を示す．難聴を伴わないこともあり，この場合は無難聴性耳鳴という．頻度は少ない．

大脳皮質までの聴覚神経路のうち，いずれの部位の障害によっても起こりうる．

3 アセスメント

耳鳴はめまい，頭痛などと同様に自覚的なものであり，その診療の第一歩は，問診により起こり方，性状，苦痛度・生活障害度，難聴やめまいなどの随伴症状や合併症の有無など個々の患者の耳鳴の特徴を知ることである．一般に外耳，中耳の伝音性聴器の障害に伴うものは，低音性で持続が短い難聴で，内耳から聴覚中枢に至る感音性聴器および聴覚伝導路の障害に伴うものは，高音性で持続性の難聴である．耳鳴のほとんどが**連続性耳鳴**であり，**拍動性耳鳴**は少ない．

(1) 耳鳴の診断

耳鳴の診断には，耳鳴そのものの検査と，耳鳴の原因疾患を診断するための検査が必要である．

●**耳鳴の検査**●

自覚的な耳鳴をより他覚的にとらえるための検査である．日本聴覚医学会耳鳴研究会作成の**標準耳鳴検査法**（1993年）では，問診票を用いて自分の耳鳴をどのように感じているかを表現させる（図2.34-1）．また，オージオメーター（p.263）や耳鳴検査機器を用いたピッチ・マッチ検査，さらにラウドネス・バランス検査，耳鳴マスキン

> **plus α**
> **ピッチ・マッチ検査**
> 耳鳴検査装置から出るいろいろな周波数の音を聞かせ，自分の耳鳴に最も似ている音を選んでもらい，その音の高さ（ピッチ）を調べる検査である．高音で，4,000Hz以上のことが多い．

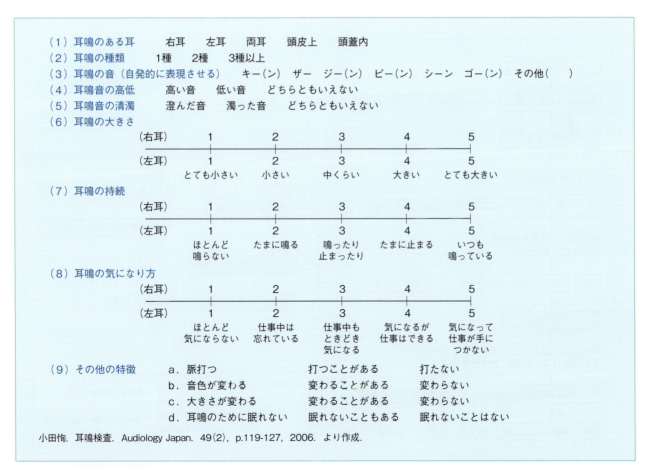

図2.34-1 ●標準耳鳴検査法

グ検査が行われる．

●原因疾患診断のための検査●

耳鳴はあらゆる部位の障害で起こるが，しばしば難聴，耳閉感，耳痛，めまい，異常眼球運動，眼振や起立障害などの平衡障害（前庭系障害）を伴う．したがって，原因疾患の診断のためには，問診，耳鼻咽喉科的診察とともに神経学的診察を行い，特に耳鏡検査，聴力検査，平衡機能検査，聴性脳幹反応（ABR），さらに耳や頭頸部のX線，CT，MRI，MRA，PETなどの検査を行う．

以上の検査で耳鳴の性状，難聴や平衡機能障害といった随伴症状の有無を明らかにして，障害部位診断および病名診断をする（図2.34-2）．

4 ケア

耳鳴の決定的な治療法はなく，多くは対症療法が中心である．特に感音難聴を伴う耳鳴は難治性である．ストレスや抑うつ，不安などの心理的要因が関与することも多く，耳鳴による心理的苦痛度や生活障害度を軽減させることも重要である．

（1）原因療法

耳鳴の原因疾患が明らかなものに対しては，その治療を行う．

（2）対症療法

原因が何であれ，耳鳴が苦痛である人に対して，症状の軽減・消失を目的として治

> **plus α**
> **ラウドネス・バランス検査**
> 耳鳴の音の大きさ（音量）を調べる検査．耳鳴検査装置から出る音を聴き比べて，自分の耳鳴の音の大きさを調べる．多くは10dB以下の小さなものが多い．

> **plus α**
> **耳鳴マスキング検査（遮蔽検査）**
> 騒音の中では，しばしば耳鳴がわからなくなることがあり，その性質を利用した検査法である．耳鳴検査装置から出る音を聴かせ，自分の耳鳴が消失したときの音の高さ，装置音の程度，消失持続時間を調べる．この結果をマスカー療法の参考にする．

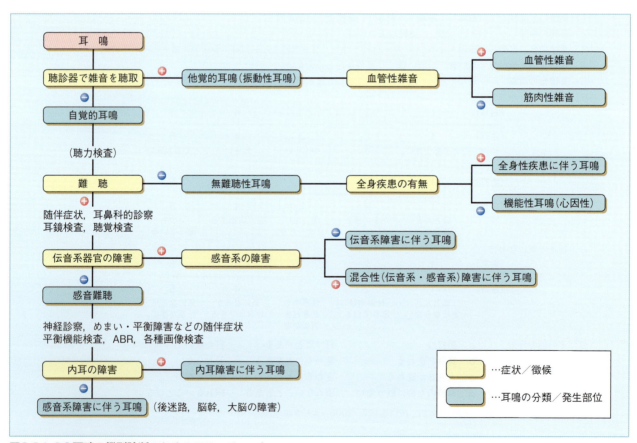

図2.34-2 ●耳鳴の鑑別診断のためのフローチャート

療する.

●薬物療法●

必要なときのみ抗うつ薬，抗不安薬，抗てんかん薬などの内服薬投与や鼓室（中耳腔）内注入療法（ステロイド，リドカイン）を行う.

●補聴器使用●

難聴を伴う耳鳴には，補聴器を勧める.

●心理療法●

①教育指導および心理カウンセリング

②認知行動療法

●耳鳴マスカー療法●

マスカーとは遮蔽音のことで，耳鳴が聞こえなくなるように耳鳴のある耳に耳掛け型の耳鳴りマスカーを用いてほかの音を聞かせ，音を除いたときに耳鳴が一時的に軽減・消失する現象を用いて治療する方法である.

●耳鳴り再訓練療法（tinnitus retraining therapy：TRT）●

カウンセリングと音響療法を組み合わせた治療法であるが，カウンセリングと耳かけ式の音響発生器を用いて音響療法を行う．その効果は耳鳴障害問診票（tinnitus handicap inventory：THI）で患者の耳鳴による心理的苦痛度，生活障害度を測定し，評価する.

> **plus α**
> ### 聴性脳幹反応
> 脳波の変化をみることで聴神経の伝達経路のどこに異常があるかを調べる検査．乳幼児や高齢者など，音が聞こえたかどうかを的確に返事できない場合に行うことが多い.

2-34
耳鳴

> **plus α**
> ### 音響療法
> 患者が感じる耳鳴に近いピッチで，消失するかどうかという程度の，最小限の音量で音を聞かせ，耳鳴を治療する方法.

！ 考えてみよう　臨床場面とのつながり

1. 耳鳴はなぜ見過ごしてはいけないのでしょうか.
2. 耳鳴を訴える患者さんで注意しなければならないほかの症状にはどんなものがあるでしょうか.
3. 耳鳴の患者さんに対して，まずすべきことは何でしょうか.

重要用語

急性耳鳴，慢性耳鳴　　　　　　　　自覚的耳鳴，他覚的耳鳴　　　　　　標準耳鳴検査法
無難聴性耳鳴，難聴性耳鳴　　　　　連続性耳鳴，拍動性耳鳴

学習達成チェック

☐ 耳鳴とは何かを説明できる.

☐ 耳鳴の分類ができる.

☐ 耳鳴を起こす主な疾患を述べることができる.

☐ 主な耳鳴の検査法について説明できる.

リンク ⑥脳・神経機能障害／感覚機能障害

35 | 味覚障害

1 味覚障害とは

味覚障害とは,「食事がおいしく感じられない」「食べ物の味がわからない」「料理の味付けが変わったと家族に言われた」などの症状を訴えるものである.高齢者に多かったが,近年では若年層にも増加し,全世代でみられる.

味覚障害の症状には,味が全くわからない**味覚消失**,味の感じ方が鈍くなる**味覚減退**,食べ物などが口に入っていないのに苦味などを感じる**自発性異常味覚**,甘味など特定の味覚だけがわからなくなる**解離性味覚障害**,食べたものとは違う味を感じる(多くは甘いものを苦く感じる)**異味症**,何を食べても嫌な味になる**悪味症**がある.

2 病態生理

味覚障害の主な原因を表2.35-1に示す.

味を感じるしくみは,舌や軟口蓋,咽頭にある,味を感じる器官である味蕾（みらい）が神経につながり,味の情報を脳に伝えることによる.

舌の表面を観察すると,白くざらっとした構造で覆われている.これは糸状乳頭（しじょう）で,ネコなどでは発達し,食べ物を掻き取る働きをしているが,ここに味蕾はない.糸状乳頭に紛れてポツポツと赤く見えるものが茸状乳頭（じじょう）（舌の前方に多く,数はおよそ400個）で,その頂部に味蕾が1～2個ずつある.舌の奥のほうには有郭乳頭（ゆうかく）が10個ほど,また舌の付け根の左右の側面には葉状乳頭（ようじょう）が計10個ほどみられる.有郭乳頭や葉状乳頭には多数の味蕾が存在する.そのほか,味蕾は上顎の口蓋垂付近の粘膜や,咽頭や喉頭にもわずかではあるが存在している.

これらの味蕾につながる神経として,舌の前2/3は鼓索神経（こさく）（顔面神経の枝）,舌の後1/3は舌咽神経,上顎には大錐体神経（口蓋神経）,咽頭や喉頭には迷走神経の枝である上喉頭神経がある.これらの神経は味覚受容器から脳幹を経て最終的に大脳

表2.35-1●味覚障害の主な原因

原　因	説　明
薬剤性	最も多い.薬剤の亜鉛キレート作用や,吸収阻害作用が原因と考えられる.
亜鉛欠乏性	血清亜鉛値の低下（70μg/dL未満）が認められる.
特発性	問診や臨床検査で,原因や誘因が明らかにできないもの.
心因性	解離性障害,神経症,仮面うつ病などでみられる.
全身性疾患	糖尿病,肝疾患,腎疾患などでみられる.
口腔・唾液腺疾患	舌炎,舌苔,口内乾燥症に伴うもの.
末梢の味覚伝導路障害	顔面神経の障害はベル麻痺,中耳炎,中耳の手術や外傷,聴神経腫瘍で,舌咽神経の障害は球麻痺や扁桃摘出術でみられる.
中枢神経障害	脳梗塞,脳出血,脳腫瘍,頭部外傷などでみられる.

---

plus **α**

ベル麻痺

橋にある顔面神経核以下の末梢性障害.顔面神経麻痺を起こす.原因不明である.

plus **α**

球麻痺・仮性球麻痺

球麻痺は延髄の機能障害で,構語障害や嚥下障害,顔面筋の麻痺がみられる.仮性球麻痺は大脳皮質や内包の障害で,球麻痺と同様の症状が現れるが,嚥下障害は目立たないことが多い.

皮質の中心後回の知覚野に至るが，延髄の孤束核（NTS）から上行し橋の味覚野を通り，①外側視床下部野，②扁桃体，③視床の後内側腹側核（VPM）を経て，④大脳皮質知覚野（顔面神経野の直下）で終わる．

これら味覚受容器，味覚伝導路の障害，中枢神経系のいずれかの部位の障害によって味覚障害が生じるが，心因性のものや原因が不明なものも多い．

3 アセスメント

(1) 病歴の聴取

味覚障害の診療は，まず問診により何が問題であるかを聴取することから始まる．
①発症様式：いつから障害が起こっているのか．本人の自覚か，他者からの指摘か（「食事の味付けが変わったと言われた」など）．
②併発症状：発症時に背景となる因子（要因）がないか．すなわち風邪をひいていないかや，薬剤服用，頭部外傷，ストレスの有無など．
③既往歴：糖尿病，肝疾患，腎疾患などの全身疾患や，薬剤の服用歴を詳しく聞く．さらに舌炎や口腔乾燥症，嗅覚障害がないか．また，薬剤の副作用として味覚障害や口腔乾燥症がないかを確認する．
④食生活：極端なダイエットをしていないか，味付け，外食の回数など．

(2) 身体診察

口腔内病変の有無を観察する．舌炎，舌苔，口腔乾燥などをみる．

(3) 検査

●原因疾患発見のための検査●

血液検査，尿検査，肝機能検査，腎機能検査，血糖値のほかに，亜鉛，鉄，銅などの血清微量金属を測定する．

●味覚機能検査●

一般に行われているのは自覚的味覚検査で，電気味覚検査および濾紙ディスク検査が主なものである．味覚機能検査により味覚障害の程度を評価し，治療経過や治療の有効性を判断する．

自覚的味覚検査は，舌で味を感じているかどうかの検査であり，前述の神経分布に基づき左右それぞれの鼓索神経（舌前2/3の茸状乳頭の味蕾），舌咽神経（舌後1/3の葉状乳頭，有郭乳頭の味蕾），大錐体神経（上顎の軟口蓋部分）領域の計8点で測定する（図2.35-1）．鼓索神経領域では茸状乳頭の味蕾，舌咽神経領域では葉状乳頭または有郭乳頭の味蕾，大錐体神経領域では軟口蓋の粘膜内にある味蕾において，味覚受容を測定する．

電気味覚検査（図2.35-2）

舌を陽極の直流電流で刺激すると，金属味と酸味が混ざったような，独特の味を感じる．この現象を用いて検査を行うのが電気味覚検査法である（ペースメーカー装着者には原則禁止）．
電気味覚計は，8μA を 0dB と設定し，－6dB（4μA）か

plus α 舌の味覚地図

甘味は舌の先で，苦味は舌の奥で感じるなど，甘味，塩味，酸味，苦味を舌のどの部分で感じているかを示した図があるが，これは100年以上前に行われたキソーの簡単な実験をもとに作られたものである．実際には，味蕾はすべての味質を感じていて，味蕾が多い舌の奥のほうが甘味，塩味，酸味，苦味ともによく感じている．

plus α UMAMIは世界語

だしの味「うま味」は5番目の基本味であり，甘味，塩味，酸味，苦味に並ぶものとして世界で認められている．英語表記はumamiと，日本語そのものである．1908年に池田菊苗博士によって昆布のうま味成分がグルタミン酸ナトリウムであることが発見されてから，この分野の研究は日本人が中心となってなされている．

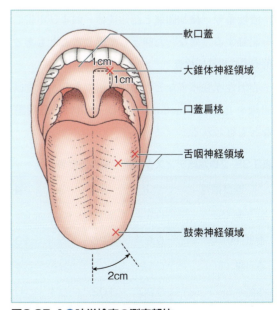

図2.35-1●味覚検査の測定部位

ら34 dB（400μA）まで，2 dBステップごとに21段階の刺激が可能で定量試験に優れている．ただし，甘味や塩味などの味質に関する検査ができないため，定性試験としては使えない．多くは顔面神経麻痺や舌咽神経麻痺などの症例に対して行われ，主に味覚伝導路障害の診断に有効な検査法である．

検査では，まず10〜20 dB程度の通電で電気味覚の味を体験させた後に，低電流から刺激を開始し上昇法で測定する（1カ所の刺激時間は0.5〜1秒，刺激間隔は3秒以上空ける）．判定基準は正常閾値：鼓索神経8 dB以下，舌咽神経14 dB以下，大錐体神経22 dB以下で，閾値の左右差6 dB以上が有意の上昇とする．ただし，ピリッと感じる体性感覚は味覚閾値としない．

濾紙ディスク検査（図2.35-3）

検査キットとして，テーストディスク®（三和化学研究所）が市販されている．直径5 mmの円形濾紙に味溶液を浸して測定部位に置き，感じた味を答えてもらう方法である．測定は電気味覚検査と同じ部位で行う．また，各味質の検査ごとに口腔内を水でゆすいでもらう．検査では，濃度の薄いものから上昇法で検査する（表2.35-2）．何の味かはわからないが味を感じるという検知閾値と，味質を正答できる認知閾値を求める．

どの味質から検査を行ってもよいが，苦味の検査は最後に行う．苦味が持続し，ほかの味質の検査に影響を及ぼすことがあるからである．

濃度番号（検知閾値と認知閾値）および申告した味質を記録する（異なった味として感じることもある）．

他覚的味覚機能検査

心因性味覚障害などの際に有用であり，味覚誘発電位記録やfMRI（functional MRI）を用いた脳活動の記録なども行われる．

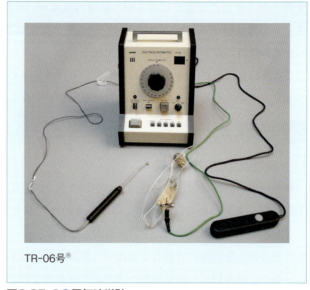

図2.35-2 ● 電気味覚計

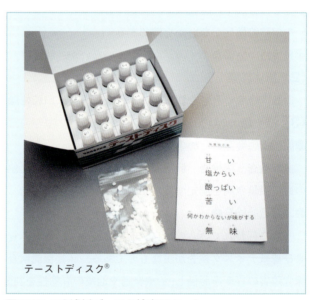

図2.35-3 ● 濾紙ディスク検査用キット

表2.35-2 ● 濾紙ディスク検査溶液の濃度表

濃度番号	1	2	3	4	5	味質
ショ糖（S）	0.3	2.5	10	20	80	甘味
食塩（N）	0.3	1.25	5	10	20	塩味
酒石酸（T）	0.02	0.2	2	4	8	酸味
塩酸キニーネ（Q）	0.001	0.02	0.1	0.5	4	苦味

＊濃度は％

plus α

fMRI

脳機能を画像化する検査法．fMRIを用いて脳の活動に関連した脳血流動態を可視化するものである．

4 ケア

味覚障害の原因疾患が明らかにされた場合には，その治療を行う．また，味覚障害自体に対しては，食生活などを改善するために栄養指導が重要となる．

味覚障害自体に効果のある薬剤はなく，潜在的にみられる亜鉛欠乏に対して，亜鉛剤の内服が試みられることが多い．早期発見と早期治療が必要となる．

❗ 考えてみよう　臨床場面とのつながり

1. 味覚障害の症状にはどのようなものがありますか．
2. 味覚障害についての問診で，特に確かめなければならないことは何でしょうか．

重要用語

味覚消失	解離性味覚障害	電気味覚検査
味覚減退	異味症	濾紙ディスク検査
自発性異常味覚	悪味症	

学習達成チェック

☐味覚障害とは何かを説明できる．

☐味覚障害の原因を分類できる．

☐味覚障害の問診のポイントを説明できる．

☐主な味覚検査を説明できる．

リンク ◯脳・神経機能障害／感覚機能障害

36 嗅覚障害

1 嗅覚障害とは

嗅覚障害は，鼻疾患あるいは中枢性疾患により，器質的な変化が嗅覚器官のどこかに起こったり，機能的に嗅覚異常が起こったりして生じる．

2 病態生理

嗅覚脱失および嗅覚障害の原因には①末梢性のものと，②中枢神経性のものがある．

(1) 末梢性嗅覚障害

呼吸性嗅覚障害は，においの経路である嗅裂がふさがれているために，におい物質が嗅細胞のある嗅粘膜に到達できずに起こる．慢性副鼻腔炎やアレルギー性鼻炎などによる粘膜の炎症性腫脹や，鼻中隔弯曲症が原因となる．嗅粘膜性嗅覚障害とは，嗅粘膜における嗅細胞の機能低下ないしは嗅細胞が傷害を受けた状態をいう．風邪や慢性副鼻腔炎，薬剤が原因となるほか，刺激性ガスの吸入によっても生じる．また，末梢神経性嗅覚障害は，頭部の前後方向からの打撲により嗅神経細胞体からの軸索（嗅糸）が断裂して生じる．なお，長期の炎症の影響で嗅粘膜が障害を起こしているものは，呼吸性嗅覚障害と嗅粘膜性嗅覚障害との鑑別が困難で，混合性嗅覚障害と呼ばれることもある．

(2) 中枢神経性嗅覚障害（図2.36-1）

頭蓋内にある嗅覚の経路（嗅球から嗅覚中枢まで）が障害されることによって起こ

> **plus α**
> **鼻中隔弯曲症**
> なんらかの原因により，左右の鼻腔を分ける鼻中隔が弯曲している．鼻閉（鼻づまり）による副鼻腔炎の悪化や，いびきなどの症状が起こる．

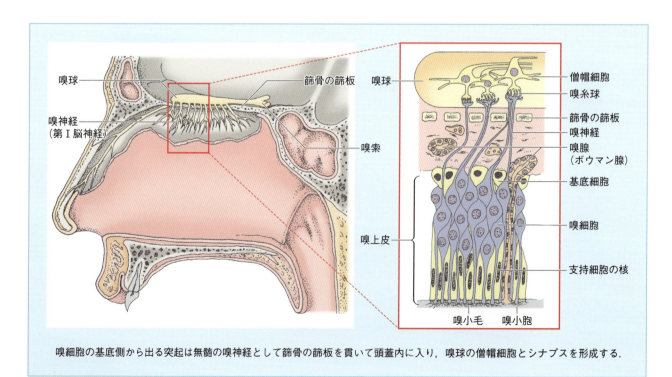

嗅細胞の基底側から出る突起は無髄の嗅神経として篩骨の篩板を貫いて頭蓋内に入り，嗅球の僧帽細胞とシナプスを形成する．

図2.36-1 ● 嗅細胞・嗅神経・嗅球

る嗅覚障害である．頭部外傷，脳腫瘍，脳手術のほかにアルツハイマー病，パーキンソン病では初期に嗅覚障害がみられることがある．さらに機能的（心身症など）に障害されることによっても起こる．

　人気中のにおい物質は，鼻粘膜の表面を覆っている粘液に溶り込んで粘膜内にある嗅細胞の嗅小毛（のレセプター）で受容される．嗅細胞の無髄の軸索が約20本ずつ束になったものが嗅神経であり，篩骨の篩板を通って頭蓋内に入り，**嗅球**の僧帽細胞とシナプスを形成している（図2.36-1）．この部位は，非常に細い嗅神経が硬い骨の孔を通っているために，外力によって切断される危険性が高い．また，嗅球から脳底部まで伸びる嗅索は，さらに嗅三角から外側・内側嗅条に分かれる．外側嗅条は，扁桃体や梨状前野（前頭葉の基底面と側頭葉の内側面が接する部分）で終わる．内側嗅条は辺縁系の一部で終わる．嗅覚系は複雑で，これらの領域から他の脳領域と連絡があり，複雑な情動や行動反応に関わっている．内側嗅条の一部は脳幹まで続き，においを嗅ぐと唾液を分泌する反射を起こす．

3 アセスメント

（1）病歴の聴取

　嗅覚障害の診療においても問診が重要になる（表2.36-1）．特に「思い当たる原因」がないか，注意を払う必要がある．

（2）身体診察

　鼻腔内観察では，前鼻鏡，ファイバースコープを用いて，副鼻腔炎の有無と嗅裂の状態を観察する．

（3）検　査

　画像診断として，鼻・副鼻腔の単純X線撮影，嗅裂断層撮影，CT，MRIを実施する．

---

plus α

**一般の内科における
嗅覚検査**

一般の内科等の外来で行われる嗅覚検査は香水やたばこなどを一側ずつ嗅がせて嗅覚の有無を確認する程度であることが多い．

表2.36-1●嗅覚障害の問診例

事　項	内容（例）
嗅覚の状態	どのような状態か：通常どおりににおいがわかる，弱い，ほとんどにおわない，全くにおわない，鼻を近づけるとにおいがほとんどわかる，鼻を近づけるとかすかにわかる．
発症時期	いつから
障害状態の変化	なし，増悪，変動
思い当たる原因	脳腫瘍の手術後，頭部外傷
他の鼻症状の有無	鼻閉，鼻漏
異臭の有無	非常に嫌なにおいを感じる．
味覚障害の有無	半数以上に味覚障害をもっている．
既往歴	風邪をひいた，アレルギー性鼻炎，慢性副鼻腔炎など

●嗅覚検査●

基準嗅覚検査

T&Tオルファクトメーターを用いて調べる．嗅覚を測定するための基準臭には，表2.36-2に示したA〜Eの5種類がある．

各嗅素はそれぞれ10倍単位で8段階の濃度がつけられ，5（Bは4）を最高濃度として，−2まで番号が振られている．各嗅素とも正常嗅覚者が検知できる濃度を0としている．

実際の検査では，におい紙（幅0.7cm，長さ14cmの無臭の濾紙）を用いてA〜Eの順に行う．各基準臭は最も低濃度から順に高濃度に上げて，なんらかのにおいを初めて感じられたときの番号を検知閾値，何のにおいであるか判断できたときの番号を認知閾値として測定し，結果を記録する（表2.36-3）．評価では，5種類の嗅素の認知閾値の総和を5で割った値（平均認知閾値）を用いて，嗅覚障害の程度を正常，軽度低下，中等度低下，高度低下，嗅覚脱失と段階的に分ける〔なお，基準値の5の強さのにおいを感じない場合は6として計算する（Bは4までしかないため，4の強さのにおいを感じないときは5となる）〕．

静脈性嗅覚検査

アリナミン®を静脈注射し，静脈経由での嗅覚を検査する．この検査では，肺からの呼気中にあるにおい分子が後鼻孔から嗅粘膜に達することでニンニク臭を感じる．実際の方法は，アリナミン®注射液10mg（2mL）を左肘正中皮静脈に20秒間かけて等速度で注射する．被検者には安静を保ち鼻呼吸を続けてもらい，アリナミン®特有のにおいが感じられたら合図をしてもらう．静脈注射開始時からにおいの発現時間までを潜伏時間，においの発現から消失までの時間を持続時間として測定する．潜伏時間は嗅覚閾値に関係し，正常嗅覚者では8〜9秒である．持続時間は嗅覚閾値と嗅覚疲労に関係し，正常嗅覚者では1〜2分である．嗅覚障害者では潜伏時間は延長し，持続時間は短縮する．完全嗅覚脱失者ではにおいを感じられない．

> **plus α**
>
> **においの識別検査**
>
> においを封入したマイクロカプセルをスティックのり型の容器に入れ，紙にこすりつけることによって，においの識別検査を行う方法が日本で開発されている．簡便であり，においも日本人になじみ深いものである．

表2.36-2●基準臭の成分と表現されるにおい

嗅素名	符号	表現されるにおい
β-フェニルエチルアルコール	A	バラの花のにおい，軽くて甘いにおい
メチルシクロペンテノロン	B	焦げたにおい，カラメルのにおい
イソ吉草酸	C	腐敗臭，汗くさいにおい，古靴下のにおい
γ-ウンデカラクトン	D	桃の缶詰，甘く重いにおい
スカトール	E	野菜くずのにおい，嫌なにおい，口臭

表2.36-3●平均認知閾値による嗅覚障害の程度分類

平均認知閾値	嗅覚障害の程度
0〜1.0	正常
1.1〜2.5	軽度低下
2.6〜4.0	中等度低下
4.1〜5.5	高度低下
5.6以上	嗅覚脱失

4 ケ ア

（1）治 療

●呼吸性嗅覚障害の治療●

におい分子が嗅粘膜まで達しないためににおいがわからないだけで，嗅粘膜の嗅細胞は機能を保っている可能性が高い．多くは，慢性副鼻腔炎，アレルギー性鼻炎などが原因であり，これらの疾患の治療が行われる．また，嗅裂病変の改善のためにステロイド薬の点鼻療法が併用される．これらの治療で改善しない例では，手術により病変の除去と嗅裂部の気流の改善が行われることがある．

●嗅粘膜性嗅覚障害の治療●

原因としては，風邪によるものが最も多く，予後は良好である．しかし，いったん変性した嗅細胞が再生し嗅覚が回復するのには数カ月以上かかることが多い．また，回復期に異臭症が出現することも多く，患者は別の苦痛を訴えることがある．ステロイド薬の点鼻が行われるが，長期間の使用になるため慎重に行う必要がある．

●中枢神経性嗅覚障害の治療●

中枢神経性嗅覚障害，特に頭部外傷による嗅覚障害に対しては有効な治療法がなく，回復率も良くない．

> **plus α**
>
> **異臭症**
>
> ある特定のにおいを異なったにおいとして感じたり，においを発しないものに対して特定のにおいを感じてしまったりする症状のこと．従来，多くは心因性とされてきたが，感覚神経の異常によるものや原因不明のものもある．

> **！考えてみよう　臨床場面とのつながり**
>
> 1. 嗅覚障害の問診で，特に確かめなければならないことは何でしょうか．
> 2. 呼吸性嗅覚障害の患者に必要なケアは何でしょうか．

重要用語

末梢性嗅覚障害	嗅細胞
中枢神経性嗅覚障害	嗅球

学習達成チェック

- ☐ 嗅覚障害とは何かを説明できる．
- ☐ 嗅覚障害の原因を分類できる．
- ☐ 嗅覚障害の問診のポイントを説明できる．
- ☐ 主な嗅覚検査について説明できる．

リンク G 脳・神経機能障害／感覚機能障害

37 | しびれ

しびれは**感覚障害**の一症状であるが，臨床的には最も多い訴えである．また運動麻痺を「しびれ」と表現する場合がある．感覚には表在感覚として触覚・痛覚・温度覚，深部感覚として振動覚・位置覚，複合感覚（皮質感覚）として二点識別覚・立体覚・数字識別覚がある．皮膚の受容器から大脳皮質感覚野までの感覚神経の走行路の障害により，感覚障害が生じる．感覚障害の種類としては，感覚過敏，感覚低下，感覚脱失，異常感覚，疼痛がある．痛覚以外はすべて，しびれと表現されることが多いため，ここではしびれと感覚障害を同様のものとして扱うことにする．

1 原因と分類 （表2.37-1）

(1) 末梢神経障害によるしびれ

①**単一末梢神経障害**：絞扼性障害としては，上肢では正中神経麻痺（**手根管症候群**），橈骨神経麻痺，尺骨神経麻痺，下肢では大腿皮神経麻痺，総腓骨神経麻痺がある．

②**多発性単神経炎**：単一末梢神経障害が非対称性に多発した状態で，通常，運動麻痺を伴う．結節性多発動脈炎でみられる．

③**多発神経障害**：多発神経障害の原因は多種多様で，中毒（アルコール，鉛，ヒ素），代謝・栄養障害，感染などがある．代謝障害には，糖尿病，ビタミンB_1欠乏，悪性腫瘍，アミロイドーシスなどによるものがあるが，原因不明であることも少なくない．

④**脊髄後根障害**：脊椎骨，椎間板に隣接した部位の障害による頸椎症，椎間板ヘルニア，後縦靱帯骨化症，転移性腫瘍によるものが多い．

(2) 脊髄障害によるしびれ

①**中心灰白質障害**：脊髄空洞症，髄内腫瘍，脊髄内出血でみられる．

②**前側索障害**：髄外腫瘍からの圧迫によることが多い．

③**脊髄前半部障害**（**前脊髄動脈症候群**）：前脊髄動脈の閉塞が原因である．

④**後索障害**：脊髄癆，フリードライヒ失調症，亜急性連合性脊髄変性症，スモン，糖尿病性あるいはアルコール性仮性脊髄癆などにみられ，通常，両側性である．

⑤**脊髄横断性障害**：横断性脊髄炎，外傷性脊髄損傷などでみられる．

⑥**脊髄半側障害**（**ブラウン・セカール症候群**）：外傷，腫瘍，椎間板ヘルニア，変形性脊椎症などでみられる．

⑦**脊髄円錐障害，馬尾障害**（**馬尾症候群**）：椎間板ヘルニア，腫瘍による圧迫が原因で起こる．

(3) 脳幹・視床・大脳皮質の障害によるしびれ

①**脳幹部障害**：脳幹部の障害の原因疾患としては，腫瘍，血管性障害，炎症，変性疾患などがある．延髄外側部の障害は，椎骨動脈の血管障害で起こる〔**延髄外側症候群（ワレンベルク症候群）**〕．

②**視床の障害**：視床は，上行してきた感覚神経の中継所である．原因疾患には，脳出血，脳血栓が多く，腫瘍や炎症がこれに次ぐ．

③**大脳皮質の感覚野の障害**：原因疾患には，脳腫瘍，外傷，脳血管障害などがある．

---

plus α

橈骨神経の障害

松葉杖使用や腕枕によって生じるもの（honeymoon palsy），酒に酔って肘掛けにもたれるなどで，神経を長時間圧迫することにより起こるもの（Saturday night palsy）などがある．

---

plus α

後縦靱帯骨化症

脊椎の椎体後面に沿って走る後縦靱帯に骨化が起こり，これが増大して脊髄，神経根に圧迫をきたす疾患．発症機序は不明である．

---

plus α

フリードライヒ失調症

小脳性および脊髄性の運動失調で常染色体劣性遺伝である．20歳以前に発症し，運動失調のほか，眼振，運動麻痺，深部感覚障害，腱反射消失を呈する．身体的には脊柱側弯，凹足変形，心筋障害，糖尿病を合併する．

---

plus α

亜急性連合性脊髄変性症

ビタミンB_{12}の欠乏により起こる．胃切除，悪性貧血，小腸疾患などの吸収障害ではビタミンB_{12}の欠乏が起こりやすい．脊髄病変は後索に始まり側索に及ぶ．

表2.37-1●感覚障害の分類

<table>
<tr><th colspan="2">障害の種類</th><th>原因・病態</th><th>代表的な疾患</th></tr>
<tr><td rowspan="5">末梢神経障害</td><td>①単一末梢神経障害
②多発性単神経炎
③多発神経障害</td><td>外傷，圧迫
血管炎による血管障害
中毒，代謝・栄養障害，感染</td><td>手根管症候群
結節性多発動脈炎
糖尿病，ビタミン欠乏，悪性腫瘍，アミロイドーシス，ギラン・バレー症候群，慢性炎症性脱髄性多発神経炎（CIDP）</td></tr>
<tr><td>④脊髄後根障害</td><td>脊髄後根の圧迫，機械的刺激，炎症</td><td>頸椎症，椎間板ヘルニア，後縦靱帯骨化症，転移性腫瘍</td></tr>
<tr><td rowspan="7">脊髄障害</td><td>①中心灰白質障害
②前側索障害
③脊髄前半部障害
④後索障害</td><td>脊髄視床路の交叉部の障害
脊髄外側からの圧迫
前脊髄動脈の閉塞
深部感覚の伝導路の障害</td><td>髄内腫瘍，脊髄内出血
髄外腫瘍
脊髄梗塞
糖尿病性，あるいはアルコール性仮性脊髄癆，亜急性連合性脊髄変性症，脊髄癆，フリードライヒ失調症，スモン</td></tr>
<tr><td>⑤脊髄横断性障害（脊髄の完全な破壊）</td><td>全脊髄の障害</td><td>横断性脊髄炎</td></tr>
<tr><td>⑥脊髄半側障害（ブラウン・セカール症候群）</td><td>脊髄半側を障害する病変</td><td>外傷，腫瘍，椎間板ヘルニア，変形性脊椎症</td></tr>
<tr><td>⑦脊髄円錐・馬尾障害</td><td></td><td></td></tr>
<tr><td rowspan="3">脳幹・視床・大脳皮質の障害</td><td>①脳幹部障害
②視床の障害</td><td>脳血管障害，腫瘍，炎症，変性疾患
後大脳動脈の主幹血管の閉塞，血管障害，腫瘍，炎症</td><td>延髄外側症候群（ワレンベルク症候群）
視床症候群</td></tr>
<tr><td>③大脳皮質の感覚野の障害</td><td></td><td>脳腫瘍，外傷，脳血管障害</td></tr>
<tr><td>その他</td><td>精神的原因による感覚障害</td><td>機能的障害</td><td>解離性障害，心因性疾患</td></tr>
</table>

（4）精神的原因によるしびれ

解離性障害や心因性の患者では，感覚障害を訴えることがある．

2 病態生理

（1）感覚神経の経路

感覚障害の発症機序を理解するには，表在感覚の経路を頭に入れておく必要がある．感覚神経の経路は複雑でまだ解明されていない部分もあるが，主な経路は図2.37-1のように考えられている．温痛覚，触覚，深部感覚の経路は脊髄内，脳幹部で異なるため，それぞれ特徴的な感覚障害が生じる．

（2）末梢神経障害

単一末梢神経障害や脊髄後根障害では圧迫障害によるものが多い．多発性単神経炎は神経を灌流する血管の血管炎により，虚血性の末梢神経障害が起こる．多発神経障害では神経の直接障害により起こると考えられる．

（3）脊髄障害

脊髄の横断性病変ではすべての経路が遮断されるため，病変部以下の全体のしびれ，および両側の錐体路症状が出現する．脊髄半側の横断障害では，その分節の高さにおける全知覚脱失と障害側の高さ以下における運動麻痺および深部感覚障害がみられる．反対側では温痛覚障害がみられる（同側の深部感覚経路の障害，交叉した外側脊髄視床路，前脊髄視床路の障害，分節の高さでは全感覚路の障害のため）．脊髄中心

---

plus α

横断性脊髄炎

急性発症する遅延型アレルギー反応による脱髄性炎症性疾患である．感染症，膠原病，多発性硬化症，薬剤性によるものがある．頸部痛または背部痛で始まり，急性に対麻痺または四肢麻痺を発症する．

plus α

馬尾症候群

脊髄はL_1/L_2の高さで終わり，それ以降は神経束が下に向かって走行している．この神経束が馬尾神経である．馬尾症候群は椎間板ヘルニアや腰部脊柱管狭窄症，脊髄・脊椎の腫瘍などにより馬尾神経が圧迫されて生じる腰痛や下肢の神経痛・しびれ，下肢の運動麻痺，尿閉，尿・便失禁，性機能障害などを呈するものである．

部の病変では左右両側からの脊髄視床路の交叉する部位が障害されるため，その分節の痛覚，温度覚は障害されるが，触覚は後索を交叉せずに上行するため障害されない（**解離性感覚障害**）．前脊髄動脈が閉塞すると脊髄前半側が障害され，脊髄前方を通る外側脊髄視床路，前脊髄視床路が障害されるが，後索は障害されないため，触覚，深部感覚は障害されない．

(4) 脳幹・視床・大脳皮質の障害

大脳皮質感覚野は機能局在部位が比較的広い領域であり，病変の広がりにより，感覚障害の範囲は反対側の半身鈍麻から一部に限局する知覚低下までさまざまである．顔面を含む同側の半身のしびれは橋より上部の病変で起きる．三叉神経，外側視床路，前脊髄視床路はすべて交叉した後なので，病変はしびれと反対側で起こる．脳幹には，上行する感覚神経の走行路，三叉神経の核と上行路，その他の脳神経核や運動核および神経線維が密集しているため，感覚だけの障害はまれであり，脳神経の障害や運動麻痺を伴う．また脳幹では，顔面および下方からくる神経が交叉する．脳幹下部の病変では，外側視床路と前脊髄視床路は交叉した後であり，三叉神経は交叉していないため，顔面は病変と同側に，首から下の半身は病変と反対側にしびれが起きる．主な感覚障害の分布を図2.37-2に示す．

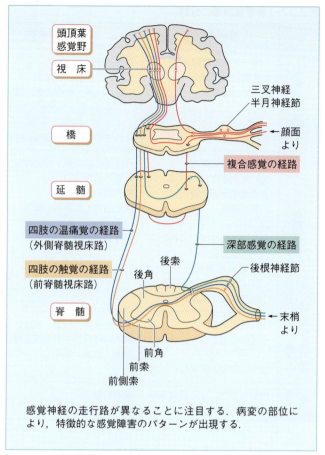

感覚神経の走行路が異なることに注目する．病変の部位により，特徴的な感覚障害のパターンが出現する．

図2.37-1●感覚神経の走行路

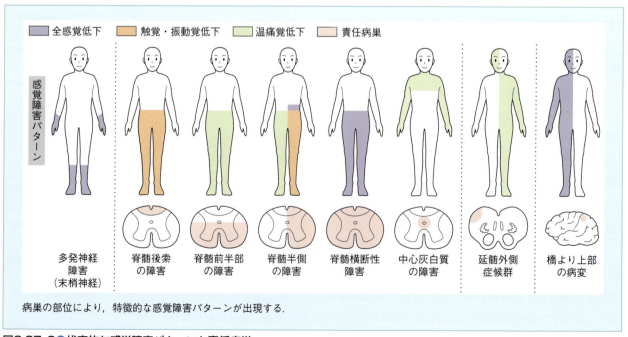

病巣の部位により，特徴的な感覚障害パターンが出現する．

図2.37-2●代表的な感覚障害パターンと責任病巣

3 アセスメント

　感覚障害を診断するためには，神経のどの感覚が障害されているか，またどの範囲が障害されているかを正確に同定しなければならない．通常，検査は，表在感覚（痛覚，温度覚，触覚），深部感覚（振動覚，位置覚），および複合感覚（立体覚，数字識別覚など）の順序で進めていく．このとき，感覚障害の左右差に注目する．また，感覚障害が末梢神経の分布に一致するか，皮膚の分節に一致するか，脊髄や大脳の障害部位に一致するかを念頭に置くことが重要である．

(1) 病歴の聴取

①感覚障害の内容：感覚障害は患者の主観によって表現されるため，客観的評価が難しいことが多い．「ジンジン」「ピリピリ」「ピリッと走るような」といった具体的な表現を患者から聴取する．

②感覚障害の部位

③感覚障害発現様式および経過

④随伴症状：他の神経症状（運動麻痺，痛みなど）

⑤既往歴：高血圧，糖尿病，甲状腺疾患，感染症，胃切除，ワクチン接種，外傷

⑥職業歴，嗜好品（たばこ，酒を含む）や薬物の使用歴，有機溶媒などへの曝露歴

(2) 症　状

●末梢神経障害によるしびれ●

　末梢神経障害ではその支配領域に一致して，触・痛・温度覚が低下または消失する．脊髄後根障害の感覚障害は皮膚分節に一致して起こり，その部分に鋭い，あるいは締めつけられるような痛みを伴うことが特徴である．

●脊髄障害によるしびれ●

　広範な脊髄障害では障害部レベル以下の対称性全感覚低下，病的反射を伴う運動麻痺，膀胱直腸障害などがみられる．広範でない場合は，その部位を上行する感覚神経の障害が起こり，神経路が交叉しているものの反対側に障害が起こる．中心灰白質障害では温痛覚のみが障害され，前側索障害では障害レベル以下の反対側の温痛覚が障害される．後索障害は位置覚，振動覚などの同側の深部感覚が脱失し，ロンベルク徴候が陽性となる．脊髄円錐障害では肛門周囲感覚障害（サドル型感覚障害）がみられ，膀胱直腸障害，勃起不全（erectile dysfunction：ED）が認められる．馬尾障害では早期から自発痛があり，障害分布は左右対称性で，全感覚が侵される（馬尾症候群）．膀胱直腸障害およびEDの症状は強くない．

●脳幹・視床・大脳皮質の障害によるしびれ●

　延髄外側症候群では，病変部の顔面と頸部以下の対側に温痛覚の低下がみられる．この障害を交叉性温痛覚障害と呼ぶ．視床の障害では，病巣の反対側に軽度の片麻痺，持続性の半側の表在性および深部感覚鈍麻を呈する．灼熱感や刺痛などの視床痛を伴うのが特徴である（**視床症候群**）．大脳皮質の感覚野の障害では表在性の基本感覚の障害は少ないのに反し，立体覚，二点識別覚，皮膚書字覚といった複合感覚が障害される．複合感覚障害は，さまざまな感覚情報が中枢神経内で統合された結果として

---

plus α

ロンベルク徴候

両足を揃え，体が安定したら，その場で眼を閉じる．体が大きく動揺して閉眼状態を保てず転倒してしまうものを陽性とする．洗顔時に体がふらつく洗面現象も，この徴候と同じである．

生じる高度な感覚の障害である.

●精神的原因によるしびれ●

解離性障害や心因性疾患の患者では,感覚障害を訴えることがあるが,障害の分布は解剖学的分布に一致しないことが多く,内容的にも不定である場合が多い.

(3) 検査所見

①尿検査:尿糖は糖尿病を診断する手掛かりとなる.結節性多発動脈炎ではタンパク尿,血尿がみられることがある.

②血液検査:多発性感覚障害が疑われるときは血糖,手根管症候群が疑われる場合は甲状腺機能,単神経障害のときはビタミンB_1,B_6を測定する.亜急性連合性脊髄変性症が疑われるときは血算,ビタミンB_{12}を測定する.

③X線撮影(頸椎,腰椎):上肢の感覚障害の場合は頸椎の変形,後縦靱帯の石灰化の有無に注目する.下肢の感覚障害の場合は腰椎の変形に注目する.

④心電図・心臓超音波検査:脳梗塞の場合は心原性塞栓症も考えられるため,突発完成型の脳梗塞のときは,心房細動,左房内血栓について心電図・心臓超音波検査を行う.

⑤髄液検査・ミエログラフィ:多発性硬化症の場合は髄液のIgG濃度が上昇する.ギラン・バレー症候群や慢性炎症性脱髄性多発神経炎(chronic inflammatory demyelinating polyneuropathy:CIDP)の場合は,タンパク細胞解離がみられる.脊髄髄内病変が疑われるときはミエログラフィが行われるが,MRIが普及してからは施行されることは少なくなった.

⑥神経伝導速度:末梢神経の障害では運動・感覚神経の伝導速度を測定する.末梢性の単神経障害,絞扼性障害の場合は,神経伝導速度の低下が確定診断となる.

⑦CT,MRI:頭部の梗塞巣,脱髄巣,出血巣,腫瘍性病変の検索に有効である.CTでは横断像のみであるが,MRIでは水平断だけでなく,矢状断,冠状断の画像が撮れるため,より詳細な情報が得られる.脊髄では上記に加えて,椎間板の変化も観察できる.

plus-α

タンパク細胞解離

中枢神経や髄膜の炎症では,脳脊髄液の細胞数の増加とタンパク濃度が上昇するが,ギラン・バレー症候群やCIDPでは,細胞数が増加せずにタンパク濃度が上昇する.これをタンパク細胞解離といい,これらの疾患に特徴的な所見である.

4 ケア

(1) 処 置

一般に神経疾患では寒冷刺激によって症状が増悪するので,保温に努める.その際に低温熱傷が起こらないように指導する.

(2) 治 療

手根管症候群では,手根管の開放術により速やかに症状は消失する.脱髄性疾患,結節性動脈周囲炎の急性増悪時には,副腎皮質ステロイドを用いる.慢性炎症性脱髄性神経炎には,免疫グロブリン大量静注療法,副腎皮質ステロイドや免疫抑制薬の投与,血漿交換療法が行われる.頸椎症は,初期では牽引療法,カラーなどによる装具療法,消炎鎮痛薬の内服,理学療法が主体であるが,症状が強い場合には手術療法を要する.亜急性連合性脊髄変性症ではビタミンB_{12}を筋肉内投与する.血管障害,腫瘍では基礎疾患を治療する.

考えてみよう　臨床場面とのつながり

1. しびれのある患者さんにおいて，予測すべき変化には何があるでしょう.
2. しびれのある患者さんに対して，まずあなたがすべきことは何でしょう.
3. しびれのある患者さんの処置やケアのために，どんな準備をしたらよいでしょう.

重要用語

手根管症候群

多発性単神経炎

多発神経障害

脊髄後根障害

前脊髄動脈症候群

後索障害

脊髄横断性障害

脊髄半側障害（ブラウン・セカール症候群）

馬尾症候群

延髄外側症候群（ワレンベルク症候群）

解離性感覚障害

視床症候群

学習達成チェック

☐ しびれとは何かを説明できる.

☐ しびれの原因を分類できる.

☐ しびれの観察ポイントを説明できる.

☐ しびれの治療の原則が説明できる.

リンク ⓖ 運動機能障害

38 腰痛

1 腰痛とは

腰椎（図2.38-1）は5個の椎骨から構成されており，立位歩行を行う人間の脊椎において上半身の体重支持とともに体幹の前後屈や側屈，回旋動作の中心的な役割を担う．そのため，常にストレスがかかる環境にさらされている．

腰痛は，なんらかの原因で腰部および周辺領域に疼痛を生じる状態である．筋・骨格系に由来する痛みの中で最も頻度が高く，若年者から中高年者に至るまで腰痛に苦しむ人は多い．腰痛の原因疾患は，腰椎および腰椎以外の部位を含めて器質的な障害から心因性のものまで多岐にわたるため，診断には注意を要する（表2.38-1，表2.38-2）．原因疾患が特定できない場合も多く，それらの腰痛は非特異的腰痛と呼ばれている．

plus α
非特異的腰痛
診察や画像検査を行っても明らかな原因疾患が特定できない腰痛で，腰痛全体の8割以上を占めるという報告もある．労働やスポーツ，不良な姿勢などによる腰部への負荷増大により発生し，腰椎周囲の筋（傍脊柱筋）や靱帯が疼痛の発生源である場合が多く，筋・筋膜性腰痛という診断名が付けられることもある．

2 病態生理

腰痛の発生部位としては，**椎体・椎間関節**，**腰背部筋**，**椎間板**，**神経根**，**仙腸関節**があり，それぞれに病態が異なる．

(1) 椎体・椎間関節由来の腰痛

外傷による椎体や棘突起の骨折，骨粗鬆症や転移性骨腫瘍，化膿性椎体炎などによる椎体の圧潰や圧迫骨折では，姿勢や動作にかかわらず強い腰痛が生じる．また，腰椎すべり症は椎弓の関節突起間部の疲労骨折であり，腰椎伸展位で痛みが増すことが多い．椎間関節は上下2対の腰椎をつなぐ滑膜関節であり，腰椎の運動に大きく関与するため機械的な負荷を受けやすく，関節炎や関節症性の変化により痛みを生じる．

(2) 腰背部筋由来の腰痛

腰背部筋は，多裂筋と脊柱起立筋からなり，棘突起から起始して左右両側に分布し

plus α
仙腸関節

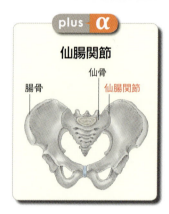

● 脊椎の構造〈アニメーション〉

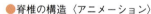

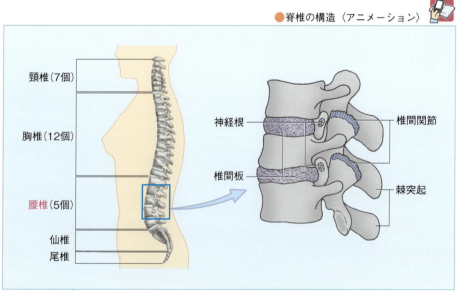

図2.38-1 ● 腰椎

表2.38-1●腰痛の原因が腰椎にある場合の主要疾患

骨性	変形性	変形性腰椎症，腰部脊柱管狭窄症
	炎症性	リウマチ性脊椎炎，強直性脊椎炎，仙腸関節炎
	感染性	化膿性脊椎炎，結核性脊椎炎
	外傷性	腰椎骨折，腰椎分離症
	腫瘍性	脊椎腫瘍（原発性，転移性）
	代謝性	骨粗鬆症，骨軟化症
	その他	脊柱側弯症，二分脊椎
骨性以外 （筋・靱帯，椎間板，神経）	筋・靱帯性	腰背筋損傷，腸腰筋膿瘍
	椎間板性	腰椎椎間板症
	神経性	腰椎椎間板ヘルニア，脊髄腫瘍，馬尾腫瘍
	血管性	脊髄出血，硬膜外血腫，脊髄動静脈奇形

表2.38-2●腰痛の原因が腰椎以外にある場合の主要疾患

分　類	疾患名
血管性疾患	解離性大動脈瘤，閉塞性動脈硬化症
内臓疾患	膵臓癌，胃・十二指腸潰瘍，肝炎，胆嚢炎
泌尿器疾患	尿管結石，腎盂腎炎
婦人科疾患	子宮内膜症，子宮筋腫
精神科疾患	心身症，躁うつ病，解離性（転換性）障害
その他	白血病

plus α

腰椎分離症

椎体の椎弓峡部（椎間関節突起間部）に生じる疲労骨折で，主として運動による繰り返しの負荷が原因とされる．成長期に発症する．運動時の急激な腰痛で発症し腰椎伸展位で増強する．早期に発見できれば一定期間の安静と保存治療により治癒するが，診断が遅れると骨癒合が得られないため，成長期にみられる腰痛のなかで特に注意すべき疾患である．

ている．筋肉由来の急性の腰痛は，急激な負荷や捻挫，打撲といった外傷により，筋肉および筋膜が損傷して生じる．一方で慢性の腰痛は，加齢による筋萎縮や筋力低下から易疲労性を生じ，日常生活動作程度の負荷や長時間同一の姿勢を続けることで出現し，軽快と増悪を繰り返すことが多い．

（3）椎間板由来の腰痛

椎間板は椎体と椎体の間にある円盤状の線維軟骨で，いわゆるクッションの働きを担っている．椎間板は中心部にあるゲル状の髄核と外周部の線維状の線維輪から構成されており，椎間板由来の腰痛は線維輪の変性が基盤にあることが多い．また，前屈や座位で痛みが増強する場合が多い．髄核が変性した線維輪を穿破して飛び出した状態が椎間板ヘルニアである．

（4）神経根由来の腰痛

腰椎および仙骨に各1対ずつある神経根が，椎間板の脱出（椎間板ヘルニア）や骨性要素（腰部脊柱管狭窄症，変形性腰椎症）などによって圧迫された結果生じる．近年の研究では，圧迫のみでなく，神経周囲の炎症も疼痛発現に関与しているといわれている．神経根由来の腰痛は，脊柱管狭窄症では後屈位で痛みが増し，椎間板ヘル

ニアでは前屈位で痛みが増すなど，おのおのの神経根に対する機械的刺激が強まる体位をとると増強する．

（5）仙腸関節由来の腰痛

仙腸関節は仙骨と腸骨で構成される関節で，体幹から下肢への荷重を支えるとともに，腰椎の前後屈に伴って動いている．この仙腸関節への負荷の増大が腰痛の原因であり，特に腰殿部領域に特徴的にみられる．

3 アセスメント（表2.38-3）

問診，診察，画像検査が行われる．問診では疼痛の部位や性質，歩行障害や膀胱直腸障害の有無，ほかの疾患の合併，既往歴，精神的ストレスの有無などについて詳細に聴取する．診察では，疼痛部位，腰椎の可動性，下肢の神経症状（知覚障害，筋力低下）の有無について所見を得る．画像検査では，単純X線撮影により腰椎の基本的な形態評価を行うが，腰背部筋，椎間板，椎体，神経といった腰痛の発生部位の評価を行うためにはMRIが非常に有効である．骨の詳細な評価が必要な場合にはCTが選択される．また，腫瘍性疾患や炎症性疾患，さらには腰椎以外の部位に原因疾患がある可能性が疑われる場合には，必要に応じて血液検査や全身的な検査を検討する．

4 ケア

腰背部筋由来の急性腰痛はぎっくり腰ともいわれ，最も頻度が高いが比較的予後が良好で，安静のみでも1〜2週間で軽快することが多い．腰痛の治療には以下に示す治療法が挙げられるが，痛みの程度や部位，患者の希望を考慮して適切な治療を選択する．また，原因疾患が特定できる場合には腰痛への対応とともに原因疾患の治療を行う．一方，原因疾患が特定できない非特異的な腰痛の場合には，日常生活指導を含めたさまざまなアプローチが必要となることが多い．

●薬物療法●

NSAIDs（非ステロイド性抗炎症薬）が第一選択となることが多く筋弛緩薬を加えることもある．近年，長期間続く腰痛は慢性疼痛の一つと考えられ，中枢神経系の疼痛回路を抑制する薬剤が用いられる場合がある．外用薬（冷・温貼付剤，軟膏剤）も有効である．注射では局所注射や神経ブロックが行われる．心因性の腰痛や非特異的腰痛の場合には抗うつ薬が用いられることもある．

表2.38-3●腰痛の診断に必要な検査

検 査	検査内容のポイント
問 診	疼痛部位と性質，安静時痛の有無，疼痛発生の誘因，歩行障害や膀胱直腸障害の有無，合併疾患の有無，既往歴，家族歴，精神的ストレスの有無
診 察	脊柱所見（腰椎前後弯，側弯），腰椎可動性，腰痛部位，腰椎叩打痛，下肢神経症状（知覚障害，筋力低下），深部腱反射，下肢血流
画像検査	単純X線撮影，MRI，CT
その他	血液検査，穿刺液培養，全身検査

---

plus α

MRI

核磁気共鳴検査（magnetic resonance imaging：MRI）の略称．磁場を用いるため放射線被曝がなく，骨以外に，軟骨や靱帯，筋肉，神経なども描出されるため総合的な運動器疾患の診断に有用である．心臓ペースメーカーなど，体内に金属がある場合はこれらの機器が磁場の影響を受けるため，注意を要する．

plus α

慢性疼痛

さまざまな原因によって生じた疼痛が慢性化して長期間続く状態で，持続期間としては3ヵ月または6ヵ月といわれている．慢性疼痛は，関節などの特定の部位が関与する侵害受容性疼痛と神経障害が関わる神経障害性疼痛，さらにそれらを混合した混合性疼痛に分類されている．

plus α

心因性腰痛の特徴

①他覚所見や画像所見に比べて強い腰痛の訴え
②日常生活上の制限が訴えに比べて高度
③1年以上にわたる原因不明の腰痛
④うつ的状態，睡眠障害の合併
⑤多数回手術の既往，多医療機関受診歴（doctors shopping）
⑥家族環境，労働環境の問題あり

腰痛の病態と原因は既述したように多岐にわたる．看護師には，医師の診察や治療の補助とともに，患者自身のそばに寄り添って病状に関するさまざまな訴えを聞き，その情報を医師，理学療法士と共有することが求められる．さらに日常生活指導においても，医療チームの一員としてきめ細かい指導と助言を行うことが期待される．

●理学療法●

温熱，牽引，マッサージ，超音波療法などが行われる．また，腰痛予防のために腰背部筋の強化を目的として腰痛体操が行われる．

●装具療法●

病態に応じて軟性コルセットや仙骨ベルトなどの装具が処方されることが多い．

●日常生活指導●

仕事を含めた日常生活における良好な姿勢の維持，腰椎への負担を軽くする動作や腰背部筋の強化の指導は重要である．

考えてみよう　臨床場面とのつながり

1. 腰痛が筋・骨格系に由来する痛みの中で最も頻度が高いのはなぜでしょうか．
2. 腰痛を訴える患者さんに対して考えるべき疾患には，何があるでしょうか．

重要用語

腰椎	腰背部筋	神経根
椎体・椎間関節	椎間板	仙腸関節

学習達成チェック

☐ 腰痛とは何か説明できる．

☐ 腰痛の原因となる腰椎疾患，腰椎以外の疾患をそれぞれ説明できる．

☐ 腰痛の主な診断方法の説明ができる．

☐ 腰痛の主な治療方法の説明ができる．

リンク ⓖ 運動機能障害

39 関節症状

1 関節痛をきたす疾患

関節痛とは，なんらかの原因により生じる関節の疼痛である．

表2.39-1に関節痛をきたす代表的な疾患を挙げる．それぞれの疾患についての解説は省略するが，さまざまな原因で関節痛が引き起こされることに注目すべきである．

関節痛をきたす代表的な疾患である**関節リウマチ**（rheumatoid arthritis：RA）は，滑膜の炎症から関節破壊を引き起こす（図2.39-1）．

表2.39-1●関節痛をきたす疾患

外傷性		外傷性関節炎など
炎症性	感染	細菌性関節炎，結核性関節炎，真菌性関節炎，ウイルス性関節炎など
	反応性	溶連菌感染後関節炎，クラミジア感染後関節炎など
	加齢，変性	変形性膝関節症，肩関節周囲炎（いわゆる五十肩）など
	結晶	痛風，偽痛風など
	自己免疫	関節リウマチ（RA），全身性エリテマトーデス（SLE），強皮症，シェーグレン症候群，ベーチェット病，潰瘍性大腸炎，クローン病，掌蹠膿疱症性骨関節炎，強直性脊椎炎，反応性関節炎，乾癬性関節炎など
代謝性		骨軟化症，パジェット病など
血液疾患		血友病性関節症
神経障害		糖尿病，脊髄空洞症など
腫瘍		骨軟骨腫症，骨肉腫，転移性骨腫瘍など
骨端症，骨壊死		ペルテス病，大腿骨頭壊死など
重金属中毒		アルミニウム骨症など

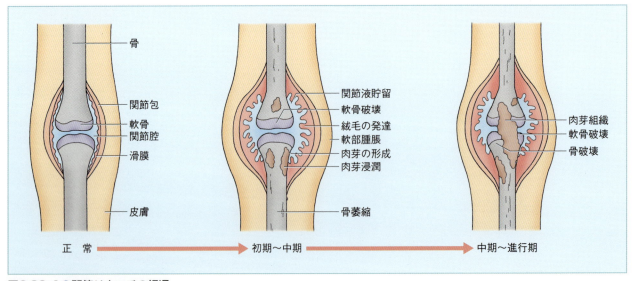

図2.39-1●関節リウマチの経過

2　病態生理

　関節痛は，構成組織（骨，滑膜）そのものの障害により起こることが多いが，筋，筋膜，腱，靱帯といった関節周囲の組織の障害によっても起こる．

　関節リウマチでは，病初期は炎症による痛みのことが多く，抗リウマチ薬などで炎症を抑えることが重要である．進行期では関節破壊による痛みのことが多く，装具療法やプールでの歩行などによる筋力強化，手術による機能再建が重要である．

3　アセスメント

(1) 病歴の聴取

- 急性の発症か，慢性の痛みか．
- 外傷や運動などの誘因があったか．
- **朝のこわばりを伴うか**（あれば関節リウマチを疑う）．
- 口渇や，目が乾燥してゴロゴロする感じはないか（あればシェーグレン症候群を疑う）．
- 既往歴に特記すべきものはないか（高尿酸血症があれば痛風を疑い，乾癬や手足の膿疱があれば乾癬性関節炎や掌蹠膿疱症性骨関節炎を疑う）．

(2) 症　状

- 関節痛は単発性か多発性か．多発性であれば部位はどこか．
- 主に大関節を侵しているか，あるいは小関節か．
- 対称性か非対称性か．
- 腫脹，発赤はあるか．
- 皮膚症状を伴うか（乾癬，掌蹠膿疱症，リウマチ結節）．

(3) 検査結果

- 末梢血の白血球数，**赤血球沈降速度（赤沈）**，CRPなどから炎症所見の有無を確認する．
- リウマトイド因子（RF），抗環状シトルリン化ペプチド抗体（抗CCP抗体），抗ガラクトース欠損IgG抗体（CARF）の有無に注目する．
- 血清の尿酸値は高くないか．
- γ-グロブリンは上昇していないか．
- AST（GOT），ALT（GPT），LDH，CKは正常か．
- 血清の補体価は低下していないか．
- 抗核抗体や抗DNA抗体，抗好中球細胞質抗体（anti-neutrophil cytoplasmic antibody：ANCA），抗CCP抗体などの自己抗体は陽性でないか．
- タンパク尿，血尿はないか．
- 関節液が採取されれば，関節液の外観，白血球数はどうか．
- 単純X線検査，MRI，骨シンチグラフィ，超音波検査で骨変化はないか．

---

plus-α

指の遠位指節間関節 (DIP)の変形，疼痛

加齢による変形性骨関節症によることが多い（ヘバーデン結節）．この症状で関節リウマチを心配する人によく遭遇するが，これは関節リウマチとは別の疾患である．違いをよく理解しておきたい．

---

plus-α

リウマトイド因子 (RF)

この反応が陰性の関節リウマチもある（血清反応陰性関節リウマチ）．抗菌薬を使用しても解熱しない不明熱として来院することもあるが，検査結果の炎症所見のみにとらわれず，自覚症状をよく聴取し，関節所見に注目すべきである．また逆に，関節リウマチ以外でもRFは陽性になることがあり，高齢の健常者の数％が陽性となる．シェーグレン症候群でもRFは高率に陽性になるが，関節痛の訴えの割に，通常炎症所見はなく，関節破壊もきたさない．

4 ケア

（1）薬物療法

●非ステロイド性抗炎症薬（non steroidal anti-inflammatory drugs：NSAIDs）●

NSAIDsはいわゆる「痛み止め」で，あらゆる関節痛に対症的に使用される．あくまで対症的な治療法であり，活動性のある関節リウマチと診断されたら，抗リウマチ薬（後述）を使用すべきである．

NSAIDs使用時には，副作用に注意する．薬剤性の胃潰瘍を生じやすいが，約半数は無痛性であり，突然吐血することもあるため，年１回の胃内視鏡検査を行うことが望ましい．近年登場したCOX-2阻害薬は胃腸障害が少なく期待がもてるが，効果が弱いとの評価もある．腎機能障害のある患者にNSAIDsを通常量使用すると，腎血流を減少させ，無尿となることがある．また，喘息の既往のある患者では，NSAIDsが喘息を悪化させることがあるため，詳細な病歴聴取が必要である．アスピリン喘息と呼ばれているが，ほとんどすべてのNSAIDsがアスピリン喘息を誘発する可能性があることを認識すべきである．

●副腎皮質ステロイド●

副腎皮質ステロイドは，全身性エリテマトーデス（SLE）などの他の膠原病では大量に使用して，除々に量を減らしていくが，関節リウマチ，その他の関節炎では，少量の使用が原則である．速効性があるため，csDMARDsの効果が現れるまで橋渡し的に使用されることもある．悪性関節リウマチや間質性肺炎，アミロイドーシスを合併した場合には中等量を使用する．

●従来型合成抗リウマチ薬（conventional synthetic disease-modifying antirheumatic drugs：csDMARDs）●

関節リウマチではメトトレキサートが中心となる薬（アンカードラッグ）として使用される．骨髄抑制や肝障害，間質性肺炎などの副作用に注意が必要である．また催奇形性が認められることから，内服中は妊娠を避ける．腎機能低下があると副作用が出やすく，内服方法が特殊なため，高齢者が使用する際は注意する．その他，サラゾスルファピリジン，ブシラミン，注射用金製剤，タクロリムス，レフルノミド，イグラチモドなどが推奨されている．レフルノミドは死亡率の高い間質性肺炎を発症することがあり，注意を要する．

●生物学的製剤（biological DMARDs：bDMARDs）●

腫瘍壊死因子α（tumor necrosis factor α：TNFα）に対する抗体[1]や，可溶性TNFレセプター製剤[2]が幅広く使用されるようになり，目覚ましい効果を上げている．また，IL-6（インターロイキン-6）の受容体に対する抗体や，T細胞の機能を調節する薬剤も第一選択として使用されるようになり，効果を上げている[3,4]．ただし，感染症には十分な注意が必要である．

価格が高いことが問題点であるが，中止が可能なこと（バイオフリー）や，用量の減量，投与間隔の延長も可能であることが明らかになってきた．また，バイオシミラーと呼ばれる後発品も登場してきている．

---

plus α

抗環状シトルリン化ペプチド抗体

抗CCP抗体．これまでは関節リウマチ疑いでしか測定できなかったが，2012年4月から関節リウマチと診断された患者でも測定することが可能になった．RFと違い，この抗体が陽性であれば，現在関節リウマチであるか，あるいはその時点で診断基準を満たしていなくても，将来関節リウマチに進展する可能性が高い．ただし，この抗体価を疾患活動性のマーカーとして使用することはできない．

plus α

血清の補体価

関節痛のある患者で，血清の補体価が低下している場合は要注意である．特に若い女性が関節痛で受診した場合，初診時の診断は関節リウマチであったが，その後タンパク尿や胸膜炎が出現し，全身性エリテマトーデス（SLE）であることが判明した，ということがよくある．また，関節リウマチ患者の活動性が悪化し，血清の補体価が低下した場合は，悪性関節リウマチを発症した可能性を考えなければならない．

●分子標的型合成抗リウマチ薬（targeted synthetic DMARDs：tsDMARDs, JAK阻害薬）●

内服薬であるが，bDMARDsと同等の効果をもつ．効果発現が早いのが特徴であるが，肺状悪化に注意する必要がある．

（2）手術療法

関節破壊が進行した場合の疼痛には，人工関節置換術などの手術療法を行う．どこまで保存的治療を行い，どこで手術療法に踏み切るのか，整形外科医との密接な連携が必要である．

（3）リハビリテーション

●温熱療法●

局所の鎮痛効果，循環促進効果がある．ホットパック，温泉・入浴は手軽に行える．リハビリ設備のある施設では，マイクロ波，超音波，レーザー光線などが使用される．

●運動療法●

関節拘縮や変形を治療するために実施される．関節痛からくる不動による筋力低下を防ぐ必要がある．患者自身が行う運動もあるが，理学療法士や看護師が介助し，徐々に抵抗を加えながら行う運動も非常に効果的である．膝や股関節に障害がある場合は，重力を軽減できるプールでの水中歩行が有効である．

●装具療法●

関節の不安定性が存在する場合には，サポーターや装具などを使用する．手指の変形予防や矯正のためにはスプリントなどを使用する．作業療法士との協力が重要である．頸椎亜脱臼により後頭部痛が出現した場合は，頸椎カラーを装着する．

（4）看　護

関節痛に悩んでいる患者は，内科的には問題がなくてもADLが制限されている．消化管造影など体位変換を必要とする検査は，関節痛のある患者には苦痛を伴う．患者の苦痛を評価しながら，優しく，ゆっくり行わなければならない．

●心のケア●

同じ炎症所見を呈していても，患者によって痛みの訴えが全く違うときは，心の悩みが大きく関係していると考えられる．また，精神的ストレスが関節リウマチを悪化させることもよく知られている．子どもの受験，離婚など，ストレスがかかったときに，自覚症状，他覚症状ともに悪化することがある．看護にあたる際は，日常生活で何か変化はなかったか，悩みはないかをよく聞く．ある調査によれば，患者が痛みへの対処について常日ごろ心掛けていることは，おしゃべりとのことであった[5]．患者同士で病状や家庭のことなどを話し合うと，一人で悩み閉じこもることが軽減するのである．病初期の患者では，薬物療法を変更していないにもかかわらず，短期入院により自覚症状が劇的に改善する場合がある．スタッフの教育によるリウマチの理解，患者同士の会話がいかに重要かが理解できる．「リウマチ友の会」への入会，講演会への出席，患者同士での旅行などもリウマチの理解，疼痛の軽減に有効である．

●服薬指導●

関節リウマチをはじめとする慢性関節炎の患者は，さまざまな薬を内服している．

---

plus-α

疾患と患者の特徴

関節リウマチの患者に，エゴグラムを行うと長期の疼痛により，正常成人に比べFC（自由な子どもの心）が下がり，AC（順応した子どもの心）が上がる[6]．これは内向的で我慢強い性格を表している．一方，原発性シェーグレン症候群でのエゴグラムでは，FCとCP（批判的な親の心）が高くACは低い[7]．疾患に応じた対応が必要であろう．

plus-α

笑いと疼痛

笑いと疼痛の緩和の関係については興味深い実験が行われている．関節リウマチの患者に落語を聞いてもらうと，末梢血中のIL-6（炎症性サイトカイン）が減少したという報告がある[8]．

plus-α

内服方法の難しい薬剤1

メトトレキサート（リウマトレックス®など）：1週間のうちに，決めた曜日の朝，晩，翌朝（週2日），あるいは決めた曜日の朝，晩（週1日）と内服し，それ以外の曜日は休薬する，となっていたが，その後1回に1週間分を内服する方法も認められた．

薬剤の名称，服用方法，作用，副作用をしっかり説明し，理解してもらうことが重要である．近年，一部の抗リウマチ薬，骨粗鬆症治療薬など，内服方法が非常に難しい薬剤が登場してきている．薬剤師による服薬指導が望ましい．

●社会福祉制度の活用，家屋改造●

治療に伴う患者の経済的負担を軽減できるよう，障害者手帳，障害年金，介護保険などを活用する．また，関節変形によりADLに障害が出てきた場合には，風呂場の手すり，トイレの高さなどの家屋改造をすることが望ましい．ケースワーカー，医師，リハビリスタッフ，看護師など，多方面のスタッフに参加してもらうケース会議を開くとよい．

(5) チーム医療

関節痛をきたす疾患は多種あり，急性疾患も慢性疾患もある．慢性疾患，特に関節リウマチの場合は，一人の専門家が対処するのではなく，内科医，整形外科医，リハビリテーション医，看護師，理学療法士，作業療法士，ケースワーカー，福祉関係職など，多くのスタッフが多方面から方針を検討することが重要である．

---

plus α

内服方法の難しい薬剤2
骨粗鬆症治療薬のビスホスホネート製剤

a．エチドロン酸（ダイドロネル®）：1日1回空腹時に2週間内服し，10〜12週間休薬する．
b．アレンドロン酸（ボナロン®，フォサマック®），リセドロン酸（アクトネル®，ベネット®），ミノドロン酸（ボノテオ®，リカルボン®）：上部消化管障害を起こす可能性があるため，起床時に約180mLの水で内服し，30分間は横にならない．1日1回のほか，週1回，4週に1回，月1回の内服で可能なものもあるが，飲み忘れに注意が必要．その後発売されたイバンドロン酸（ボンビバ®）では，60分間は横にならない．イバンドロン酸には，こうした制約がない静注製剤もあり，消化器症状の副作用がない．

! 考えてみよう　臨床場面とのつながり

1. 関節痛があり，ADLの低下している患者さんに対してすべきことは何でしょうか．
2. コントロールすることは可能でも，完治することの難しい関節リウマチの患者さんには，どう対処すべきでしょうか．

引用・参考文献

1）伊藤聡．生物学的製剤をどのように導入し使用するか：インフリキシマブの使い方．看護技術．2008，54(13)，p.1417-1421.

2）亀田秀人．生物学的製剤をどのように導入し使用するか：エタネルセプトの使い方．看護技術．2008，54(13)，p.1422-1426.

3）伊藤聡ほか．当院の関節リウマチ患者におけるetanerceptからtocilizumabへの切り替えについて：切り替え時におけるprednisolone（PSL）増量の影響．リウマチ科．2015，54(5)，p.567-574.

4）小林大介ほか．関節リウマチの疾患活動性コントロールが患者栄養状態に与える影響．中部リウマチ．2016，46(2)，p.12-14.

5）相馬三保子ほか．"リウマチ患者の看護とリハビリテーション"．リウマチのリハビリテーション医学．松井宣夫編．医薬ジャーナル社，1996，p.229-239.

6）中園清ほか．慢性関節リウマチ患者のエゴグラムとQOL．中部リウマチ．1996，27，p.28-29.

7）村上修一ほか．シェーグレン症候群患者の心理指標とQOLの検討．2003年中部リウマチ学会．

8）Yoshino,S.et al.Effects of mirthful laughter on neuroendocrine and immune systems in patients with rheumatoid arthritis. J. Rheumatol. 1996, 23, p.793-794.

重要用語

関節リウマチ（RA）
朝のこわばり
赤沈
CRP
リウマトイド因子

NSAIDs
副腎皮質ステロイド
csDMARDs
生物学的製剤（bDMARDs）
分子標的型合成抗リウマチ薬（tsDMARDs）

JAK阻害薬
リハビリテーション
運動療法
装具療法

学習達成チェック

☐ 関節痛とは何かを説明できる.

☐ 関節痛をきたす疾患を列挙できる.

☐ 関節痛の観察ポイントを説明できる.

☐ 関節痛の治療の原則が説明できる.

リンク ❻ 内部環境調節機能障害／性・生殖機能障害

40 発熱・低体温

体温が異常に上昇した状態を**高体温**といい，高体温には**発熱**とうつ熱がある．

発熱とは，間脳の視床下部にある体温調節中枢に異常をきたし，その結果，体温が高められた状態をいう．うつ熱とは，体温調節中枢は正常な状態であるにもかかわらず，熱産生と熱放散のバランスが崩れ，体内に熱がこもってしまう状態（熱放散の抑制）のことである．すなわち，異常な暑さによって体熱の放散が極度に妨げられたり，運動などによる体熱の産生が発汗などによる体熱の放散を上回り，その結果として体温が上昇する状態をいう．

低体温とは，熱産生の低下または熱放散の亢進，体温調節機構の破綻によって，深部体温が35℃以下になった状態をいう．

発　熱

1 発熱の原因と機序

発熱の原因を大別すると，機械的刺激，化学的刺激，精神的刺激の三つに分類できる（図2.40-1）．正常な体温の範囲には個人差があるため，腋窩温で37℃を超えた場合をすべて発熱状態とはいえないが，37.2〜37.3℃を常時超えている場合には発熱を疑ったほうがよい．

（1）機械的刺激
脳出血，脳腫瘍，頭蓋底骨折などによって視床下部にある体温調節中枢が機械的に損傷されることで発熱する．

（2）化学的刺激
発熱の原因の一つは，発熱物質（パイロジェン）が体温調節中枢に作用することに

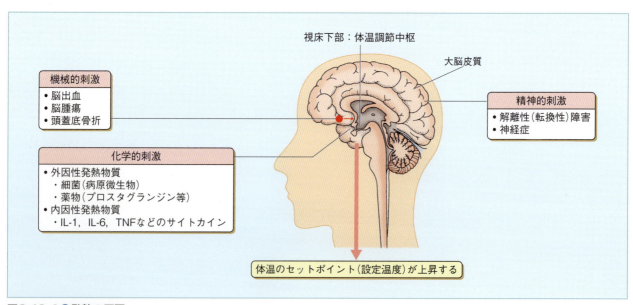

図2.40-1 ● 発熱の原因

よって体温のセットポイント（設定温度）が上昇するためと考えられている．発熱物質には外部から侵入する**外因性発熱物質**と生体内で産生される**内因性発熱物質**がある（図2.40-2）．

●外因性発熱物質●

　細菌などの感染によって発熱を誘発する物質を外因性発熱物質という．多くは病原微生物に由来し，グラム陰性桿菌の細胞壁を構成するリポ多糖類（lipopolysaccharide：LPS）は内毒素（エンドトキシン）と呼ばれる．グラム陽性菌の溶血性連鎖球菌やブドウ球菌の産生する外毒素（エクソトキシン）や腸毒素（エンテロトキシン），あるいはウイルスや真菌由来の物質も外因性発熱物質として作用する．

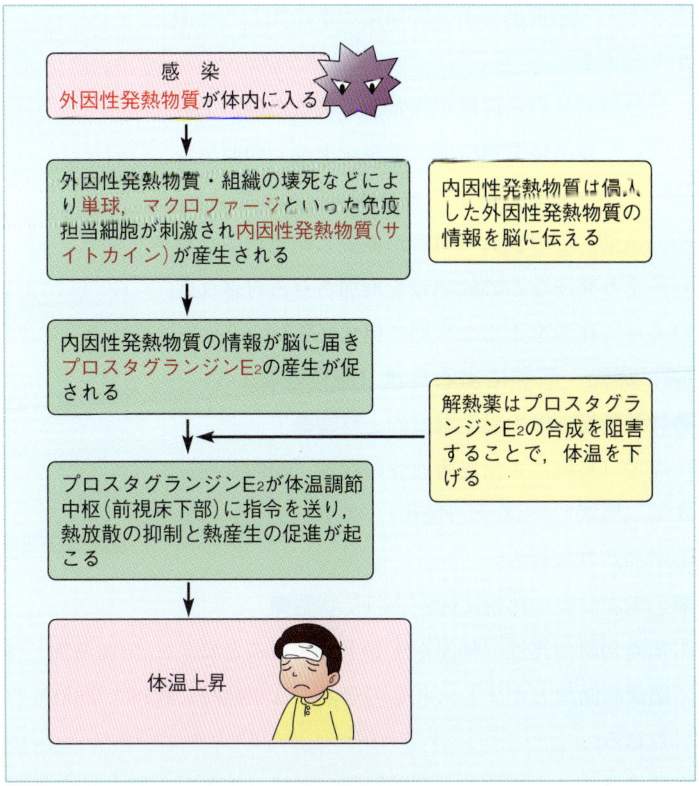

●内因性発熱物質●

　生体が産生するポリペプチドのことで，外因性発熱物質や組織の壊死などが単球やマクロファージなどの免疫担当細胞を刺激することによって，二次的に産生された発熱物質を内因性発熱物質という．この物質が体温調節中枢である

前視床下部（温熱中枢）に作用することで発熱が起こると考えられている．内因性発熱物質は，インターロイキン1（IL-1），インターロイキン6（IL-6），腫瘍壊死因子（tumor necrosis factor：TNF）などのサイトカインが考えられている．これらの内因性発熱物質は脳内で，アラキドン酸からプロスタグランジンE2（PGE2）が合成されるのを促進し，cAMP（サイクリックAMP）の合成を介して，前視床下部（視索前野）に作用することで熱放散を抑制し，熱産生が促進されることによって体温が上昇すると考えられている．

　解熱薬であるアセチルサリチル酸（アスピリン）は，アラキドン酸からPGE2を合成する酵素（シクロオキシゲナーゼ）の作用を抑制することによって解熱，鎮痛，抗炎症作用を示す．

（3）精神的刺激

　解離性（転換性）障害や神経症にみられる発熱で，大脳皮質からの影響によって発熱することがある．

2　病態生理

（1）発熱と解熱

　発熱時には，発熱物質の刺激によって体温調節中枢の設定温度が上昇するために相対的に外気温が低下したように感じられ，悪寒を生じる．その結果，寒冷中枢（後視床下部）が興奮して皮膚表面の血管が収縮し，顔色は青白くなる．また，ふるえや立

図2.40-2●化学的刺激による発熱の機序

（フローチャート）

感染
外因性発熱物質が体内に入る

外因性発熱物質・組織の壊死などにより単球，マクロファージといった免疫担当細胞が刺激され内因性発熱物質（サイトカイン）が産生される

内因性発熱物質は侵入した外因性発熱物質の情報を脳に伝える

内因性発熱物質の情報が脳に届きプロスタグランジンE2の産生が促される

プロスタグランジンE2が体温調節中枢（前視床下部）に指令を送り，熱放散の抑制と熱産生の促進が起こる

解熱薬はプロスタグランジンE2の合成を阻害することで，体温を下げる

体温上昇

---

plus α

サイトカイン

免疫系，造血系などにおいて主要な細胞間情報伝達を担う一群の液性因子の総称．特にリンパ球などの免疫担当細胞から放出されるものをインターロイキン（IL）といい，その他にインターフェロン（IFN），腫瘍壊死因子（TNF）などがある．

plus α

解離性（転換性）障害

従来「ヒステリー」と呼ばれていたが，国際疾病分類第10版（ICD10）に準じ，「解離性障害」という用語が使われるようになった．厳密には，精神症状のヒステリーは解離症状，身体症状のヒステリーは転換症状に分類され，「解離性（転換性）障害」という記述となる．

毛などの対寒反応によって熱産生が増加し，体温が上昇する．

解熱時には設定温度が正常値に戻るため，上昇していた体温は温熱中枢（前視床下部）の興奮によって熱が放散されることで体温を低下させる．その結果，皮膚表面の血管が拡張し顔色がよくなり，また発汗などの放熱量を増加させる対暑反応によって体温を正常な状態に戻す（図2.40-3）．

（2）発熱・解熱による症状（随伴症状）

●体温調節中枢の設定温度の上昇時●

立毛（鳥肌），末梢皮膚血管の収縮（顔面蒼白），寒気（悪寒），ふるえ（戦慄），アドレナリンの分泌増加がみられる．

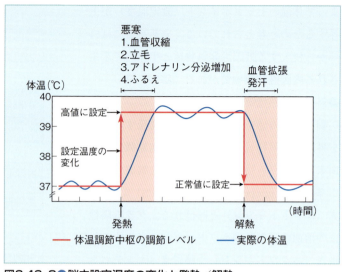

図2.40-3●脳内設定温度の変化と発熱／解熱

●正常より高い体温に設定された状態●

①基礎代謝の亢進（体温が1℃上昇するごとに7～13%増加）：熱感，発汗，倦怠感，顔面紅潮などが生じ，40℃の発熱では平熱時に比べて約60%の基礎代謝の促進がみられる．

②循環器系：心拍数および脈拍数の増加（体温が1℃上昇するごとに1分間に約7～10回増加），心悸亢進，血圧低下など．

③呼吸器系：呼吸数の増加や呼吸困難．

④消化機能の低下：食欲不振，嘔気・嘔吐，便秘，下痢，舌苔など．

⑤脱水：口渇，皮膚・粘膜の乾燥，尿量の減少など．

⑥中枢神経系の機能障害：頭痛，めまい，嘔気・嘔吐，精神作業能力の低下など．

⑦皮膚症状：発疹，出血斑など．

⑧その他：関節痛，筋肉痛などの疼痛．

●設定温度が正常レベルに戻った状態●

倦怠感，末梢皮膚血管の拡張（顔面紅潮），発汗や不感蒸泄の増加がみられる．

（3）発熱の程度と熱型

●発熱の程度●

発熱はその程度によって，平熱（36～37℃），微熱（37～38℃），中等度熱（38～39℃），高熱（39℃以上）に分類される．

●持続期間●

短くて数日，長くても2週間以内ならば「短期発熱」，それ以上持続する場合には「長期発熱」という．発熱の持続期間によって，原因疾患の鑑別がある程度可能である．

●熱型（図2.40-4）●

疾患によって特徴的な熱型を示すことがあるため，解熱薬や抗生物質を安易に投与して，体温の変動に影響を及ぼすことは控えなければならない．特に重要な熱型は三種類ある．第一は稽留熱で，日差1℃以内の高熱が何日も持続する熱をいう．第二は弛張熱で，日差1℃以上の変動があるが，1日中，平熱にならない状態をいう．

---

plus α

ペル・エブスタイン熱

非常に特殊な熱型として，しばらく発熱状態が持続すると平熱に戻り，また発熱状態が続いて平熱に戻るということを繰り返すペル・エブスタイン熱（Pel-Ebstein fever）があり，典型例はホジキンリンパ腫（p.201）のときにみられる．

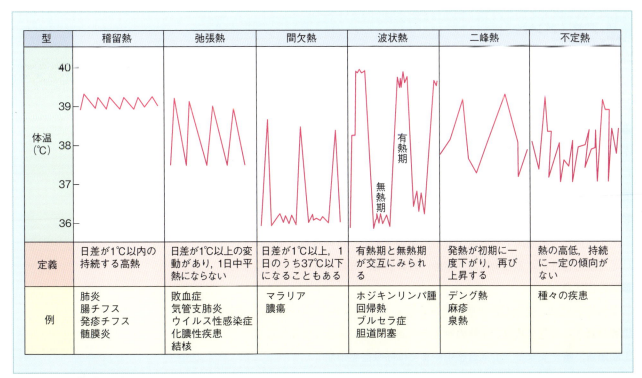

図2.40-4●熱型の種類

表2.40-1●発熱をきたす疾患

短期発熱をきたす疾患	長期発熱をきたす疾患	微熱をきたす疾患
1. 主として呼吸器系症状を呈する ・風邪, インフルエンザ ・急性扁桃炎 ・急性気管支炎 ・急性肺炎 2. 主として腹部症状を呈する ・急性肝炎 ・急性虫垂炎 ・食中毒 3. 主として中枢神経症状を呈する ・ポリオ ・急性ウイルス性脳炎（日本脳炎など） ・急性髄膜炎 ・悪性症候群 4. その他 ・尿路感染症 ・化膿性皮膚疾患（癤, 癰など） ・肛門周囲炎	1. 感染症 ・結核（粟粒結核, 腎結核） ・肝膿瘍, 胆道感染症 ・サルモネラ感染症 ・細菌性心内膜炎 ・敗血症 ・腎盂腎炎 2. 悪性腫瘍 ・白血病 ・悪性リンパ腫 ・その他の腫瘍熱（末期） 3. 膠原病 ・全身性エリテマトーデス（SLE） ・リウマチ熱 4. その他 ・薬物アレルギー ・中枢性発熱（脳卒中, 脳腫瘍） ・脱水症 ・術後発熱	・慢性感染症 （呼吸器, 尿路, 胆道系など） ・甲状腺機能亢進症 ・月経前熱, 妊娠 ・貧血 ・うっ血性心不全 ・悪性腫瘍 ・膠原病 ・寄生虫疾患 ・慢性疲労症候群（CFS） ・滲出性中耳炎 ・アレルギー性疾患

第三は**間欠熱**で, 日差が激しく, しかも1日のうち一度は平熱になることがある.

（4）発熱をきたす疾患 （表2.40-1）

　発熱を起こす疾患は主に感染症で, 次いで膠原病, 悪性腫瘍である. これら発熱の原因を考える場合, 発熱のタイプ（高熱か微熱か, 短期か長期か, 特有の熱型かなど）が参考になる.

3 アセスメント

発熱の種類および程度を明らかにすることによって，発熱の原因である疾患に対して適切なケアを行う．

（1）観察のポイント

●発熱の種類・程度・経過●

①平常（健康）時の体温と現在の体温，発熱時刻，持続期間，熱型や現在までの経過を明らかにする．

②発熱に伴う全身症状や局所症状およびその経過を観察する．

③体温測定時には，下記の変動要因の有無や程度を同時に観察する．

　　・生理的な変動要因：外気温，食事，運動，入浴，精神的興奮など

　　・対象の特性による変動要因：年齢，月経周期，妊娠の有無，個人差など

●随伴症状●

発熱疾患では，発熱だけが単独でみられることは少なく，いろいろな症状を伴う．患者の訴える自覚症状は，発熱の原因を推測する上で重要な情報になる．

①咽頭痛，咳や痰など：上気道感染症または呼吸器感染症

②腹痛，嘔吐，下痢など：食中毒または消化器系炎症疾患

③頻尿，排尿痛，残尿感：膀胱炎または尿路感染症

（2）発熱に対する主な診察と検査

●診　察●

問診，視診，聴診，触診，打診を行う．

●検　査●

スクリーニング検査（基本的検査）

①検尿（タンパク，糖，ウロビリノゲン，沈渣）：発熱時には熱性タンパク尿をきたしやすいので，必ず沈渣を実施する．白血球や細菌が確認されれば腎盂腎炎や尿路感染症を疑う．また，尿タンパクが長期に観察される場合には膠原病を疑う．

②末梢血液検査〔ヘモグロビン（Hb），ヘマトクリット（Ht），赤血球数（RBC），白血球数（WBC），白血球分画〕

　　・白血球：感染症や膠原病の場合には数の変動と白血球分画の異常を認めやすい．核の左方移動は細菌感染で観察されることが多い．

　　・赤血球：貧血は慢性感染症，膠原病，悪性腫瘍で認められる．

③赤血球沈降速度（赤沈），CRP（C反応性タンパク）

　　CRPの高値は高熱を伴う感染症に認められることが多い．

④胸部X線検査

精密検査（確定診断のための二次検査）（表2.40-2）

①細菌学的諸検査：病原微生物の確認．

②血清免疫学的諸検査：病原体に対する特異抗体の同定は感染症の診断，自己抗体の確認は膠原病の診断に役立つ．

③骨髄，病理学的検査：骨髄検査などは発熱を伴う造血器疾患の診断に不可欠である．

---

plus-α

核の左方移動

末梢血中の好中球（好中性白血球）のうち，桿状核球（未熟な好中球）の割合が特に増加した場合をいう．悪性貧血などの場合には，逆に分葉核球の割合が増えることから核の右方移動が認められる．

表2.40-2●確定診断のための二次検査の種類

細菌学的諸検査	喀痰，血液，胆汁，髄液，尿，糞便などの培養
血清免疫学的諸検査	1. 特異抗体の同定（感染症の診断） ASO，ASK，Widal反応，Weil-Felix反応，Paul-Bunnel反応，寒冷凝集反応，ウイルス抗体価 2. 自己抗体の確認（膠原病の診断） リウマチ因子，抗核抗体，抗DNA抗体，赤血球自己抗体など血清補体価（CH50，異常があればC3・C4）
骨髄，病理学的検査	生検（骨髄・リンパ節・その他の臓器・皮膚・筋），細胞診， 腫瘍マーカー（AFP，CEA，CA19-9，CA125，フェリチン，PSA，TPAなど）
画像検査	胸部X線，上部消化管・注腸X線，超音波，シンチグラム，CT・MRI，血管造影
その他必要な検査	1. 血液生化学検査 AST（GOT），ALT（GPT），LDH，ALP，γ-GTP，CK，Ald，BUN，クレアチニン 2. 内視鏡検査

④画像検査：超音波検査，CT検査およびMRI検査などは，臓器や病巣の形態学的確認に有効である．

4 ケ ア

（1）治 療

安静療法，薬物療法（解熱・鎮痛薬，抗生物質など），輸液療法，食事療法，罨法^{あんぽう}（冷罨法）が行われる．

（2）処置・看護

●冷罨法の施行●

氷のうや氷枕の貼用，冷湿布，冷水やアルコールによる清拭，冷却ブランケットなどを用いて体温を下げる．

●衣類・寝具類の調整●

①悪寒時には，寝具類，電気毛布，あんか，湯たんぽなどで全身を保温する．

②体温上昇時には保温用具（寝具類，電気毛布，あんか，湯たんぽなど）を取り除く．

③発汗時には適宜，寝衣・寝具類を交換することで不快感が生じないように心掛ける．

●環境の調整●

①悪寒時には，室温をやや高めにすることで，血液温度を体温調節中枢の設定温度（高温値）に近づけ，それに伴う悪寒を最小限にする．

②体温上昇時には，室温をやや低めに調整することで不感蒸泄を促進し，不必要なエネルギーの消耗を防ぐ．

③騒音，直射日光（光線），照明や臭気などによる刺激を避ける．

●水分摂取と食事の援助●

発熱による消耗や脱水症状に対して，エネルギーや水分を補給することで，代謝機能を維持する．

①水分・電解質の補給：発汗や不感蒸泄が増加し脱水の危険性が高まるため，水分出納^{すいとう}や電解質の検査データを参考に水分や電解質を補給し，平衡状態の維持に努める．

---

plus α

適切な室温調整

高温多湿な環境は不感蒸泄を妨げ，不快感をもたらし，また体温上昇の原因にもなる．適切な室温調整は不必要なエネルギーの消耗を防ぎ，さらに精神的な鎮静にも役立つ．

②消化機能が低下しているため，消化しやすい（残渣の少ない），高カロリーで良質のアミノ酸を含んだタンパク質（高タンパク食）を十分に摂取する必要がある．
③代謝が亢進するとビタミンの消耗も大きいため，ビタミン類の補給を心掛ける．
④消化機能の低下や食欲不振を引き起こすため，食欲を増進させる工夫（嗜好，温度，味付け，分食など）をする．

● 清潔の援助 ●
①歯磨き，口腔清拭，含嗽などによって口腔内の清潔を保持し，細菌の繁殖を防ぐことで，口内炎，耳下腺炎や呼吸器系などの二次感染を予防する．
②皮膚や粘膜は発熱によって乾燥し，傷つきやすくなるため，口唇や鼻腔の清潔と保護に注意を払う．

● 安静の保持 ●
安静は新陳代謝を最小限にし，エネルギーの消耗を防ぐため，症状の悪化を予防するのに有効である．

● 体位の工夫と体位変換 ●
①腰背部痛，関節痛，倦怠感や心悸亢進などの症状を伴いやすいため，枕，円座，バックレスト，離被架，ギャッチベッドなどを使用し，安楽な体位を工夫する．
②高熱が長時間持続すると，自力による体位変換が困難になり，沈下性肺炎，褥瘡，腸蠕動の低下などの合併症を起こしやすいため，適時，体位変換を行う．

● 薬物療法の管理 ●
解熱薬などの使用による体温や血圧の変動など，全身状態の観察が重要である．

● 輸液療法の管理 ●
発汗や不感蒸泄ならびに発熱に伴う水分摂取不足，下痢などによる体液や電解質のアンバランス，また経口摂取が不十分な場合には，輸液療法を行うために十分な管理が必要である．

低体温

1 低体温の原因と分類

（1）原因

低体温の原因は，主に，①熱産生の低下（基礎代謝量の低下や高齢，絶食や飢餓による栄養状態の悪化），②熱放散の亢進（低温環境下に生体が長時間さらされた状態や広範囲の熱傷，飲酒，鎮静薬・抗精神病薬の服用，全身麻酔など），③視床下部の体温調節中枢の機能不全（頭部外傷，脳腫瘍など），④行動性調節障害（低温環境から自分で移動できない状態）に分類される．

（2）分類

低体温の分類は，一般に深部体温によって，軽度（35〜32℃），中等度（32〜28℃），高度（28℃未満）の三つに分類される．

plus α

離被架
術後の創部，点滴静脈注射部位，胸部・腹部ならびに下肢などに用いて，掛け物の圧迫やその他の危険を避ける保護具．金属製の半円形の枠であるため，患者の皮膚を傷つけたり冷感を与えないよう包帯を巻いて使用する．

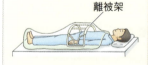

離被架

plus α

沈下性肺炎
長期臥床者（昏睡，高齢，片麻痺・四肢麻痺などの脳神経障害）において，肺の背面に痰などの分泌物が貯留し，さらに細菌感染を誘発することで発症する肺炎をいう．臥位では横隔膜運動が制限され，気道に分泌物が貯留し，無気肺が生じやすくなるため，体位変換や気道分泌物のドレナージなどが大切である．

2 病態生理 （表2.40-3）

深部体温が35℃以下になると交感神経系が緊張し、多量のカテコールアミンが分泌されることによって末梢血管が収縮し、体熱の放散を減少させる方向に進む。また、悪寒戦慄（ふるえ）などによって体温の上昇を得るような反応がみられる。これを寒冷反応という。この時点では、頻脈、血圧上昇、呼吸促進などで酸素消費量は基礎代謝量の5～6倍に増加している。抗利尿ホルモンの減少によって尿量は増加し、血管透過性の亢進によって体液の血漿成分が組織に移行して、血液濃縮と脱水が進行する。

さらに深部体温が低下して32℃以下になると、ふるえは消失し、筋肉の硬直が出現する。30℃以下になると、心筋の興奮性亢進と心室内伝導抑制によって、種々の不整脈や心室細動が発生しやすくなり、死亡の危険性が高まる。不整脈の発生とともに心拍出量は減少し、これに末梢血管の収縮も加わって末梢循環不全が生じる。また、呼吸中枢の抑制もみられ、呼吸数や1回換気量（通常は約500mL）は減少する。

深部体温が28℃以下になると意識が消失し、筋肉の硬直も消失する。24℃以下では体温調節機能は消失し、死の危険性はさらに高まる。酸素消費量は体温の下降に伴って減少し、特に脳酸素消費量は30℃で50％、25℃では25％にまで低下する。

低温環境下で発生する症状として、偶発性低体温症、誘発性低体温症、術中・術後の低体温および凍傷がある。

（1）偶発性低体温症

生体が寒冷環境にさらされ、深部体温が35℃以下に低下した状態を**偶発性低体温症**といい、生命維持が困難な状態である。死亡率も高く（20～90％）、重篤な疾患である。屋外での発症は寒冷である冬に多いのに対して、暑い夏では屋内で、冷房や扇風機の風に長時間さらされることで発症する。発生原因には、冬山登山や海難事故などで極端な寒冷環境に長時間さらされた場合や、飲酒（泥酔）や睡眠薬の服用後に長時間発見されないまま寒冷環境に置かれた場合などがある。屋内で発症する低体温では高齢者や基礎疾患がある人に多く、発見されるまでの時間も長く、屋外での発症よりも死亡率は高い。高齢者は温度受容体の感受性が低下しているため寒冷刺激による熱産生が少なく、皮膚血管の収縮も弱いために寒冷な環境下では低体温に陥りやすい。

（2）誘発性低体温症

人為的に誘発した低体温状態を誘発性低体温症といい、心臓や大血管の手術時や、脳神経外科手術時に行われる。その理由は、低温時には組織の酸素需要量が低下し、臓器保護の観点から有効なためである。35～30℃の軽度低体温は、蘇生後または頭部外傷後の治療として実施されている（表2.40-4）。20℃以下では、脳の酸素消費量は通常の15～20％に減少している。しかし、無麻酔状態で冷却すると、34～32℃では耐寒反応により一時的に酸素消費量が増大する。誘発性低体温では、この耐寒反応を抑制することが重要で、このために麻酔薬や自律神経遮断薬が使用される。また、32℃付近では不整脈に注意を払う必要がある。

（3）術中・術後の低体温

麻酔中や術後の低体温は軽度低体温がほとんどである（表2.40-4）。吸入麻酔薬、

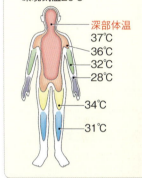

plus α

深部体温（核心温度）

環境によって変化しない生体内部の温度。体温調節により一定に保たれる。直腸温、外耳道温、食道温が相当する。臨床的には腋窩温を深部体温として代用している。

plus α

J波（オズボーン波）

体温が32℃以下のとき心電図上に出現する波のことで、R波の下行部分にみられる棘波をいう。

表2.40-3●低体温の症状

	軽度低体温 (35～32℃)*	中等度低体温 (32～28℃)*	高度低体温 (<28℃)*
神経系	健忘，構音障害，運動失調 昏迷，脳代謝低下	意識レベル低下の進行 瞳孔散大	昏睡 腱・対光反射の消失 脳波振幅低下 26℃以下で脳波平坦
代謝	基礎代謝量↑　カテコールアミンレベル↑ 酸素消費量↑ ふるえ 高血糖	代謝率↓ 酸素消費量↓ ふるえ消失 インスリン無効	代謝率低下の進行 基礎代謝率の20%
筋症状	ふるえ	ふるえが消失して筋硬直 頸部硬直	筋硬直消失
循環器症状	心拍数↑ 心拍出量↑ 血圧↑ 心電図上PR，QT間隔延長 33℃以下で心房細動	進行性に心拍数↓ 心拍出量↓ 心電図上のJ波出現 心房性・心室性不整脈の危険性↑	血圧↓ 心拍数↓ 心拍出量↓ 心室性不整脈の危険性↑ 20℃以下で心臓の不全収縮
呼吸器症状	呼吸数↑ 分時換気量↑	呼吸数・分時換気量↓進行 気道保護作用消失 ヘモグロビン酸素解離曲線が左にシフト	24℃以下で無呼吸 肺水腫
腎症状	利尿	利尿	腎機能↓ 無尿
血液	ヘマトクリットは1℃の体温低下で2%上昇：血液濃縮 凝固系 1. 凝固カスケードの酵素機能が体温低下に伴い低下 2. 血小板数減少（骨髄機能抑制と脾臓へ） 3. 血小板機能抑制（トロンボキサンB₂の産生抑制）	—	—
消化器症状	イレウス，膵炎，ストレス性胃潰瘍，肝機能不全	—	—

＊：深部体温

Kempainen, R. R. et al. The evaluation and management of accidental hypothermia. Respiratory Care. 2004, 49, p.192-205. より一部改変.

表2.40-4●低体温麻酔法の分類と適応

体温	脳酸素消費量(%)	心停止許容時間（分）	適応
正常（37℃）	100	3	—
軽度低体温（35～30℃）	～80	5	血流遮断を必要としない手術や低体温療法（脳外科手術，臓器移植，心肺蘇生後，頭部外傷・脳血管障害後の処置など）
中等度低体温（30～25℃）	60～70	10	短時間の血流遮断が必要な手術（大血管手術，骨手術など）
高度低体温（25～20℃）	30～40	30	長時間の血流遮断が必要な手術（単純な先天性心疾患手術など）
超低体温（20～15℃）	15～20	60	さらに長時間の血流遮断が必要な手術（複雑な先天性心疾患手術など）

高橋成輔ほか．"低血圧法ならびに低体温法"．NEW麻酔科学．改訂第3版．劔物修ほか編．南江堂，2001, p.242. より許諾を得て改変.

静脈麻酔薬，鎮静薬，麻薬性鎮痛薬はすべて体温調節に関係する自律神経性調節を抑制する．全身麻酔薬の導入後1時間で体温は約0.5〜1.5℃低下する．寒い手術室に入室した患者の皮膚末梢血管は収縮して皮膚温が低下し，熱は体の中心に分布する．さらに，麻酔導入によって皮膚の末梢血管は拡張し，熱の体内分布は体の中心部から末梢へ移動するために体温は低下する．これは熱の再分布による体温低下である．そのほか，手術中には体温より低い温度の大量の輸液や輸血および洗浄液を使用することや，手術野が室温にさらされることなどによって低体温に傾く．低体温状態で全身麻酔から覚醒させると，今まで抑制されていた体温調節反応が回復し，ふるえが生じる．

表2.40-5●凍傷の分類

第Ⅰ度	表在性凍傷	表皮のみの傷害で，発赤，腫脹を認める
第Ⅱ度		真皮までの傷害で，浮腫および水疱形成を認める
第Ⅲ度	深在性凍傷	皮下組織までの傷害で，皮膚全層から皮下組織に及ぶ壊死や潰瘍を認める
第Ⅳ度		壊死が筋肉や骨までに及ぶ障害で，壊死部はミイラ化して脱落する

（4）凍傷

凍傷とは，皮膚組織が寒冷にさらされ，組織の凍結と循環障害によって生じる組織の損傷である．四肢に発生しやすく，また手部よりも足部に損傷を受けやすい．

凍結点（−4℃）以下の温度，多くの場合は−7℃以下の気温に四肢末端が2〜3時間以上曝露されると凍傷が起こる．凍傷は組織障害の程度によって第Ⅰ〜Ⅳ度に分類される．第Ⅰ・Ⅱ度を表在性凍傷，第Ⅲ・Ⅳ度を深在性凍傷という（表2.40-5）．

3　アセスメント

低体温の症状および原因を明らかにすることで，低体温症状の改善および適切なケアを行う．

（1）観察のポイント

体温異常の程度を正確に把握するために深部体温を連続的にモニターする．同時に呼吸・循環・意識状態などのバイタルサインも観察する．

（2）症状

深部体温が35℃以下になると，意識レベルは低下し，悪寒戦慄，基礎代謝量の亢進や各臓器の機能低下をきたす．30℃以下になると呼名反応が消失するとともに筋硬直が生じ，呼吸抑制と不整脈，心拍出量の低下による循環不全をきたす．25℃以下では痛覚刺激に対する反応は消失し，22℃以下になると心室細動によって心拍出量が保たれなくなり，心停止をきたす．

（3）検査所見

血液検査により，電解質異常（Na，K，Cl）や肝臓および筋肉からの逸脱酵素の上昇（AST，ALT，CK，LDH），腎機能低下（BUN，クレアチニン，Kの上昇），凝固系の異常を把握する．また，動脈血ガス分析，毒薬物（エタノール，抗精神病薬，睡眠薬など）の分析，心電図検査，CT検査など必要な検査を行う．

---

plus α

逸脱酵素

本来は細胞内で機能を果たしている酵素が，細胞の傷害によって血中に遊出（逸脱）したものをいう．

4 ケ ア

(1) 偶発性低体温症

●治　療●

心肺疾患などの既往歴の有無や来院時の体温により予後は左右される（30℃以下は予後不良）．治療では，呼吸・循環の管理と**復温**の二つが中心となる．

●処置・看護●

呼吸・循環の管理

意識レベルが低下している場合には，気管挿管による気道の確保と浄化を図る．低体温状況では，酸素解離曲線は左へシフトしている（図2.40-5a）．また，過換気になると二酸化炭素分圧が低下して，さらに左にシフトするために組織で酸素を解離しにくくなり，組織が酸素不足に陥るので注意する必要がある（図2.40-5b）．

心電図モニターで不整脈（洞性徐脈，T波陰転，心室性不整脈，PQ・QRS・QT波の延長，心房（粗）細動，J波の発生，心室細動など）を監視する．心室細動が生じた場合には**心肺蘇生法**（cardiopulmonary resuscitation：**CPR**）を行いながら復温を急ぎ，深部体温が32℃になるまで心肺蘇生法を続ける．

復　温

低体温時の初期治療は，できるかぎり速やかに復温することと，救命処置である．深部体温と心電図を持続的にモニターし，急速復温を行う．深部体温を上昇させる方法として，体表面から加温する①体表面加温法と，②深部加温法がある．

①体表面加温法：ウォームマットレス，温浴，赤外線ヒーター，電気毛布による加温方法
②深部加温法：40℃加温輸液，40〜45℃に加温・加湿した酸素吸入，体腔灌流（胃，膀胱，胸腔，腹腔），血液浄化装置や**経皮的心肺補助装置**（percutaneous cardiopulmonary support：**PCPS**）を使用した体外循環による方法

> **plus α**
> **心肺蘇生法**
> なんらかの原因で呼吸や循環が機能不全を起こすか停止したときに行われる救命救急処置のこと．気道確保，人工呼吸，胸骨圧迫，AED（自動体外式除細動器）などを組み合わせて行う．一次救命処置（basic life support：BLS）と，二次救命処置（advanced life support：ALS）に大別される．脳（cerebrum）を含めてCPCR（cardiopulmonary cerebral resuscitation）と表記されることもある．

> **plus α**
> **経皮的心肺補助装置**
> 主に急性期の心肺補助に使用される人工心肺装置．

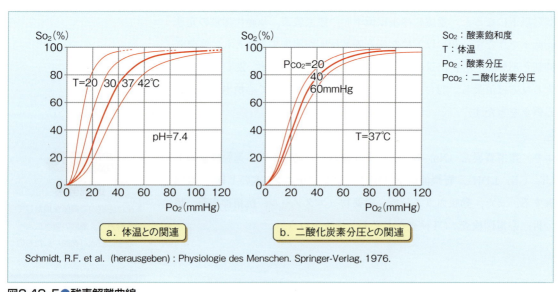

Schmidt, R.F. et al. (herausgeben)：Physiologie des Menschen. Springer-Verlag, 1976.

図2.40-5●酸素解離曲線

(2) 凍 傷

● 治 療 ●

凍傷患者は偶発性低体温症を合併していることも多く，全身状態の確認が必要である．凍傷が深部に及んでいる場合には，抗生物質の投与，および破傷風の予防処置を行う．

● 処置・看護 ●

急速融解

患部を40〜42℃の温湯に入れ，凍結組織を急速に融解させる．解凍に伴って激しい疼痛が出現するので，鎮痛薬を使用する．

末梢循環改善

組織の壊死を予防し，創部の治癒を促進するために早期から末梢循環を改善する．血管拡張薬であるプロスタグランジンE_1（PGE_1）の動脈内持続注入法や，低分子デキストランやヘパリンの投与（ごく早期の血栓予防），アスピリンの内服も行われる．

外科的処置

第Ⅰ・Ⅱ度の表在性凍傷は軟膏療法などで治癒するが，第Ⅲ・Ⅳ度の深在性凍傷では外科的処置が必要となる．患部を洗浄し，壊死組織の除去を行う．

---

plus α

破傷風

破傷風菌が産生する神経毒（テタノスパスミン）による中毒性疾患．破傷風菌は外傷，凍傷などの創部などから侵入し，発芽して増殖する．

！考えてみよう　臨床場面とのつながり

1. 高齢者の発熱時には，どのようなことに注意しなければいけないでしょうか．
2. 発熱に伴う随伴症状には，どのようなものがありますか．
3. 発熱による苦痛を軽減するための看護行為には，どのようなものがありますか．
4. 低体温の原因には，どのようなものがありますか．
5. 低温環境下で発生する症状には，偶発性低体温症，誘発性低体温症，術中・術後の低体温および凍傷がありますが，それらの病態生理について簡単に説明してください．
6. 偶発性低体温症の患者さんに対する治療・看護にはどのようなものがありますか．

重要用語

高体温	サイトカイン	深部体温
発熱	体温調節中枢	偶発性低体温症
うつ熱	解熱薬	凍傷
発熱物質（パイロジェン）	アセチルサリチル酸（アスピリン）	復温
外因性発熱物質，内因性発熱物質	シクロオキシゲナーゼ	心肺蘇生法（CPR）
インターロイキン（IL）	熱型	経皮的心肺補助装置（PCPS）
腫瘍壊死因子	低体温	

学習達成チェック

☐ 発熱とは何かを説明できる.

☐ 発熱の原因を分類できる.

☐ 発熱の段階を説明できる.

☐ 発熱時の観察ポイントを説明できる.

☐ 発熱への対応の流れを説明できる.

☐ 発熱の治療の原則を説明できる.

☐ 低体温とは何かを説明できる.

☐ 低体温の原因を分類できる.

☐ 低体温の症状を説明できる.

☐ 低体温時の観察ポイントを説明できる.

☐ 低体温への対応の流れを説明できる.

☐ 凍傷の処置・看護を説明できる.

リンク ○ 内部環境調節機能障害／性・生殖機能障害

41│浮 腫

1 浮腫とは

浮腫（edema）とは，組織の隙間や胸腔，腹腔などの体腔に体液が過剰に貯留した状態をいう．

(1) 原 因

体内の水分は過不足が生じないように，図2.41-1に示すさまざまなメカニズムによって調節されている．水分は毛細血管と組織の間を移動し，これには主に血管内圧と血漿の膠質浸透圧が関わっている．血管内圧（静水圧）は水分を血管から組織へと移動させる力で，動脈側では高く，静脈側に向かうにつれてしだいに低下する．血漿膠質浸透圧は主に血漿と組織液の間のタンパク濃度（主にアルブミン濃度）の違いによって生じる力で，血漿のほうがタンパク濃度が高いため水分を組織から血管へと移動させる力として働く．膠質浸透圧は血管の部位によらずほぼ一定である．毛細血管の動脈側では，血管内圧のほうが血漿膠質浸透圧よりも大きいため水分は血管から組織へ移動する．静脈側では，逆に血漿膠質浸透圧のほうが血管内圧よりも大きいため，動脈側で血管から組織へと移動した水分が再び血管内へと移動する．組織の水分の一部は毛細リンパ管にも吸収されており，リンパの流れにのってリンパ節へと流れ込む．毛細リンパ管への水分の吸収は浮腫に対する防御機構として働き，組織の水分が増加した場合には毛細リンパ管への水分の流入量を増やすことで，浮腫の発生を抑えている．

浮腫は表2.41-1に示すメカニズムによって，血管−組織間の水の移動に関わる力のバランスが障害されたときに生じる．血管内圧が上昇したり，血漿膠質浸透圧が低下すると毛細血管の静脈側では組織から血管へ水を移動させる力が弱まるため，組織に水分が貯留する．ナトリウムの貯留が起こると循環血液量が増加するため，血管内圧が上昇し，浮腫を引き起こす．リンパ管の障害では，組織からリンパ管への水分の吸収が妨げられるために浮腫が起こる．

→1章1節「体液の異常」も参照．

(2) 分 類

浮腫は，全身に起こる**全身性浮腫**と体の一部に起こる**局所性浮腫**に分類される．全身性浮腫は，心不全や肝硬変，腎不全やネフローゼ症候群などの腎疾患（腎性浮腫），甲状腺や副腎といった内分泌器官の異常，飢餓などによる栄養状態の低下，薬剤の副作用（薬剤性）で発生する．原因不明のもの（特発性）もある．局所性浮腫には静脈の閉塞や狭窄によって起こる静脈性浮腫，リンパ管の障害によるリンパ性浮腫，血管透過性の亢進によって起こる血管性浮腫，炎症性浮腫が含まれる．

2 病態生理

代表的な浮腫の病態について以下に述べる．

●うっ血性心不全における浮腫●

心不全により発生する浮腫である．全身の静脈血の還流障害により血管内圧が上昇

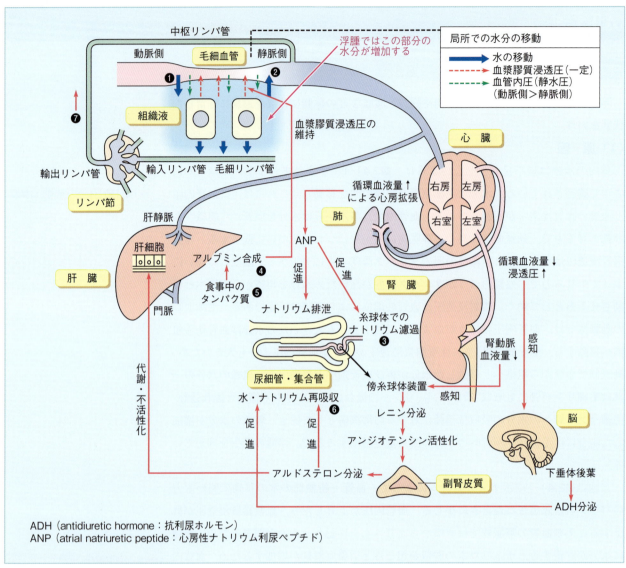

図2.41-1 ● 水分代謝とその調節

表2.41-1 ● 浮腫の成因

メカニズム	状　態	疾患・病態の例
血管内圧の上昇 血管から組織へ水分を移動させる力↑	動脈側…血管の拡張（❶） 静脈側…還流の障害（❷）	炎症による浮腫 うっ血性心不全，静脈血栓性静脈炎
低タンパク血症による血漿膠質浸透圧の低下 組織から血管に水分を移動させる力↓	タンパク質の喪失の増加（❸） タンパク質の合成の低下（❹） タンパク質の摂取不足（❺） タンパク質の吸収障害（❺）	ネフローゼ症候群，悪液質 肝硬変 飢餓 タンパク漏出性胃腸症
ナトリウムの貯留 ナトリウムの貯留とともに水分の貯留↑	ナトリウムの排泄障害（❸） ナトリウムの再吸収増加（❻）	腎不全 腎機能低下時のナトリウム過剰摂取 ネフローゼ症候群 原発性アルドステロン症
リンパ管障害 組織からリンパ管への水分の吸収↓	先天的なリンパ管形成不全（❼） 二次的なリンパ管の閉塞（❼）	ミルロイ病（慢性遺伝性下腿浮腫） フィラリア感染，腫瘍によるリンパ管の圧迫 がんの手術におけるリンパ節郭清

「状態」の（　）内に図2.41-1のどの部分が影響されるのかを示した．

すると，血管から組織へ水分を移動させる力が増して浮腫を引き起こす．また，心拍出量の低下に伴う循環血液量の減少によって，抗利尿ホルモン（ADH）の分泌，**レニン-アンジオテンシン-アルドステロン系**の活性化が起こり，水とナトリウムが貯留してさらに浮腫が助長される（図2.41-2）．

●肝硬変における浮腫●

肝障害によりアルブミンの合成が低下すると**低タンパク血症**をきたし，血漿膠質浸透圧が低下し，組織から血管に水分を移動させる力が低下して全身性の浮腫をきたす．肝硬変では，肝内の血管閉塞による門脈圧の亢進とリンパの生成増加により腹水の貯留も起こる．また肝硬変

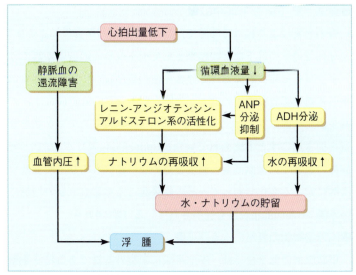

図2.41-2●うっ血性心不全における浮腫の発生機序

においては，特に消化管の末梢動脈が拡張し，これが相対的な循環血液量の減少を招いて，レニン-アンジオテンシン-アルドステロン系の活性化やADHの分泌，心房性ナトリウム利尿ペプチド（ANP）の分泌抑制が起こり，ナトリウムと水が貯留すると考えられている（図2.41-3）．

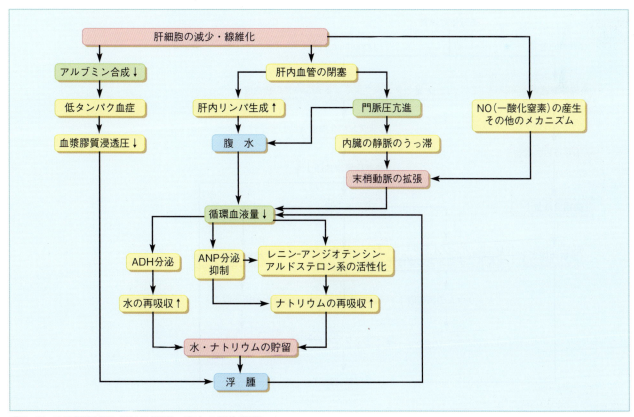

図2.41-3●肝硬変における浮腫・腹水の発生機序

●腎性浮腫（renal edema）●

腎の異常により起こる浮腫で，尿中へのタンパク喪失による血漿膠質浸透圧の低下，糸球体濾過率（ろか）の低下などの結果としてナトリウムの貯留が起こり，浮腫を発生させる.

ネフローゼ症候群における浮腫発生の機序については，従来はタンパク尿によって生じる血漿膠質浸透圧の低下が浮腫を引き起こし，浮腫によって生じた循環血流量の減少が二次的にレニン-アンジオテンシン-アルドステロン系を介してナトリウムの貯留を引き起こすと考えられていた（underfilling説）. 一方で，実際にはネフローゼ症候群の患者で循環血液量の減少を認めない場合もあり，ナトリウムの貯留はむしろ一次的に起こる変化であって，その結果起こる循環血液量の増加により浮腫を生じるという説（overfilling説）も提唱されている（図2.41-4）.

●内分泌機能の異常による浮腫●

甲状腺機能低下症では，皮下組織に細胞外基質である粘液多糖体が蓄積し，これが水を引き付けるため浮腫が起こる. 原発性アルドステロン症では，アルドステロンの増加によってナトリウムが貯留して浮腫が生じる.

●栄養障害による浮腫●

飢餓ではタンパク摂取量の低下によって，がん末期の悪液質ではタンパク喪失量の増加によって，タンパク漏出性胃腸症ではタンパクの吸収障害によって，血漿膠質浸透圧が低下し，浮腫が生じる.

---

plus-α

ネフローゼ症候群における浮腫

現在はoverfilling説がネフローゼ症候群における浮腫発生の主要なメカニズムという考えが主流となっている. その一方で，overfilling説だけでは説明できない症例もあり，原因となる腎疾患や経過中の時期によって，異なる機序が働いていると推測されている.

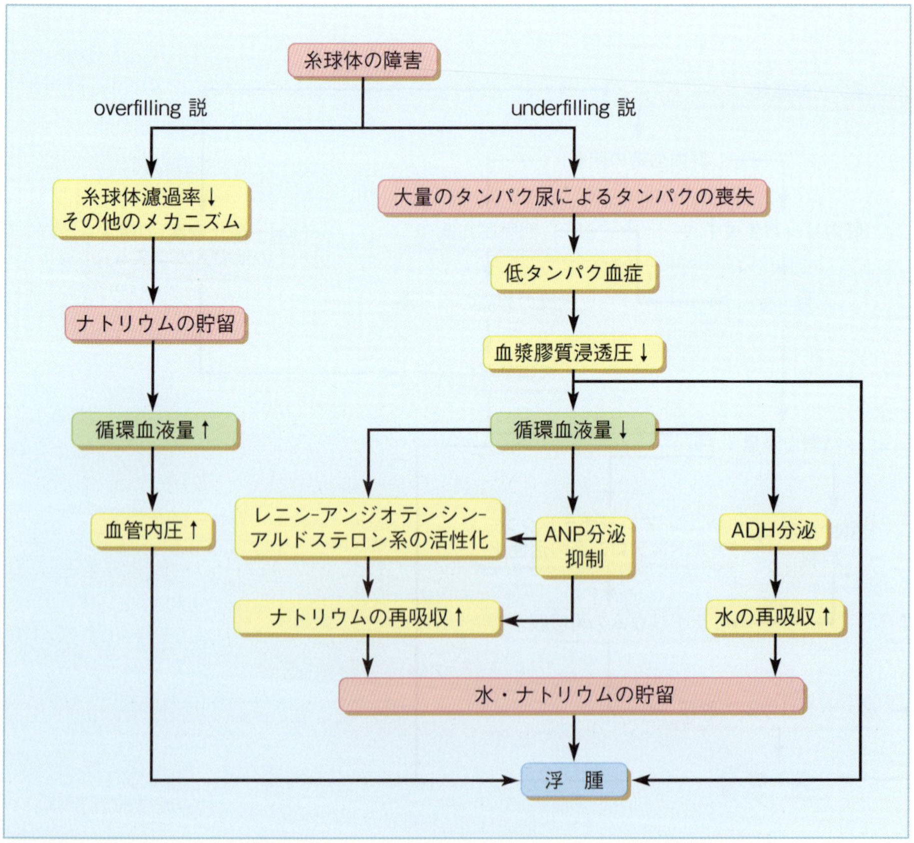

図2.41-4●ネフローゼ症候群における浮腫の発生機序

●静脈性浮腫●

血栓によって静脈が閉塞したり，腫瘍などで静脈が圧迫されたりすると，血管内圧が上昇し，毛細血管の静脈側において，組織から血管への水の移動が妨げられる．結果として，浮腫が生じる．

●リンパ性浮腫●

リンパ管が先天的に閉塞（ミルロイ病），あるいは後天的に閉塞（フィラリア感染）していたり，がんの手術で所属リンパ節を摘出したりする（リンパ節郭清）と，リンパ管への水の吸収が妨げられて浮腫が起こる．

●血管性浮腫●

薬剤の副作用や遺伝的な要因によって血管透過性が亢進し，血管外に漏れ出た水分が皮下組織などに貯留して浮腫を生じる．

3 アセスメント

（1）病歴の聴取

浮腫を起こすような疾患・既往歴・薬剤の服用・処置がないか把握する．また，姿勢の変化などによる浮腫の増強がないか確認する．

（2）体液の出納

輸液量，ナトリウムや水の摂取量，尿量から，水やナトリウムの貯留をきたすような状況がないか確認する．

（3）症　状（表2.41-2）

①まず浮腫かどうかを判定する．脛骨縁，足背など，皮下にすぐ骨のある部位を数秒間押したときに圧痕が生じれば浮腫と判定できる．ただし，粘液水腫による浮腫では圧痕が残らない．

②全身性浮腫か局所性浮腫かについて観察する．全身性浮腫では，基礎疾患による浮腫の特徴や随伴症状を理解しておくと，原因を推測するのに役立つ．

③浮腫の程度や経過について判定する．圧痕の陥没の程度や体重の増加から，浮腫の

---

plus α

リンパ節郭清

全身への転移を未然に防ぐために，がんが転移している可能性のあるリンパ節を摘出すること．乳癌の手術における腋窩リンパ節郭清，子宮癌の手術における鼠径部リンパ節郭清などがある．現在は原発巣のがん細胞が最初に転移するリンパ節（センチネルリンパ節）を特定し，センチネルリンパ節への転移の有無から，リンパ節郭清の範囲を決定するというセンチネルリンパ節ナビゲーションサージェリーにより，リンパ性浮腫の軽減が図られている．

---

plus α

局所の浮腫と線維化

フィラリア症（糸状虫症）でみられる象皮症や，慢性肺水腫で起こる肺の褐色硬化のように，浮腫が続くと組織が低酸素状態に陥り，これに対する反応として線維芽細胞の増殖を促進するサイトカインが産生される．その結果として組織の線維が増加し，組織や臓器は硬くなる．

表2.41-2●浮腫の鑑別

浮腫の種類		浮腫の特徴	浮腫以外にみられる所見
全身性浮腫	心不全による浮腫	立位では下肢に，臥位では腰部・背部に強く出現する傾向がある．夕方に強い	労作時や夜間の呼吸困難，起座呼吸，肝腫大などうっ血性心不全の症状，静脈の怒張
	腎性浮腫	急性糸球体腎炎では眼瞼など顔面に強く出現し，移動性ネフローゼ症候群では全身に強い浮腫をきたす	倦怠感や食欲不振，タンパク尿（ネフローゼ症候群では高度）
	肝硬変による浮腫	腹水を伴うことが多い	黄疸など肝障害の症状，脾腫やメドゥサの頭などの門脈圧亢進に伴う所見
局所性浮腫	静脈性浮腫	緊満性が強い，痛みを伴う，下肢深部静脈血栓症によるものは左側に生じることが多い	静脈の怒張，色素沈着，潰瘍の形成，皮膚炎，チアノーゼ
	リンパ性浮腫	重量感がある，リンパ管炎を起こさなければ痛みなし，末梢側に向かって浮腫の程度が増強する	徐々に悪化する，慢性化すると象皮病をきたす，リンパ管炎

程度を客観的に表現できる.

（4）検査所見

①血液検査：総タンパク，アルブミン，肝機能，腎機能，血清ナトリウム値などを把握しておく.

②尿検査：ネフローゼ症候群では，タンパク尿がみられる.

③その他：心不全による浮腫では胸部X線で心肥大が確認できる. また，中心静脈圧が上昇する.

　静脈性浮腫，リンパ性浮腫の診断には超音波検査，静脈造影やリンパ管造影，RI（ラジオアイソトープ）を用いたシンチグラムを行うこともある. 薬剤による浮腫では，パッチテストで薬剤に対するアレルギーの有無をみる.

4 ケア

　原因疾患に対する治療に加え，浮腫の病態に応じて以下のような治療が行われる. 看護師は浮腫の軽減の有無や尿量，食事などを注意して観察し，治療効果が現れているかを確認することが重要である.

（1）治療と看護

●安　静●

　急性糸球体腎炎では，安静によって腎血流量の増加が促され，糸球体濾過率が増加する. また，うっ血性心不全では，安静によって心臓への負担が軽減する. 小児では，安静を保持できるよう，家族に協力してもらうことが必要である.

●皮膚のケア●

　浮腫部位の皮膚は血流が悪く，栄養状態の低下や皮膚の菲薄化がある. そのため，感染や損傷を受けやすい. 清潔を保ち，皮膚を傷つけないよう爪は短くし，シーツや寝衣のしわなどに注意する.

●薬物療法●

　ナトリウム・水の貯留に対しては，**利尿薬**の投与を行う. 利尿薬は，浮腫の病態によって強心利尿薬，ループ利尿薬，サイアザイド系利尿薬などから適切なものが選択される. 利尿薬の投与に際しては，体重や尿量，排尿回数，尿比重などから利尿薬の効果を確認し，作用の発現時間を考慮して投与時刻を調整する. 高齢者では脱水に対する配慮も必要である. ナトリウム，水とともにカリウムの尿中排泄も増加するため，低カリウム血症に注意する. また浮腫の急激な改善は，循環障害や腎不全を起こす可能性があるため，体重の減少を参考に薬物療法が適切か観察する.

　心不全による浮腫に対しては，心機能の改善のため強心薬（ジゴキシン，ジギトキシン）や末梢血管の拡張薬を投与する. ネフローゼ症候群に対しては，抗炎症薬（副腎皮質ステロイド，非ステロイド性抗炎症薬）や免疫抑制薬の投与を行う場合もある. また，低タンパク血症に対してアルブミン製剤の静脈内投与を行う. ただし心不全では，アルブミン製剤は血漿膠質浸透圧の上昇により循環血液量を増加させ，心臓への負担となるため使用しない.

---

plus-α

非ステロイド性抗炎症薬（NSAIDs）

炎症に対して広く用いられている薬物で，抗炎症作用のほか，解熱，鎮痛作用も有している. インドメタシンやアスピリンが代表的. 服用にあたっては，消化管への副作用（潰瘍など）に注意が必要である.

●食事療法●

ナトリウムの貯留を抑えるために食塩の摂取を制限する．この際，患者が減塩食を抵抗なく摂取できるように援助する．**低タンパク血症**がある場合は高タンパク・高カロリー食を与える．ただし腎不全がある場合には，タンパクは制限される．

●静脈血やリンパ液の還流促進●

局所性浮腫の軽減には，弾力包帯や弾性ストッキングなどによる圧迫，上肢や下肢のマッサージも有効である．波動型空気圧式マッサージ器を併用する時は，使用上の注意をよく読み，事前に適切なマッサージを行った上で使用する．血栓の可能性がある場合は，マッサージは慎重に行う．狭窄・閉塞部位に対して，バイパス術やリンパ管再建術などの外科的治療が行われる場合もある．

●体外限外濾過法（ECUM)●

浮腫が高度なときや心不全がある場合には，ECUM（extracorporeal ultrafiltration method）によって血液中の過剰水分のみを除くことがある．

---

plus-α

ECUM

ダイアライザーかフィルターを用いて，除圧によって血液中の水分のみを除去する血液浄化法．血圧の低下などで透析が円滑に行えない透析困難症例や緑内障の合併がある例，糖尿病による腎不全例などが適応となる．

！ 考えてみよう　臨床場面とのつながり

1. 浮腫の原因を推測するとき，どんな点に注意して観察すればよいでしょうか．
2. 浮腫が起こることが予測されるのは，どんな場合でしょうか．
3. 浮腫を軽減するために，あなたにできることは何でしょうか．
4. 浮腫の治療に際しては，どんな点に注意して観察を行う必要がありますか．

重要用語

全身性浮腫	レニン-アンジオテンシン-アルドステロン系	リンパ性浮腫
局所性浮腫		利尿薬
腎性浮腫	静脈性浮腫	低タンパク血症

学習達成チェック

□浮腫とは何かを説明できる．

□浮腫をきたす疾患とその機序を説明できる．

□浮腫の観察ポイントを説明できる．

□浮腫の治療の原則が説明できる．

リンク G 内部環境調節機能障害／性・生殖機能障害

42 脱　水

1 脱水とは

　脱水とは体液量（特に細胞外液量）が減少した状態をいう．体液は成人の体重の約60％を占める（図2.42-1）．水は**細胞内液**と**細胞外液**の間を自由に移動するため，脱水では細胞内液にも大きな変化が生じる．脱水では多くの場合，細胞外液中の主な成分である水と陽イオンのNa^+が共に欠乏している（p.18 図1.1-2）．

→体液については，1章1節「体液の異常」参照．

(1) 脱水の病型

脱水には以下の病型がある（図2.42-2）．

①**水欠乏性脱水**：減少した体液が主に水の欠乏による場合，細胞外液の浸透圧は正常な血漿の浸透圧よりも高くなるため**高張性脱水**ともいう．

②**Na^+欠乏性脱水**：水よりもNa^+が多く失われるとき，細胞外液の浸透圧は低くなるため，**低張性脱水**ともいう．

③**等張性脱水**：実際には①や②の純粋型は少なく，多くの場合は両者が混在する．水とNa^+が同程度に失われたとき，血漿の浸透圧はほぼ正常なため，**等張性脱水**という．

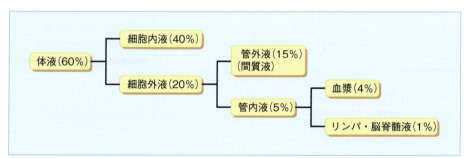

図2.42-1●体液の体重に占める割合

plus α

血漿と血液
血液は，血球と血漿から構成される．血漿は，女性では血液の約60％を，男性では約55％を占める．

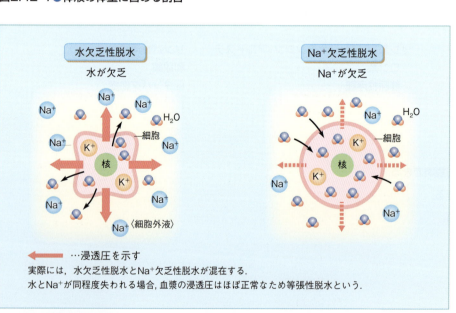

図2.42-2●脱水の病型

314

2 病態生理

（1）脱水を生じる疾患

脱水を生じる疾患を表2.42-1に示す．不適切な輸液や利尿薬の過剰投与など，医原性の脱水があることを知っておく必要がある．

（2）脱水の機序

脱水を生じる疾患では，次の機序により病態が発生する．

①水欠乏性脱水（高張性脱水）：水分摂取不足や排泄過多→細胞外液中の水が減少→細胞外液中のNa^+濃度が増加し，浸透圧が上昇→細胞内液中の水が細胞外液に移動→細胞内液の水が欠乏（細胞内脱水）する．

②Na^+欠乏性脱水（低張性脱水）：Na^+の喪失→細胞外液中のNa^+が減少→細胞外液の浸透圧が低下→細胞外液中の水が細胞内液に移動→細胞内の水が増加（細胞内水中毒）し，循環血液量が減少する．

3 アセスメント

（1）病歴の聴取

初めに，食事と水分の摂取量を確認する．次に体液喪失の原因と程度を下痢，嘔吐，発汗の有無とともに尋ねる．尿量の減少を客観的に表現するのは困難だが，排尿回数を尋ねることで把握できる．

腎疾患，消化器疾患，糖尿病などで治療していないか尋ねる．治療していれば，服用中の薬を確認する．

（2）症 状

脱水の種類による自覚症状，他覚所見と検査所見を表2.42-2に示す．この表では省略しているが，**体重減少**はすべての症例で出現し治療には必須なため，必ず体重測

---

plus-α

医原性

医療従事者の行う診断，治療，あるいは薬物などによって引き起こされる，病的な状態．

plus-α

水中毒

水分の摂取過多により，体内の水が他の溶質，特にナトリウムに比して著しく増加した状態．

表2.42-1●脱水を生じる疾患

主に水欠乏性脱水を生じるもの	1）水分摂取不足		①がん，その他消耗性疾患による全身衰弱，食欲低下 ②意識障害
	2）水分排泄過多	腎外性	①皮膚からの排泄（高温や発熱による大量の発汗） ②消化管からの排泄（下痢）
		腎性	①尿濃縮力低下（尿崩症，急性腎不全利尿期） ②浸透圧利尿（糖尿病，浸透圧利尿薬）
	3）医原性		等張性脱水への高張液による不適切な輸液
主にNa^+欠乏性脱水を生じるもの	1）腎外性		①皮膚からの喪失（重症熱傷） ②消化管からの喪失（嘔吐，下痢，消化管出血，消化液持続吸引）
	2）腎性		①慢性腎不全多尿期 ②副腎機能不全（アジソン病） ③利尿薬長期大量使用（特に食塩制限時）
	3）血管外への移行		腹腔や腸管内への貯留（腸閉塞，腹膜炎）
	4）医原性		等張性脱水への低張液による不適切な輸液

表2.42-2●脱水の症状と所見

	種　類	水欠乏性脱水（高張性脱水）	Na$^+$欠乏性脱水（低張性脱水）	等張性脱水
体液	細胞外液量	不変〜軽度減少	著明に減少	減少
	細胞内液量	減少	増加	不変
症状	口渇	強い	軽度	ない
	舌の乾燥	高度	ない	—
	立ちくらみ	ない	高度	ある
	全身倦怠感	ある	高度	ある
	頭痛	ない	ある	ない
	痙攣	ない	ある	ない
身体所見	頻脈	ない	高度	高度
	血圧	正常	低下	低下
	体温	上昇	低め	—
	尿量	高度減少	不変〜減少	減少
検査所見	血清Na$^+$濃度	軽度上昇	低下	正常
	尿中Na$^+$濃度	上昇	高度減少	減少
	尿浸透圧	高度上昇	正常〜軽度上昇	減少

表2.42-3●脱水の重症度と症状

重症度	水欠乏量	水欠乏性脱水	Na$^+$欠乏性脱水
軽　症	体重の約2%	口渇	倦怠感，頭痛，立ちくらみ
中等症	体重の約5%	強い口渇	嘔気・嘔吐 低血圧（収縮期で90mmHg）
重　症	体重の約8%	強い口渇 精神症状（興奮→昏睡）	精神症状（昏睡）

定を行う.

　水欠乏性脱水では細胞外液量の減少は比較的少ないが，Na$^+$欠乏性脱水では細胞外液量の減少が著明である．そのため，頻脈や血圧低下などの循環器系症状が発現しやすい.

　次の①〜④のうち，①は水欠乏性（脱水），④はNa$^+$欠乏性（脱水）にみられる.

①細胞内脱水：口渇を生じる.

②細胞外液（間質液）の減少：舌の乾燥，皮膚の弾力性の低下をもたらす.

③細胞外液（循環血液量）の減少：頻脈，低血圧，起立性低血圧（立ちくらみ）を生じる.

④細胞内液量の増加：嘔吐，頭痛，意識障害を生じる.

　身体所見として有用なのは，舌と腋窩の乾燥の有無である．舌が湿潤していれば水欠乏性脱水は否定でき，腋窩の乾燥は他の部位の皮膚が乾燥するよりも水欠乏性脱水を強く疑わせる.

（3）脱水の重症度

　脱水の重症度と症状を表2.42-3に示す.

純粋な水欠乏性脱水の水欠乏量は以下の式で計算できるが，臨床では等張性脱水が多くあまり役立たない．

　　水欠乏量＝正常時体重×0.6（1−140/血清Na$^+$）

　むしろ，［水欠乏量＝正常時体重−現在の体重］のほうが実用的である．

（4）小児と高齢者に注意

●小　児●

　小児は，次に挙げる理由で脱水になりやすい．

①細胞外液量の割合が成人より大きい．

②水分必要量が成人より多い．

③腎臓の濃縮力が成人より低い．

●高齢者●

　高齢者は，以下の理由で脱水になりやすい．

①若者よりも水分量が少ない．

②口渇感に乏しい．

③腎臓の濃縮力が低下している．

④頻尿対策などで飲水制限する場合がある．

4 　ケ　ア

　臨床症状と身体所見により重症度を判定し，治療を開始する．

　経口摂取可能で軽症の場合は，経口補液で十分である．経口摂取不能または中等症以上の場合は，経静脈性輸液が必要である．この場合，血圧・脈拍以外に中心静脈圧（CVP）が測定できれば有用である（表2.42-4, p.164も参照のこと）．

表2.42-4●中心静脈圧（CVP）の解釈

循環血液量	値（cmH₂O）
欠　乏	<5
正　常	5〜12
過　剰	>12

CVPが5cmH₂O未満なら，循環血液量の減少を意味する．

（1）ショックの有無と輸液

●すでにショックが起きているとき●

　生理食塩液や乳酸リンゲル液など，細胞外液に類似した輸液を500mL/hまたはそれ以上の速度で投与する．

●ショックが起きていないとき●

　ソリタ®-T1号輸液（開始液であり，Na$^+$濃度は生理食塩液の約2/3，K$^+$は含まない）200mL/h程度で輸液を開始する．

（2）輸液量

　初期輸液にはK$^+$を含まないものを用い，尿量が回復したのを確認してから必要に応じてK$^+$の投与量を決める．

　輸液量は，推計した水欠乏量すべてを1日で投与すると心血管系に負担がかかるため，安全係数（1/2または1/3）を掛けた量と維持輸液量の総計とする．

　維持輸液量は，図2.42-3を参照すれば容易に計算できる．水分排泄量は，「汗＋大便＋呼気・皮膚からの不感蒸泄＋尿」の総計である．水分摂取量は，「代謝水＋食事中の摂取量＋飲水量」の総計となる．水分排泄量から水分摂取量を引いた量が維持輸液量となる．

plus-α　輸液の最大投与速度

水：500mL/h

Na：100mEq/h

plus-α　輸液の安全係数

輸液の際，1日で水欠乏量を急速に補正すると体内のバランスを乱す恐れがあるため，安全に輸液を行うために，2〜3日かけて補正する．2日かけて行うなら，安全係数は2分の1，3日かけて行うなら安全係数は3分の1となる．

317

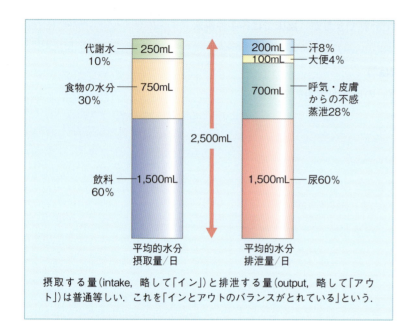

表2.42-5 ● 水分喪失量の推計値

下痢	軽度　　500mL/日 中等度　1,000mL/日 高度　1,500mL/日
不感蒸泄	平熱で発汗がないとき，1日当たり15mL/kg体重の不感蒸泄量がある．発熱で体温が1℃上昇すると，15％増加する．
発汗	軽度　　1,000mL/日 中等度　1,500mL/日 高度　　3,000mL/日

図2.42-3 ● 人体における水の出納

下痢，不感蒸泄，発汗による水分喪失量の大まかな推計値を表2.42-5に示す．

(3) 看護上の注意

輸液不足よりも，急速輸液による合併症（心不全や肺水腫）に注意する．尿量以外にバイタルサイン，呼吸音，CVP，SpO_2の変化を見逃してはならない．

> **考えてみよう**　臨床場面とのつながり
> 1. 小児の脱水症の原因を二つ挙げましょう．
> 2. 輸液ポンプ使用時，患者さんの家族にどんな注意を喚起しますか．

plus-α

SpO_2とSaO_2
パルスオキシメータを用いて測定した場合の動脈血酸素飽和度がSpO_2である．SaO_2は動脈血を採血して測定したときの表記で，基準値は共に95％以上である．

重要用語

脱水　　　　　　細胞外液　　　　　　　　　Na^+欠乏性脱水（低張性脱水）
細胞内液　　　　水欠乏性脱水（高張性脱水）　等張性脱水

学習達成チェック

☐ 脱水のとき欠乏するものを二つ挙げられる．
☐ 脱水の病態を三つに分けて説明できる．
☐ 脱水をきたす疾患を五つ以上挙げられる．
☐ 脱水の自覚症状を説明できる．
☐ 脱水の検査所見を説明できる．
☐ 小児と高齢者に脱水が起こりやすい理由を説明できる．

43 | 排尿異常

1 頻尿

排尿回数には個人差があるが，1日当たり5～7回である．普段より回数が多くて困る場合を**頻尿**という．夜間に排尿のため目覚める場合，**夜間頻尿**という．夜間排尿は普通0～1回である．

（1）頻尿の病態生理

水分摂取量の増加によるものを除き，主要な原因疾患を表2.43-1に示す．臨床的に最も多いのは①である．

（2）頻尿のアセスメント

通常は，1日当たりの排尿は何回で，それが何回に増えたかを聴取する．昼間と夜間就寝中に分けて聞く．午前と午後，在宅時と職場や学校にいる時とで差がないかも尋ねる．

膀胱炎の場合，膿尿・細菌尿などが認められる．男性高齢者で頻尿がある場合，患者の多くは前立腺肥大症をもっている．この場合，頻尿のほかに，膿尿・排尿困難などの症状を示す．

（3）頻尿のケア

膀胱炎の場合は，水分摂取を勧めるとともに，抗菌薬を使用する．前立腺肥大症の場合は，薬物療法，手術療法〔単純前立腺摘出術，経尿道的前立腺摘除術（transurethral resection of prostate：TUR-P）など〕といった治療が行われる．心因性の場合，心療内科や精神科で治療を受ける場合も少なくない．

表2.43-1 ● 頻尿の主な原因

原因	例
①炎症による膀胱粘膜の刺激	膀胱炎
②膀胱容量の機能的減少	前立腺肥大症
③膀胱容量の器質的減少	放射線療法後
④膀胱の支配神経異常	神経因性膀胱
⑤心因性	精神的緊張

plus α

経尿道的前立腺摘除術（TUR-P）

現在最も多く施行されている．外尿道口から器械を挿入して行う内視鏡手術のため，体表面に手術創がみられない．

2 排尿痛

尿の出始めに尿道や下腹部が痛む**初期排尿痛**，終わりごろが痛い**終末時排尿痛**，最初から最後まで痛い**全排尿痛**に分ける．

（1）排尿痛の病態生理

①初期排尿痛：尿道炎，前立腺炎
②終末時排尿痛：膀胱炎，前立腺炎
③全排尿痛：高度な膀胱炎

（2）排尿痛のアセスメントとケア

痛みと表現せず，「違和感」「嫌な感じ」と表現される場合も少なくない．治療は原疾患に準じる．

3 排出困難（排尿困難）

尿意を感じても，排尿開始までに時間がかかったり，努責する必要がある場合を**排出困難（排尿困難）**という．

（1）排出困難の症状

①遷延性排尿：排尿開始までに時間がかかるもの．

plus α

尿道炎

男性に比べ女性の尿道は短い．それゆえ尿道に限局した尿道炎は男性にしかみられない．女性では，膀胱や外陰部または腟の炎症を合併している．

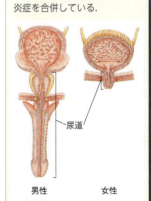

男性　　女性

②ぜん延性排尿：排尿終了までに時間がかかるもの.

③尿線細小：尿が放出される際の尿線が細くなった状態. 前立腺肥大症の患者が,「若いときにはうどんくらいの太さの尿が出たのに, 最近はそうめんくらいになった」と表現したことがある.

④排尿終末時滴下：終わりごろ, 滴が垂れてなかなか終わらない状態. 俗に,「切れが悪い」という.

①・②のような症状があると, 公衆トイレなどで排尿したとき, 排尿し終わるまでに他人より時間がかかると自覚するようになる.

(2) 排出困難の病態生理

高齢男性の場合, 前立腺腫瘍（肥大症, がん）が代表的な原因疾患である. 直腸癌や子宮癌の術後では, 神経因性膀胱を生じることもある. 膀胱内に尿が充満しているのに排尿できない状態を**尿閉**といい, 膀胱内に尿がない**無尿**と区別する（2章44節「尿量異常」参照）.

(3) 排出困難のアセスメント

尿流測定で客観的な評価が可能である. 尿流測定は機械に向かって排尿するだけで, 患者に全く苦痛を与えない検査である.

前立腺腫瘍の場合, 直腸診や超音波検査によって, 前立腺肥大症とがんの鑑別が行われる. がんの疑いがある場合, 前立腺腫瘍マーカーである前立腺特異抗原（prostate specific antigen：PSA）の測定が重要である.

(4) 排出困難のケア

尿閉の場合, 導尿が必要である. 前立腺癌の場合, 手術療法, 抗男性ホルモン療法, 放射線療法などが行われる. 老化や糖尿病による神経機能低下では, 薬物療法で改善する場合もある.

---

plus-α

導尿

尿道から膀胱にカテーテルを挿入し, 尿を採取する操作.

---

4 尿失禁

尿失禁とは, 不随意的に尿が漏出する状態を意味する.

適正な場所と適正な時間以外における排尿を**遺尿**といい, **昼間遺尿**と**夜間遺尿（夜尿症）**がある. 夜尿症は, 生後3年くらいまでは生理的なものであり, トイレットトレーニングによって正常な排尿が行えるようになる.

(1) 尿失禁の病態生理

①腹圧性尿失禁：咳やくしゃみ, 運動などで腹圧が上昇したときにみられる失禁. 中年以降の女性に多い. 加齢や出産による骨盤底筋群の収縮力低下が原因である. 40歳以上の女性の約3割以上が経験すると推測される.

②切迫性尿失禁（反射性尿失禁を含む）：強い尿意を覚え, 我慢できずに排尿する状態. 脳血管障害などによる神経因性膀胱や過活動膀胱など.

③溢流性尿失禁：慢性の尿閉のため, 充満した膀胱から少量ずつ尿があふれ出る状態. 前立腺腫瘍や神経因性膀胱など.

④機能性尿失禁：排尿機能は正常だが, ADLの低下などによりトイレへの移動に時間がかかり, トイレに入る前に尿が漏出する状態.

320

⑤真性尿失禁：外傷で尿道括約筋が損傷されて失禁するもの.

⑥尿道外尿失禁：尿管異所開口（女児に多い），尿管腟瘻，膀胱腟瘻など，器質的な疾患によって尿が尿道以外から排出される状態.

（2）尿失禁のアセスメント

病歴聴取と膀胱内圧測定により，おおよその鑑別診断が可能である.

生後4年を過ぎても夜尿症が続くような場合は，尿道，膀胱の神経機能の発育遅延も疑われる．夜尿症とともに，昼間遺尿，尿失禁を伴う場合は，神経因性膀胱・尿管異所開口などに留意して検査を行う.

（3）尿失禁のケア

腹圧性尿失禁では薬物療法が行われるが，軽症の場合は括約筋を締める骨盤底筋体操を勧める．症状の程度が強いときは，膀胱頸部つり上げ術が行われることもある.

！ 考えてみよう　臨床場面とのつながり

以下の場合，どんな疾患が考えられるでしょうか.

1. 性成熟期の女性が頻尿と排尿痛を訴えるとき
2. 中年以降の女性が咳やくしゃみで尿失禁をきたすとき
3. 高齢男性が排尿困難を訴えるとき

plus α

尿管腟瘻

婦人科的手術後に発生することが多い．発熱を伴うものが多く，側腹部痛・下腹部痛が出現し，腟から尿が流出する.

plus α

膀胱腟瘻

膀胱と腟壁が交通しているもので，部位により高位型，低位型に分類される．腟から尿失禁がみられる.

重要用語

頻尿	腹圧性尿失禁	真性尿失禁
排尿痛	切迫性尿失禁	尿道外尿失禁
排出困難（排尿困難）	溢流性尿失禁	
尿失禁	機能性尿失禁	

学習達成チェック

☐ 頻尿の定義を説明できる.

☐ 排尿痛を三つに分類して説明できる.

☐ 排出困難（排尿困難）の症状を三つ以上説明できる.

☐ 尿失禁を原因により六つに分類できる.

リンク Ⓖ 内部環境調節機能障害／性・生殖機能障害

44 | 尿量異常

1 尿量異常とは

　腎臓は，尿を生成して体液と血圧の恒常性を維持している．p.318図2.42-3で示すように，経口摂取する水と体内でつくられる代謝水（例：$C_6H_{12}O_6 + 6O_2 → 6CO_2 + 6H_2O$）の総和は，尿尿（しにょう）と不感蒸泄，肺からの呼気，そして汗により喪失する量の総和とほぼ等しい．下痢，および高温環境や発熱により発汗量が増加したとき，尿量が減少するのは誰しも経験があるはずである．

　尿には代謝の最終産物が溶解し，体外に排出されている．尿中に排泄される溶質（尿素，尿酸，クレアチニンなど）の量は食生活により変化するが，約600mOsm/kgと推定される．これを排泄するのに必要な尿量を**不可避尿**（ふかひ）といい，約400mLである．したがって，1日の尿量が400mL以下の場合，尿中への溶質排泄が不十分となり，体内に蓄積される．この状態が続くと**尿毒症**が出現する．

　1日の尿量が400mL以下であることを**乏尿**（ぼう），100mL以下であることを**無尿**といい，共に腎機能の重大な障害を意味する．特に無尿の場合，生命は重篤（じゅうとく）な危機にある．

　一方で，1日の尿量が3,000mL以上の場合を**多尿**という．

2 病態生理

（1）乏尿と無尿

　乏尿と無尿の原因は，①腎前性，②腎性，③腎後性に分類できる（表2.44-1，図2.44-1）.

①腎前性：尿は腎臓に流入する血液を原料として生成される．したがって，循環血液量の減少は尿量の減少を招く．ショックで収縮期血圧が60mmHg以下になると，尿の生成は停止する．

②腎性：腎臓の糸球体や尿細管の傷害による場合を意味する．急性糸球体腎炎，急性尿細管壊死など，内科的腎疾患が原因となる．

③腎後性：尿路（尿管，膀胱，尿道）の閉塞や尿流停滞によるもの．後腹膜リンパ節

> ### plus α
> **尿毒症**
> 腎機能が低下し，体液の恒常性が維持できなくなり，症状が全身臓器に及ぶ状態．

表2.44-1●乏尿・無尿をきたす疾患

腎前性	1) 細胞外液量の減少 　水摂取量の不足 　体液喪失の増大 2) 循環血漿量の減少 　低アルブミン血症 　心拍出量減少 　末梢血管拡張	脱水 出血*，下痢，嘔吐 ネフローゼ症候群，肝硬変，低栄養 うっ血性心不全，心筋梗塞* アナフィラキシー*
腎性	1) 糸球体疾患 2) 急性尿細管壊死 3) 腎血管性障害	急性糸球体腎炎 薬物（アミノグリコシド系抗菌薬，シスプラチン） 播種性血管内凝固症候群（DIC）
腎後性	1) 腎盂・尿管の圧迫 2) 膀胱・尿道の疾患	両側尿管結石，尿管・膀胱の腫瘍，悪性腫瘍の後腹膜リンパ節転移（子宮癌，大腸癌など） 神経因性膀胱，前立腺肥大症

＊ショックをきたす疾患や病態はすべて，乏尿や無尿の原因となりうる．

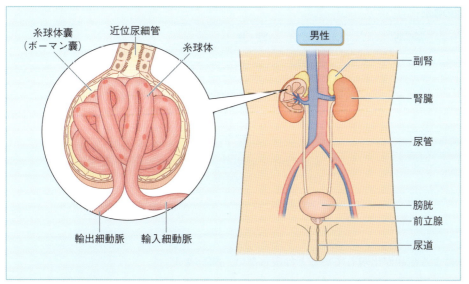

図2.44-1●泌尿器系

への悪性腫瘍の転移，尿管結石の嵌頓，尿管や膀胱癌の浸潤，前立腺腫瘍など，原因疾患は多い．主に泌尿器科で扱う．

神経因性膀胱や前立腺腫瘍などによる下部尿路の閉塞性疾患による場合は，**尿閉**といい区別する（2章43節「排尿異常」参照）．

いずれの場合も血中尿素窒素（blood urea nitrogen：BUN），血中クレアチニンの値は上昇する．K^+濃度が上昇すると，心停止の恐れも生じる．

(2) 多 尿

多尿の原因は糖尿病，水分摂取過剰，尿崩症に大別する．

多尿で高比重尿の場合は糖尿病が，多尿で低比重尿の場合は水分摂取過剰と尿崩症が考えられる．水分摂取過剰はなんらかの精神的原因による（心因性多飲症）．

尿崩症においては，抗利尿ホルモン（ADH，バソプレシン）の分泌が減少している場合を中枢性尿崩症，ADHの作用障害による場合を腎性尿崩症という．

中枢性尿崩症は，視床下部－下垂体系に原因不明の病変を認める特発性（約60％），病変を認めない特発性（約40％），先天性異常（1～2％）に分類する．

腎性尿崩症は，集合管のADH受容体または細胞膜を介する水の出入りを担うタンパク質の遺伝子変異による先天性と，高カルシウム血症などによる後天性に分類する．

3 アセスメント

臨床で問題となるのは圧倒的に乏尿の症例が多いため，ここでは乏尿について述べる．

(1) 観察のポイント

●病歴の聴取●

慢性腎不全による乏尿と急性腎不全による乏尿は，病歴を詳細に聴取すれば，ほとんどの例で鑑別できる．

脱水をきたすほどの下痢や嘔吐の有無，ショックや心不全の有無，尿路の閉塞をきたす可能性のある疾患の有無（例：女性－子宮癌，男性－前立腺腫瘍）も確認する．

---

plus α

尿管結石の嵌頓

尿管中に結石が詰まり，尿管が閉塞された状態．

plus α

抗利尿ホルモン（ADH）

下垂体後葉から分泌され，腎集合管で水の再吸収を促進するホルモン．

plus α

中枢性尿崩症のアセスメント

・スクリーニング検査
尿検査（比重，浸透圧，糖，タンパク，ケトン体）．尿崩症では低比重尿（1.005以下）
・確定診断のための検査
高張食塩水負荷試験，画像検査（MRI）

plus α

高張食塩水負荷試験

5％食塩水を静脈内に点滴投与し，血漿浸透圧を上昇させて抗利尿ホルモン（ADH）が正常に分泌されるかを検査するもの．多尿の原因が中枢性尿崩症であれば，ADHの分泌機能は低下しており，尿量は減少せず，尿の浸透圧も上昇しない．

表2.44-2●腎前性乏尿と腎性乏尿の鑑別

検査項目	腎前性	腎　性
尿浸透圧（mOsm/kg）	>500	<400
尿Na濃度（mEq/L）	<20	>40
BUN／血中クレアチニン	>20	<10
尿一般	異常なし	タンパク尿・血尿
尿沈渣	異常なし	赤血球円柱（糸球体腎炎） 顆粒円柱（急性尿細管壊死）

●症　状●

　急性乏尿の場合，腎機能低下による症状が出現しているとは限らない．表2.44-1に示すように疾患の種類は多いため，尿量減少以外の症状は，病歴と検査結果により，ある程度範囲を狭めて確認する必要がある．

●検査所見●

　腎臓と膀胱の超音波断層法で水腎症の有無を調べ，もし両側の水腎症があれば腎後性乏尿を疑う（p.322 表2.44-1）．

　水腎症がない場合は腎性，または腎前性になるが，両者の鑑別は容易ではない．最も簡単な検査である尿沈渣の所見で，円柱がみられたら腎性，特に糸球体の疾患が強く疑われる（表2.44-2）．

4 ケ　ア

　治療は原疾患に準じる．

　水・電解質異常の補正などのため，輸液や薬物療法とともに，安静の保持や飲水制限など，日常生活上の制限が必要となることが多い．患者や家族にその必要性を十分に説明し，自己管理を促すことが重要である．

> **考えてみよう**　臨床場面とのつながり
>
> 1. 乏尿はなぜ「重大な障害」と見なされるのでしょうか．
> 2. 導尿しても膀胱内に尿がない状態を何といいますか．

plus α

水腎症

尿管以下の尿路に通過障害が生じて，腎杯，腎盂に尿が貯留し，拡張した状態を指す．しばしば「腎臓が腫れている」と表現される．

plus α

尿沈渣

尿を遠心分離器にかけて採取した沈殿物を顕微鏡下で観察し，赤血球，白血球，円柱，細菌などが増加しているかどうかを調べ，尿路結石，尿路感染症などの診断に使用する．新鮮な中間尿を用いて検査する．

重要用語

不可避尿	乏尿	多尿
尿毒症	無尿	尿閉

学習達成チェック

☐無尿の定義を説明できる．

☐乏尿の定義と乏尿をきたす三つの機序を説明できる．

☐多尿を生じる疾患を説明できる．

45 | 尿所見異常

リンク G 内部環境調節機能障害／性・生殖機能障害

1 色調の変化と混濁

正常尿は淡黄色，透明である．淡黄色はウロクロムという物質による．

(1) 色調の変化と混濁の病態生理

●色 調●

① 橙 色：肝炎，肝硬変などで肝細胞傷害や抱合ビリルビンの排泄障害がある場合に生じる．普通は黄疸を伴う．

②赤色～褐色：種々の原因による血尿，発作性血色素尿症などによるヘモグロビン尿，挫滅症候群などによるミオグロビン尿の場合．

③赤色～黄褐色：センナ（緩下剤）服用時．

④黒色：レボドパ（抗パーキンソン病薬）服用時．頻度は 0.5 ％未満である．

●混 濁●

混濁は主に細胞成分や塩類による．血尿（赤血球），混濁尿（白血球，細菌，尿路上皮，腟分泌物の混入），塩類尿（塩類）などがある．赤血球，白血球，細菌については後述する．

(2) 色調の変化と混濁のアセスメントとケア

尿中の物質は室温で酸化されるため，新鮮尿で観察する必要がある．

鑑別にウルツマン法が用いられる塩類尿は，尿路結石の生じやすい人や脱水時にしばしばみられるが，臨床上無害な場合が多い．ケアとしては①と②の場合に基礎疾患の治療を行う．③と④の場合は経過観察でも通常は問題がない．

2 尿のpH変動

動脈血のpHは 7.40±0.05 という極めて狭い範囲に限定されるが，尿のpHは 4.5 ～ 8.0 と変動範囲が広い．普通は 6.0 前後の弱酸性である．

(1) 尿pH変動の病態生理

①酸性尿：糖尿病ケトアシドーシス，尿路結核，動物性食品の大量摂取．

②アルカリ尿：アルカローシス，尿路感染症，植物性食品の摂取．

(2) 尿pH変動のアセスメントとケア

室温で細菌が増殖してアンモニアを産生し，アルカリ性になる．検査には新鮮尿を用いる．尿のpHは酸塩基平衡障害の診断に役立つ．

必要時，原疾患の治療を行う．ケアとして，シスチン尿症，尿酸結石では尿のアルカリ剤（重曹，ウラリット®-U）を投与し，pHを 6.5 以上に保つ．

3 尿比重の変動

尿比重とは，尿中の水分以外の物質の割合を示すもので，普通 1.003 ～ 1.030 の範囲で変動するが，24時間尿では 1.015 ～ 1.025 である．

---

plus α

発作性血色素尿症

発作性ヘモグロビン尿症とも呼ばれる．赤血球の血管内破壊による溶血に起因する，後天性の疾患．

plus α

挫滅症候群

crush syndrome．重い物質により身体，特に四肢が圧迫され，圧迫解除後に骨格筋の損傷が原因となり腎不全，心不全などを起こす．圧挫症候群ともいう．

plus α

24時間尿

1日，24時間に排出されたすべての尿を蓄尿器にためておいたもの．1日に排出される尿の量あるいは排出される物質（アルドステロン，Naなど）の総量を調べる．

325

(1) 尿比重変動の病態生理

●低　値●

1.006 以下の場合，尿崩症や急性尿細管壊死が，1.010 の等張尿（糸球体濾液と比重が等しい）が続くときは末期腎不全が疑われる．

●高　値●

1.030 以上の場合は，脱水，糖尿病（ブドウ糖の混入），ネフローゼ症候群（タンパク尿），造影剤の混入（血管造影後）を疑う．

(2) 尿比重のアセスメントとケア

随時尿では変動幅が大きいため，1 回の検査だけで尿の濃縮・希釈能の評価はできない．比重から腎機能を推定する場合に，濃縮力試験が行われる．随時尿の比重が1.020 以上であれば，問題なしと判断される．

ケアとしては，基礎疾患の治療を行う．

4　尿タンパク

正常な随時尿では，タンパクは検出されない．24時間尿では健常者でも微量（40 〜 150mg/dL）認めるが，150mg/dL以上ならば異常である．

(1) 尿タンパクの病態生理

原因により，腎前性，腎性，腎後性に分類する（表2.45-1）．

(2) 尿タンパクのアセスメントとケア

試験紙法（定性）による尿タンパク濃度を表2.45-2に示す．ほかに，スルホサリチル酸法，煮沸法などがある．

ケアとしては，基礎疾患の治療を行う．

---

plus-α

随時尿

朝起床して最初の尿を早朝尿といい，それ以外の尿を随時尿と呼ぶ．

表2.45-1●タンパク尿の原因

区　分	タンパク尿の種類	原因疾患
腎前性	β_2-ミクログロブリン（β_2-MG）	多発性骨髄腫，白血病，各種のがん
腎　性 　糸球体由来 　尿細管由来	アルブミン 小分子血清タンパク（β_2-MGなど）	糸球体障害（腎炎・ネフローゼ症候群），運動性，体位性 近位尿細管障害
腎後性 　下部尿路由来		炎症，結石，腫瘍

表2.45-2●試験紙法による尿タンパク濃度

試験紙法	尿中タンパク濃度（mg/dL）
−	0
±	1 〜 10
+	15 〜 30
2+	40 〜 100
3+	150 〜 450

5 尿 糖

血中ブドウ糖濃度が160～180mg/dL以上になると，ブドウ糖が尿中に出現する．

（1）尿糖の病態生理

①血中ブドウ糖濃度が高値の場合：糖尿病，器質的疾患（甲状腺機能亢進症，膵炎，肝硬変，クッシング症候群など）
②血中ブドウ糖濃度が正常の場合：腎性糖尿

（2）尿糖のアセスメントとケア

75gブドウ糖負荷試験で糖尿病の有無を精査する（表2.45-3）．ケアとしては，基礎疾患の治療を行う．

表2.45-3●75gブドウ糖負荷試験による判定区分

	正常域	糖尿病域
空腹時値	<110mg/dL	≧126mg/dL
2時間値	<140mg/dL	≧200mg/dL
判 定	両者を満たしたものを正常型とする	いずれか満たしたものを糖尿病型とする

糖尿病型にも正常型にも属さないものを境界型とする．
例）空腹時値120mg/dL，2時間値170mg/dL

---

plus α

75gブドウ糖負荷試験

経口にて水に溶かした75gのブドウ糖を飲用し，その後の血糖値を特定する試験．2時間後の血糖値を診断に用いる．

---

6 赤血球（血尿，潜血反応）

肉眼的に鮮紅色で血液の混入を認める場合を**肉眼的血尿**，正常の色調だが沈渣で赤血球を認めるものを**顕微鏡的血尿**という．尿沈渣の顕微鏡検査（×400倍）で1視野（high power field：hpf）当たり5個以内が正常である．5個以上で尿潜血反応は陽性となる．

（1）血尿，潜血反応の病態生理

尿潜血反応が陽性である場合の疾患の鑑別について，表2.45-4に示す．

（2）血尿，潜血反応のアセスメントとケア

ほかの自覚症状を伴わない肉眼的血尿は，尿路悪性腫瘍の初発症状として重要な所見である．健康診断などで発見される潜血反応陽性例は，尿細胞診と超音波断層法による尿路のスクリーニング検査を行う．異常がなく，タンパク尿を伴うときは，内科的腎疾患を疑い検査する．タンパク尿のない場合は経過観察でよい場合が多い．

7 白血球（膿尿）

尿沈渣の顕微鏡検査で白血球が5個/hpf以上見られる場合を異常とみなし，**膿 尿**という．試験紙による定性検査法も行われている．

（1）膿尿の病態生理

膿尿は，腎臓（実質，腎盂）と尿路（尿管，膀胱，尿道）に感染症が存在すること

表2.45-4●尿潜血反応と尿中赤血球による疾患の鑑別

尿潜血反応	尿中赤血球	尿タンパク	鑑別を要する疾患
＋	－	－～＋	ヘモグロビン尿（溶血） ミオグロビン尿（横紋筋融解）
＋	＋	－～＋	腎前性：出血性素因 腎 性：糸球体腎炎，腎腫瘍，腎結石 腎後性：（腎盂，尿管，膀胱，尿道，前立腺の）炎症，腫瘍，結石
＋	＋	2＋～3＋	糸球体腎炎，ネフローゼ症候群

を意味する．膀胱炎，腎盂腎炎，前立腺炎，尿道炎などの場合にみられる．

（2）膿尿のアセスメントとケア

　自覚症状（排尿痛，頻尿，尿道分泌物の有無など）や他覚所見（発熱，腎部叩打痛^{こうだ}の有無など）により，鑑別は容易である．

　治療は原疾患に準じて行い，それぞれ適切な抗菌薬を使用する．

8　細菌尿

　正常尿では細菌を認めないが $2 \sim 5$ 個/hpf認める場合，$1\,mL$ 当たりでは 10^4 個以上存在する．

（1）細菌尿の病態生理

　炎症の原因となる菌（起炎菌）は，尿 $1\,mL$ 当たり10万個（10^5 個）以上存在する．10^4 個/mL以下の場合は，常在菌または汚染とみなす．膿尿の場合と同様，膀胱炎，腎盂腎炎，前立腺炎，尿道炎などの疾患が予測される．

（2）細菌尿のアセスメントとケア

　採取した尿を常温で放置すると，菌数は急激に増加する．尿細菌検査の検体は速やかに検査室へ提出する．菌数が 10^4 個/mL以上の場合が細菌尿である．

　中間尿を採取し，定量培養を行う．病原菌の種類としては大腸菌が最も多い．妊娠時には無症候性の細菌尿がみられることがある．

　ケアとしては，膿尿を伴わない場合や膿尿を伴うが自覚症状がない場合には，経過観察のみでよい．膿尿を伴い排尿に関する自覚症状がある場合には，化学療法を行う．

> **plus α**
>
> **中間尿**
>
> 1回の排尿のうち，最初のほうに排出されるものを初尿，真ん中あたりで排出されるものを中間尿と呼ぶ．中間尿は初尿排出後に採取されるので，尿道などの汚れの影響を受けない．

> **！ 考えてみよう　臨床場面とのつながり**
>
> 1．膿尿はどのような疾患の存在の証明となるでしょうか．
> 2．糸球体腎炎でみられる尿の異常を列挙しましょう．

重要用語

尿タンパク	血尿	膿尿
尿糖	潜血反応	細菌尿

学習達成チェック

☐尿が混濁する原因を二つ説明できる．

☐尿タンパクが検出される疾患を三つに大別して説明できる．

☐尿糖陽性が意味することを説明できる．

☐血尿の原因を三つに区別して説明できる．

リンク **G** 内部環境調節機能障害／性・生殖機能障害

46 | 睡眠障害

1 睡眠障害とは

（1）睡眠障害についての考え方

　睡眠の必要量は，一律に7時間眠ればよい，といったようなものではなく，個人差が大きい．年齢によっても差があり，状況によっても変化する．日中，眠気で困らなければ，基本的には睡眠は足りていると考えてよい．

　睡眠に関する良い習慣，悪い習慣があり，睡眠はこれらの習慣に大きく影響を受けている．良い習慣を増やし，悪い習慣を減らすことで睡眠の改善が期待できる（p.332表2.46-4参照）．患者の主訴をとらえ，必要な情報を補い，患者の生活の概要を頭に描くことで，睡眠に関する正確な判断と有効な対処が可能となる．

（2）睡眠障害の分類

　睡眠障害についての国際分類を表2.46-1に示す．

2 病態生理

（1）睡眠の種類と睡眠障害の関係

　睡眠にはレム睡眠とノンレム睡眠の2種類があり，入眠から通常60〜120分の周期でレム睡眠とノンレム睡眠が繰り返される．

●レム睡眠と睡眠障害の関係●

　睡眠中，眼球が活発に動いている時期を**レム**（rapid eye movement：**REM**）**睡眠**と呼ぶ．この時期の脳波は覚醒時に近い波形で，夢を見ていることが多い．全身の筋肉の緊張が緩み，全く力が入らない状態となっている．成人では一晩の20〜25％がレム睡眠に費やされる．

　ナルコレプシーにおいては，入眠直後にレム睡眠（sleep onset REM period：

---

plus α

ナルコレプシー

ナルコレプシーでは，通常は起きている時間帯に，場所や状況を選ばず，自分では抑制できないような眠気（睡眠発作）が突然，繰り返し起こる特徴がある．

表2.46-1●睡眠障害国際分類第3版（International classification of sleep disorders-Third Edition：ICSD-3）

1）不眠障害	慢性不眠障害，短期不眠障害，その他の不眠障害，孤発性症状と正常亜型
2）睡眠関連呼吸障害群	閉塞性睡眠時無呼吸障害群，中枢性睡眠時無呼吸障害群，睡眠関連低換気障害群，睡眠関連低酸素血障害，孤発性症状と正常亜型
3）中枢性過眠症群	ナルコレプシー，特発性過眠症，クライネー・レビン症候群，身体疾患による過眠症，薬物または物質による過眠症，精神疾患に伴う過眠症，睡眠不足症候群
4）概日リズム睡眠・覚醒障害群	睡眠・覚醒相後退障害，睡眠・覚醒相前進障害，不規則睡眠・覚醒リズム障害，非24時間リズム障害，交代勤務障害，時差障害
5）睡眠時随伴症群	ノンレム睡眠時随伴症群，レム睡眠時随伴症群，その他の睡眠時随伴症群，孤発性症状と正常亜型
6）睡眠関連運動障害群	むずむず脚症候群，周期性四肢運動障害，睡眠関連こむら返り，睡眠関連歯ぎしり，睡眠関連律動性運動障害，乳幼児期の良性睡眠性ミオクローヌス，入眠時固有脊髄ミオクローヌス，身体疾患に伴う睡眠関連運動障害群，薬物または物質による睡眠関連運動障害
7）その他の睡眠障害群	

329

SOREMp）が現れるが，これは脳波検査でも確認できる特徴的な所見である．情動脱力発作，睡眠麻痺（金縛り），入眠時幻覚もレム睡眠と関連する症状である．

睡眠時無呼吸症候群（sleep apnea syndrome：**SAS**）において呼吸が止まるのは，筋肉の緊張（トーヌス）が緩むレム睡眠時が多い．

レム睡眠行動障害は，通常は機能するはずの骨格筋の抑制機構がレム睡眠中に働かなくなり，夢の中での行動がそのまま異常行動となって現れるものである．

●ノンレム睡眠と睡眠障害の関係●

レム睡眠以外の時期を**ノンレム**（non-rapid eye movement：**Non-REM**）**睡眠**と呼ぶ．ノンレム睡眠は，脳の休息（大脳皮質の活動低下）の度合いにより4段階に分けられ，これが睡眠の深さを表す．筋肉はレム睡眠時のように完全には弛緩しない．この時期にも夢を見るが，内容を思い出せないことが多い．

アルコール摂取は睡眠直後の眠りを深くするが，睡眠後半の眠りを妨げてしまい，利尿作用も伴って中途覚醒の頻度を増加させるため，過量の摂取は避ける．

睡眠時遊行症，夜驚症もノンレム睡眠時に起こる．深い睡眠に至っていることもあるため，無理に起こしてもすぐには覚醒できず，錯乱したような状態となる場合がある．

（2）睡眠のメカニズムと睡眠障害の関係

睡眠を引き起こすために，恒常性維持機構と体内時計機構という二つのメカニズムが働く．

●恒常性維持機構と睡眠障害の関係●

起きている時間が長いほど，眠り始めに深いノンレム睡眠の量が多くなることが知られている．深いノンレム睡眠の間に分泌されるさまざまなホルモンが，疲労回復や修復機能といった恒常性維持のために大きな役割を果たす．

眠りは「脳の疲れ」に応じて必要な深さ・量に調整されているが，必要以上に寝ようとすると無理が生じる．すなわち，実際に眠っている時間と比べて横になっている時間が長すぎると，眠りが浅くなり熟眠感も減少する．

うつ病では睡眠後半の深い眠りが障害されることが多く，中途覚醒や熟眠障害が多くなる．このような状態では恒常性維持機構が障害され，疲労の回復が妨げられる．

●体内時計機構と睡眠障害の関係●

体内時計機構は，昼間の眠気を抑え，起床後およそ16時間後に急激に眠くなるという覚醒・睡眠の周期を形成している．覚醒・睡眠の周期は自然には25時間であるが，起床時に強い光を浴びることで日々修正されている．覚醒・睡眠の周期が通常より遅い時間にシフトするのが**睡眠相後退症候群**，早い時間にシフトするのが**睡眠相前進症候群**である．

（3）その他の要因と睡眠障害の関係

むずむず脚症候群は，慢性腎不全で血液透析を受けている人や鉄欠乏性貧血の人に多く，後者の場合，鉄欠乏性貧血の治療によって症状が改善することが多い．

睡眠時無呼吸症候群は，肥満やメタボリックシンドロームによって悪化する．耳鼻科領域，呼吸器内科領域，循環器内科領域など，多彩な診療科との連携を要する場合

---

plus-α

情動脱力発作

カタプレキシー．喜怒哀楽などの過度の感情の高ぶりにより，発作的に全身の力が抜けてしまう症状のこと．ナルコレプシーに併発することが多い．

plus-α

睡眠時無呼吸症候群（SAS）

睡眠（約7時間）中に無呼吸（10秒以上の呼吸停止）が30回以上出現するか，1時間当たり5回以上出現する．しばしば高いいびきが観察される．日中に眠くなる，熟眠感がないなど種々の症状を呈する．

plus-α

寝酒の罪

アルコールは入眠を促進するが睡眠の質を悪くする．少量であれば悪影響は少ないが，不眠に伴って量を増やしてもすぐに耐性が生じ，効果がないだけでなく，睡眠や身体への悪影響ばかりが増すことになり，アルコール依存になる危険もある．

plus-α

睡眠時遊行症

夢遊病とも呼ばれる．睡眠中に無意識の状態で起き出し，歩いたり何かをしたりした後に再び就眠し，その間の出来事を覚えていない．

plus-α

夜驚症

睡眠中に突然起き出し，大きな叫び声を上げたり，何かにおびえたように歩き回ったり走り回ったりする症状．小学校低学年までの児童に多い．

もある.

　レム睡眠行動障害は，パーキンソン病やレビー小体型認知症などの変性疾患の発症に先立ってみられることがあり，脳神経学的な精査が有用である.

3　アセスメント

　不眠の要因は一つだけではなく，変化もする．表2.46-2のようなチェックリストの利用は有用であるが，これは可能性の検討漏れを減らすために用いるものであり，一つの答えを出すためのものではない．また，不眠はあらゆる不調の原因とも結果ともなることに留意すべきである.

●睡眠障害に関する基本的な質問●

　睡眠障害に関して，まずは表2.46-3の質問をする.

●睡眠障害の四つの表現パターン●

　これらの質問から，次の四つのうちどの表現パターンが主体になっているかについて，まず判断する.

① 「眠れない」という訴え

② 日中の眠気の訴え

③ 睡眠時間帯のずれ

④ 睡眠中に観察される異常現象（しばしば家人によって報告される）

　二つ以上のパターンが同時に存在することもあるが，主訴に近いものはどれかをまず判断する.

(1)「眠れない」という訴えが主体である場合

●睡眠不足か●

　昼間の眠気がひどく，実際に眠ってしまうことがある場合や，平日と比べ週末に3時間以上長く眠らないといられない場合は，睡眠不足と判断する.

●体調や精神状態が変化しているか●

　眠れなくなったと感じてから，体調が悪くなったり，気分や意欲，感情面で調子が悪いと感じたりすることはあるかを質問する.

　生活に支障をきたしているかどうかについて，よく眠れていたときと比べて，十分にできない，支障をきたしている，といったことがあるかを確認する.

　これらの質問の結果，睡眠不足でなく，心身ともに不調でなく，生活にも支障をきたしていない場合は基本的対応をとり，睡眠不足，心身の不調あるいは生活への支障がある場合は探索的対応をとる.

①基本的対応

　睡眠不足や心身の不調がなく，生活にも支障をきた

---

plus-α

むずむず脚症候群

レストレスレッグス症候群（RLS），下肢静止不能症候群とも呼ばれる．静止時や就寝時に下肢の部分など身体末端に，虫が這うような不快感や強い痛みなどが生じる病態である．鉄血乏性貧血で多くみられる.

表2.46-2●不眠の要因チェックリスト

不眠の要因	Yes	No
生活習慣や環境の問題がある	☐	☐
身体疾患による睡眠妨害（疼痛，瘙痒）がある	☐	☐
不眠の悪化した時期に薬物を開始・変更した	☐	☐
呼吸停止により激しいいびきが中断される	☐	☐
就床時に下肢がむずむずする	☐	☐
就床時に下肢がぴくんと動く	☐	☐
入眠障害と起床困難が著しい	☐	☐
抑うつ感，興味喪失がある	☐	☐
早朝覚醒と夕方からの眠気がある	☐	☐

表2.46-3●睡眠障害に関する基本的な質問

入眠・起床	「何時ごろ，床につきますか」 「寝付くのにどのくらいかかりますか」 「夜中の何時ごろ，何度くらい目覚めますか」（「それからすぐに眠れますか」） 「朝は何時ごろ，目覚めますか」 「何時ごろ，起き上がりますか」
日　中	「昼間どのくらい眠くなりますか」 「昼寝はしますか」 「起きた後すっきりしますか」
睡眠中	「寝ているときに気になることはありますか」 （例：身体が痛い・かゆい，いびきがひどい，脚がむずむずする，金縛りになる，寝ぼけ・寝言がひどい，悪い夢を見る，大声を出してしまう，いないはずの人が見える，など）

していない場合，大きな睡眠の障害はないと考えられ，睡眠に関する良い習慣あるいは悪い習慣（表2.46-4）に関して何か一つ改善しうる試みを勧めつつ，むしろ睡眠に関しての過剰な意識に働きかけて，それを軽減するようなアプローチを行う（p.334「睡眠衛生」の項を参照）．

②探索的対応

睡眠不足，あるいは生活への支障がみられる場合には，不眠のタイプを明らかにする．「眠れない」という訴えには，**入眠困難，中途覚醒，早朝覚醒，熟眠困難**の四つのタイプがあり，それぞれ原因や対処法が異なる．

睡眠に関する良い習慣あるいは悪い習慣（表2.46-4）に関して，できることから順に改善の試みを勧めながら，不眠に関する特定の要因があるかどうか検索していく（表2.46-5）．身体の痛みやかゆみなどは代表的な要因であり，原因疾患の検索・治療が重要となる．不眠が始まったころに開始あるいは変更された薬剤があれば，これが不眠の原因となっていないかどうかを検討する（表2.46-6）．

(2) 日中の眠気の訴えが主体である場合

●睡眠不足か●

休みの日に平日と比べてどのくらい長く眠るか質問し，3時間以上長く眠らないといられないような場合は，睡眠不足と判断する．

●薬物によって眠気を催していないか●

薬を飲んで眠くなってしまうことがあるか確認する．眠るために服用している薬がある場合は，朝すっきり起きられるかどうかを確認する．

睡眠薬，精神安定薬，抗うつ薬，抗精神病薬，抗ヒスタミン作用のある風邪薬，抗

---

plus α

レビー小体型認知症

アルツハイマー型認知症，血管性認知症とともに三大認知症の一つとされている．幻覚症状やパーキンソン症状を伴う特徴がある．

---

plus α

不眠のタイプ

入眠困難…寝つきが悪い．
中途覚醒…何度も目覚めてそれから眠れない．
早朝覚醒…目覚めるのが早すぎる．
熟眠困難…起きたときに，よく眠った感じがしない．

表2.46-4●睡眠にとって良い習慣と悪い習慣・状態

睡眠にとって良い習慣	睡眠にとって悪い習慣・状態
毎日同じ時間に起床する	遅い時間に起床する
昼間に軽い運動，夕方に散歩をする	就寝直前に外出，買い物をする
15時前に20〜30分昼寝する	昼間に長時間の睡眠をとる，夕方以降に睡眠する
	就床前4時間以内にカフェイン*を摂取する
	就床1時間前に喫煙する
就寝1〜2時間前にぬるめの湯に入浴する	就寝前2時間以内に熱い湯に入浴する
眠くなってから就床する	眠くない状態で就床する
眠れなくても気にしすぎない	眠ろうと意識しすぎる
夕食は腹八分目にする	就寝直前に満腹状態である，特にタンパク質の多い食物を摂取する
医師の指示に基づいて睡眠薬を使用する	睡眠薬代わりに寝酒をする（睡眠を浅くする）
寝る直前にはテレビなどを含め，過度に明るい室内照明を避ける 軽い読書や音楽などでリラックスする	就寝直前に緊張や強い刺激を与える 発熱がある 暑さ，ほてり，寒さ，冷えがある

*カフェインは日本茶，コーヒー，紅茶，ココア，コーラ，栄養・健康ドリンク，チョコレートなどに含まれる．

アレルギー薬などは強い眠気を催すことがある．疑わしい場合には必要最小限の服用，あるいは中止を検討する．

●うつ症状があるか●

1日中気分が晴れない，何にも興味がもてず面白く感じられないといったことがあれば，適応障害，うつ病の可能性を検討する．

●睡眠中の異常現象はないか●

睡眠中の異常現象があれば後述の（4）を検討する．

●睡眠発作・情動脱力発作はないか●

とても大事な場面や危険な場所でも発作的に眠ってしまう，笑ったときに身体の力が急に抜けてしまう，といったことがあれば，ナルコレプシーの可能性を検討する．

●女性の性周期と関連しているか●

月経の前に眠気がひどくなるか確認する．期間は月経の1週間前から月経中にわたる場合もあり，無気力であったりイライラしがちであったり虚脱したような状態であったりすることもある．**月経随伴睡眠障害**の可能性を検討する．

●周期的に過眠が起こるか●

眠くなる時期が周期的に来ることがあれば**反復性過眠症**，**非24時間睡眠覚醒症候群**の可能性を検討する．

●睡眠時間帯のずれはないか●

なかなか起きられずに，起きてもしばらくはひどく眠くて，眠る時間に近づくと目がさえてきてなかなか眠れないことがあれば，次項（3）を検討する．

（3）睡眠時間帯のずれが主体である場合

遅くまで寝付けず昼ごろまで眠ることがあれば，睡眠相後退症候群の可能性を検討する．

夜早くから眠くなり，早朝に目覚めてしまうことがあれば睡眠相前進症候群の可能性を検討する．

時差の影響や交代勤務の影響があるようならば，時間帯域変化症候群の可能性を検討する．

（4）睡眠中に観察される異常現象が主体である場合

●不完全な覚醒による寝ぼけ行動があるか●

普段と違う奇異な言動があり，覚醒後にそれを覚えていない場合や，高齢の場合，身体疾患を合併している場合（特に脱水や発熱を伴う場合）には，まず，**せん妄**（意識障害のため完全に覚醒できない状態）の可能性を検討する．せん妄の場合，覚醒・

表2.46-5●不眠のタイプとその悪化因子

不眠のタイプ	不眠を悪化させる因子
入眠困難	騒音環境，瘙痒，疼痛，不安や緊張，気分変調，悩み事，眠れないのではないかという心配，周期性四肢運動障害，むずむず脚症候群，体内時計機構のずれ（後退）
中途覚醒	アルコール摂取，夜間頻尿，睡眠時無呼吸症候群，周期性四肢運動障害，むずむず脚症候群，身体疾患，疼痛，レム睡眠行動障害，加齢変化，うつ病，強いストレス
早朝覚醒	うつ病，高齢，体内時計機構のずれ（前進）
熟眠困難	騒音環境，うつ病

表2.46-6●睡眠中の異常現象を起こす薬剤

症状・状態	薬物
せん妄* 幻覚 妄想	β遮断薬，カルシウム拮抗薬，利尿薬，ジギタリス，副腎皮質ステロイド，インターフェロン，レボドパ，メチルドパ，抗腫瘍薬，抗パーキンソン薬，抗コリン薬，H2拮抗薬，エフェドリン，抗結核薬，三環系抗うつ薬，バルビツール酸系薬，ベンゾジアゼピン系薬，鎮痙薬
睡眠時遊行症	炭酸リチウム，抗精神病薬，三環系抗うつ薬
健忘・ねぼけ行動	睡眠薬
悪夢	β遮断薬，レボドパ，メチルドパ，セレギリン
夜驚症	レボドパ

＊軽度〜中等度の意識混濁・認知障害であり，急性に発症し1週間以内に消失する．

plus α

月経随伴睡眠障害

主に月経前に，不眠や日中の眠気を生じるもので，黄体ホルモンの影響とされる．閉経に伴う不眠も含まれる．

plus α

反復性過眠症

周期性傾眠症とも呼ばれる．昼夜を問わず，過眠状態が数日間から数週間続き，それが不定期に繰り返される．眠い時期と眠い時期の間は全くの無症状となることも特徴である．

睡眠の周期が乱れていることが多い．また，せん妄は薬剤によって引き起こされる場合があるため，原因薬剤についても検討する（表2.46-6）．

覚醒後，問いかけへの返答が的確であるなど疎通性良好で，夢に見ていた内容と行動が一致しているような場合，レム睡眠行動障害の可能性を検討する．覚醒・睡眠の周期は保たれていることが多い．

同じ動作が繰り返されることが多く，起こしてもしばらくの間もうろう状態が続き，その後はっきりと覚醒するような場合，てんかん（p.228参照）の可能性を検討する．

子どもであれば，睡眠時遊行症，夜驚症の可能性を検討する．また，激しい頭痛の訴えがある場合には，群発頭痛の可能性を検討する．もともと覚醒・睡眠の周期に大きなずれがあった場合，睡眠相後退症候群による深い睡眠時に突然起こされたことによる"寝ぼけ"の可能性について検討する．

●激しいいびき，あるいはしばしば呼吸が止まるようなことがあるか●

激しいいびきや，しばしば呼吸が停止することがあれば，睡眠時無呼吸症候群の可能性を検討する．

●意思によらない身体の動きや異常な感覚があるか●

足がむずむずする，ほてるなど，不快な感覚のためになかなか寝付けない場合には，むずむず脚症候群の可能性を検討する．

足がぴくんと動いてしまって目が覚めると訴える場合は，周期性四肢運動障害の可能性を検討する．

また，探索漏れがないようにチェックリスト（p.331 表2.46-2）などを活用することも有用である．

4 ケ ア

（1）睡眠衛生

睡眠の質や量，およびリズムにはさまざまな要因が影響している．**睡眠衛生**とは，睡眠に関する正しい習慣を身に付けるための知識の普及を目的とするものである．p.332の表2.46-4に挙げた項目はそのごく一般的な事柄である．

大きな睡眠の障害がないにもかかわらず睡眠に対しての意識が過剰で，眠れないことに関する不安が強かったり，必要以上に横になる時間が長かったりすることがあれば，「一晩眠れなくても翌日眠れれば大丈夫です」と睡眠へのこだわりを軽減したり，「眠くなる前に焦って床に入らないで，眠くなってから横になるようにしましょう」などと就床が遅くなっても効率よく眠るほうがよいことを伝えたり，場合によっては遅く寝ることを勧める．

また，アセスメントで聴取した不眠のタイプに関してはそれぞれの悪化要因がやや異なっており，これらに関して個別の改善点を探ることが有用である（p.333 表2.46-5）．睡眠相後退症候群において覚醒・睡眠の周期のずれを修正するには，早く起床するよう工夫することが基本となる．むずむず脚症候群と周期性四肢運動障害に対しては，特にカフェイン，ニコチン，アルコールの摂取を控える．抗うつ薬，抗ヒスタミン薬，抗精神病薬，炭酸リチウムなどを服用している場合は，症状に応じて減量・中止が可

---

plus-α

非24時間睡眠覚醒症候群

睡眠覚醒リズムが24時間以上（多くは25時間）の周期で繰り返されるため，昼夜が少しずつずれていき，著しい日中過眠や夜間不眠を周期的にきたす．

plus-α

せん妄

意識混濁に加えて，幻視を中心とした幻覚，見当識障害，興奮などがみられる状態．覚醒・睡眠の周期に障害を伴うことが多い．身体的な状態の変化，薬剤，環境変化など，多彩な要因で生じやすい．

plus-α

群発頭痛

1年のうちのある時期に集中して起こる頭痛で，片方の目の周辺が激しく痛むもの．持続は十数分から1時間くらいで，いったん起こると毎日続く．明け方に起こることが多く，痛みで目が覚める．男性に多くアルコールで誘発される．原因不明である．2章25節「頭痛」も参照．

plus-α

周期性四肢運動障害

睡眠中，手や脚の筋肉に突発的な痙攣が起こり，眠りが浅くなったり睡眠が中断されたりする状態．本人に自覚症状がない場合も多い．

能かどうかを検討する．ナルコレプシー等の過眠を呈する疾患に対しても，上記の改善点を探る試みは重要であり，特に日中の短時間の昼寝は効果的である．

（2）薬物療法

睡眠不足や生活への支障が著しい場合には，睡眠薬が有力な選択肢となる．

睡眠時無呼吸症候群がみられるときには，睡眠薬を使用すると悪化することがあるため注意が必要である．その他，呼吸機能や心機能の問題がある場合には使用を慎重に検討すべきである．

●睡眠薬に対する偏見や誤解への対応●

睡眠薬に対して「飲み始めたら止められなくなる」「身体に重大な害がある」「ぼけてしまう」などという偏見や誤解がみられることが少なくないが，「用法・用量を守っている限り安全であるから安心して服用するように」と対応するなど，患者の不安に十分配慮することが重要である．

●睡眠薬の使い分け●

アセスメントで聴取した不眠のタイプによって薬物を使い分ける．睡眠薬は作用時間によって超短時間作用型，短時間作用型，中間作用型，長時間作用型に分けられるが（表2.46-7），入眠困難が目立つタイプには超短時間作用型あるいは短時間作用型，中途覚醒や早朝覚醒などには中間作用型や長時間作用型が効果的である．

●睡眠薬の副作用●

睡眠薬の副作用には，効果が翌朝以降も持続する持ち越し効果や健忘，ふらつきや転倒などがあり，これらが認められた場合には薬剤の変更あるいは中止を検討する．ただし，服用を急に中断すると，反跳性の不眠がみられることがある．高齢者に対しての投与初期は少ない用量から開始することが望ましく，筋弛緩作用が弱い非ベンゾジアゼピン系睡眠薬やクアゼパムは選択しやすい．また，ベンゾジアゼピン系睡眠

---

plus-α

精神生理性不眠症

不眠への過度な不安と緊張のため，就床するとかえって覚醒度が上がり，さらに不安になるという悪循環を呈する．完全主義，神経質な人に多く，睡眠状態を過小評価する傾向がある．

plus-α

睡眠薬を飲むとぼける？

睡眠薬が認知症の原因になることはないが，健忘を生じることはあるため，服薬後の活動は避ける．服薬後あまり眠れないようであれば，服薬時間を遅らせることも検討する．

plus-α

反跳性の不眠

常用している睡眠薬の量を急に減らしたり中断したりすることにより，服用前よりも強い不眠が出現すること．作用時間の短い薬剤の場合に，より起こりやすい．

表2.46-7●睡眠薬の作用時間別分類

作用時間	一般名	主な商品名	用量（mg）	半減期（時間）
超短時間作用型	ゾピクロン*	アモバン®	7.5〜10	4
	ゾルピデム*	マイスリー®	5〜10	2
	トリアゾラム	ハルシオン®	0.125〜0.5	2〜4
	エスゾピクロン*	ルネスタ®	1〜3	5
短時間作用型	ブロチゾラム	レンドルミン®	0.25〜0.5	7
	リルマザホン	リスミー®	1〜2	10
	ロルメタゼパム	エバミール®，ロラメット®	1〜2	10
	エチゾラム	デパス®	1〜3*²	6
中間作用型	フルニトラゼパム	ロヒプノール®，サイレース®	0.5〜2	24
	エスタゾラム	ユーロジン®	1〜4	24
	ニトラゼパム	ベンザリン®，ネルボン®	5〜10	28
長時間作用型	クアゼパム	ドラール®	15〜30	36
	フルラゼパム	ダルメート®	10〜30	65
その他	ラメルテオン	ロゼレム®	8	1〜2
	スボレキサント	ベルソムラ®	15〜20	10

無印はベンゾジアゼピン系，＊は非ベンゾジアゼピン系，＊2　入眠前は1〜2mg程度．

表2.46-8 ● ベンゾジアゼピン系睡眠薬と相互作用のある薬剤・飲食物

効果の減弱	消化管での吸収を抑制する薬剤	制酸薬
	ベンゾジアゼピン系睡眠薬の代謝を促進して血中濃度を低下させる薬剤	抗結核薬：リファンピシン（リファジン®） 抗てんかん薬：カルバマゼピン（テグレトール®），フェニトイン（アレビアチン®），フェノバルビタール（フェノバール®）
効果の増強	中枢神経系に抑制的に作用する薬剤	抗ヒスタミン薬，バルビツール酸系薬剤，三環系・四環系抗うつ薬，アルコール
	ベンゾジアゼピン系睡眠薬の代謝を阻害して血中濃度を上昇させる薬剤	抗真菌薬：フルコナゾール（ジフルカン®）*，イトラコナゾール（イトリゾール®）*，ミコナゾール（フロリード）*，ボリコナゾール（ブイフェンド®）* マクロライド系抗菌薬：クラリスロマイシン（クラリシッド®），ジョサマイシン（ジョサマイシン） エリスロマイシン（エリスロシン®） カルシウム拮抗薬：ジルチアゼム（ヘルベッサー®），ニカルジピン（ペルジピン®），ベラパミル（ワソラン®） 抗ウイルス薬：インジナビル（クリキシバン®）*，リトナビル（ノービア®）*，サキナビル（インビラーゼ®）* 抗潰瘍薬：シメチジン（タガメット®） グレープフルーツジュース

＊トリアゾラム（ハルシオン®）と抗真菌薬であるフルコナゾール（ジフルカン®），イトラコナゾール（イトリゾール®），ミコナゾール（フロリード），ボリコナゾール（ブイフェンド®），抗ウイルス薬であるインジナビル（クリキシバン®），リトナビル（ノービア®），サキナビル（インビラーゼ®）との併用は禁止されている．リトナビルは，その他の睡眠薬（セルシン®，メンドン®，ユーロジン®，ダルメート®）との併用も禁止されている．

薬とアルコールとの併用は，効果の増強が起こり危険なため，厳重に避ける．ほかの薬剤や飲食物との相互作用にも注意する（表2.46-8）．

⚠ 考えてみよう 臨床場面とのつながり

1. 「夜眠れないときには何をしたらいいですか？」と聞かれたら，どう答えますか．
2. 「睡眠薬なんて飲まないほうがいいと友達から言われた」と患者さんが言ったら，どのように対応しますか．
3. 「寝酒が増えてきた」という患者さんがいたら，どのように対応しますか．

重要用語

レム睡眠	睡眠相後退症候群	中途覚醒
睡眠時無呼吸症候群	睡眠相前進症候群	早朝覚醒
ノンレム睡眠	むずむず脚症候群	熟眠困難
体内時計機構	入眠困難	せん妄

学習達成チェック

☐ 睡眠の種類について説明できる．

☐ 睡眠のメカニズムについて説明できる．

☐ 睡眠障害の四つのパターンについて説明できる．

☐ 「眠れない」訴えの四つのタイプについて説明できる．

☐ アルコールが睡眠に及ぼす影響について説明できる．

☐ 睡眠不足かどうかの判断について説明できる．

47 | 倦怠感

1 倦怠感とは

倦怠感（fatigue）とは，「だるい」「疲れやすい」「やる気が出ない」などの訴えの総称である．倦怠感や疲労感は，身体の異常を知らせるアラーム信号の一つとして，その重要性が認識されている．休息によっても回復せずに長引く倦怠感や疲労感では，その背景に重篤な疾患が隠されていることがしばしばある．さまざまな疾患が全身倦怠感を引き起こし，全身倦怠感を訴えて受診する患者は多い．表2.47-1に全身倦怠感を伴う疾患や，副作用に倦怠感を伴う治療などを示した．ここでは，なんらかの身体的異常を背景に出現する倦怠感について述べる．

2 病態生理

私たちの身体は，絶えず生命活動のためのエネルギーを必要として物質代謝を行っており，このプロセスになんらかの障害が発生したときに倦怠感が生じる．例えば，心疾患や呼吸器疾患，貧血の際に生じる倦怠感は，低酸素血症によるエネルギーの供給の低下によって，肝障害や腎障害に伴う倦怠感は，老廃物の分解や排泄が障害されてこれが蓄積することによって，また内分泌疾患に伴う倦怠感は，ホルモンの異常に

表2.47-1●倦怠感をきたす疾患・治療と病態

分　類	病　態	疾患・治療の例
心疾患	心拍出量低下や，右→左短絡などによる低酸素血症	心不全，心奇形
血液疾患	ヘモグロビンの減少による低酸素血症	貧血
呼吸器疾患	換気障害による低酸素血症	慢性閉塞性肺疾患（COPD），肺線維症
肝疾患	解毒能の低下による老廃物の蓄積	肝硬変
腎疾患	老廃物の排泄の障害	ネフローゼ症候群，腎不全
内分泌疾患	ホルモンの異常による代謝障害	甲状腺機能低下症，糖尿病 クッシング症候群，アジソン病
神経・筋疾患	筋力低下	重症筋無力症，多発性硬化症
消化管疾患	栄養の補給障害	潰瘍性大腸炎，クローン病
感染症	炎症の持続や異化の亢進によるエネルギーの消耗，貧血，栄養摂取・吸収の障害による低タンパク血症など	ウイルス感染症 亜急性・慢性感染症，結核など
悪性腫瘍		
自己免疫疾患	慢性炎症の持続	全身性エリテマトーデス（SLE）
その他	水・電解質異常	脱水，低カリウム血症
	原因不明	慢性疲労症候群
	治療に伴う副作用	化学療法，放射線照射，手術

基づく物質の代謝障害によって，それぞれ生じると考えられる．慢性感染症や悪性腫瘍では，慢性的な炎症や二次的に起こる貧血や低タンパク血症が，倦怠感の発現につながる．

倦怠感や疲労感のメカニズムについては，まだ不明な点が多い．実験動物を使った疲労実験や慢性疲労症候群患者の研究結果から，現在，次のような仮説が提唱されている．

●脳内のセロトニン神経系の関与●

以前は，運動で血中の遊離脂肪酸が増加すると，セロトニンの前駆物質であるトリプトファンが血液脳関門を通過しやすくなり，その結果起こる脳内のセロトニン量の上昇が疲労を引き起こすと考えられていたが，この説については現在否定的である．慢性疲労症候群の患者ではむしろセロトニン神経系の活動は低下しており，急性の疲労時にはセロトニン神経系の活動は亢進するが，疲労が慢性的になると次第に低下するのではないかと推測されている．

●細胞機能修復の障害●

栄養素やエネルギーが不足すると，細胞の活動に伴って細胞内に発生した活性酸素によって傷害された細胞膜やタンパクの修復・新規合成が間に合わなくなり，これが疲労を起こすという仮説が，現在最も広く受け入れられている．

●サイトカインの関与●

活性酸素による細胞の傷害が起こると，免疫系の細胞が傷害を認識してサイトカインを産生し，これが脳内に移行して疲労感を引き起こすといわれている．悪性腫瘍の末期の倦怠感，ウイルス感染症や結核などの慢性感染症における倦怠感にも，細胞の破壊や感染に対して産生される腫瘍壊死因子（TNF）やインターフェロン，インターロイキンなどのサイトカインが関連していると推測されている．また，強制的に疲労させた動物の脳脊髄液からTGF-β3（トランスフォーミング成長因子β3）が見つかっており，疲労物質として注目されている．

3 アセスメント

（1）病歴の聴取

病歴は，倦怠感の原因を推測する上で重要な情報を与えてくれる．

●倦怠感の聴取と評価●

倦怠感の始まり，そのときの生活上の変化（ストレスを与えるような出来事の有無），強さ，持続（休息や睡眠により回復するか），睡眠・休息の状況，どのようなときに強く感じるか（倦怠感のパターン），日常生活への影響はどうかなどを聴取し，身体的な異常による倦怠感なのか，うつ病などの精神的な異常による倦怠感なのかを区別することが重要である．倦怠感を訴える患者のうち，なんらかの身体的な異常をもつ者の割合は1/3程度といわれており，訴えが1カ月を超えると，精神的な原因によるものが多くなる傾向にある．

倦怠感を量的に評価する方法としては，パイパー倦怠感スケール（Piper Fatigue Scale：PFS）などが用いられる．

---

plus-α

慢性疲労症候群

chronic fatigue syndrome. 生活が著しく損なわれるような強い原因不明の疲労を主症状とし，これが少なくとも6カ月以上持続，または再発を繰り返す病態．1988年に米国疾病対策センター（CDC）により提唱された疾患概念．

---

plus-α

セロトニン

生体アミンの一つ．体内におけるセロトニンは90％以上が消化管に，8％が血小板に，残りの2％が脳と脊髄に存在する．セロトニンを含有する神経線維は脳全体に分布し，その濃度は脳機能に大きな影響を及ぼすとされ，慢性疲労症候群やうつ病などの精神神経疾患の発症に関係することが示されている．

---

plus-α

パイパー倦怠感スケール

Piperらが，主にがん患者における倦怠感の評価のために開発した自己記入スケール．6カ月前の倦怠感について測定するベースラインフォームと，現在のパターンを測定するカレントフォームからなる．個々の項目について，自分の該当する症状の程度を示す部分に×をつける．

●治療や服薬の状況●

抗がん薬，サイトカイン療法，放射線照射，低カリウム血症をきたすような薬剤，βブロッカーの投与など，倦怠感を生じる治療や薬剤の服用がないかを把握する．

(2) 随伴症状

倦怠感以外の症状の存在は，倦怠感の原因疾患の推測に役立つ．浮腫があれば，心疾患や肝疾患，腎疾患を，発熱があれば感染症を疑う．顔色や眼瞼結膜を観察することで貧血や黄疸の有無を知ることができる．急激な体重減少は，悪性腫瘍の可能性を推測させる．

(3) 検査データ

①血液検査：赤血球数（RBC），白血球数（WBC），ヘモグロビン（Hb），ヘマトクリット（Ht），白血球分画，赤沈などから貧血や感染症の有無を把握する．

②血液生化学的検査：総タンパク，電解質，肝機能，腎機能などから栄養状態や電解質異常，肝疾患，腎疾患の有無を把握する．

③血中ホルモンの定量：水・電解質代謝に関わるホルモンの値や内分泌疾患の有無を推測する．

④尿検査：尿タンパク，尿糖の有無などをみる．

⑤便潜血：消化管における出血性病変の有無を知る．

⑥免疫学的検査：CRP（C反応性タンパク），自己抗体などから感染症や自己免疫疾患に関する情報を得る．結核を疑う場合はクォンティフェロン検査を行う．

⑦心理学的評価：精神健康調査（The general health questionnaire：GHQ），気分プロフィール調査（profile of mood states：POMS），状態・特性不安調査（state-trait anxiety inventory：STAI），うつ性自己評価尺度（self-rating depression scale：SDS）といった心理学的評価法を用いることによって，不安やストレスの状況を量的に評価する．

⑧その他：CTや超音波，PET検査などの画像検査や腫瘍マーカーの測定なども倦怠感の原因を特定するために有用である．

4 ケ ア

(1) 原因疾患に対する治療および対症療法

倦怠感の原因疾患が特定できるときは，これに対する治療を行い，倦怠感の原因を除く（p.337 表2.47-1）．具体的には，貧血に対する輸血や栄養状態の改善，補液による水・電解質異常の是正，低酸素血症に対する酸素吸入，発熱に対するクーリング，感染症に対する抗菌薬の投与などである．

精神的原因による倦怠感に対しては，セロトニン・ノルアドレナリン再取り込み阻害薬といった抗うつ薬，不眠に対しては睡眠薬が処方される．漢方薬が処方されることもある．

(2) 看 護

疲労や急性の倦怠感に対しては，睡眠や休息，十分な栄養をとったり，趣味などで気分転換を図ったりできるよう，生活調整を行う．休息は，短時間の休息を頻回にと

るほうが効果的とされる．また，必要に応じて日常生活を支援する．

　倦怠感は患者にとって大きなストレスとなるため，マッサージや足浴，入浴体位の工夫など，リラクセーションの面で患者の「快」を高める工夫をする．何を「快」と感じるかは人によって異なるため，患者の反応をみながら行うことが重要である．

考えてみよう　臨床場面とのつながり

1. 倦怠感のアセスメントでまず最初に必要なことは何でしょうか．
2. 患者さんの倦怠感と随伴症状を，検査データと結びつけることができますか．
3. 患者さんの倦怠感を軽減するために，あなたにできることは何でしょうか．

重要用語

倦怠感　　　　　　　　　　　　慢性疲労症候群

学習達成チェック

☐倦怠感とは何かを説明できる．

☐倦怠感をきたす代表的な疾患について説明できる．

☐倦怠感の観察ポイントを説明できる．

☐倦怠感の治療の原則が説明できる．

疾病の成り立ち① 病態生理学
看護師国家試験出題基準（平成30年版）対照表

※以下に掲載のない出題基準項目は，他巻にて対応しています．

▌必修問題

目標Ⅰ．看護の社会的側面および倫理的側面について基本的な知識を問う．

大 項 目	中 項 目	小 項 目	本書該当ページ
2．健康に影響する要因	A．生活行動・習慣	d．休息と睡眠	p.329

目標Ⅱ．看護の対象および看護活動の場と看護の機能について基本的な知識を問う．

大 項 目	中 項 目	小 項 目	本書該当ページ
7．人間のライフサイクル各期の特徴と生活	A．胎児期	a．形態的発達と異常	p.81

目標Ⅲ．看護に必要な人体の構造と機能および健康障害と回復について基本的な知識を問う．

大 項 目	中 項 目	小 項 目	本書該当ページ
10．人体の構造と機能	A．人体の基本的な構造と正常な機能	a．内部環境の恒常性	p.17
		e．循環器系	p.31
		f．血液，体液	p.17-30
		g．免疫系	p.45
		l．体温調節	p.294-306
		p．遺伝	p.81
	B．人間の死	a．死の三徴候	p.14
		c．脳死	p.14
11．疾患と徴候	A．主要な症状と徴候	a．意識障害	p.214-221
		b．ショック	p.62-71
		c．高体温，低体温	p.294-306
		d．脱水	p.314-318
		e．黄疸	p.183-186
		f．頭痛	p.222-227
		g．咳嗽，喀痰	p.102-108
		h．吐血，喀血	p.102-108，161-165
		i．チアノーゼ	p.125-127
		j．呼吸困難	p.109-115
		k．胸痛	p.116-118
		l．不整脈	p.119-124
		m．腹痛，腹部膨満	p.136-139，175-178
		n．悪心，嘔吐	p.157-160
		o．下痢	p.171-174
		p．便秘	p.166-170
		q．下血	p.161-165
		r．乏尿，無尿，頻尿，多尿	p.319，322-324
		s．浮腫	p.307-313
		t．貧血	p.187-192
		u．睡眠障害	p.329-337
		v．感覚過敏・鈍麻	p.255-260，261-265，270-273，274-277，278-283
		w．運動麻痺	p.233-238
		x．けいれん	p.228-232
	B．主要な疾患による健康障害と基本的な回復過程	a．生活習慣病	p.140
		b．がん	p.79
	C．基本的な臨床検査値の評価	a．血液学検査	p.208
		b．血液生化学検査	p.149

341

目標Ⅳ．看護技術に関する基本的な知識を問う．

大 項 目	中 項 目	小 項 目	本書該当ページ
13. 看護における基本技術	C. フィジカルアセスメント	b. 意識レベルの評価	p.217
14. 日常生活援助技術	A. 食事	b. 誤嚥の予防	p.155
	B. 排泄	e. 失禁のケア	p.312-313
	C. 活動と休息	f. 睡眠	p.321-323
15. 患者の安全・安楽を守る看護技術	B. 医療安全対策	d. 誤嚥・窒息の防止	p.159
	C. 感染防止対策	a. 標準予防策〈スタンダードプリコーション〉	p.57

▌人体の構造と機能

目標Ⅰ．正常な人体の構造と機能について基本的な理解を問う．
目標Ⅱ．フィジカルアセスメントおよび日常生活の営みを支える看護に必要な人体の構造と機能について基本的な理解を問う．
目標Ⅲ．疾病の成り立ちを知る前提となる人体の構造と機能について基本的な理解を問う．

大 項 目	中 項 目	小 項 目	本書該当ページ
2. 生体リズムと内部環境の恒常性	A. 生体リズム	b. 体内時計	p.322
8. 体液	A. 体液の構成	a. 体液の区分	p.17
		b. 体液の組成	p.17
	B. 体液の調節	a. 電解質バランス	p.20
		b. 酸塩基平衡	p.26
		c. 浸透圧調節	p.17
9. 生体の防御機構	A. 非特異的生体防御機構	c. 食細胞とサイトカイン	p.45
		d. 胸腺，脾臓，リンパ組織	p.200
	B. 特異的生体防御反応（免疫系）	a. 免疫系の細胞	p.45，200
		b. 抗原と抗体	p.45
10. 消化器系	B. 消化と吸収	e. 直腸・肛門の構造と機能	p.166
		i. 消化管運動と反射	p.166
17. 成長と老化	B. 老化による変化	b. 老化による臓器の機能的変化	p.62

▌疾病の成り立ちと回復の促進

目標Ⅰ．健康から疾病を経て回復に至る過程について基本的な理解を問う．

大 項 目	中 項 目	小 項 目	本書該当ページ
2. 疾病の成立と疾病からの回復	A. 疾病の要因	a. 内因，外因	p.96

目標Ⅱ．疾病の要因と生体反応について基本的な理解を問う．

大 項 目	中 項 目	小 項 目	本書該当ページ
3. 基本的な病因とその成り立ち	A. 細胞の障害	a. 萎縮，変性，肥大	p.62
		b. 壊死＜ネクローシス＞とアポトーシス	p.62，72
	B. 生体の障害	a. 循環障害，臓器不全	p.31
		b. 炎症，損傷	p.39-44，62
		c. 免疫異常，アレルギー	p.40，49
		d. 内分泌・代謝異常	p.89-96
		g. 遺伝子異常，先天異常	p.81-88
		h. 腫瘍	p.72-80
	C. 感染	b. ウイルス	p.53-61
		c. 細菌	p.53-61
		d. 真菌	p.53-61

目標Ⅲ．疾病に対する診断・治療について基本的な理解を問う．

大 項 目	中 項 目	小 項 目	本書該当ページ
4. 疾病に対する医療	C. 疾病に対する薬物療法以外の治療	b. 放射線治療	p. 77

目標Ⅳ．各疾患の病態と診断・治療について基本的な理解を問う．

大 項 目	中 項 目	小 項 目	本書該当ページ
6．循環機能	A．心臓の疾患の病態と診断・治療	d．心不全（急性心不全，慢性心不全）	p.31-38
		f．不整脈（上室性頻脈性不整脈，心室性頻脈性不整脈，徐脈性不整脈）	p.119-124
	B．血管系の疾患の病態と診断・治療	d．下肢静脈瘤，深部静脈血栓症	p.31
	C．血圧異常の病態と診断・治療	b．本態性高血圧	p.62
		c．二次性高血圧	p.62
	D．ショックの病態と診断・治療	a．心原性ショック	p.128-135
		b．出血性ショック	p.128-135
		c．血流分布異常性ショック	p.128-135
7．栄養の摂取・消化・吸収・代謝機能	C．下部消化管の疾患の病態と診断・治療	d．排便障害（便秘，下痢）	p.166-170，171-174
	E．腹壁・腹膜・横隔膜の疾患の病態と診断・治療	b．腹膜炎	p.179-182
8．内部環境調節機能	B．代謝異常の疾患の病態と診断・治療	a．メタボリックシンドローム，肥満症	p.140-143
		b．糖尿病	p.89
		c．脂質異常症	p.92
		d．高尿酸血症，痛風	p.94
		e．ビタミン欠乏症	p.94
	C．体液調節の疾患の病態と診断・治療	a．水・電解質の異常（脱水，浮腫，低ナトリウム血症，高カリウム血症）	p.20
		b．酸塩基平衡の異常（アシドーシス，アルカローシス）	p.26
9．造血機能	A．血液・造血器の疾患の病態と診断・治療	a．貧血（鉄欠乏性貧血，巨赤芽球性貧血，溶血性貧血，骨髄異形成症候群，二次性貧血）	p.187-192
		c．出血性疾患（血栓性血小板減少性紫斑病〈TTP〉，免疫性血小板減少性紫斑病〈ITP〉，播種性血管内凝固〈DIC〉）	p.193-199
10．免疫機能	B．アレルギー性疾患の病態と診断・治療	b．蕁麻疹	p.205
	C．免疫低下に関連する疾患の病態と診断・治療	a．敗血症	p.128-135
11．神経機能	C．感覚器系の疾患の病態と診断・治療	b．聴覚障害（難聴，Ménière〈メニエール〉病）	p.250，261，266
		c．嗅覚・味覚障害	p.270，274
		d．皮膚障害（湿疹，アトピー性皮膚炎，帯状疱疹，疥癬，蜂窩織炎）	p.205
12．運動機能	A．骨・関節の疾患の病態と診断・治療	e．腰痛症（椎間板ヘルニア，腰部脊柱管狭窄症）	p.284-287

▌成人看護学

目標Ⅱ．急性期にある患者と家族の特徴を理解し看護を展開するための基本的な理解を問う．

大 項 目	中 項 目	小 項 目	本書該当ページ
4．救急看護，クリティカルケア	B．救急看護・クリティカルケアの基本	b．ショックへの処置	p.133
5．周術期にある患者と家族への看護	B．術中の看護	c．麻酔による影響と援助	p.301

▌老年看護学

目標Ⅰ．加齢に伴う高齢者の生活と健康状態の変化について基本的な理解を問う．

大 項 目	中 項 目	小 項 目	本書該当ページ
1．高齢者の理解の基本となる概念	A．老年期と発達・変化	b．加齢と老化	p.62

▌小児看護学

目標Ⅳ．健康課題をもつ子どもと家族への看護について基本的な理解を問う．

大 項 目	中 項 目	小 項 目	本書該当ページ
8．慢性的な疾患・障害がある子どもと家族への看護	B．先天性疾患のある子どもと家族への看護	a．先天異常の種類と特徴	p.82
		b．子どもの発達段階に応じた援助	p.87

▌精神看護学

目標Ⅳ．精神疾患・障害がある者の生物・心理・社会的側面に注目した，多角的なアセスメントに基づく看護について基本的な理解を問う．

大 項 目	中 項 目	小 項 目	本書該当ページ
4．精神疾患・障害がある者への看護	A．脳の仕組みと精神機能	e．睡眠障害と概日リズム〈サーカディアンリズム〉	p.329-337

343

病態生理学 INDEX

数字，A—Z

12誘導心電図	132
1型糖尿病	90, 144
24時間尿	325
2型糖尿病	91
75gブドウ糖負荷試験	327
AaDO₂	111
ADH	19, 21, 131, 309, 323
ADH分泌異常症候群	21
ADP	193
AED	124
AIDS	51, 53, 205
ALS	111
APTT	194, 195, 197
ARDS	111, 113, 114, 130
Base Excess	29
BMI	140, 142
BMI指標	142
CO₂ナルコーシス	113, 127, 214
COPD	104, 110, 112, 114, 125
CRP	43
C反応性タンパク	43
DIC	104, 129, 130, 132, 195
DIC診断基準	198
DNA	81, 103
Dダイマー	197
GCS	218
HIV	51
IgA血管炎	197
JCS	218
MCV	187, 190
MHC	46, 90
MMT	237
MRI	286
MRSA	58
Na⁺欠乏性脱水	314
NSAIDs	212, 286, 290, 312
PT	186, 194, 197
PTH	24, 25, 26
RA	49, 288
RBC	187
SIADH	21
SLE	49, 195, 206, 210, 288
TNM分類	78
WDHA症候群	171, 172
X連鎖優性遺伝病	83
X連鎖劣性遺伝病	84

あ

アイゼンメンジャー症候群	125
悪液質	79
悪性腫瘍	72, 73, 112, 144, 207, 297
悪性新生物	72
悪性中皮腫	180
悪性貧血	188, 189
悪性リンパ腫	148, 201, 203, 206
悪味症	270
朝のこわばり	289
アシドーシス	27, 130
アスピリン	29, 207, 295
アセチルコリン	116
アダムス・ストークス発作	122
アトピー性皮膚炎	205
アナフィラキシーショック	128, 134
アニオンギャップ	27
アポトーシス	64, 72
アミロイドーシス	177
アルカリホスファターゼ	208
アルカローシス	27, 28, 325
アルブミン	133, 144, 150, 179, 307
アレルギー	148
アレルゲン	49
アレンのテスト	29
安全係数	317

い

胃潰瘍	148, 290
胃癌	148, 157, 159
息切れ	109, 189
異型度	72
意識障害	54, 214, 230
意識レベル	127, 216, 219
異臭症	277
胃・十二指腸潰瘍	138, 157, 161, 162, 163
萎縮	14, 62, 64
異所性石灰化	26
一次止血	193, 194
一次性頭痛	222
一過性黒内障	257
一過性単純性便秘	167, 168
逸脱酵素	303
溢流性尿失禁	320
遺伝	75
遺伝医療	85
遺伝看護専門看護師	88
遺伝子	75, 81
遺伝子異常	82
易疲労	145, 189
異味症	270
胃もたれ	169
イレウス	24, 138, 157, 159, 167, 175, 176, 177
胃瘻	146
インスリン	89
インスリン抵抗性	91
インターフェロン	48
インターロイキン	41, 48
咽頭炎	105
咽頭クリアランス低下	152
インパルス	228, 229
インフルエンザ	53

う

ウイルス	13, 55
ウィルヒョウ転移	75
ウェーバー法	263, 264
ウェルニッケ・マン型拘縮	242
うっ血	31, 126, 148
うっ血性心不全	110, 149, 157, 307
うっ血乳頭	225
うつ熱	294
うつ病	157, 333
運動失調	239
運動前野	234, 235
運動皮質	234, 235
運動麻痺	233
運動誘発性低ナトリウム血症	21

え

エアロゾル	107
エオジン好性	62

お

嘔気	106, 157, 169
黄疸	183, 196
嘔吐	106, 144, 157, 167
嘔吐中枢	157
横紋筋融解症	26
オージオメーター	263
悪心	157
温罨法	170
音叉	263
温度刺激	102

か

外因系凝固	193, 194
改正臓器移植法	15
咳嗽	102, 104, 105
咳嗽反射	103
改訂水飲みテスト	153, 156
回転性めまい	250
潰瘍性大腸炎	138, 148, 162, 167, 171
解離性（転換性）障害	295
カイロミクロン	93
化学受容器引金帯	157, 158
化学伝達物質	41, 49
過換気症候群	29, 110, 111, 114
核磁気共鳴検査	286
核心温度	301
喀痰	102, 103, 104
拡張型心筋症	128
獲得免疫	45
過形成	14, 65, 73
過呼吸	29
下肢静止不能症候群	331
過食	140

液性免疫関連

液性免疫	45, 51, 57
壊死	14, 62, 130
エストロゲン	69
エリスロポエチン	188
遠隔転移	78
嚥下困難	190
嚥下障害	151
嚥下造影検査	153, 155
嚥下内視鏡検査	153
円弧歩行	242
炎症	13, 39
延髄外側症候群	278
エンドトキシン	295

下垂体機能低下症 ……… 169
下垂体腫瘍 ……………… 259
化生 ……………………… 65
仮性球麻痺 ……………… 270
肩関節周囲炎 …………… 288
カタル性 ………………… 45
喀血 ………… 102, 104, 162
活性化部分トロンボプラスチン
　時間 …………… 194, 195
活性酸素 ………………… 130
滑膜 ……………………… 288
カテコールアミン … 133, 301
カテーテルインターベンション
　………………………… 260
カヘキシー ……………… 79
加齢黄斑変性 …………… 257
カロリックテスト ……… 253
がん ……………………… 72
感音難聴 …………… 261, 266
肝外閉塞性黄疸 ………… 184
肝癌 ……………………… 148
換気不全 ………………… 133
間欠性跛行 ……………… 243
観血的治療 ………… 77, 221
間欠熱 …………………… 297
眼瞼下垂 ………………… 257
眼瞼痙攣 ………………… 257
還元ヘモグロビン … 125, 126,
　210
肝硬変 …… 36, 147, 148, 157,
　179, 180, 181, 196, 309
間質性肺炎 …… 105, 111, 112,
　114
癌腫 ……………………… 73
眼振 ……………………… 253
肝腎症候群 ……………… 181
乾性咳嗽 ………………… 105
肝性昏睡 …………… 162, 214
がん性疼痛 ……………… 117
肝性脳症 ………………… 182
がん性腹膜炎 … 148, 179, 180
関節リウマチ … 49, 211, 288
完全麻痺 …………… 234, 236
間代性痙攣 ……………… 228
間代発作 ………………… 230
浣腸 ……………………… 170
眼底検査 …………… 225, 259
嵌頓性ヘルニア ………… 138
肝嚢胞 …………………… 177
肝膿瘍 …………………… 177

乾皮症 …………………… 206
顔面痛 …………… 222, 225
寒冷刺激 …………… 102, 103
関連痛 …………………… 136

き

期外収縮 …………… 119, 120
機械的イレウス …… 137, 176
器官 ……………………… 12
器官系 …………………… 12
気管支炎 ……… 104, 105, 148
気管支拡張症 …………… 105
気管支喘息 …… 105, 110, 111,
　112, 114
気管挿管 ………………… 107
気胸 ………… 104, 114, 118
奇形 ……………………… 81
起座呼吸 ………………… 111
キサントクロミー … 215, 225
器質的便秘 ………… 166, 167
希死念慮 ………………… 231
寄生虫 …………………… 55
偽性低ナトリウム血症 …… 21
ぎっくり腰 ……………… 286
気道確保 …………… 107, 114
機能局在 ………………… 235
機能性尿失禁 …………… 320
機能的イレウス ………… 176
機能的便秘 …… 166, 167, 168
逆説歩行 ………………… 244
キャリア ………………… 55
嗅覚検査 …………… 275, 276
嗅球 ……………………… 275
嗅細胞 …………………… 274
急性胃粘膜病変 ………… 161
急性呼吸窮迫症候群 …… 111,
　113, 130
急性骨髄性白血病 ……… 202
急性左心不全 …………… 110
急性心筋梗塞 … 110, 116, 128,
　132
急性大動脈解離 …… 116, 118
急性白血病 ……………… 190
急性腹膜炎 ………… 148, 157
急性リンパ性白血病 …… 202
球麻痺 …………………… 270
凝固壊死 ………………… 62
凝固血栓 ………………… 194
狭心症 ……… 118, 148, 157
胸水 ……………………… 111

胸水ドレナージ ………… 114
胸腺 ……………………… 200
強直間代発作 …………… 230
強直性痙攣 ……………… 228
強直発作 ………………… 230
胸痛 ………… 105, 106, 116
胸膜炎 …………… 114, 290
鏡面形成 ………………… 138
虚血性大腸炎 ……… 162, 163
巨赤芽球性貧血 ………… 188
巨大結腸 ………………… 168
巨大結腸症 ………… 175, 176
虚脱 ………… 103, 130, 131, 163
去痰薬 …………… 107, 114
ギラン・バレー症候群 … 247,
　279
起立障害 ………………… 242
キロミクロン …………… 93
筋萎縮性側索硬化症 …… 111
筋性麻痺 ………………… 233
緊張性気胸 ………… 111, 128
筋トーヌス ……………… 234

く

クヴォステック徴候 …… 25
空気嚥下症 ………… 175, 178
空気感染 …………… 57, 60
空気感染予防策 ………… 60
くしゃみ反射 …………… 103
クスマウル呼吸 ………… 27
クッシング症候群 ……… 140
くも膜下出血 … 157, 214, 222,
　224
クラインフェルター症候群 … 85
グラスゴー・コーマ・スケール
　………………………… 218
クリオグロブリン血症
　…………………… 210, 211
クリグラー・ナジャー症候群
　…………………… 183, 184
グリコーゲン ……… 89, 144
くる病 …………………… 26
クールボアジェ徴候 … 177, 185
グロブリン ……………… 145
クローン ………………… 47
クローン病 … 138, 171, 172,
　176
群発頭痛 …………… 223, 334

け

経験的予防策 ……… 53, 57
痙縮 ………………… 234, 236
痙性歩行 ………………… 242
痙性麻痺 …… 233, 234, 236
頸椎症 …………………… 282
鶏歩 ……………………… 242
稽留熱 …………………… 296
痙攣 ………… 158, 202, 228
痙攣重積 ………………… 228
痙攣性イレウス ………… 176
痙攣性便秘 ……… 167, 168, 169
頸肋 ……………………… 210
劇症肝炎 ………………… 196
下血 ………………… 106, 161
下剤 ……………………… 170
ゲージ …………………… 133
血液尿素窒素 ……… 150, 181
血液のがん ……………… 77
血液分布異常性ショック … 128,
　129, 131, 134
結核 ………………… 54, 106
血管作動性腸管ポリペプチド
　………………………… 172
血胸 ……………………… 114
月経随伴睡眠障害 ……… 333
月経前症候群 …………… 157
血行障害 ………………… 31
血行性転移 ……………… 75
血腫 ……………………… 33
血漿浸透圧 ……………… 19
血小板 ……… 187, 193, 194
血小板減少症 ……… 104, 193
血小板無力症 …………… 195
欠神発作 ………………… 230
血性痰 ……… 105, 106, 107
血栓 ………………… 33, 194
血栓症 …………………… 33
血痰 ………………… 104, 106
血沈 ……………………… 43
血糖 ………… 89, 145, 150
血糖値 …………………… 147
血尿 ……………………… 327
血友病 …………………… 195
ケトアシドーシス ……… 90
ケトーシス ……………… 90
ケトン体 …………… 90, 144
ケミカルメディエーター … 41
下痢 … 53, 144, 163, 169, 171
ケルニッヒ徴候 ………… 215

嫌気性代謝 …… 126, 130, 132
倦怠感 …… 145, 149, 169, 173, 189, 203, 337
顕微鏡的血尿 …… 327

こ

高アルドステロン血症 …… 179, 180
抗ウイルス薬 …… 114
好塩基球 …… 40
高カリウム血症 …… 23
高カルシウム血症 …… 25
交感神経 …… 117
抗がん薬 …… 114, 149, 157
好気性代謝 …… 126
後期ダンピング症候群 …… 92
抗菌薬 …… 61, 149, 174
高血圧 …… 148
抗原 …… 45, 49
抗原処理能 …… 47
抗原提示能 …… 47
膠原病 …… 49, 171, 210, 297, 298
交叉感染 …… 53
交叉性片麻痺 …… 233
好酸球性膿疱性毛包炎 …… 205
好酸体 …… 62
高脂血症 …… 92
膠質浸透圧 …… 18, 179, 307
後縦靱帯骨化症 …… 278
拘縮 …… 234
恒常性 …… 129
甲状腺機能亢進症 …… 111, 144, 171, 172
甲状腺機能低下症 …… 169, 310
抗真菌薬 …… 114
高浸透圧物質 …… 171
抗生物質 …… 114, 204
梗塞 …… 35
抗体 …… 45
高体温 …… 294
抗体価 …… 57
交代性片麻痺 …… 233
高張性脱水 …… 314
後天性免疫不全症候群 …… 51, 53, 205
喉頭ジフテリア …… 246
高尿酸血症 …… 95
高比重リポタンパク …… 93
後負荷 …… 129, 133

項部硬直 …… 215
硬膜外血腫 …… 214
硬膜下血腫 …… 214
絞扼性イレウス …… 33, 138, 176
抗利尿ホルモン …… 19, 21, 130, 131, 309, 323
高リン血症 …… 26
誤嚥 …… 152
誤嚥性肺炎 …… 160
鼓音 …… 177, 181
呼吸筋 …… 109
呼吸困難 …… 105, 106, 109, 112
呼吸性アシドーシス …… 27, 133
呼吸性アルカローシス …… 28
呼吸中枢 …… 109
呼吸不全 …… 109, 130, 148, 163, 196
呼吸理学療法 …… 107
黒色便 …… 161
固形腫瘍 …… 72, 77, 78
五十肩 …… 288
固縮 …… 234
鼓腸 …… 157, 175, 178
骨吸収 …… 69
骨髄線維症 …… 177
骨粗鬆症 …… 285
骨軟化症 …… 96, 285
コーヒー残渣様 …… 106, 161, 162
コラーゲン線維 …… 194
コレステロール …… 145
昏睡 …… 158, 163

さ

催奇形性 …… 231
細菌 …… 55
細菌毒素 …… 172
サイコオンコロジー …… 80
再生不良性貧血 …… 187, 195
サイトカイン …… 41, 48, 295, 338
細胞 …… 12
細胞外液 …… 17, 160, 314
細胞死 …… 130
細胞診 …… 79
細胞性免疫 …… 45, 51
細胞内液 …… 17, 314
鎖骨下動脈盗血症候群 …… 252
嗄声 …… 245
サーベイランス …… 60
坐薬 …… 170

サラセミア …… 190
サルコイドーシス …… 202, 255, 256, 259
酸塩基平衡 …… 26
酸化ヘモグロビン …… 125
酸血症 …… 27, 90
三叉神経 …… 103, 154, 222
酸素分圧 …… 126

し

死 …… 14
シェーグレン症候群 …… 49, 288
痔核 …… 162, 163
視覚的評価スケール …… 110
弛緩性便秘 …… 167, 168, 170
弛緩性麻痺 …… 233, 234, 236, 242
ジギタリス …… 24, 149, 157
子宮外妊娠 …… 138
子宮内膜症 …… 138
刺激伝導系 …… 119
自己免疫疾患 …… 13, 49, 188, 200
自己免疫性溶血性貧血 …… 188, 191
脂質異常症 …… 92
四肢麻痺 …… 236
視床症候群 …… 281
視神経萎縮 …… 257
視神経炎 …… 257
自然気胸 …… 111
自然免疫 …… 45
持続性鈍痛 …… 136
弛張熱 …… 296
失行 …… 239, 240
失神 …… 163
湿疹 …… 205
湿性咳嗽 …… 105
失調性歩行 …… 242
疾病 …… 100
自動症 …… 230
自動体外式除細動器 …… 124
死の三徴候 …… 15
自発呼吸 …… 127
しびれ …… 278
脂肪肝 …… 176
脂肪酸 …… 144
脂肪組織 …… 17, 89, 141
耳鳴 …… 189, 266
耳鳴マスカー療法 …… 269

耳鳴マスキング検査 …… 267, 268
視野狭窄 …… 258
視野欠損 …… 258
ジャパン・コーマ・スケール …… 217, 218
シャント …… 34, 113, 128, 179
重喫煙者 …… 73
充血 …… 31, 41
重症筋無力症 …… 111, 257
重炭酸イオン …… 27
十二指腸潰瘍 …… 159, 169
終末時振戦 …… 239, 241
従来型合成抗リウマチ薬 …… 290
宿主 …… 55
粥状硬化 …… 35
縮小手術 …… 77
宿便 …… 170, 176
手根管症候群 …… 278, 279, 282
腫脹 …… 39
出血 …… 32
出血性大腸炎 …… 54
出血熱 …… 53
シュニッツラー転移 …… 76
腫瘍 …… 14, 72
腫瘍壊死因子 …… 41, 48
主要組織適合遺伝子複合体 …… 46, 90
純音オージオメーター …… 264
循環血液量減少性ショック …… 128, 131, 134, 164
循環血流量減少性ショック …… 129
上位運動ニューロン性麻痺 …… 233
漿液性痰 …… 105, 106
消化管穿孔 …… 138, 175
小奇形 …… 81
小球性貧血 …… 187, 190
症候 …… 100
症候性てんかん …… 228
娘細胞 …… 82
硝子体 …… 255
症状 …… 100
脂溶性ビタミン …… 186
常染色体 …… 82
常染色体優性遺伝病 …… 82, 83
常染色体劣性遺伝病 …… 83
上大静脈 …… 146, 164
上大静脈症候群 …… 77
小脳障害 …… 239
小脳徴候 …… 239
静脈怒張 …… 109

静脈瘤 …………… 37, 165	心停止 …………… 120, 121	生物学的製剤 …………… 290	**そ**
褥瘡 …………… 145, 220	心電図 …………… 118, 119, 150	成分輸血 …………… 191	臓器移植 …………… 15
食中毒 …………… 157, 171	心電図波形（正常）…………… 23	生理食塩液 …………… 160, 317	蒼白 …………… 130, 163
食道癌 …………… 148	浸透圧 …………… 17, 19	咳 …………… 54	僧帽弁閉鎖不全症 …………… 128, 134
食道静脈瘤 …………… 36	浸透圧性下痢 …………… 171	赤色血栓 …………… 194	瘙痒感 …………… 185, 186, 205
食道静脈瘤硬化療法 ………… 165	心内シャント …………… 125	咳中枢 …………… 102	塞栓 …………… 33
食道静脈瘤破裂 … 161, 162, 163	塵肺 …………… 109	脊柱側弯症 …………… 285	測定障害 …………… 239, 241
食道バルーン …………… 165	心肺蘇生 …………… 117, 123, 127	赤沈 …………… 43, 107, 111, 203,	側副循環 …………… 36
食欲不振 …………… 144, 147, 169	心肺蘇生法 …………… 117, 304	212, 289	阻血 …………… 33, 126
所属リンパ節転移 …………… 78	深部感覚 …………… 240	赤痢 …………… 54	組織 …………… 12
ショック …………… 104, 128, 131,	深部体温 …………… 301	舌咽神経 … 103, 152, 154, 222	組織因子 …………… 193, 194
163, 164, 171	深部痛 …………… 116, 117	舌下神経 …………… 154	ゾリンジャー・エリソン症候群
ショック時の体位 …………… 133	心房細動 …………… 119, 121, 122	赤血球 …………… 187, 298	…………… 172
ショックの5Ps …………… 130	心房性ナトリウム利尿ペプチド	赤血球沈降速度 …………… 43, 107,	
徐脈… 119, 128, 133, 145, 157	…………… 309	111, 203, 212, 289	**た**
徐脈－頻脈性不整脈 …………… 119	心房粗動 …………… 119, 121, 122	接触感染 …………… 57	体位排痰法 …………… 108
自律神経失調症 …………… 169	心房中隔欠損症 …………… 125	接触感染予防策 …………… 58	体液 …………… 13, 17
視力障害 …………… 255	蕁麻疹 …………… 205, 208	接触性皮膚炎 …………… 205	体液性免疫 …………… 45, 57
ジルベール症候群 …… 183, 184,		摂食中枢 …………… 140, 147	大奇形 …………… 81
185	**す**	舌苔 …………… 147	大球性貧血 …………… 190
脂漏性皮膚炎 …………… 205	膵癌 …………… 148, 177	切迫性尿失禁 …………… 320	対光反射 …………… 218
腎盂腎炎 …………… 138, 157, 298	水腫 …………… 33	セロトニン …… 41, 116, 193,	胎児性アルコール症候群 ………… 85
真菌 …………… 13, 55	水腎症 …………… 324	223, 338	体質性黄疸 …………… 184
心筋梗塞 …………… 118, 119, 128,	水頭症 …………… 247	遷延性排尿 …………… 319	代謝 …………… 14
148, 157, 214	髄膜炎 …………… 157, 214, 224	前がん病変 …………… 73	代謝異常 …………… 14, 206
神経因性膀胱 …………… 320	髄膜刺激症状 … 214, 215, 224,	潜血反応 …………… 327	代謝水 …………… 19
神経学的局所症状 …………… 214	225	全血輸血 …………… 191	代謝性アシドーシス … 27, 111,
神経血管圧迫症候群 ………… 210	睡眠衛生 …………… 334	前斜角筋症候群 …………… 210	126, 129, 131, 132
神経原性ショック …………… 128, 134	睡眠時無呼吸症候群 … 330, 334	染色体異常 …………… 82	代謝性アルカローシス …………… 28,
神経性食欲不振 …………… 144	睡眠時遊行症 …………… 330	全身性エリテマトーデス …………… 49,	158, 160
神経線維 …………… 229	睡眠障害 …………… 329	195, 206, 210, 288	代償性ショック …………… 129
心原性ショック ……… 128, 129,	睡眠麻痺 …………… 330	尖足位 …………… 242	帯状疱疹 …………… 54, 116, 225
131, 132, 134	睡眠薬 …………… 335	センチネルリンパ節 …………… 76	体性痛 …………… 116, 117, 136
人工呼吸 …………… 113	水溶性ビタミン …………… 186	仙腸関節 …………… 284	大腸癌 …………… 148, 167
進行性全身性硬化症 … 210, 211	頭蓋内圧亢進 …………… 157, 216, 217,	疝痛 …………… 136	大腸ポリープ …………… 162, 167
人工内耳 …………… 264	225	前庭神経炎 …………… 251, 253	大動脈解離 …………… 116
人工ペースメーカー …………… 124	すくみ足 …………… 242	閃輝暗点 …………… 222	体内時計機構 …………… 330
心室細動 …………… 119, 121	スタンダードプリコーション … 58	先天異常 …………… 14, 81	大発作 …………… 230
心室中隔欠損症 …………… 125, 128	頭痛 …………… 168, 169, 222	先天奇形 …………… 81	大網 …………… 175, 177
心室中隔穿孔 …………… 132	スティーブンス・ジョンソン症候群	先天性S状結腸過長症 ………… 168	第四脳室 …………… 102, 157
心室頻拍 …………… 119, 120, 121	…………… 231	先天性凝固異常症 …………… 195	濁音界 …………… 180, 181
滲出性下痢 …………… 171, 172, 173	スパスム …………… 210	先天性風疹症候群 …………… 85	多源性心室性期外収縮 ………… 123
新生児メレナ …………… 196		蠕動運動 …………… 166	多臓器不全 …………… 129, 130
真性多血症 …………… 207	**せ**	前負荷 …………… 129	脱水 …………… 158, 171, 173, 314
真性尿失禁 …………… 321	生活習慣病 …………… 140	喘鳴 …………… 114	脱髄 …………… 237
腎性貧血 …………… 190	正球性貧血 …………… 190	せん妄 …………… 334	ターナー症候群 …………… 84
腎性浮腫 …………… 310	精神腫瘍学 …………… 80	線毛運動 …………… 102	多尿 …………… 322
真性メレナ …………… 196	声帯結節 …………… 247	戦慄 …………… 296	多発神経障害 …………… 278
振戦 …………… 239	生体恒常性 …………… 13	前立腺肥大症 …………… 319	多発性筋炎 …………… 211
心タンポナーデ … 111, 128, 129	声帯ポリープ …………… 246, 247		多発性骨髄腫 … 195, 211, 326

347

多発性単神経炎 ················ 278
タール便 ·············· 161, 162
痰 ····························· 102
単一遺伝子病 ················· 82
胆管癌 ······················ 184
単球 ························· 40
胆汁うっ滞性黄疸 ·········· 184
胆石症 ···· 138, 148, 149, 157,
184
胆嚢癌 ······················ 148
タンパク尿 ·················· 326
単麻痺 ······················ 233
短絡 ········· 34, 125, 128, 179

ち
痔 ··························· 168
チアノーゼ ······· 32, 105, 109,
110, 117, 125, 131, 210
チェーン・ストークス呼吸 ··· 217
治癒 ························· 43
中間尿 ······················ 328
中耳炎 ················ 157, 251
中心静脈 ···················· 180
中心静脈圧 ············ 164, 317
中心静脈栄養 ··············· 146
虫垂炎 ············ 137, 157, 169
中枢性めまい ··············· 251
中毒性表皮壊死融解症 ······ 231
聴覚補充現象 ··············· 264
腸管運動性下痢 ············· 171
腸管壁 ······················ 171
徴候 ························· 100
腸雑音 ······················ 177
腸重積 ······················ 159
腸チフス ····················· 54
超低比重リポタンパク ······· 93
聴能訓練 ···················· 265
腸閉塞 ········· 138, 175, 176, 177
直腸癌 ······················ 162
直腸性便秘 ·········· 167, 168, 169
鎮咳薬 ······················ 107
鎮静薬 ······················ 133
鎮痛薬 ················ 133, 149

つ
椎間板 ······················ 284
椎間板ヘルニア ············· 285
椎骨脳底動脈循環不全症 ··· 251,
253
対麻痺 ················ 233, 236

痛風 ·············· 95, 207, 289

て
手足口病 ····················· 54
低アルブミン血症 ············ 179
低カリウム血症 ··············· 24
低カルシウム血症 ·········· 25, 96
低血圧 ······················ 145
低血糖 ·············· 91, 145, 214
低酸素血症 ········· 109, 114, 126,
131
低体温 ················ 294, 300
低タンパク血症 ··········· 94, 145,
309, 313
定着 ························· 55
低張性脱水 ·················· 314
低ナトリウム血症 ········ 21, 173
低比重リポタンパク ·········· 93
低リン血症 ··················· 26
適応免疫 ····················· 45
テタニー ····················· 25
鉄欠乏性貧血 ··············· 187
デュシェンヌ型筋ジストロフィ
·························· 84
デュビン・ジョンソン症候群
··················· 183, 184, 185
伝音難聴 ·········· 261, 262, 266
電解質 ······· 17, 145, 150, 171
てんかん ·········· 202, 228, 334
デング熱 ····················· 54

と
透過性亢進 ·················· 171
盗汗 ························· 203
動悸 ················· 163, 189
冬季瘙痒症 ·················· 207
洞機能不全症候群 ··········· 119
盗血 ························· 252
洞結節 ······················ 119
糖原病 ············· 89, 89, 176
瞳孔不同 ···················· 218
凍傷 ························· 303
動静脈シャント ·············· 125
糖新生 ······················ 144
等張性脱水 ·················· 314
疼痛 ··············· 39, 136, 201
導尿 ························· 320
糖尿病 ········· 89, 90, 140, 169,
171, 207, 326, 327

糖尿病ケトアシドーシス ··· 157,
325
糖尿病性網膜症 ············· 255
動脈血ガス分析 ········ 118, 150
動脈血酸素分圧 ············· 132
動脈血炭酸ガス分圧 ········· 27
同名半盲 ···················· 257
特発性血小板減少性紫斑病 ··· 195
特発性てんかん ············· 229
吐血 ········· 104, 106, 161, 162
徒手筋力テスト ············· 237
突進現象 ···················· 242
突発性難聴 ·················· 266
ドナー ······················ 51
トライツ靭帯 ·········· 106, 161
トリグリセリド ········· 145, 172
トリソミー ··················· 84
努力呼吸 ···················· 127
トルソー徴候 ··············· 25
鈍痛 ························· 136

な
内因系凝固 ··········· 193, 194
内肛門括約筋 ·········· 166, 167
内視鏡的食道静脈瘤結紮術 ··· 163
内耳性難聴 ·················· 262
内臓脂肪型肥満 ········ 141, 175
内臓痛 ············· 116, 117, 136
内包 ························· 236
内リンパ水腫 ··············· 251
ナトリウムポンプ ············ 23
ナルコレプシー ········· 329, 333
難聴 ························· 261

に
肉眼的血尿 ·················· 327
肉芽腫 ······················ 245
肉芽組織 ····················· 42
肉腫 ························· 73
二次止血 ············· 193, 194
二次性頭痛 ············ 222, 224
二分脊椎 ···················· 285
ニボー ······················ 138
二峰熱 ······················ 297
乳酸 ················· 126, 223
乳糖不耐症 ··· 92, 171, 172, 173
ニューロン ·················· 116
尿管結石 ············· 138, 323
尿管腟瘻 ···················· 321
尿酸 ················· 94, 322

尿失禁 ······················ 320
尿素 ························· 322
尿素窒素 ···················· 145
尿タンパク ·················· 326
尿沈渣 ······················ 324
尿糖 ························· 327
尿道 ················ 319, 323
尿道炎 ······················ 319
尿道外尿失禁 ··············· 321
尿毒症 ··········· 157, 159, 195, 206,
207, 214, 322
尿閉 ················ 320, 323
尿崩症 ············· 20, 323, 326
尿路結石 ···················· 157
妊娠高血圧症候群 ······ 148, 157

ね
寝汗 ························· 203
熱性痙攣 ···················· 229
熱中症 ······················ 214
ネブライザー ··············· 114
ネフローゼ症候群 ····· 179, 310,
326
粘液水腫 ···················· 311
粘液性痰 ············· 105, 106
粘血便 ············· 161, 170, 172

の
膿痂疹 ······················ 205
膿胸 ························· 114
脳血栓 ······················ 214
脳死 ························· 15
脳室ドレナージ ············· 221
脳出血 ······················ 214
脳腫瘍 ········· 148, 157, 214, 224
膿性痰 ················ 106, 107
脳脊髄液 ···················· 226
脳塞栓 ················ 122, 214
脳動静脈奇形 ··············· 214
脳動脈瘤 ···················· 214
膿尿 ················ 319, 327
脳膿瘍 ······················ 34
脳浮腫 ················ 216, 220
脳ヘルニア ·················· 216
膿瘍 ························· 43
ノンレム睡眠 ··············· 330

は
肺うっ血 ············· 105, 125
パイエル板 ··················· 47

肺炎 …… 41, 54, 104, 114, 125	汎血球減少 …………………… 187	日和見感染 …………………… 56	分化度 ……………………… 72
排ガス …………………… 167	瘢痕化 ……………………… 43	ビリルビン ………………… 208	分泌性下痢 …………… 171, 173
肺癌 ……… 104, 106, 107, 117	反射弓 …………………… 236	ヒルシュスプルング病 …… 168	
肺気腫 ……………… 111, 112	反射性尿失禁 ……………… 320	貧血 …… 111, 145, 148, 157, 187	**へ**
肺虚脱 …………………… 103	伴性劣性遺伝 ……………… 195	頻呼吸 …………………… 131	平均血小板容積 …………… 197
肺結核 …………………… 104, 105	反跳痛 …………………… 137	頻尿 …………………… 319	閉塞性イレウス …………… 176
敗血症 ……………………… 53	ハンチントン病 …………… 83	頻脈 …… 119, 128, 129, 157	閉塞性黄疸 …………… 185, 206
敗血症性ショック …… 128, 134	反復唾液嚥下テスト … 153, 155		閉塞性動脈疾患 …………… 210
肺血栓塞栓症 … 110, 111, 116,	半盲 …………………… 257	**ふ**	ペースメーカー …………… 119
118, 125		ファロー四徴症 ……… 34, 125	ベーチェット病 …………… 255
肺梗塞 …… 104, 111, 214, 220	**ひ**	ファンコニ症候群 ………… 26	ヘノッホ・シェーンライン紫斑病
排出困難 …………………… 319	皮下脂肪 …………………… 145	フィブリノゲン … 33, 41, 193,	…………………… 197
肺水腫 …… 104, 105, 106, 111,	皮下脂肪型肥満 ……… 141, 175	194, 197	ヘマトクリット …… 132, 133,
114, 125	非観血的血圧測定法 ……… 132	フィブリン ……… 33, 41, 193	145, 190
肺循環障害 ……… 112, 114, 220	非観血的治療 ………… 77, 220	風疹 ……………………… 54	ヘモグロビン尿 ……… 325, 327
肺動脈楔入圧 ………… 132, 134	皮脂欠乏性瘙痒症 ………… 207	フェニルケトン尿症 ……… 83	ベル麻痺 …………………… 270
肺動脈塞栓症 ………… 128, 129	脾腫 ……………… 167, 189, 195	不穏 …………………… 131	変異遺伝子 ………………… 82
梅毒 ……………………… 53	ヒスタミン …… 41, 116, 128,	不可避尿 …………………… 322	片頭痛 …………………… 222
肺内シャント ……………… 125	205, 207, 209	不感蒸泄 …………………… 19	変性 ……………………… 14, 62
排尿困難 …………………… 319	ヒステリー ………………… 295	腹圧性尿失禁 ……………… 320	便潜血検査 ………………… 162
肺膿瘍 …………………… 105	肥大 ……………………… 62, 65	復温 …………………… 304	便秘 …………………… 148, 166
バイパー倦怠感スケール …… 338	非代償性ショック ………… 130	副甲状腺腺腫 ……………… 247	片麻痺 …………………… 214, 233
バイパス循環 ……………… 36	ビタミンB12 …… 95, 188, 191,	副甲状腺ホルモン ……… 24, 95	片麻痺性歩行 ……………… 242
バイパップ …………………… 133	213	副腎皮質ステロイド … 191, 198,	
排便反射 …………………… 166	ビタミンD ……… 24, 25, 95	212, 290	**ほ**
ハイムリック法 … 114, 248, 249	ビタミンD抵抗性くる病 …… 83	腹水 …………… 175, 179, 181	膀胱炎 …………………… 138, 319
吐き気 …………………… 157	ビタミンE …………………… 213	腹痛 … 106, 136, 138, 163, 185	抱合型ビリルビン ………… 183
パーキンソン病 … 239, 243, 244	ビタミンK欠乏 ……………… 196	腹部膨満 ………… 169, 170, 175	膀胱腟瘻 …………………… 321
パーキンソン病性歩行 …… 242	鼻中隔弯曲症 ……………… 274	腹膜刺激症状 ……………… 137	放散痛 …………………… 136
白色血栓 …………………… 194	ピッチ・マッチ検査 ……… 267	浮腫 … 33, 41, 145, 205, 307	房室結節 …………………… 119
白内障 …………………… 255	ヒトゲノム ………………… 74	不整脈 … 119, 128, 129, 132	房室ブロック ……………… 119
播種 ……………………… 75	ヒト免疫不全ウイルス …… 51	不全麻痺 …………………… 234	乏尿 …………………… 181, 322
播種性血管内凝固症候群 … 129,	皮膚粘膜眼症候群 ………… 231	不定熱 …………………… 297	泡沫性痰 …………………… 105, 106
132, 195	飛蚊症 …………………… 258	浮動性めまい ……………… 250	歩行障害 …………………… 242
播種性転移 ………………… 75	非ホジキンリンパ腫 ……… 201	ブドウ糖 …………………… 89	ホジキンリンパ腫 …… 201, 206,
波状熱 …………………… 297	飛沫 ……………………… 60	フードテスト ……………… 156	207
破傷風 …………………… 305	飛沫核 …………………… 60	不眠のタイプ ……………… 332	補足運動野 ……… 234, 235, 240
ばち状指 …… 105, 110, 127	飛沫感染 ………………… 57, 60	ブラ …………………… 104	補体 ……………………… 57
発汗 …………………… 117	飛沫感染予防策 …………… 59	ブラウン・セカール症候群 …… 278	補体価 …………………… 290
白血球 …… 40, 43, 187, 298	肥満 ……………… 111, 140, 175	フリードライヒ失調症 …… 278	補聴器 …………………… 264
白血病 …………………… 148, 326	肥満細胞 ………… 128, 205, 207	プリン体 …………………… 94	発疹 ……………………… 54
発熱 …… 39, 43, 53, 144, 163,	肥満症 …………………… 140	ブルジンスキー徴候 ……… 215	発赤 ……………………… 39
185, 190, 201, 294	ヒュー・ジョーンズの分類 …… 110	ブレブ …………………… 104	ホメオスタシス …………… 13, 129
馬尾症候群 ……… 278, 279, 281	病気 …………………… 100	ブローカの桂変法 ………… 142	ポリープ様声帯 ……… 245, 247
バビンスキー反射 ………… 237	病原体 …………………… 55	プロスタグランジンE1 …… 213	ボルグスケール …………… 110
原田病 …………………… 255, 256	標準耳鳴検査法 …………… 267	プロスタグランジンE2 …… 295	本態性高血圧 ……………… 66
パルスオキシメータ ……… 133	標準予防策 ………………… 58	プロトロンビン ……… 193, 194	
パルス療法 ………………… 212	病態 …………………… 100	プロトロンビン時間 ……… 186,	**ま**
反回神経 ………… 102, 245, 246	表面痛 …………………… 116, 117	194, 195	マクロファージ … 40, 45, 189,
反回神経麻痺 ……………… 247	病理組織診 ………………… 79	分化 ……………………… 14, 72	201

349

麻疹 …………… 54, 148, 246
マックバーニー点 ………… 137
末梢神経性麻痺 ………… 233
末梢性めまい …………… 251
麻痺性イレウス ………… 176
麻痺性歩行 ……………… 242
マーフィー徴候 ………… 185
マルファン症候群 ………… 83
マロリー・ワイス症候群 … 161,
　162
慢性炎症 ……… 40, 67, 141
慢性硬膜下血腫 ………… 214
慢性疲労症候群 ………… 338
慢性閉塞性肺疾患 … 110, 112,
　125
慢性リンパ性白血病 … 196, 202
満腹中枢 …………… 140, 147

み
ミオクロニー発作 ………… 230
水欠乏性脱水 …………… 314
ミネラルコルチコイド ……… 20
耳鳴り …………………… 266
耳鳴り再訓練療法 ………… 269
ミルロイ病 ……………… 311

む
無自覚性低血糖 …………… 92
むずむず脚症候群 …… 330, 331,
　334
無尿 ………… 196, 320, 322
胸やけ …………………… 169
夢遊病 …………………… 330

め
メイヨー・クリニックの分類
　………………………… 218
メタボリックシンドローム … 140
メチシリン耐性黄色ブドウ球菌
　………………………… 58
メドゥサの頭 ……………… 37
メニエール病 … 157, 251, 253,
　266
めまい … 163, 168, 169, 189,
　250
免疫 ………………… 13, 45
免疫記憶 ………………… 45
免疫グロブリン … 41, 103, 186
免疫不全 ……………… 51, 57
免疫抑制薬 ……………… 114

メンデル遺伝病 …………… 82

も
網膜剥離 ………………… 255
門脈圧亢進 ……………… 179
門脈圧亢進症 ……… 36, 177

や
夜間頻尿 ………………… 319
夜驚症 …………………… 330
薬剤耐性菌 ………………… 44
やせ ……………………… 144
夜尿症 …………………… 320

ゆ
融解壊死 ………………… 62
有痛性脳神経ニューロパチー
　………………………… 222
幽門狭窄 ………… 159, 162
輸液 ………… 30, 133, 317
輸血 …………………… 133
指鼻指試験 ……… 239, 241
溶血性黄疸 ……………… 184
溶血性貧血 ……… 184, 188

よ
腰椎穿刺 ………… 225, 226
腰椎椎間板ヘルニア ……… 285
腰椎分離症 ……………… 285
腰痛 …………………… 284
洋梨型肥満 ……………… 176

ら
ラウドネス・バランス検査
　………………… 267, 268
ラ音 …………………… 110
卵巣腫瘍 ………………… 157
卵巣嚢胞 ………………… 138
ランツ点 ………………… 137

り
リウマトイド因子 ………… 289
リエントリー ……………… 119
利尿薬 …………… 114, 312
リバウンド現象 …………… 221
離被架 …………………… 300
リポタンパク …… 92, 93, 145
良性腫瘍 …………………… 73
良性発作性頭位めまい
　………………… 251, 253

緑内障 …………… 226, 257
リンゴ型肥満 ……………… 176
リンネ法 ………… 263, 264
リンパ球 ……… 40, 45, 200
リンパ行性転移 …………… 75
リンパ性浮腫 ……………… 311
リンパ節 ………………… 200
リンパ節腫脹 ……………… 201

る
るいそう ………… 144, 177, 203

れ
冷汗 …… 130, 131, 157, 163
レイノー現象 ……………… 210
レイノー症状 ……………… 210
レシピエント ……………… 51
レストレスレッグス症候群
　………………………… 331
レニン-アンジオテンシン-アルド
　ステロン系 ……… 180, 309
レビー小体型認知症 ……… 332
レム睡眠 ………………… 329
攣縮 …………………… 210

ろ
老化 …………… 14, 62, 66
老人性瘙痒症 ……………… 207
老人性難聴 ……………… 266
老年症候群 ………………… 70
ローター症候群 …… 183, 184
ローンの分類 ……………… 123
ロンベルク徴候 … 240, 242, 281

わ
ワレンベルク症候群 ……… 278

表紙・本文デザイン:西村麻美

図:(有)デザインスタジオEX／スタジオ・エイト 吉野浩明&喜美子／
よしとみあさみ／宇野千秋

さし絵:清水みどり

ナーシング・グラフィカの内容に関する「更新情報・正誤表」「看護師国家試験出題基準対照表」は下記のウェブページでご覧いただくことができます。

更新情報・正誤表
https://www.medica.co.jp/kousin

看護師国家試験出題基準対照表
https://www.medica.co.jp/kijun

ナーシング・グラフィカ 疾病の成り立ち①

病態生理学

2004年10月20日発行	第1版第1刷
2010年 1月20日発行	第2版第1刷
2013年 1月20日発行	第3版第1刷
2014年 1月30日発行	第4版第1刷
2018年 1月 5日発行	第5版第1刷Ⓒ
2019年 1月15日発行	第5版第2刷

編 者　山内 豊明
発行者　長谷川 素美
発行所　株式会社メディカ出版
　　　　〒532-8588
　　　　大阪市淀川区宮原3-4-30
　　　　ニッセイ新大阪ビル16F
　　　　電話　06-6398-5045（編集）
　　　　　　　0120-276-591（お客様センター）
　　　　https://www.medica.co.jp/n-graphicus
印刷・製本　株式会社廣済堂

落丁・乱丁はお取り替えいたします。　　禁無断転載
ISBN978-4-8404-6129-0　　Printed and bound in Japan

「ナーシング・グラフィカ」で学ぶ、自信
看護学の新スタンダード

NURSINGRAPHICUS

独自の視点で構成する「これからの看護師」を育てるテキスト

人体の構造と機能
① 解剖生理学
② 臨床生化学

疾病の成り立ち
① 病態生理学
② 臨床薬理学
③ 臨床微生物・医動物
④ 臨床栄養学

健康の回復と看護
① 呼吸機能障害／循環機能障害
② 栄養代謝機能障害
③ 造血機能障害／免疫機能障害
④ 脳・神経機能障害／感覚機能障害
⑤ 運動機能障害
⑥ 内部環境調節機能障害／性・生殖機能障害
⑦ 疾病と治療

健康支援と社会保障
① 健康と社会・生活
② 公衆衛生
③ 社会福祉と社会保障
④ 看護をめぐる法と制度

基礎看護学
① 看護学概論
② ヘルスアセスメント
③ 基礎看護技術
④ 看護研究
⑤ 臨床看護総論

成人看護学
① 成人看護学概論
② 健康危機状況／セルフケアの再獲得
③ セルフマネジメント
④ 周術期看護
⑤ リハビリテーション看護
⑥ 緩和ケア

老年看護学
① 高齢者の健康と障害
② 高齢者看護の実践

小児看護学
① 小児の発達と看護
② 小児看護技術
③ 小児の疾患と看護

母性看護学
① 概論・リプロダクティブヘルスと看護
② 母性看護の実践
③ 母性看護技術

精神看護学
① 情緒発達と精神看護の基本
② 精神障害と看護の実践

在宅看護論
① 地域療養を支えるケア
② 在宅療養を支える技術

看護の統合と実践
① 看護管理
② 医療安全
③ 災害看護

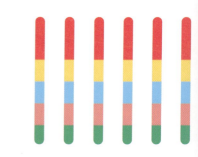

最新情報はこちら▶▶▶ ●「ナーシング・グラフィカ」オフィシャルサイト●
https://www.medica.co.jp/n-graphicus